MONOGRAPHIEN AUS DEM GESAMTGEBIET DER PHYSIOLOGIE DER PFLANZEN UND DER TIERE

HERAUSGEGEBEN VON

M. GILDEMEISTER-LEIPZIG · **R. GOLDSCHMIDT**-BERLIN
R. KUHN-HEIDELBERG · **J. PARNAS**-LEMBERG · **W. RUHLAND**-LEIPZIG
K. THOMAS-LEIPZIG

DREIUNDDREISSIGSTER BAND

DER WASSERHAUSHALT DES GESUNDEN UND KRANKEN MENSCHEN

VON

H. MARX

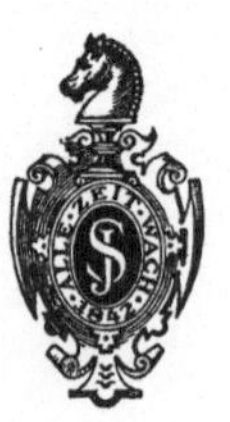

SPRINGER-VERLAG BERLIN HEIDELBERG GMBH

DER WASSERHAUSHALT

DES GESUNDEN UND KRANKEN MENSCHEN

VON

DR. HELLMUT MARX

PRIVATDOZENT AN DER UNIVERSITÄT BERLIN
OBERARZT DER I. MEDIZINISCHEN KLINIK DER CHARITÉ BERLIN

MIT 52 ABBILDUNGEN

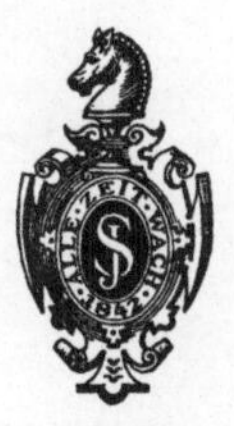

SPRINGER-VERLAG BERLIN HEIDELBERG GMBH

ISBN 978-3-662-01921-4   ISBN 978-3-662-02216-0 (eBook)
DOI 10.1007/978-3-662-02216-0

Vorwort.

Die physiologische und klinische Forschung der letzten Jahre hat unsere Kenntnisse vom Wasserhaushalt des menschlichen Organismus beträchtlich erweitert. Eine systematische Darstellung dieses Gebietes fehlte bislang in der Literatur, wenn wir auch aus früheren Jahren einige vorzügliche Bearbeitungen besitzen, ich nenne die Handbuch-Beiträge von SIEBECK, NONNENBRUCH und VEIL, die Monographien von LABBÉ, VIOLLE und VILLA. Diese Lücke möchte das vorliegende Buch ausfüllen.

Die Ausdehnung des Stoffes und die enge Verbundenheit mit den Nachbargebieten machen dabei erhebliche Schwierigkeiten. Ich suchte sie dadurch zu überwinden, daß ich — trotz gewichtiger Bedenken gegen dieses Vorgehen — zunächst die Rolle der einzelnen Organe im Wasserhaushalt und danach im 2. Teil des Buches die Koordination der verschiedenen Vorgänge und die Regulationen schilderte. Dabei habe ich mich bemüht, die Beobachtungen am Krankenbett in der gleichen Weise zu berücksichtigen wie die Ergebnisse der experimentellen Laboratoriumsforschung. Die Arbeit ist in der Klinik entstanden und möchte in erster Linie der Klinik dienen.

Ich habe vielfältige Hilfe erfahren: den größten Dank schulde ich meinem Lehrer, Professor SIEBECK, dessen Anregung und Kritik auch dieses Buch seine Entstehung und seine Form verdankt. Eine Reihe von Mitarbeitern hat mir in Bonn, Heidelberg und Berlin treu geholfen, so W. BENTZ, W. BURR, R. DENZLER, K. HEFKE, G. KRAUSE, K. SCHNEIDER, K. WEBER, S. WEINBERG. Besonders danke ich Schwester PAULA BENZ für ihre unermüdliche Hilfe im Laboratorium.

Durch das Entgegenkommen der MAYO Foundation und der Notgemeinschaft der Deutschen Wissenschaft konnte ich in den Jahren 1929 und 1930 an der MAYO-Klinik, Rochester Minnesota, arbeiten. Hier hat mich L. G. ROWNTREE weitgehend gefördert, in guter Kameradschaft halfen mir außerdem C. GREENE, J. CALDWELL, M. CARROLL und J. TUCKER.

Berlin, im März 1935.

HELLMUT MARX.

Inhaltsverzeichnis.

I. Das Wasser, seine Eigenschaften und seine Bedeutung für den Organismus.

Das Wasser ist für die Entstehung und Entwicklung des organischen Lebens auf der Erde unersetzbar. Deshalb hat dieses Element von früh an das Denken der Menschen beschäftigt; es hat in den Cosmogonien des Altertums seit Thales von Milet eine wichtige Rolle gespielt und ist von jeher der Gegenstand zahlreicher mythischer und symbolischer Vorstellungen des Menschen gewesen. Wasser schafft einmal die äußeren Bedingungen für das Leben von Pflanze, Tier und Mensch. Es läßt aus Wüsten fruchtbares Land entstehen, es beherrscht das Klima; Flüsse und Meer, Wolken und Regen formen die Gestalt des Lebens auf der Erde.

Darüber hinaus ist das Wasser der Hauptbestandteil des Protoplasma. Es gibt die äußeren Bedingungen und schafft ebenso das „Milieu intérieur" des Organismus. Ein Strom von Wasser fließt unablässig durch den Körper hindurch. Alle chemischen Reaktionen gehen hier in wäßriger Lösung vor sich. Die kolloidalen Systeme des Körpers enthalten in einer oder mehreren Phasen als Hauptbestandteil das Wasser; die physikalischen Vorgänge im Organismus sind zum großen Teil durch die Eigenschaften des Wassers gekennzeichnet.

Es sind eine Reihe bestimmter physikalischer und chemischer Eigentümlichkeiten, die das Wasser zu der vorherrschenden Rolle in den Lebensvorgängen befähigen. Zuerst sind hier Eigenschaften *thermischer* Art zu nennen: so hat das Wasser eine besonders hohe *spezifische Wärme*, d. h. es vermag große Mengen von Wärme zu binden, ohne dabei seine eigene Temperatur stark zu verändern (Wasser 1000, Alkohol 500, Eisen 100). Diese Eigenschaft ist einer der Gründe zunächst für die relative Konstanz der Temperatur der Meere und Seen; dadurch werden die scharfen Klimaschwankungen von Sommer und Winter gemildert, was dazu beiträgt, die Erde bewohnbar zu machen. Die hohe spezifische Wärme bewirkt weiter direkt und indirekt die Strömung der Meere, die Entstehung und Bewegung von Winden und Wolken. Für den Organismus des Menschen ist diese Eigenschaft des

Wassers deshalb bedeutungsvoll, weil dadurch die Konstanterhaltung der Körpertemperatur ermöglicht wird. Damit ist wiederum eine wichtige Vorbedingung für die Konstanz der Abläufe zahlreicher Reaktionen gegeben. Die Wärme, die der lebende und sich bewegende Mensch produziert, führt infolge der hohen Wärmekapazität der wäßrigen Elemente des Körpers nur zu einer geringen Erhöhung der Körpertemperatur, deren Regulation auf diese Weise erleichtert wird. HENDERSON hat berechnet, daß die Wärmemenge, die ein erwachsener Mensch im Laufe von 24 Stunden produziert, zu einer Temperaturerhöhung um 32^0 führen müßte, ein Fehlen der nervösen und chemischen Regulationsmechanismen vorausgesetzt. Hätte das Wasser eine Wärmekapazität, wie sie die meisten übrigen Substanzen besitzen, so würde diese Erhöhung unter den gleichen Verhältnissen $100—150^0$ betragen und somit sehr viel höhere Ansprüche an die Regulationen stellen.

Weiterhin ist die *latente Wärme* des Wassers außerordentlich hoch; die latente Wärme des Schmelzens zunächst, d. h. die Größe der Wärmemenge, die notwendig ist, um eine Substanz aus dem festen in den flüssigen Zustand zu bringen, beträgt beim Wasser 80, d. h. die gleiche Wärmemenge, die 1 g Eiswasser schmilzt, kann 1 g Wasser von 0^0 auf 80^0 erwärmen. Diese Eigenschaft ist eine weitere Vorbedingung für den Ausgleich von Meer- und Lufttemperatur und somit für die Milderung der klimatischen Gegensätze. Die latente Wärme des Verdampfens ist für das Wasser bei weitem höher gelegen, als wir sie bei anderen Lösungen oder Substanzen kennen. Das äußert sich für die Vorgänge im Organismus unter anderem darin, daß die Verdampfung von kleinen Wassermengen etwa von der Haut aus genügt, relativ sehr große Wärmemengen zu eliminieren. Die Wärmeleitfähigkeit des Wassers ist zwar wesentlich geringer als z. B. bei den Metallen, sie übertrifft jedoch die aller anderen Flüssigkeiten beträchtlich (Eisen 0,16, Wasser 0,00125, Benzol 0,00033).

Neben diesen physikalischen sind es noch eine Reihe *physikochemischer Eigenschaften*, die die Wirkungsart und -größe des Wassers im Organismus bestimmen.

Es ist zunächst ein *Lösungsmittel* von besonderen Eigenschaften (Corpora non agunt, nisi fluida). Die feste Kuppelung des Wasserstoffes und des Sauerstoffes im Molekül des Wassers bewirkt eine weitgehende Indifferenz der Lösung, so daß infolgedessen ein großer Teil der gelösten Substanzen den Körper unverändert passieren kann. Auch die dadurch bedingte Trägheit der Reaktionsfähigkeit des Wassers ist für den Ablauf zahlreicher biologischer Reaktionen bedeutungsvoll. Dabei kann keine andere Flüssigkeit eine derart große und mannigfaltige Reihe von Substanzen in Lösung halten.

Hierzu ist das Wasser besonders durch seine hohe *Dielektrizitätskonstante* befähigt, d. h. durch seine Fähigkeit, die entgegengesetzt gerichteten elektrischen Teilchen einer Lösung mit einem polarisierten Mantel zu umgeben und zu isolieren. So kommt es, daß die elektrolytische Dissoziation im Wasser größer ist, als in irgendeinem anderen Lösungsmittel, oder anders ausgedrückt, daß das Wasser ein besonders hohes Ionisationsvermögen besitzt. Dies ist für den Ablauf zahlreicher chemischer und physikochemischer Prozesse, insbesonders auch für die Vorgänge in den Kolloiden und Membranen des Organismus von besonderer Bedeutung. Das Wasser, das in der eben geschilderten Weise an die Ionen gebunden ist, bezeichnen wir als das „Hydratations"-Wasser. Hiervon ist eine andere Art der Wasserbindung scharf zu unterscheiden, wie sie in den kolloidalen Systemen des Körpers gegeben ist: das an die Kolloide des Organismus gebundene Wasser wird als „Quellungswasser" bezeichnet. Wir kommen auf diese Vorgänge noch zurück.

Wasser gehört weiterhin zu den *dichtesten Körpern* der Materie (in 1 Liter 55 Mol.) und wird darin nur von den geschmolzenen Metallen übertroffen. Schließlich ist noch die *hohe Oberflächenspannung* des Wassers zu nennen, die nur vom Quecksilber übertroffen wird (Quecksilber 436, Wasser 75, Glycerin 60, Äthylalkohol 22). Sie bestimmt die Bewegungsgröße und Bewegungsfähigkeit der Körperflüssigkeiten in den capillären Räumen des Organismus, den Gefäßcapillaren, Lymphräumen und Gewebszellen und ist weiterhin von größter Bedeutung für die Vorgänge der Adsorption, die sich in den kolloidalen Systemen abspielen.

Dieser kurze Überblick über die physikalischen Eigenschaften des Wassers zeigt, wieweit Organismus und Umgebung aneinander angepaßt sind, wie gerade das Wasser die Bedingung dessen erfüllt, was HENDERSON als „fitness of the environment" bezeichnet hat.

Aus einigen der genannten physikalischen Eigenschaften des Wassers, insbesonders aus dem hohen Gefrierpunkt und Siedepunkt und der großen Oberflächenspannung, läßt sich ableiten, daß das Wasser chemisch nicht als eine einheitliche einfache Verbindung von 2 Wasserstoffatomen mit einem Sauerstoffatom angesehen werden kann. Wir nehmen heute vielmehr an, daß flüssiges Wasser ein Dihydrol $(H_2O)_2$ darstellt oder eine Mischung aus Trihydrolen und Dihydrolen, während das Eis wohl ein Trihydrol $(H_2O)_3$ und Wasserdampf ein Monohydrol (H_2O) ist. Es besteht die Möglichkeit, daß auch unter den Bedingungen des Organismus, zumal bei dem Zusammentreffen von Wasser mit Salzen, eine Umstellung in der physiko - chemischen Struktur — etwa die Umwandlung von Trihydrolen zu Dihydrolen — stattfinden kann. Was derartige Vorgänge für die biologischen Prozesse bedeuten können, wissen wir noch nicht.

Neue und überraschende Einblicke in die Zusammensetzung des Wassers hat die moderne Atomphysik gebracht: Nachdem sich schon früher bei Messungen der Dichte des Wassers gewisse Unstimmigkeiten ergeben hatten, entdeckte UREY 1932 bei spektralanalytischen Untersuchungen die Existenz eines neuen Wasserstoffmoleküls. Dieser neue isotope Wasserstoff (H^2) hat die doppelte Kernmasse wie der einfache Wasserstoff (H^1). Damit stand zugleich fest, daß es neben dem einfachen Wasser $(H^1)_2O$ eine neue „schwere" Wasserart $(H^2)_2O$ geben müsse; durch fraktionierte Destillation und mit Hilfe der Elektrolyse gelang es dann, dieses „schwere" Wasser in reiner Form zu erhalten. Sein Gefrierpunkt liegt bei $+3,8^0$, sein Siedepunkt bei $101,42^0$. Seine Dichte beträgt 1,11. Daraus ließ sich der Gehalt von schwerem Wasser in Lösungen und Wassergemischen leicht errechnen, es ergab sich dann auch, daß gewöhnliches Leitungswasser stets eine kleine Menge „schweres" Wasser im Verhältnis 1 : 5000 enthält.

Die Bedeutung dieser neuen Wasserart für die Lebensvorgänge ist noch wenig erforscht[1]. Reines schweres Wasser wirkt giftig: Fermentprozesse verlaufen darin langsamer, Hefe stirbt ab, Samen keimen nicht, Kleintiere wie Kaulquappen und Paramaecien gehen rasch zugrunde. Während die Pflanzenwurzeln beide Wasserarten gleichmäßig aufnehmen, scheint die Pflanze zum Aufbau ihres organischen Materiales das schwere Wasser zu bevorzugen. Über die Wirkung auf den Menschen ist bislang nichts bekanntgeworden. Mäuse waren nach der Tränkung mit schwerem Wasser sehr unruhig und wurden um so durstiger, je mehr sie tranken[2].

Wir sprechen vom *Wasserhaushalt* des Organimus und definieren dies mit SIEBECK dahin, daß wir darunter zunächst die Ordnung verstehen, wodurch bei dauerndem Wasserwechsel Bestand und Verteilung des Wassers im Körper aufrechterhalten bleiben. Diese Ordnung greift weit über die Organe der Aufnahme und Ausscheidung des Wassers hinaus. Da jede Zelle des Körpers mit Wasser gefüllt und von Wasser umspült ist, greifen die Vorgänge des Wasserhaushaltes auch in eine große Reihe von Funktionen

---

[1] Vgl. BRANDT: Klin. Wschr. **1934 I**, 1009.
[2] LEWIS: Science (N.Y.) **79**, 151 (1934).

ein, die mit der Konstanthaltung des Wasserbestandes direkt nichts mehr zu tun haben. Auch diese Vorgänge, von denen wir ausführlich zu handeln haben werden, sind in dem Begriff des Wasserhaushaltes mit eingeschlossen.

Dementsprechend scheint uns der Begriff ,,Wasserstoffwechsel" (,,der metabolisme de l'eau" der Franzosen) zu eng gefaßt, wie ebenso der Ausdruck ,,water balance" der englischen oder ,,balancio idrico" der italienischen Literatur nur auf einen Teil des Prozesses zielt, eben die Ausgleichung des Bestandes; dies ist jedoch nur eine unter den vielen Aufgaben des Wasserhaushaltes.

Der gesamte *Wasserbestand* des menschlichen Körpers wird von verschiedenen Autoren mit 58—67% des Körpergewichtes angegeben. Die große Spanne dieser Werte rührt einmal von der Verschiedenheit der angewandten Bestimmungsmethoden her, wovon wir im nächsten Kapitel zu sprechen haben werden. Weiterhin kennt jeder Arzt die verschiedenen Typen von Menschen, denen man den großen oder geringen Wassergehalt der Gewebe schon ansehen kann; schließlich ist die Todesursache der für diese Bestimmungen zur Untersuchung kommenden Menschen von Bedeutung.

Ein wichtiger Faktor, der den Gesamtwasserbestand des Körpers bestimmt, ist das Alter. Das gilt besonders für die frühen Entwicklungszeiten. Wie die Tabelle 1 zeigt, beträgt der Wassergehalt eines Embryos im 3. Monat 97%, während der eines Neugeborenen nur mehr 66—74% beträgt. Im höheren Alter scheint der Wassergehalt der Gewebe wieder etwas zuzunehmen.

Tabelle 1.

Embryo im 2. Monat	97
,, ,, 3. ,,	94
,, ,, 4. ,,	92
,, ,, 5. ,,	85
,, ,, 9. ,,	74
Neugeborener	66—74
Erwachsener	58—67

Ein Überblick über die Verteilung des Wassers, wie ihn Tabelle 2 gibt, läßt auch hier beträchtliche Schwankungen der Werte erkennen. Es ist ohne weiteres verständlich, daß die Größe der Wassermenge eines Organs noch nichts über seine Bedeutung im Wasserhaushalt des Organismus besagt. So sind die 9—13% des gesamten Wassers, die im Skelett enthalten sind, dem allgemeinen Wasserhaushalt weitgehend entzogen, während die 5—9% des Blutes, das wichtigste, weil am schnellsten verfügbare Wasserdepot darstellen. Das größte Wasserdepot des Organismus ist die quergestreifte Muskulatur, in der sich die Hälfte des gesamten Körperwassers befindet.

Der Wasserbestand wird vom Körper sorgfältig konstant gehalten. Schon eine Verminderung um 10% kann, wenn sie rasch eintritt, zu schweren Störungen führen, ein Verlust von 20—22% ist mit dem Leben nicht mehr vereinbar. Rubner hat

Tabelle 2.

Gewebe	Wassergehalt in %	Prozentualer Anteil am Gesamtwasser des Körpers
Knochen	22—34	9 —13
Fettgewebe	29—32	12 —13
Knorpel	55	
Rückenmark	64—70	
Leber	68—79	1,5— 2
Weiße Nervensubstanz	69—75	2,5— 3
Haut	72—74	6 —11
Pankreas	72—78	
Quergestreifte Muskel	73—77	47 —51
Darm	73—82	3 — 3,5
Niere	74—84	
Thyreoidea	75—77	
Thymus	75—78	
Herz	74—81	2,5
Milz	75—86	
Lunge	78—81	2,5
Graue Nervensubstanz	82—94	
Hoden	86—88	
Blut	78—83	4,7— 9
Galle	86	
Lymphe	95—97	
Magensaft	97—98	
Tränen	98,2	
Liquor	98,8—99	
Speichel	99,5	
Schweiß	99,5	

darauf hingewiesen, daß im Gegensatz zu der geringen Entbehrlichkeit des Wassers fast das gesamte Fett, alles Glykogen und etwa die Hälfte des Körpereiweiß in Verlust geraten kann, ohne daß das Leben hierdurch unmittelbar gefährdet wird. Die besondere Bedeutung des Wassers für die Lebensvorgänge zeigt sich schließlich noch in der Tatsache, daß Nahrung bis zu 60 Tagen völlig entbehrt werden kann, während der Dursttod schon nach 2—18 Tagen eintritt.

Der *Wasserwechsel* des Körpers im Laufe von 24 Stunden — alle Aussagen über die Wasserbilanz beziehen sich, falls nicht anders angegeben, auf diesen Zeitraum — ist recht groß, der

Umsatz beträgt 6—8% des Bestandes. Trotzdem schwankt der Gesamtbestand in dieser Zeit nur um 0,5—1%.

Die *Zufuhr* setzt sich zusammen aus 1. den eingeführten Flüssigkeiten, den üblichen Getränken, Suppen usw., 2. dem Wassergehalt der Speisen, der zumeist unterschätzt wird und durchschnittlich $^2/_3$—$^3/_5$ des Gewichtes ausmacht, und 3. dem bei den Oxydationsvorgängen im Körper entstehenden Verbrennungs- oder Oxydationswasser. Letztere Größe hängt von der Gesamtmenge der Nahrung, also der Calorienzufuhr, ab, was im einzelnen zu besprechen sein wird. Sie beträgt für den erwachsenen Menschen bei normaler Kost 200—350 g pro Tag, während als Flüssigkeit 1000—2000 und ebenso in den Speisen 1000—1500 g Wasser zugeführt werden.

Ausgeschieden wird das Wasser zum größten Teil mit dem Harn, daneben extrarenal, durch Haut und Lungen und im Kot. Die Größe der extrarenalen Wasserabgabe beträgt für den gesunden Erwachsenen unter den Bedingungen eines gemäßigten Klimas 600—1000 g pro Tag, im Kot werden normalerweise 150—350 g ausgeschieden.

Am stärksten schwanken die Harnmengen. Die Angaben der älteren Literatur (Zusammenstellung bei VIERORDT) liegen mit 1500—1700 ccm pro Tag auffällig hoch. Dabei scheinen die Werte bei Frauen oft höher zu sein als bei Männern. Wir haben bei 70 Patienten unserer Klinik, die keinen wesentlichen Organbefund, vor allem keine Störung des Wasserhaushaltes, aufwiesen und normale Vollkost bekamen, an insgesamt 630 Tagen die tägliche Harnmenge gemessen. Dabei ergab sich für Männer eine durchschnittliche Tagesharnmenge von 988 ccm, für die Frauen von 1070 ccm. In den einzelnen Altersstufen fanden sich gewisse Unterschiede. Die Tagesmenge betrug bei Männern von 20 bis 40 Jahren 1068, von 40—70 Jahren 1185; bei Frauen von 20 bis 40 Jahren 995, von 40—70 Jahren 1380 ccm. Die Zahlen sind also sehr viel niedriger, wie sie zumal in der Literatur aus der Mitte des vorigen Jahrhunderts vorliegen; vielleicht hängt dies mit den verschiedenen Trinksitten der damaligen und der jetzigen Zeit und mit der veränderten Zusammensetzung unserer Nahrung zusammen.

In Tabelle 3 geben wir eine vereinfachte Aufstellung einer Wasserbilanz an 2 Tagen bei einem gesunden jungen Manne. Die großen Unterschiede in der Trinkmenge einerseits und der extrarenalen Ausfuhr andererseits sind hier vorwiegend durch äußere Faktoren des Klimas bestimmt. Der erste Versuch fand an einem

Tabelle 3.

H. M., 28 Jahre, 72 kg.

	6. 11. 29		3. 5. 30
Wassereinfuhr			
in Getränken (Saft, Kaffee, Milch, Suppe)	860		1480
in Speisen	980		920
Oxydationswasser (2400 Calorien)	290	(2300 Calorien)	278
	2130		2678
Wasserausfuhr			
im Harn	1050		1410
im Stuhl	180		210
Haut und Lungen (errechnet aus 10 Ein-Stundenversuchen)	820		1120
	2050		2740
Körpergewicht	$+50$ g		-100 g
Errechnete Bilanz	$+80$ g		-62 g

kühlen Novembertag, der zweite an einem warmen Maitag statt.
Der Unterschied zwischen der errechneten Bilanz und dem Ergebnis
der Körperwägung entspricht der Fehlerbreite der Methode, die
besonders durch die Schwierigkeiten der Bestimmung des Wassergehaltes der Speisen und der Erfassung der extrarenalen Wasserabgabe bedingt ist.

Die Werte, die wir für den Wasserbestand angegeben haben,
sagen uns noch nichts über den *Zustand des Wassers* im Körper
aus, wie ebenso die kurz skizzierte quantitative Analyse von Ein-
und Ausfuhr noch nichts für die Funktionen des Wassers besagt.
Diese Zahlen, die zudem nur Annäherungswerte sind, sind also
nur Anhaltspunkte, sie geben keine Auskunft über das eigentliche
Geschehen im Wasserhaushalt und über die intermediären Vorgänge
und dürfen deswegen keinesfalls überschätzt werden.

Wir müssen fragen, in welchem Zustande sich das Wasser im
Körper befindet und welche Bindungen es eingeht. Ein großer
Teil wird zunächst in den Körperflüssigkeiten als *freies Wasser*
gefunden. Der Anteil des freien Wassers, wie er sich z. B. im Blut
und in der Lymphe findet, ist zweifellos für den Wasserhaushalt
von besonderer Bedeutung, weil er jederzeit frei disponibel ist,
bei Mangel herangezogen, bei Überfluß abgegeben werden kann.
Aber schon hier in den Körperflüssigkeiten findet sich neben dem
freien Wasser solches in gebundenem Zustand, zunächst in Verbindung mit Salzen als Lösungs- oder Hydratationswasser, gebunden an die Ionen, zumal der Elektrolyte. Es umgibt die elektrisch geladenen Teilchen mit einem polarisierten Wassermantel

und bewirkt dadurch die elektrolytische Dissoziation der Lösung. Eine andere und für das Verständnis zahlreicher Vorgänge wichtige Bindungsform des Wassers ist die Bindung an die Kolloide, zumal die Eiweißkolloide, in Form des *Quellungswassers*. [Hier finden sich in der Nomenklatur Unstimmigkeiten, so wird das kolloidale Quellungswasser von manchen Autoren auch als Hydratationswasser bezeichnet. Zwischen molekularem und capillarem Imbibitionswasser (PFEFFER) oder zwischen Konstitutions- und Imbibitionswasser wird heute meist nicht mehr unterschieden.]

Bei der Bestimmung der Wasseraufnahme und -abgabe von kolloidalen Lösungen in Salzlösungen ergaben sich beträchtliche Differenzen gegenüber den bei der chemischen Analyse gefundenen Werten. Man muß nach diesen Ergebnissen annehmen, daß ein Teil des Wassers für den Austausch der Kolloide mit den Salzlösungen nicht verfügbar ist, weil er innerhalb der Lösung an die Kolloide gebunden bleibt (HAMBURGER, ABDERHALDEN).

Gerade dieses Problem — wieweit Wasser unter bestimmten Bedingungen frei oder gebunden ist, und wieweit diese Bindungsart beeinflußt werden kann — gehört zu den wichtigsten Fragen, die uns die Elementarprozesse des Wasserhaushaltes aufgeben. Leider sind unsere Methoden auf diesem Gebiet noch derartig unzuverlässig, daß unsere Kenntnisse hier äußerst gering sind. Bei der Besprechung des Blutplasma wird hiervon noch zu reden sein. Ein letzter Anteil des Wassers findet sich schließlich als *Baustein des Protoplasma* und der übrigen Zellstrukturen, er ist unter physiologischen Bedingungen aus den Vorgängen des großen Wasserwechsels wohl weitgehend ausgeschaltet, unter pathologischen Bedingungen kann er aber wiederum einbezogen werden. Es muß hier überhaupt gesagt werden, daß eine schematische Aufteilung der verschiedenen Fraktionen des Wasser nur theoretisch möglich ist. Im lebenden Körper findet sich ein außerordentlich labiler Austausch zwischen den lebendigen Strukturen des Protoplasma, den einzelnen Zellen und den Organen; ohne Unterlaß vollzieht sich Aufnahme und Abgabe, Bindung und Lösung des Wassers (SIEBECK).

Das Wasser kann zwar dem Körper in reiner Form zugeführt werden, innerhalb des Körpers jedoch kann es seine speziellen Aufgaben nur in Form von Salzlösungen erfüllen. Deshalb sind die Vorgänge des Wasserhaushaltes unlösbar mit denen des *Mineralhaushaltes* verbunden. Der gesamte Mineralbestand des menschlichen

Körpers, den wir aus dem gesamten Aschenbestand schließen, beträgt etwa 4—5% des Körpergewichtes. Bei der Verbrennung eines Menschen von 70 kg bleiben etwa 3—3,5 kg Asche zurück. Hiervon entstammt der größte Teil (3,5% des Körpergewichtes) dem Skelett und ist demnach für unsere Betrachtungen von geringer Bedeutung.

Der verbleibende Rest setzt sich zusammen einmal aus den Salzen, die bei der Verbrennung des organischen Materials entstehen, vorwiegend in Form von Carbonaten, Phosphaten, Sulfaten und schließlich dem eigentlichen anorganischen Bestand des Körpers an Mineralien. Biologisch wichtig sind hier unter den Kationen besonders Na, K, Ca, daneben in kleinen Mengen Fe und Mg, unter den Anionen das Chlorid, das Bicarbonat, Sulfat und Phosphat. Das für den menschlichen und tierischen Körper charakteristische Mischungsverhältnis der Ionen hat McCALLUM in genialer Weise als das Relikt früherer Entwicklungsstufen des tierischen Lebens erkannt. Bei der Besprechung des Blutes kommen wir darauf zurück.

Wenn wir, wie bei der Wasserverteilung, nun nach der Verteilung der Salze auf die einzelnen Organe fragen, so begegnen uns hier große methodische Schwierigkeiten. Einmal ist zu bedenken, daß wir bei der analytischen Verarbeitung stets mit einem Gemisch der verschiedensten Gebilde, Organzellen, Blut, Stützgewebe arbeiten, die untereinander einen ganz verschiedenen Mineralgehalt besitzen können (HEUBNER). Die erhaltenen Werte können also nicht ohne weiteres auf eine bestimmte Zellart bezogen werden. Von besonderem Interesse sind in diesem Zusammenhange noch die Untersuchungen über den histochemischen Aufbau der Zelle, die deutliche Unterschiede im Mineralgehalt von Kern und Protoplasma erkennen lassen (McCALLUM). [Vgl. auch die neueren Ergebnisse der Schnittveraschungsmethoden (LIESEGANG, SCHULZ-BRAUNS), weiter muß betont werden, daß chemische Methoden, zumal diejenigen zur Kationenbestimmung, heute noch keine voll befriedigenden Resultate ergeben; ein großer Teil der älteren und auch teilweise der neueren Literatur ist schon aus diesem Grunde unbrauchbar (VAN SLYKE)].

Wir bescheiden uns deshalb hier mit einigen Angaben über *Bestand und Verteilung des Chlorids*, weil sein Natriumsalz, das Kochsalz, das bei weitem wichtigste Salz für die Vorgänge im Wasserhaushalt ist; zudem besitzen wir hier seit langem eine zuverlässige analytische Methode. Die Gesamtmenge des Chlorids in der Asche eines erwachsenen Menschen beträgt 80—100 g. Die Tabelle 4 zeigt den Gehalt einiger Organe; es fallen dabei die hohen Werte der Haut und die niederen der Muskulatur auf. Von der Bedeutung dieser Befunde wird noch zu sprechen sein. Das Chlorid findet sich zum allergrößten Teil in Form des Kochsalzes, so daß wir keinen großen Fehler begehen, wenn wir, wie das zumeist geschieht, die Chlorwerte auf Kochsalz umrechnen. Es ist freilich stets zu bedenken, daß dieser Wert nicht ganz richtig sein kann und daß sich daneben noch andere Natriumsalze, besonders Bicarbonat, in Gewebe und Blut finden.

Tabelle 4.

	Chlor mg-%	Durchchnittswert mg-%
Haut	240—480	310
Lunge	210—260	240
Leber	100—210	200
Gehirn	130—180	150
Skeletmuskel .	40— 80	60
Herzmuskel . .	100—170	150
Blutkörperchen .	120—200	180
Serum	320—400	375

Bei dem Versuch, *Mineralbilanzen* aufzustellen, ergeben sich grundsätzliche Schwierigkeiten zunächst, wenn man bedenkt, in welch verschiedenen Formen die Zufuhr der Mineralien in der Nahrung erfolgt. So wird das Kochsalz in anorganischer Form zugeführt, die während des ganzen Kreislaufes durch den Organismus beibehalten wird, das gleiche gilt für K, Ca und Mg. Andere Mineralien wie der Schwefel, das Eisen und die Phosphorsäure werden überwiegend in organischer Bindung aufgenommen und bleiben auch im Organismus weitgehend an organisches Material gebunden, wie z. B. an das Eiweiß und den Blutfarbstoff. Dadurch wird eine Erfassung im Bilanzversuch praktisch unmöglich gemacht.

Als Ausscheidungsorgan spielt neben der Niere der Darm eine besondere Rolle. Er scheidet die Hauptmasse der Phosphate und Erdalkalien aus. Die methodischen Schwierigkeiten häufen sich bei dem Versuch, vollständige Mineralbilanzen aufzustellen derart, daß wir heute nur über ganz vereinzelte brauchbare Angaben verfügen. Hier sind die Untersuchungen von GAMBEL, ROSS und TISDALL, die HEUBNER besonders hervorhebt, weiter die von McQUARRIE, in Deutschland von OEHME zu nennen. Da das Zusammenspiel, die gegenseitige Beeinflussung und Vertretbarkeit verschiedener Mineralien ein Charakteristikum des Mineralhaushaltes darstellen, hat eine isolierte Betrachtung der Bilanz einzelner Ionen stets nur bedingten Wert.

Trotzdem möchten wir hier einige Angaben über die Bilanz des Kochsalzes anführen, da diese auch für sich betrachtet, eine erhebliche praktisch-klinische Bedeutung besitzt.

Wir nehmen das Kochsalz in den Gemüsen und Zerealien, in Milch und Fleisch auf; die so erhaltene Einfuhr ist jedoch gering und beträgt pro Tag 0,5—1,5 g, da wir aber einen höheren Bedarf an Kochsalz haben, „salzen" wir uns die Speisen; wobei es bemerkenswert bleibt, daß Kochsalz das einzige Mineral ist, das wir bewußt in reiner Form unserer Nahrung zuführen. Die auf diese Weise zugeführte Kochsalzmenge schwankt stark je nach der Zusammensetzung der Nahrung, der Küchentechnik, dem Geschmack, der Gewohnheit, sie beträgt 5—20 g pro Tag. v. HÖSSLIN nimmt ein dem Eiweißminimum entsprechendes Kochsalzminimum von etwa 3 g pro Tag an. Wird diese Menge unterschritten, so kann es zu schweren Störungen des Organismus kommen. Doch sind diese Annahmen nicht unwidersprochen geblieben. Es fragt sich, warum wir gerade das Kochsalz in solch großen Mengen zuzuführen pflegen. Für diese Frage hat BUNGE eine interessante Erklärung gegeben. Er ging von der Beobachtung aus, daß es unter den Tieren nur die Pflanzenfresser sind, die einen deutlichen Kochsalzbedarf erkennen lassen, während die Fleischfresser Salz eher zu verabscheuen scheinen. Die vergleichende ethnographische Betrachtung der Nahrungssitten verschiedener Völker ergab, daß auch beim Menschen der Bedarf an Kochsalz desto größer wird, je stärker die Nahrung vegetabilisch ist. Völker, die vorwiegend von der Jagd, von Fleisch und Fischen leben, pflegen wenig oder gar kein Kochsalz zu konsumieren, während Völker und Stämme, deren Nahrung vorwiegend pflanzlicher Art ist, einen starken Bedarf an Kochsalz haben. Zur Erklärung dieser eigenartigen Beobachtung gibt BUNGE an, daß es der relativ hohe Kaliumgehalt der vegetabilischen Nahrung ist, der infolge der intermediären Umlagerung von Kalium- und Natriumsalzen zu einer Verarmung des Körpers an Salzen führt, die zwangsläufig die vermehrte Zufuhr von Kochsalz nach sich zieht. In diesem Sinne spricht auch die Beobachtung, daß die Kartoffel, mit ihrem sehr hohen Kaliumgehalt, überall auf der Welt mit Salz gegessen wird, während Reis, dessen Kaliumgehalt nur $1/_{20}$ der Kartoffel beträgt, zu einem sehr viel geringeren Kochsalzhunger führt. BUNGE nimmt an, daß das Kochsalz und das Kaliumcarbonat derart miteinander in Reaktion treten, daß sich Kaliumchlorid bildet. Dieses wird als fremder Bestandteil sofort ausgeschieden; daneben bildet sich Natriumcarbonat, dessen Bestand durch die Regulationsmechanismen des Säure-Basenhaushaltes derart eingestellt ist, daß ein Überschuß ebenfalls sofort ausgeschieden wird. Hieraus resultiert dann ein relativer Verlust sowohl von Natrium als auch von Chlor.

$$NaCl + K_2CO_3 \rightarrow KCl + Na_2CO_3.$$

Diese Reaktion ist zugleich ein Beispiel für die eben genannte Möglichkeit einer gegenseitigen Beeinflussung verschiedener Mineralsalze im Körper.

Die *Ausscheidung des Kochsalzes* erfolgt vorwiegend im Harn, der das Kochsalz in Konzentration bis zu 2,0% enthält und dessen spezifisches Gewicht durch den Gehalt an Kochsalz — nächst dem an Harnstoff — bestimmt wird. Im Kot finden sich normalerweise nur sehr kleine Mengen, die etwa 1—2% der gesamten Ausfuhrmenge betragen; unter pathologischen Bedingungen, bei Diarrhöen, können diese Werte stark ansteigen. Weiter findet durch die Haut eine Kochsalzabgabe in Form des Schweißes statt, sie beträgt in der Ruhe 3—5% des Gesamtwertes, unter den Bedingungen anstrengender körperlicher Arbeit kann sie jedoch so ansteigen, daß die Abgabe im Schweiß die durch den Harn übertrifft.

In welcher Form finden sich die Salze im Organismus? Während die organischen Substanzen vorwiegend die Bausteine darstellen und die Energie der Verbrennungsprozesse liefern, beruht die Bedeutung der Mineralien darin, daß sie elektrisch geladene Massenteilchen, Ionen, liefern und auf diesem Wege in die Vorgänge des Organismus eingreifen. Deshalb sind für den Körper diejenigen Substanzen von besonderer Bedeutung, die sich als echte Lösung, d. h. in vollkommener Aufteilung in Moleküle, finden; hiervon sind wiederum die dissoziierten, d. h. in Ionen gespaltenen Körper, von einer besonderen Reaktionsfähigkeit. Ein Beispiel für diesen Zustand bildet das Chlorid des Blutes, das, wie wir aus direkten elektrometrischen Messungen wissen, vollständig dissoziiert und daher von höchster Wirksamkeit ist (NEUHAUSER, MARSHALL). Daneben spielt die Bindung von Komplexsalzen eine wichtige Rolle; darunter besonders diejenigen zwischen anorganischen und organischen Radikalen, wie sie z. B. die Aminosäuren oder die

Peptide darstellen. Auch können die Mineralsalze mit den eigentlichen Eiweißkörpern eine Bindung in der Art von Komplexsalzverbindungen eingehen. Weiter haben neuere Erfahrungen noch eine andere Art der Verbindung zwischen Salzen und Eiweißkörpern nahegelegt, die man sich so vorstellt, daß in den Micellen der Kolloide Salzteilchen eingeschlossen werden, ohne daß sich dabei irgendwelche stöchiometrischen Beziehungen erkennen lassen. Wie Heubner betont, ist bei der äußerst komplexen Zusammensetzung des Protoplasma aus Eiweiß, Lipoiden und anderen Stoffen eine derartige micelläre Bindung von Salzen wohl denkbar. Auch hier ist zu sagen, daß im Organismus ein Übergang von einer Bindungsart in die andere, ein steter Wechsel der gelösten und gebundenen, der dissoziierten und undissoziierten Anteile untereinander angenommen werden muß.

Wasser und Salze werden nach vielfältigen Gesetzen bewegt. Diese sind gegeben einmal durch die Eigenschaft der Lösungen selbst, wie Konzentration, Dissoziation, zum anderen aber durch die Form und Art der organischen Strukturen der Zellen; hierzu gehören die Grenzschichten, die Membranen, die syncytialen Gebilde des Bindegewebes, die capillären Räume usw. Einen Teil der herrschenden Gesetze können wir mit Hilfe von Modellversuchen und mit den Regeln der physikalischen Chemie direkt ableiten. Hierzu gehören die Vorgänge der *Osmose*. Nach der van't Hoffschen Theorie entspricht der osmotische Druck und damit die Kraft und Geschwindigkeit einer Bewegung von Lösungen demjenigen Druck, den die gelöste Substanz bei gleicher molekularer Beschaffenheit als Gas oder Dampf ausüben würde. Nach den Regeln der Osmose läßt sich ein wesentlicher Teil der Vorgänge des Wasserhaushaltes, so der Resorption, der Elektrolytverteilung zwischen Blut und Geweben und der Wasser- und Salzbilanzen, erklären.

Auch die Vorgänge der *Diffusion*, wie wir sie von Modellversuchen her kennen, lassen sich zum Teil im Organismus wiedererkennen. Ein Beispiel für den Wert physiko-chemischer Betrachtungsweise ist die Anwendung der Donnanschen Regel. Diese gibt die exakte Formulierung der Vorgänge an, die sich zwischen zwei durch eine Membran getrennte Lösungen, in denen Elektrolyte und Kolloide verschieden verteilt sind, abspielen. Sie besagt kurz folgendes: sind zwei Lösungen durch eine Membran getrennt, von denen die eine Elektrolytionen und dazu kolloidale Ionen etwa in Form elektrisch geladener Eiweißkörper enthält, während die

Lösung der anderen Seite nur die Elektrolytionen enthält, so verteilen sich die Elektrolytionen nicht einfach den Regeln der Diffusion folgend gleichmäßig auf beide Seiten, sondern das dem Kolloidion elektrisch gleich geladene Elektrolytion wird auf der kolloidfreien oder -armen Seite angereichert werden. Es findet also eine Abstoßung der Kolloid- und Elektrolytionen statt, deren Größe die Verteilung auf beiden Seiten der Membran bestimmt. Mit Hilfe dieser Regel können die Verhältnisse bei Ödemen besser verstanden werden, auch das Verhältnis der Salze von Plasma und Liquor cerebrospinalis wird so verständlich. Schließlich finden sich noch — vorwiegend bei der Harnbereitung — die physikalischen Vorgänge der *Filtration* zumindestens teilweise realisiert. Wir kommen auf die Einzelheiten zurück.

Wohl werden die eben angeführten biologischen Prozesse durch die genannten physikalischen und physiko-chemischen Gesetze nicht vollständig erklärt. Aber es ist unzweifelhaft, daß die Kenntnis dieser Regeln wesentlich zum Verständnis beiträgt. Es wird weiter Aufgabe der Forschung bleiben, den physikalischen Anteil der biologischen Vorgänge nach Möglichkeit auf derartige Gesetze zurückzuführen.

Daß sich die Gesetze der Physik und Physikochemie nur selten in reiner Form auswirken können, ist in erster Linie durch die Kompliziertheit der organischen Strukturen bedingt. Stellt schon das Protoplasma ein heterogenes System dar, in dem verschiedene Phasen kaum voneinander abgegrenzt werden können, so werden die Verhältnisse durch den zelligen Aufbau der Gewebe noch wesentlicher komplizierter. Grenzschichten und Membranen von ganz verschiedenartigem Aufbau berühren einander, Größe, Form und Inhalt der Zellen sind von großer Mannigfaltigkeit; neben relativ fest verbundenen Strukturen, wie etwa den Syncytien, stehen schwammig locker aufgebaute Gewebe, in denen sich die capillären Kräfte in besonderem Maße entfalten können. Schließlich ist wichtig, zu betonen, daß es sich bei all diesen Strukturen um lebendige Gebilde handelt, die also nicht starr den physikalischen Gesetzen folgen, sondern deren Funktion einem steten Wandel unterworfen ist. So kommt es, daß wir von den Eigenschaften der größten und wichtigsten Membran des Körpers, dem Capillarendothel, nur sehr ungenaue Kenntnisse haben, daß wir z. B. über seine Porengröße, damit seine Durchlässigkeit den Krystalloiden und Kolloiden gegenüber, nur das aussagen können, daß sie unter wechselnden Bedingungen äußerst verschieden zu sein scheint.

So, wie sich Protoplasma, Kern und Membranen zu Zellen zusammenschließen, so bilden diese wiederum größere Verbände, die Gewebe, die dann in den Organen zu einer vorläufigen funktionellen Einheit zusammengefaßt erscheinen. Hier an den Organen ist ein wichtiger Ansatzpunkt für die Forschung, da wir hier in besonderem Maße die Möglichkeit haben, Funktionsabläufe zu erfassen und festzulegen. Deshalb wird die Betrachtung der isolierten Organfunktion stets ein wichtiger Ausgangspunkt für die klinische Forschung sein. Von hier aus ergibt sich auch die Möglichkeit, Einblick in die Funktion der feineren Strukturen zu bekommen. Je gründlicher und ausgedehnter die Forschung sein wird, desto eher wird sie freilich an die Grenzen einer solchen Betrachtungsweise gelangen. Gerade die Betrachtung der Vorgänge des Wasserhaushaltes zeigt eine Fülle von verschiedenartigen Abläufen, die nicht mehr an einzelne Organe gebunden sind und nur durch die Beobachtung der Korrelationen der verschiedenen Organe untereinander verständlich wird.

Trotzdem haben wir in der vorliegenden Arbeit die Vorgänge in den einzelnen Organen zum Ausgangspunkt der Betrachtungen gemacht. Wir werden versuchen, von dort einmal die Elementarprozesse näher kennenzulernen und weiterhin auch die über die Organe hinausgreifenden korrelativen Vorgänge zu erfassen.

Da wir einen großen Teil der physiologischen Vorgänge erst im Falle einer krankhaften Störung deutlich erkennen und beurteilen können und da wir andererseits die pathologischen Vorgänge nur nach Kenntnis der physiologischen Unterlagen verstehen, haben wir uns bemüht, Physiologie und Pathologie in möglichst enger Berührung miteinander darzustellen.

II. Die Methoden.

Nur wer die Verfahren kennt, die bei der Erforschung eines Arbeitsgebiets benutzt werden, kann ihre Brauchbarkeit beurteilen und versteht, daß viele Arbeiten methodisch ungenügend und dadurch wertlos sind. Dies gilt ganz besonders für die Erforschung des Wasserhaushaltes. Wir geben daher zunächst einen Überblick über die wichtigsten Untersuchungsverfahren, die hier angewandt werden. Bei der engen Verbundenheit dieses Arbeitsgebietes zumal mit der Biochemie und physikalischen Chemie, wie auch der Kreislauf- und Stoffwechselforschung, ist Vollständigkeit unmöglich.

Wir stellen deshalb in erster Linie die in der Klinik angewandten Methoden dar und bringen dabei nur solche, die uns aus eigener Erfahrung im Krankensaal und Laboratorium bekannt sind.

In allen Untersuchungen am lebenden Mensch oder Tier haben stets diejenigen Methoden den Vorzug, die am wenigsten in die Vorgänge des Körpers selbst eingreifen. Gerade bei Reaktionen von solcher Labilität, wie sie im Wasserhaushalt gegeben sind, kann dieser Grundsatz nie genug betont werden. Man muß wissen, daß jede intravenöse Injektion, jede vasomotorische Reaktion zu weitgehenden Veränderungen führen kann, die die Beobachtung störend zu beeinflussen vermag und jedenfalls sorgfältig für sich allein untersucht werden muß. Eine Methode pflegt um so zuverlässiger zu sein, je einfacher ihre Handhabung ist. Aber gerade in unserem Gebiet sehen wir eine erstaunliche Vernachlässigung der einfachsten Meßmethoden auf Kosten von höchst komplizierten Verfahren, deren Grundlage oft durchaus problematisch ist.

Eine der wichtigsten allgemeinen Methoden zunächst zur Beobachtung des Wasserhaushaltes scheint uns die Anstellung des *Wasserversuches* oder *Trinkversuches* zu sein.

Wir benutzen in der inneren Medizin in zunehmendem Maße *Belastungsversuche* zur Prüfung der Funktionen innerer Organe. Der diesen zugrunde liegende Gedanke ist, durch eine isolierte Beanspruchung eines Organs oder Organsystems im akuten Versuch den Ablauf seiner Funktionen und zugleich klinisch seine Leistungsfähigkeit kennenzulernen. Wir haben jedoch alsbald erfahren, daß bei solchen Versuchen die isolierte Betrachtung *eines* Organs nicht möglich ist, wir wurden vielmehr zwangsläufig dahin geführt, gerade den *Zusammenhang* der Funktionen zu betrachten. So war die Beobachtung der Harnausscheidung nach einem großen Wassertrunk ursprünglich lediglich als „Nierenfunktionsprüfung" gedacht. Wurde viel Harn ausgeschieden, so sprach man von „guter", wurde wenig ausgeschieden, von „schlechter" Nierenfunktion. Nun hat sich aber in der Lehre von der Harnausscheidung in den letzten Jahren eine starke Wandlung vollzogen. Wir lernten erkennen, daß die Wasserausscheidung durch die Nieren aufs engste mit den übrigen Funktionen des Wasserhaushaltes verknüpft ist. Dadurch wurde der Wasserversuch über die Beurteilung der Vorgänge in den Nieren hinaus ein

wertvolles Hilfsmittel für die Beurteilung der Abläufe im Wasserhaushalt überhaupt. Neben der Feststellung der Wasserbilanz
konnten wir mit Hilfe dieser Methode Einblick in zahlreiche andere
Funktionen gewinnen, die mit dem Wasserhaushalt mehr oder
weniger verknüpft sind:

Der Wasserversuch.

Die Art, wie man den *Wasserversuch* anstellt, wird ganz verschieden sein, je nachdem, was man durch ihn zu erfahren wünscht.
Will man nur einen Eindruck über das Verdünnungs- und Kon-
zentrationsvermögen der Nieren gewinnen, so wird man ohne eine
besondere Einstellung der Vorperiode dem Patienten morgens
nüchtern eine größere Menge, $1—1^1/_2$ Liter Wasser oder dünnen Tee
geben und etwa über 3 Stunden hin halbstündlich Harn entleeren
lassen. Man kann unter diesen Umständen die Schwankungsbreite
der spezifischen Gewichte erkennen, nämlich den Unterschied
zwischen der Dichte des nüchtern, vor dem Trinken entleerten
Harns und der Harnportion, die auf dem Höhepunkt der Diurese,
also etwa $1—1^1/_2$ Stunden nach dem Trinken, entleert wurde.
Weitere Schlüsse kann man aus einem derart angestellten Versuch
kaum ziehen. Um den Wiederanstieg der spezifischen Gewichte
nach Ablauf der Diurese zu verfolgen, muß man den Versuch bis
zu 4 Stunden ausdehnen. Um die Bilanz von Einfuhr und Ausfuhr
im Trinkverfahren zu verwerten, müssen wir — wenn es sich
nicht um ganz grobe Ausschläge handelt — die Einstellung des
Patienten in der Vorperiode kennen. Man kann aus einem so einfach angestellten Versuch auch keine bindenden Schlüsse ziehen,
ob sich der Körper im Zustand der Wasserretention oder der vermehrten Wasserabgabe befindet. Es können, wie wir sehen werden,
erhebliche Unterschiede zwischen der Wasserbilanz im Trinkversuch und der Tageswasserbilanz auftreten.

Wollen wir aber genauer die Reaktionslage des Wasserhaushaltes kennenlernen, so müssen wir wesentlich sorgsamer verfahren.

Von entscheidender Bedeutung für die Beurteilung des Trinkversuches ist die Kenntnis bzw. die *Einstellung der Vorperiode*.
Das bezieht sich sowohl auf die Wasser- und Salz- als auch die
Nahrungszufuhr in der Zeit vor dem Versuch. Die Länge der
Vorperiode, die wir kennen bzw. selbst regulieren müssen, ist
verschieden groß. Im allgemeinen kann man sagen, daß 2—3 Tage
für die Einstellung der Wasserzufuhr genügen. Wollen wir den

Einfluß etwa einer einseitigen Ernährung auf den Wasserhaushalt studieren, so ist noch eine längere Vorperiode von mindestens 8—10 Tagen erforderlich, um eindeutige Ergebnisse zu bekommen.

Für gewöhnlich fordert man, der Patient müsse sich bei der Anstellung des Trinkversuches im „Wassergleichgewicht" befinden. Dieser Begriff ist jedoch sehr fragwürdig. Für den klinischen Bedarf können wir das geforderte Wassergleichgewicht (waterbalance) annehmen, wenn wir ein für mehrere Tage konstantes Körpergewicht finden. Hydrops der Kranken, Ödeme oder Höhlenergüsse machen einen Trinkversuch keineswegs immer überflüssig oder illusorisch; auch solche Kranke können sich — auf einem anderen Niveau — im Wassergleichgewicht befinden.

Über den Einfluß der Wasservorperiode läßt sich im allgemeinen folgendes sagen:

Ein Gesunder scheidet bei einer mittleren Flüssigkeitszufuhr in der Vorperiode nach einer Wasserbelastung von etwa 1 Liter im Laufe von 4 Stunden ungefähr 1 Liter Harn aus. Gibt man ihm jedoch eine tägliche Wasserzulage zu seiner gewöhnlichen Flüssigkeitszufuhr, so wird er in der Regel im akuten Trinkversuche eine negative Wasserbilanz aufweisen, d. h. wenn er 1 Liter Wasser getrunken hat, so wird er diesmal mehr als 1 Liter Harn ausscheiden. Und umgekehrt, wenn man in der Vorperiode wenig Flüssigkeit zuführt, so wird man im Versuch eine positive Wasserbilanz bekommen, es wird weniger Harn ausgeschieden werden, als Wasser getrunken wurde. Weiter unten werden wir diese Erscheinung zu erklären suchen (vgl. Hypophysenerkrankungen).

In einem gewissen Verhältnis zur Wasservorperiode soll auch die Wassermenge stehen, die man zu trinken gibt. Sie soll sich den Trinkgewohnheiten anpassen. Bei Menschen, die reichliches Trinken gewohnt sind, wird man 1—1$^{1}/_{2}$ Liter, bei anderen weniger geben.

Im allgemeinen sind wir von den großen Trinkmengen immer mehr abgekommen, da feinere Störungen der Ausscheidung durch die Harnflut nach großen Mengen verdeckt werden können. Zu genauer Prüfung des Wasserhaushaltes wird man stets weitere Wasserversuche anstellen müssen und man wird dabei zweckmäßig die Trinkmenge variieren. Man wird dann unter Umständen ganz überraschende Verschiedenheiten finden.

Als Getränk bevorzugen wir gewöhnliches Leitungswasser. In Fällen, wo dies schlecht vertragen wird, so bei Hyperaciden, kann man wohl ganz verdünnten Tee geben. Zu bedenken ist aber, daß die Ansprechbarkeit verschiedener Menschen schon auf kleine Mengen von Purinkörpern und Coffein sehr verschieden sein kann. Bei Kindern wird man manchmal etwas Fruchtsaft hinzusetzen, es können jedoch schon kleine Mengen von Traubenzucker z. B. die Speicherung bzw. Ausscheidung des getrunkenen Wassers deutlich beeinflussen.

Wir benützen in der Regel Wasser von Zimmertemperatur. Wasser von Körpertemperatur wird in größeren Mengen gewöhnlich weniger angenehm empfunden; es kommt dann leicht zu Schweißausbruch und Übelkeit. Kälteres Wasser übt ebenfalls eine deutliche vasomotorische Allgemeinwirkung aus. Diese Unterschiede müssen besonders berücksichtigt werden, wenn wir gleichzeitig das Blut und die Funktionen des Kreislaufs im Versuch beobachten wollen (vgl. Vasomotoren). Auch hat die Temperatur des Wassers einen Einfluß auf die Verweildauer im Magen.

Wir lassen das Wasser möglichst rasch, doch ohne Überstürzung, austrinken. 600—800 ccm, die gewöhnliche Trinkmenge, kann ein Erwachsener ohne Schwierigkeit in 5 Minuten austrinken. Größere Mengen von $1-1^1/_2$ Liter können in 10—15 Minuten bewältigt werden.

Längeres Ausdehnen der Trinkzeit bis zu $^3/_4$ Stunden, wie es in einigen Kliniken geübt wird, macht manche Vorgänge schwerer erkennbar. Das gleiche gilt von dem Brauch, die Patienten in weiteren Portionen etwa alle halbe Stunden trinken zu lassen. Wohl kann man auf diese Weise enorme Diuresen erzeugen und die Ausscheidungsfähigkeit der Niere damit prüfen. Zur Beobachtung der feineren Abläufe im Wasserhaushalt ist jedoch die einmalige akute Wasserbelastung besser geeignet.

Die Beobachtung wird sich in erster Linie auf die Harnausscheidung richten. Die methodischen Fragen bei anderen Untersuchungen, etwa des Blutes, werden wir unten besprechen.

Wichtig ist, daß wir stets vor dem Trinken eine Harnprobe, den ,,Nüchternharn", bekommen, und daß dabei die Blase völlig entleert wird. Da die Menge und Zusammensetzung des Nüchternharns ein wichtiger Ausgangspunkt sind, muß man dafür sorgen, daß der Patient schon 1—2 Stunden vor dem Beginn des Versuches die Blase entleert hatte, da man ja sonst einen Nüchternharn, der noch aus der Diurese nach dem letzten Trunk am Abend vorher stammen kann, bekommt. Auf diese Weise kann das paradoxe Ergebnis zustande kommen, daß das spezifische Gewicht nach dem

Trinken zunächst anzusteigen scheint. Die Versuche sollten stets erst 10—12 Stunden nach der letzten Mahlzeit, bzw. nach dem letzten Trunk begonnen werden. Wir haben sie stets morgens angestellt.

Bei dem Harn bestimmen wir die Menge und die Konzentration, die letztere können wir oft schon nach der Farbe abschätzen. Die Menge messen wir in den üblichen Glaszylindern, das spezifische Gewicht mit Aerometern. Dabei muß beachtet werden, daß alle Harnproben bei der gleichen Temperatur untersucht werden. Mengen unter 10 ccm muß man zur Messung verdünnen; da die kleinen Aerometer oft sehr ungenau sind — man muß sie selbst stets nacheichen — und zudem bei ihnen die Ablesung oft schwierig wird, empfiehlt es sich, bei kleineren Mengen lieber das freilich etwas zeitraubende Pyknometerverfahren zu benutzen.

Wir bestimmen für gewöhnlich Halbstundungsportionen. Die Versuchsdauer beträgt am besten 4 Stunden; der Patient muß die ganze Zeit nüchtern bleiben, auch trockene Speisen, zwischenhinein gegessen, können den Ablauf stark beeinflussen.

Der Patient soll aufgefordert werden, die Blase jedesmal vollständig zu entleeren. Bei manchen Patienten — bei weiblichen mehr als bei männlichen — macht das häufige Harnlassen Schwierigkeiten.

Auch bei sehr sensiblen und neurotischen Patienten kann der Trinkversuch so unmöglich werden. Gerade bei weiblichen Patienten aber wird man auch nicht fortlaufend katheterisieren können; denn wir wissen heute, daß von der Blase her eine reflektorische Beeinflussung der Niere möglich ist. Bei Tieren *kann* eine unter Widerstand ausgeführte Katheterisierung die Diurese hemmen. Ebenso wird eine schmerzhaft empfundene Katheterisierung auch beim sensiblen Menschen den Ablauf der Wasserausscheidung verändern. Zu beachten ist weiter die *Körperstellung*. Syderhelm und Goldberg haben gezeigt, wie schon beim gesunden Menschen die Wasserausscheidung im Liegen eine andere, größere ist, als beim stehenden. Wir haben alle Versuche am liegenden Menschen angestellt. Hierdurch wird auch gleichzeitig erreicht, daß er wirklich ruht. Aufsein oder gar Arbeiten während des Versuches erhöht einmal die extrarenale Wasserabgabe, gleichzeitig scheint aber auch die Tätigkeit der Muskeln als solche einen Einfluß auf den Ablauf der Diurese zu haben.

Das Klima ist zu bedenken; an heißen, schwülen Tagen kann die Ausscheidung durch die Nieren auf Kosten der Hautwasserabgabe

stark herabgesetzt sein. Es empfiehlt sich stets, den Patienten
vor und nach dem Versuch zu wiegen, um die Größe der extrarenalen Wasserabgabe zu erfahren.

Der Patient soll während des Versuches ungestört sein; am
besten liegt er in einem ruhigen Einzelzimmer.

Einen großen Teil der methodischen Vorschriften werden wir
bei der Besprechung der Rolle der einzelnen Organsysteme näher
erläutern und begründen können.

Es sind nun — so von VOLHARD, von VIOLLE, FAMULORI,
LEBERMANN u. a. — zahlreiche Abänderungen des Wasserversuches
angegeben worden. Wir haben jedoch den Eindruck, daß die
Ergebnisse dieser Versuche wesentlich schwieriger zu beurteilen
sind, als unser eben geschildertes Verfahren.

Da der Wasserversuch bei der experimentellen Erforschung des
Wasserhaushaltes eine zunehmende Bedeutung erfährt, wollen wir
kurz auf seine Anwendung bei Tieren hinweisen. Am besten eignet
sich zu diesen Versuchen der Hund. Wir verfahren so, daß wir
die — vorher sorgfältig dressierten — Tiere auf dem Rücken auf-
binden, einen weichen Dauerkatheter in die Blase einlegen und
mit der Schlundsonde eine größere Wassermenge geben. Man muß
nun beim Hunde verhältnismäßig sehr viel größere Wassermengen
anwenden, wenn man eine deutliche Diuresekurve erhalten will.
Wir geben einem Hund von 10 kg 400—600, einem größeren von
20 kg 600—800 ccm Wasser. Gibt man kleinere Mengen, so werden
sie außerordentlich verzögert, in kleinen Portionen über den Tag
verteilt, ausgeschieden. Auch bei den größeren Mengen läuft die
Diurese zumeist etwas träger ab als beim Menschen. Gleichzeitig
ist der Wasserhaushalt jedoch recht empfindlich gegen andere
Einflüsse. Schmerzerregungen zeigen einen deutlichen Einfluß
auf den Ablauf; deshalb ist die Dressur der Hunde besonders
wichtig.

Für manche Fragestellungen hat sich uns eine Änderung, ein
„Dauer"trinkversuch, bewährt. Wir geben den Tieren eine dünne
Schlundsonde, befestigen sie mit Leukoplast am Maul, und legen
gleichzeitig einen Dauerkatheter ein. Zunächst geben wir eine
größere Trinkmenge, 400—500 ccm, und wenn die Diurese nach
$1—1\frac{1}{2}$ Stunden soweit in Gang gekommen ist, daß die Ausscheidung in 15 Minuten etwa 50 ccm beträgt, geben wir regelmäßig alle 15 Minuten 50 ccm Wasser durch die Sonde und
bestimmen fortlaufend die Ausscheidung. Auf diese Weise wird

man bei manchen Hunden über viele Stunden ganz gleichmäßige Diurese erhalten. Man kann bei dieser Versuchsanordnung in gleicher Weise diuretische und antidiuretische Einflüsse von Medikamenten usw. studieren. Die Methode ist besonders empfindlich, da schon eine geringe Dosis eines Mittels, die unter Umständen nicht ausreichen würde, beim nüchternen Tier eine Diurese zu erzeugen oder im akuten Trinkversuch auf eine größere Wassergabe hin antidiuretisch zu wirken, hiermit geprüft werden kann. Sie ist auch in der Lage, die Zweiphasenwirkung mancher Mittel zu demonstrieren.

Wasserversuche mit Kaninchen sind nach unseren Erfahrungen sehr schwierig. Es gelang uns auch nach tagelanger Einstellung der Vorperiode nicht, regelmäßig ablaufende Diuresen zu erzeugen. Das mag damit zusammenhängen, daß bei Kaninchen auch nach 1—2tägigem Hungern der Magen gewöhnlich nicht leer ist und so durch Quellung des Speisebreies verschieden große Wassermengen im Magen gespeichert werden können.

Daß trotzdem manche Probleme mit Kaninchen als Versuchstieren bearbeitet werden können, haben besonders die Untersuchungen OEHMEs gezeigt, der auch die Wirkung verschiedenartiger Wasservorperioden in ihrer Bedeutung für die Diurese beim Kaninchen gefunden und studiert hat.

Ein unter den oben genannten Bedingungen angestellter *Wasserversuch* läuft beim gesunden Menschen folgendermaßen ab: 10—15 Minuten nach dem Trinken setzt eine deutliche Diurese an. Sie steigt während der ersten 60—100 Minuten kontinuierlich an. Der Höhepunkt der Diurese ist in der Regel zwischen der 70. und 90. Minute; bei einer Trinkmenge von 1 Liter und einer normalen Vorperiode beträgt die Harnmenge hier 8 bis 20 ccm pro Minute. Die stärksten Diuresen, die man beim Menschen beobachtet hat, betragen etwa 35 ccm pro Minute. Von der 90. Minute an nimmt die Diurese wieder kontinuierlich ab; nach 3 bis 4 Stunden ist die Harnausscheidung wieder auf dem Stande vor dem Versuch angelangt.

In der Regel ist der Anstieg der Diuresekurve steiler als der Abfall. Es kommen aber schon beim Gesunden eine Reihe verschiedener Typen vor. Man könnte zur Erklärung der Verschiedenheit an eine wechselnde Erregbarkeit des vegetativen Systems denken, Sicheres wissen wir freilich darüber noch nicht. Ich habe bei Menschen mit gesteigerter Vasolabilität oft einen sehr raschen Ablauf der Diurese im Trinkversuch mit steilem Anstieg und Abfall der Diuresekurve beobachtet.

Das spezifische Gewicht des Harns, dessen Höhe in erster Linie durch die Größe des Kochsalzgehaltes, in zweiter Linie des Harnstoffgehaltes bestimmt wird, beträgt nach 12stündiger Wasserkarenz und nach normaler Vorperiode beim Gesunden 1020 bis 1035. Es beginnt etwa 10 Minuten nach dem Trinken zu sinken; seinen tiefsten Punkt erreicht es auf dem Höhepunkt der Diurese, also 70—90 Minuten nach dem Trinken. Häufig sinkt die Konzentration in der 1. Stunde relativ rascher, als die Harnmenge ansteigt; danach steigt sie langsam wieder an, um nach etwa 4 Stunden wieder den Wert vor dem Trinken zu erreichen. Ausmaß und Geschwindigkeit der Reaktion des spezifischen Gewichts sind von der Höhe des Ausgangswertes abhängig. Bei hohem Ausgangswert ist die Senkung oft weniger ausgiebig als bei niederem. Der Ausgangswert wird auch vom Gesunden oft nach 4 Stunden noch nicht wieder erreicht, aber er liegt um diese Zeit stets höher als 1010, meist zwischen 1015 und 1020.

Während wir mit Hilfe des Trinkversuches nur kurzfristige Wasserbilanzen anstellen, ist die *Körperwägung* das wichtigste Hilfsmittel bei der Feststellung der *Tagesbilanz*. Für die gewöhnlichen klinischen Zwecke, d. h. für die Beantwortung der Frage, ob sich ein Patient im Wassergleichgewicht befindet oder nicht, genügen die gebräuchlichen Dezimalwaagen, die eine Genauigkeit von 50—100 g besitzen. Für spezielle Untersuchungen, insbesondere für kurzfristige Beobachtungen, ist in der letzten Zeit immer häufiger die Anwendung der Sauter-Waage empfohlen worden, die eine Empfindlichkeit von 10 mg besitzt. Wir können uns jedoch von den Vorzügen eines derartig empfindlichen Instrumentes nicht überzeugen; man muß bedenken, daß eine genaue Wägung stets eine Zeit von 2—3 Minuten in Anspruch nimmt, in dieser Zeit verliert aber ein normaler Mensch schon etwa 1 g Hautwasser. Deshalb scheinen uns Waagen mit einer Fehlergrenze bis zu 1 g wesentlich geeigneter zu sein. Wir benutzen dazu seit Jahren eine Waage der Firma *Garvens*, die ursprünglich für die Wägung von Jockeys eingeführt wurde. Sie erlaubt Wägung bis zu 150 kg mit einer Exaktheit bis zu 1 g. Dabei ist die Bedienung außerordentlich einfach. Bei der Aufstellung der Waagen ist zu beachten, daß sie nicht zu nahe am Fenster oder an der Heizung stehen, da durch geringe Temperaturschwankungen die Länge der Waagebalken und dadurch die Wägung beeinflusst werden kann. Die Menschen müssen nackt gewogen werden können, am besten morgens früh nüchtern. Bei länger dauernden Versuchen und wiederholter Wägung muß deshalb die Zimmertemperatur beobachtet und genügend hoch, zwischen 25 und 27°, gehalten werden.

Will man für besondere Fragestellungen die Haut-Wasser-Abgabe frei von der Lungen-Wasser-Abgabe bestimmen, so läßt man die Versuchsperson mit Hilfe eines Schlauchventilsystems durch eine hygroskopische Flüssigkeit ausatmen; hierbei bildet freilich die Behinderung der Atmung einen Störungsfaktor. Die Haut-Wasser-Abgabe wird weiter direkt im SCHWENKENBECHERSchen Kasten bestimmt, der den Körper mit Ausnahme des Kopfes umschließt und die Menge des abgegebenen Wassers durch die hygroskopische Messung der nach Temperatur, Feuchtigkeitsgehalt und -menge bekannten Luft, die in der Versuchszeit durch den Kasten geblasen wird, bestimmt.

Der Nachteil dieses Verfahrens beruht darin, daß einmal die Haut des Kopfes nicht mit erfaßt wird und daß weiterhin durch den den Körper umspielenden Luftstrom die Werte der Konvektion beträchtlich verändert werden können. Für spezielle Fragestellungen hat man Glasglocken konstruiert, die mit hygroskopischer Substanz beschickt werden und der Haut luftdicht aufgesetzt werden. Hiermit lassen sich besonders lokal begrenzte Vorgänge gut untersuchen.

Zur Kontrolle der Schweißsekretion bedient man sich schließlich noch der direkten Hautmikroskopie, die durch die JÜRGENSsche Farbmethode besonders verfeinert ist; freilich sind hierbei keine genauen quantitativen Angaben erhältlich.

Der Schilderung der Methoden, die *beim Tier* anwendbar sind, seien einige allgemeine Bemerkungen vorausgeschickt. Die Eignung der verschiedenen Tiere zu Versuchen im Gebiet des Wasserhaushaltes wechselt sehr. Affen eignen sich unserer Erfahrung nach für solche Versuche sehr wenig, da sie ohne Narkotica sehr unruhig zu sein pflegen und da eine Tränkung und Katheterisierung stets mit den größten Schwierigkeiten verbunden ist. Aus ähnlichen Gründen eignen sich Katzen sehr schecht; dazu kommt, daß die Ergebnisse an der Katze als Fleischfresser mit denen vom Menschen meist schwer vergleichbar sind. Kaninchen eignen sich, wie oben ausgeführt wurde, nur für ganz spezielle

Fragestellungen. Kurzfristige Wasserbilanzen können bei ihnen kaum ausgeführt werden, wir haben Tiere durch Wochen hindurch mit Hilfe von Sondenernährung unter ganz gleichmäßigen Bedingungen gehalten und trotzdem bei der Anstellung von Trinkversuchen oder anderen Untersuchungen äußerst wechselnde Ergebnisse der Wasserbilanz erhalten. Im übrigen bietet die Technik der Sondenfütterung bei ihnen keine Schwierigkeiten. Die Katheterisierung wird durch das übliche Ausdrücken der Blase ersetzt, ist freilich nicht ganz so zuverlässig wie jene. Für Meerschweinchen gelten die allgemeinen Bedenken, die man gegen die Anwendung dieses Versuchstieres hat. Für einige Fragestellungen haben sich uns weiße Ratten sehr bewährt. Hier ist nur eine Vorbedingung, daß man, wie bei allen kleinen Tieren, stets große Versuchsreihen ansetzen muß, dabei wird man zweckmäßig Tiere des gleichen Wurfes und des gleichen Gewichtes nehmen. Ratten eignen sich jedenfalls sehr viel besser als Mäuse, deren Verwendungsfähigkeit für Versuche über den Wasserhaushalt schon wiederholt angezweifelt wurde. Bei weitem am besten sind Hunde geeignet, hiervon freilich nicht alle Rassen, am besten Schäfer-, Jagdhunde und Dobermannhunde. In der Regel sind reinrassige Tiere sehr viel unruhiger und empfindlicher und damit schlechter verwertbar als Kreuzungen aus verschiedenen Rassen. Neben einer sorgfältigen Pflege und hygienisch einwandfreien Ställen ist bei den Hunden die Dressur von entscheidender Wichtigkeit. Die Tiere müssen unbedingt an das Personal des Laboratoriums und die Prozedur des Versuches gewöhnt sein, dann kommt man bei der Sondentränkung und beim Katheterisieren, bei Injektionen und Blutentnahmen stets ohne Narkose, oft auch ohne Fesselung aus, die Tiere bleiben dabei völlig ruhig. Besondere Sorgfalt ist auf die Stoffwechselkäfige zu verwenden. Käfige, die nach Ammoniak riechen, sind selbstverständlich für die Anstellung von Bilanzversuchen ungeeignet. Für große Käfige empfiehlt es sich, die Abläufe aus Emaille zu machen, die Kanten und Winkel mit Paraffin oder Wachs abzudichten. Für Ratten und andere Kleintiere haben wir besondere Stoffwechselkäfige konstruiert, bei denen der Ablauf ganz aus Glas besteht.

Die Anlegung von Blasenfisteln, wie sie manche Forscher bei Versuchen über die Diurese und den Wasserhaushalt fordern, scheint uns beim Hunde fast stets vermeidbar zu sein. Die Angaben dieser Autoren, daß der Harn bei solchen Versuchen oft Blut enthalte und die Tiere häufig Schmerzen zeigen, müssen starke Bedenken erwecken. Das Einnähen der Ureteren in die Bauchhaut führt gewöhnlich zu einer entzündlichen Infektion der Harnwege, zudem ist die Pflege solcher Tiere außerordentlich mühsam. Sehr viel bessere Dienste leistet für Versuche, in denen die Funktion beider Nieren getrennt beobachtet werden soll, die Einpflanzung der Ureteren in die Mamillen, wie sie FRANK MANN ausgeführt hat. Bei dieser Anordnung läßt sich eine Infektion für längere Zeit hinausschieben. Sie erfordert freilich eine außerordentlich subtile operative Technik. Am bequemsten und für die meisten Versuche ausreichend ist die Vornahme einer Dammspaltung nach PFLAUMER. Wir haben meist weibliche Tiere verwandt, die stets in dieser Weise vorbehandelt waren, und dabei nie Schwierigkeiten mit dem Katheterisieren gehabt. Auch gelang unter diesen Umständen die Einführung des Cystoskops und die Ureterensondierung ohne Schwierigkeiten. Die Operation wird derart vorgenommen, daß der Damm genau in der Mittellinie auf einer Strecke von 6—8 cm gespalten wird, man muß sich dabei genau an die Raphe der Haut halten, da man nur dann eine Verletzung der venösen Schwellkörper, die zu unangenehmen Blutungen führt, vermeidet. Die Spaltung wird bis $1^1/_2$—2 cm vor dem Anus durchgeführt, bis im unteren Winkel die Öffnung der Urethra zu erkennen ist. Dann werden die beiden Wundflächen quer zur Richtung des Dammes vernäht, wobei für die Schleimhaut der Tiefe Catgut und für die äußere Haut Seide verwandt wird.

Bei den Arbeiten über die zentrale Regulation des Wasserhaushaltes hat es sich neuerdings als notwendig herausgestellt, über exakte Methoden zum Nachweis einer antidiuretischen Wirkung bestimmter Stoffe zu verfügen. Wir haben zu diesem Zweck 2 Verfahren ausgearbeitet, deren erstes kleine Tiere benutzt und folgendermaßen angestellt wird: Wir verwenden Albinoratten in einem Gewicht von 80—130 g, durchschnittlich etwa 100 g, die eigener Zucht entstammen; für die Serienversuche werden möglichst Tiere aus einem Wurf verwandt. Die Tiere werden in kleinen Stoffwechselkäfigen gehalten. Die Größe der Käfige beträgt 18 : 6 : 12 cm. Der wichtigste Vorteil dieses Modells liegt darin, daß der Ablauf für den Harn ganz aus Glas besteht, die Käfige somit sauber bleiben und nur geringe Verluste entstehen. Die Trinkmenge bekommen die Tiere aus kleinen Trinkfläschchen. Sie bestehen aus einem Reagensglas, das mit einem durchbohrten Korken verschlossen ist, in dem ein Glasrohr von 2 mm lichter Weite steckt. Die Tiere lernen nach 1—2 Tagen aus dieser Flasche zu saugen. Am Futternapf, der nur Trockenfutter enthalten soll, ist ein kleiner Drahtsteg angebracht, der nur den Kopf durchläßt und verhindern soll, daß die Tiere sich auf den Futternapf setzen, ihn verunreinigen. Die Käfige müssen alle 24 Stunden

sorgfältig gesäubert werden. Zur Ernährung bekommen die Tiere pro Tag
7 g Weizenkörner und 10 ccm eines Milchgemisches, das aus 10 Teilen
Trockenmilch auf 100 Teile Wasser besteht. Dabei gedeihen die Tiere aus-
gezeichnet, sie nehmen meistens langsam an Gewicht zu, da Ratten von
100 g noch nicht ausgewachsen zu sein pflegen. Avitaminotische Störungen
haben wir nie beobachtet, trotzdem blieb eine Tierserie stets nur 4 bis
5 Wochen im Versuch. Wichtig ist die Tageseinteilung der Ernährung. Die
Tiere bekommen abends gegen 6 Uhr den Weizen und 1 Stunde später die
Milch. Nach 2—3 Stunden sind Futter- und Trinkgefäße leer, so daß sie
zumeist nicht entfernt zu werden brauchen. Will man ganz sicher gehen, so
kann man die Gefäße 12 Stunden vor dem eigentlichen Versuch entfernen.

Als Testversuch wählten wir die akute Wasserbelastung, die wir folgendermaßen ausführten: Die Tiere werden mit der Hand aus dem Stoffwechsel-
käfig geholt, wobei sie regelmäßig ihre Blase entleeren. Dann werden sie
mit einem Tuch umwickelt, wobei die rechte Hand der Hilfsperson die Tiere
im Nacken, die linke das umhüllende Tuch hält. Nun wird ein dünner Seiden-
katheter (Ch. Nr. 7) mit einer Auslaufpipette in den Rachen eingeführt
und 5 ccm Wasser einlaufen gelassen. Die zu untersuchenden Lösungen
werden darauf unter die Bauchhaut eingespritzt; wir beobachteten regelmäßig, daß ihre Wirkung bei Injektion unter die sehr viel derbere Rückenhaut
geringer oder zeitlich verzögert ist. Danach werden die Tiere in einen größeren
Glastrichter auf ein grobes Sieb gesetzt, darunter steht ein kleines Meßgefäß.
Nach 3 Stunden haben sie meist schon Harn entleert, andernfalls tun sie
es regelmäßig, wenn man sie mit der Hand berührt und aus dem Trichter
hebt. Sie werden dann in die Stoffwechselkäfige zurückgebracht. Untersucht
wird die Menge des Harns und der Chlorgehalt (nach VOLHARD) sowohl in
der 3-Stunden-Portion als auch in der 24-Stunden-Harnmenge. Es werden
stets Serien von 10—20 Tieren zum Versuch angesetzt.

Es war wünschenswert, weiterhin eine Methode zu besitzen, um an
größeren Tieren, wie Hunden, auch mit intravenöser Injektion arbeiten zu
können. Wir haben deshalb gemeinsam mit BENTZ und SCHNEIDER eine
Methode von besonderer Empfindlichkeit angegeben, die dazu den Vorzug
besitzt, daß sie gleichzeitig diuretische und antidiuretische Wirkung einer
Substanz quantitativ zu erfassen gestattet.

Bevor wir mit den eigentlichen Versuchen beginnen, werden die Tiere
zur Gewöhnung täglich auf den Versuchstisch aufgelegt und dabei möglichst
nur leicht gefesselt. Wir beginnen mit 15 Minuten, steigen dann langsam mit
den Zeiten und erreichen so, daß die Tiere schließlich 3—4 Stunden völlig
ruhig liegen bleiben. Dabei muß zumeist eine Person im Laboratoriumsraum
anwesend bleiben; jede Störung, zumal das Hinzukommen anderer Hunde,
muß vermieden werden. Wichtig ist weiter, daß die Tiere bei einer konstanten
Nahrungs- und Wasserzufuhr gehalten werden, wobei die Stunden der
Fütterung und Tränkung streng einzuhalten sind. Unsere Tiere bekommen
morgens 300—400 ccm Flüssigkeit und abends 300—400 ccm eines Milch-
Wassergemisches. Vor den Versuchen müssen sie mindestens 12 Stunden
ohne Nahrung und Wasser sein.

Die Versuche selbst spielen sich folgendermaßen ab: Der Hund bekommt
mit einer Schlundsonde 400—500 ccm Wasser und wird danach in den Versuchsraum gebracht. Etwa 1 Stunde später wird er auf den Versuchstisch

gelegt, die Hinterpfoten mit einer losen Binde befestigt, ein dicker, weicher Gummikatheter wird in die Blase eingeführt und mit Heftpflaster befestigt. Die Blase wird vollständig entleert und dann werden alle 15 Minuten die Gläser gewechselt. Etwa 1—2 Stunden nach der ersten Tränkung — der Zeitpunkt muß bei jedem Tier einzeln festgestellt werden — hat die Diurese eine Höhe von 50 ccm in 15 Minuten erreicht. Man wartet 1 oder 2 Portionen ab, um zu sehen, ob die Diurese noch weiter ansteigt. Ist das nicht der Fall, so führt man erneut eine Schlundsonde ein und gibt nun fortlaufend alle 15 Minuten 50 ccm Wasser von Zimmerwärme. Man kann entweder eine dünne Duodenalsonde einführen, die man mit Heftpflaster am Maul befestigt und liegen läßt, oder man führt alle 15 Minuten eine dicke Magensonde ein. Die Tiere gewöhnen sich an diese Prozedur rasch und zeigen dabei keinerlei Widerstand oder Erregung. In dieser Weise wird der Versuch 3—4 Stunden lang fortgeführt. Wenn die Diurese über 1 Stunde hin konstant geblieben ist, kann mit dem eigentlichen Versuch bzw. der Prüfung der fraglichen Substanz begonnen werden. Die Injektion geschieht intravenös, am besten in die Venen des vorher sorgfältig rasierten Hinterbeines, eventuell auch in die Vena jugularis. Es wird dann fortlaufend die Harnmenge, der Kochsalz- und Stickstoffgehalt des Harns untersucht.

Eine Harnausscheidung von 50 ccm pro 15 Minuten bedeutet für einen Hund von etwa 20 kg eine mäßig starke Diurese. Die Niere ist ohne Schwierigkeit in der Lage, das 4—5fache in derselben Zeit zu leisten. Bei kleineren Hunden wird man die Diurese auf ein etwas niedrigeres Niveau zwischen 30 und 40 ccm einstellen. Zur quantitativen Auswertung kann man die Menge des in einer bestimmten Zeit retinierten Wassers direkt in Kubikzentimeter angeben.

Die Untersuchung isolierter, überlebender Organe hat in der modernen Physiologie und in der Wasserhaushaltforschung eine zunehmende Bedeutung bekommen. So sind an dem BORNSTEIN-schen Extremitätenpräparat interessante Beobachtungen über die Ödembildung angestellt worden; freilich ist zu sagen, daß es bei solchen Präparaten kaum möglich ist, sicher zu unterscheiden, was noch „physiologisch", was als pathologisch, besonders als Folge von Vergiftungsversuchen anzusehen ist. Besonders häufig hat man die isolierte Niere durchströmt. Die technische Einfachheit des Verfahrens hat zu ausgedehnter Verwendung geführt und die Ergebnisse derartiger Versuche bilden einen großen Teil unserer gegenwärtigen Anschauung über die Nierenfunktion. Es muß hier mit aller Deutlichkeit gesagt werden, daß die große Mehrzahl dieser Versuche für solche Fragestellungen nicht brauchbar ist. Wohl gelingt es ohne große Schwierigkeiten, isolierte Nieren mit eigenem oder fremdem Blut, mit RINGER-Lösung, ja sogar mit Wasser zu durchströmen. Auch gewinnt man in manchen Versuchen dieser Art eine Flüssigkeit, die als „Harn" bezeichnet wird. Für die

Theorie der Harnbereitung sind jedoch derartige Ergebnisse nur mit großer Reserve zu verwenden, ein Vergleich mit der Niere in vivo bzw. im intakten Organismus ist meist unmöglich.

Es gibt heute nur ein Verfahren, das die Forderung nach der Einhaltung physiologischer Bedingungen befriedigend erfüllt, das *Herz-Lungen-Nieren-Präparat* von STARLING-VERNEY. Es ist für die Untersuchung der Nierenfunktion von größter Wichtigkeit geworden. Die Technik bietet dem Geübten keine großen Schwierigkeiten. Man verwendet zweckmäßig Hunde und wird stets 3 Tiere gebrauchen, eines für das Herz-Lungen-Präparat, ein zweites für die Nieren und ein drittes Reservetier als Blutspender. Da die Blutgruppeneigenschaften unter Hunden wenig ausgeprägt sind, macht die Anwendung mehrerer Tiere keine besonderen Schwierigkeiten. Für besondere Fragestellungen ist das Herz-Lungen-Doppelnieren-Präparat VERNEYs ein ausgezeichnetes Hilfsmittel.

Der Nachteil, für ein Präparat mehrere Tiere verwenden zu müssen, kommt in Wegfall bei der Anwendung des CARELLschen Visceralorganismus. Es ist jedoch bei der heutigen Technik (MARKOWITZ) noch nicht möglich, den Blutdruck in diesem Präparat genügend hoch zu halten, um eine Harnausscheidung zu bekommen; er beträgt für gewöhnlich 30—45 mm Hg, während der zur Harnbereitung notwendige „kritische Druck" nach STARLING zwischen 30—35 mm Hg beträgt.

Die *Blutgewinnung* in den Tierversuchen erfolgt am besten durch die percutane Punktion der großen Venen; beim Hunde der Vena femoralis und jugularis; große Mengen gewinnt man leicht aus der Arteria femoralis, deren Punktion bei einiger Übung leicht, ohne jede Schmerzreaktion der Tiere gelingt. „Kurz dauernde" oder „leichte Narkosen" zum Zweck der Blutentnahme machen die Untersuchungsergebnisse häufig illusorisch, auch die Freilegung der Gefäße unter Lokalanästhesie ist bei Versuchen über den Wasserhaushalt als zu großer Eingriff abzulehnen. (Über die Wirkung der Narkotica s. das Kapitel Nervensystem.) Die Methode der LONDONschen Angiostomie ist deshalb für manche Fragestellung ein gewisser Fortschritt; leider ist sie technisch äußerst schwierig und versagt oft, zumal dann, wenn Blut in kurzen Abständen entnommen werden soll, durch Verstopfung der Kanüle oder Verletzung der Gefäße.

Die Methoden, die zur Beantwortung der Frage, ob eine Blutverdünnung oder eine Bluteindickung vorliegt, benutzt werden, sind neben der Wägung des Trockenrückstandes, die Bestimmung des Hämatokrits, des Hämoglobingehaltes und die Zählung der Erythrocyten. Wieweit man berechtigt ist, aus den hiermit erhaltenen Werten auf Veränderungen der Plasmamenge usw. zu schließen, wird uns später beschäftigen.

Mit Hilfe des Hämatokritverfahrens bestimmen wir das Gesamtvolumen der Erythrocyten in einer gegebenen Menge Blut, das sowohl von der Zahl der Erythrocyten als auch vom Volumen des einzelnen Erythrocyten abhängt. Dieses nun kann einmal durch intravitale Vorgänge verändert werden — vgl. die Hydroglobulie FALTAS —, vor allem aber haben die verschiedenen gerinnungshemmenden Mittel eine Wirkung auf den Quellungszustand der Erythrocyten. Es ist infolgedessen streng darauf zu achten, daß derartige Lösungen stets blutisotonisch sind, die Werte betragen für Oxalat 1,6%, für Citrat 1,8%, entsprechend 0,9% Kochsalz. Trotzdem findet man bei dem Vergleich mit Heparin häufig noch deutliche Unterschiede. Wir fanden, daß die Werte im Heparinblut regelmäßig bis um 10% höher liegen als im Oxalatblut (z. B. Oxalatblut, 3 Bestimmungen, 42,2, 42, 43%, Heparinblut 46, 47, 46%). Die Erythrocytenzählung ist, sorgfältig ausgeführt, eine sehr zeitraubende Methode. Denn es muß gefordert werden, daß jedesmal mindestens 2 Tropfen ausgezählt werden, auch sollten stets Doppelbestimmungen unter Anwendung von 2 Pipetten gemacht werden. Sehr viel einfacher und deshalb am meisten angewendet ist die Hämoglobinbestimmung, die unter Anwendung der modernen Methoden der Erythrocytenzählung auch an Exaktheit überlegen ist. Das Verfahren nach SAHLI ist für die Mehrzahl der hier in Rede stehenden Untersuchungen nicht genau genug, es hat auch nach den neuesten Abänderungen eine Fehlerbreite von 6—8%. Genauer arbeitet die in Amerika viel angewandte Methode von HADEN-OSGOOD, die ebenfalls auf der Colorimetrie einer salzsauren Hämatinlösung beruht; sie erfordert freilich große Blutmengen von etwa 1,0 ccm, die Mikromethode hat sich uns als nicht zuverlässig erwiesen. Von den übrigen Methoden ist die Spektrophotometrie zweifellos die genaueste. Sie benötigt allerdings eine große Apparatur, die oft nicht zur Hand ist. Recht genau, aber umständlich ist die Bestimmung der Sauerstoffkapazität des Blutes mit der Umrechnung auf den Hämoglobingehalt. Die HALDANEsche Methode genügt bei einer Fehlerbreite von etwa 10% nur für Annäherungswerte.

Als besonders einfache und gleichzeitig sehr exakte Hämoglobinbestimmung hat sich uns die nach Bürker bewährt. Sie beruht auf der Colorimetrie des reduzierten Hämoglobins im Leitzschen Colorimeter; es gelingt bei einiger Übung leicht, ihre Fehlerbreite .auf 1,5—2,0% herabzudrücken. Zu achten ist besonders auf den Zustand des Reduktionsmittels (hygroskopisch), ebenso auf eine gleichmäßige Belichtung im Colorimeter, die am ehesten durch eine Tageslichtlampe gewährleistet wird.

Das Blut soll entweder aus der ungestauten Vene oder für das „Capillarblut" aus der Fingerbeere entnommen werden. Das Ohrläppchen eignet sich für derartige Untersuchungen nicht, da es hier zu starken lokalen Schwankungen der Hämoglobinwerte kommen kann. In die Fingerbeere muß genügend tief eingestochen werden, mindestens 1 mm tief, Drücken und Quetschen des Fingers ist zu vermeiden, ebenso heiße Handbäder oder andere Maßnahmen.

Bei der großen Bedeutung des Blutplasma als Wasserdepot ist für zahlreiche Fragen eine Kenntnis der *Plasmamenge* und ihre Bewegungen unerläßlich. Gleichzeitig gibt uns die Kenntnis der Gesamtblutmenge wichtige Anhaltspunkte für die Vorgänge im Kreislauf. Zur Bestimmung können wir einmal die Kohlenoxydmethode anwenden, mit ihr zunächst die zirkulierende Erythrocytenmenge messen und dann mit Hilfe des Hämatokritwertes die Plasmamenge errechnen. Für unsere Fragen wichtiger und technisch einfacher sind die Farbstoffmethoden zur Bestimmung der zirkulierenden Plasmamenge. Als Farbstoff verwendet man zweckmäßig Kongorot, das nur den Nachteil hat, eine etwaige Hämolyse nicht erkennen zu lassen. Diesen Fall kann man durch die Verwendung von Trypanblau vermeiden, das mit dem Gelb des Serum eine grüne Mischfarbe gibt und daher colorimetrisch etwas schwieriger zu erfassen ist. Man setzt deshalb die Standardvergleichslösung stets mit Serum und nicht mit Wasser an, was auch bei der Benutzung anderer Farbstoffe dringend anzuraten ist. Trypanblau hat den weiteren Nachteil, daß beim Menschen nicht selten, auch bei Vermeidung übermäßiger Farbmengen, eine grünliche Verfärbung der Haut eintreten kann, die unter Umständen wochenlang anhält. Schädigungen haben wir nie dabei beobachtet. Als zuverlässiges Colorimeter hat sich uns das Eintauchcolorimeter von Bürker (Leitz) bewährt. Gegen die Farbstoffmethoden ist allgemein geltend gemacht worden, daß einmal die Durchmischung der Farbe mit dem zirkulierenden Plasma unvollständig sein kann, und daß weiterhin die Verweildauer der Farbe in der Blutbahn recht wechselnd sei. Trotz dieser Einwände erscheint die Methode aber zur Beantwortung vieler Fragen sehr brauchbar.

Wir geben die Beschreibung einer eigenen Methode, die den Vorzug hat, daß sie nur kleine Mengen von Blut erfordert, infolgedessen auch beim Tier und bei wiederholten Bestimmungen in kurzen Abständen leicht anwendbar ist. Es werden zunächst 5 ccm Blut entnommen, mit 0,5 ccm Natrium citricum (1,8%) versetzt und in die Zentrifuge gegeben. Dann werden 5—10 ccm Farbe, am besten durch die gleiche Nadel, injiziert. Nach 3 und nach 6 Minuten werden aus einer anderen Vene wieder je 5 ccm Blut entnommen und mit Citrat ungerinnbar gemacht. Die Blutproben werden $\frac{1}{2}$ Stunde scharf zentrifugiert, die Hämatokritwerte abgelesen und nun mit dem vor der Farbinjektion entnommenen Plasma der Farbstandard angesetzt. Wir geben ein Zahlenbeispiel.

Hund L. 18,0 kg Gewicht. Entnahme von 5 ccm Blut für die Testlösung. Injektion von 5 ccm Farbstoff (0,8%iges Trypanblau + 0,5%iges NaCl). 3 Minuten p. i. Entnahme von 5 ccm Blut, Zusatz von 0,5 ccm 1,8%igem Natrium citricum und zentrifugieren. Testlösung: Annahme von 50 ccm Plasma pro Kilogramm = 900 Gesamtplasmamenge. 5000 cmm sind injiziert, demnach 5,5 cmm in 1 ccm zu erwarten. Zusatz von 5,0 cmm zu 1 ccm Plasma als Testlösung. Einfüllen des Plasma unbekannter Konzentration in den Eintauchbecher, Einstellen auf Farbgleichheit und Ablesen des Noniuswertes = 8,3. Berechnung:

$$x = \frac{a \cdot 10,0}{8,3} ,$$ wobei x = gesuchte Farbkonzentration, a = die Menge der

Farblösung pro Kubikzentimeter Testlösung. . $x = \dfrac{5,0 \cdot 10,0}{8,3} = 6,0 \cdot 5$ ccm

Farblösung sind injiziert, 6,0 cmm gefunden. Gesamtplasmamenge demnach:
$$\frac{5000 \cdot 1,0}{6,0} = 830 \text{ ccm.}$$

Bestimmt man den *Wassergehalt der Organe* durch Trocknung, so ist zunächst wieder zu bedenken, daß wir es stets mit einem Gemisch von Blut und verschiedenen Gewebsarten zu tun haben, daß die Ergebnisse also nicht auf eine bestimmte Zellart bezogen werden können. Die größte Fehlerquelle ist der wechselnde Blutgehalt der Organe. Ein einfaches Ausquetschen der Organe kann ungenügend sein oder außer dem Blut noch andere Teile entfernen. Wir haben, um diese Schwierigkeiten zu vermeiden, versucht, Organe mit Quecksilber zu durchspülen, das eine rein mechanische Wirkung hat und leicht wieder entfernt werden kann. Voll befriedigte aber auch dieses Verfahren nicht. Wird nicht das ganze

Organ aufgearbeitet, so ist unbedingt darauf zu achten, daß innerhalb eines Organes große regionäre Verschiedenheiten bestehen können. So schwankt der Wasser- und Mineralgehalt in verschiedenen Leberlappen, verschiedenen Muskelteilen und verschiedenen Stellen der Haut ganz beträchtlich; es geht deshalb nicht an, aus ein oder zwei Werten auf das Organ im ganzen zu schließen.

Der *Gesamtwassergehalt des Blutes* wird am einfachsten und sichersten durch die Bestimmung des Trockenrückstandes erfaßt. Dieser ist naturgemäß von dem Gehalt des Blutes an Erythrocyten abhängig, so daß die Werte des gesamten Trockenrückstandes ohne gleichzeitige Bestimmung des Erythrocytengehaltes nur wenig besagen. Viel wichtiger ist die Bestimmung des Trockenrückstandes von Plasma oder Serum.

Als zuverlässig hat sich uns folgende Technik bewährt: Kleine Aluminiumbüchsen mit Deckel von 10—20 g Gewicht werden nach sorgfältiger Reinigung in den Wärmeschrank und dann in den Exsiccator gestellt. In die abgekühlten Büchsen wird 1 ccm Plasma gegeben, sie werden sofort verschlossen und gewogen. Danach kommen die wieder geöffneten Büchsen — alle Handhabungen, Öffnen und Schließen der Büchsen, haben mit einer sauberen Zange zu erfolgen — für 24 Stunden in einen Wärmeschrank von 50°, dann zur Abkühlung in den Exsiccator und wieder zur Waage. Hohe Trocknungstemperaturen sind zu vermeiden, weil sonst, außer dem Wasser flüchtige organische Substanzen mit entweichen können. Nach 24 Stunden ist fast stets die Gewichtskonstanz erreicht, was durch 1 oder 2 weitere Wägungen nach je 3 Stunden zu kontrollieren ist.

Zur Bestimmung des *spezifischen Gewichtes* von Flüssigkeiten hat sich außer der mühsamen Pyknometermethode die elegante Methode des „fallenden Tropfens" von BARBOUR bewährt. Sie beruht darauf, daß die Zeit, die ein Tropfen bei dem Fall durch eine Flüssigkeit (Benzolmischung) braucht, gemessen und mit den Werten einer Standardlösung von bekannter Dichte verglichen wird. Das Verfahren bietet neben großer Genauigkeit den Vorteil, mit kleinen Flüssigkeitsmengen von 10 cmm auszukommen.

Der *Eiweißgehalt der Körperflüssigkeiten* kann mit mehreren Methoden ermittelt werden. Am besten bestimmt man den Gesamtstickstoff nach KJELDAHL und substrahiert den Reststickstoff. Die für Plasma häufig angewandte Refraktionsbestimmung ist zwar bequem und erfordert nur kleine Substanzmengen; neuere Untersuchungen haben aber ergeben, daß die spezifische Refraktion des Plasma keineswegs durch den Eiweißgehalt allein bestimmt wird, so daß es nicht angängig ist, die Refraktionswerte einfach auf Eiweiß umzurechnen. Für klinische Zwecke kommt bei Plasma und Serum neben der KJELDAHLschen Methode noch die Bestimmung des Trockenrückstandes in Betracht, da etwa 95% des Trockenrückstandes Eiweiß sind.

Für die Bestimmung des *kolloid-osmotischen* Druckes im Plasma verfügen wir heute über zwei zuverlässige Methoden. Die ältere von KROGH mißt den Druck gegen eine RINGER-Lösung, während die neuere Methode von SCHADE-KYLIN ihn gegen ein Ultrafiltrat desselben Serums bestimmt und somit etwas zuverlässiger erscheint.

Bei der Ultrafiltration des Blutes machen in erster Linie die Membranen Mühe. Eine sehr handliche Apparatur stellt die Berliner Porzellanmanufaktur her, wobei man die Membranen nach BECHHOLD aus Eisessig-Kollodium selbst anfertigt. Die technische Schwierigkeit, daß sich gewöhnlich nach kurzer Zeit über der Membran eine Schicht stark eingedickten Serums ansammelt und die weitere Filtration behindert, läßt sich durch ein kleines Rührwerk mit einem die Membran wischenden Gummischwämmchen leicht beheben. Zu beachten ist bei dem Arbeiten mit derartigen Apparaten, daß einmal die Membranen, weiter aber die unglasierten Tonteile der Apparatur Salze und andere Stoffe zu absorbieren vermögen; manche Substanzen, die in nur kleinen Mengen vorhanden sind, können auf diese Weise überhaupt verschwinden. Man hat deshalb stets mit gewissen Differenzen zwischen den erhaltenen und errechneten Werten zu rechnen und muß die Tonfilter nach jedem Gebrauch sorgfältig ausglühen, wenn man nicht ganz glasierte Filter, die freilich sehr grobporig zu sein pflegen, verwenden will.

Für die eigentlichen chemischen Methoden verweise ich auf die kürzlich erschienene umfassende Darstellung durch PETERS und VAN SLYKE.

III. Die Rolle der einzelnen Organe im Wasserhaushalt.

a) Die Mundhöhle und der Magendarmkanal.

Die Bedeutung der Mundhöhle für den Wasserhaushalt liegt zunächst darin, daß sie den Ort der *Durstempfindung* darstellt und damit ein Signalsystem zur Regelung der Wasseraufnahme bildet.

Der Durst äußert sich in einer Änderung der *Durchfeuchtung der Schleimhaut* und der Zusammensetzung des Speichels. Er wird beim Menschen am ehesten sichtbar an den Lippen und besonders deutlich empfunden am Gaumen. Die Lippen können freilich trocken werden, ohne daß Durst auftritt; auch können sie trotz heftigen Durstes feucht bleiben. Zumeist aber gehen Durst und Trockenheit der Lippen parallel. Dies ist besonders bei fiebernden Kranken deutlich, bei denen die Befeuchtung der Lippen allein den Durst, wenn auch nur vorübergehend, lindern kann. Bei Patienten mit Diabetes insipidus kann man schon nach kurzer Flüssigkeitskarenz spröde und stark ausgetrocknete Lippen beobachten, die sofort nach dem Trinken wieder normales Aussehen bekommen, auch dann, wenn eine direkte Befeuchtung der Lippen beim Trinken vermieden wird; es ist das ein wichtiger Hinweis auf die Regulation derartiger Vorgänge.

Besonders lästig empfinden wir zunächst die Trockenheit des Gaumens, „das Kleben der Zunge" am Gaumen. Hier zeigt die direkte Betrachtung selten sichtbare Veränderungen. Selbst Tiere, die im Dursttod gestorben sind, lassen oft keine deutliche Austrocknung erkennen. Man kann deshalb nicht sagen, daß die Austrocknung der Mundschleimhaut der der anderen Gewebe vorausgehe: Dursttiere lassen oft schon die charakteristischen Veränderungen der Muskulatur deutlich erkennen, ohne daß die Schleimhäute verändert erscheinen, freilich ist das bei verschiedenen Tierarten ganz verschieden. Die Durchfeuchtung der Zungenschleimhaut hat von altersher eine große semiotische Bedeutung. Leider sind die Zusammenhänge zwischen der Veränderung der Zungenoberfläche und den in Betracht kommenden pathologischen Prozessen — wie etwa der Peritonitis — kaum erforscht. Auch wissen wir noch nicht, warum bei dem Trockenwerden der seitlichen Zungenpartien die Prognose für das Leben des Kranken schlecht zu sein pflegt, während die trockene Oberfläche allein bessere Aussichten gibt.

Bei schweren Durstzuständen und unter besonderen Bedingungen kann das Austrocknen der Schleimhaut bis zum Larynx fortschreiten und hier zur Heiserkeit des Durstenden führen, eine Erscheinung, die wir auch bei der eigentlichen Durstkrankheit, dem Diabetes insipidus, nicht selten beobachten können.

Neben dem Austrocknen der Schleimhaut charakterisiert die Veränderung der *Speichelzusammensetzung* den Durstzustand. Der

Speichel wird spärlich und zähklebrig. CANNON hat diesen Vorgang ganz in den Vordergrund gerückt und ihn als die eigentliche „Ursache" des Durstes erklärt. Danach soll das Trockenwerden der Schleimhaut nur eine Folge des Versagens der Speichelsekretion darstellen. Diese Ansicht ist inzwischen durch Versuche von CARLSON bündig widerlegt worden, er konnte zeigen, daß Hunde nach der Exstirpation sämtlicher Speicheldrüsen nicht nur nicht mehr, sondern weniger trinken als vorher. Das ändert nichts an der Tatsache, daß die Veränderung des Speichels zweifellos ein wichtiger Faktor für das Zustandekommen der spezifischen Empfindung darstellt. (Über den Mechanismus der Wasserabgabe aus dem Blut an die Speicheldrüsen liegen exakte Untersuchungen von BARCROFT vor.) Auf die „Ursachen" des Durstes werden wir zurückkommen. Hier sei gesagt, daß es neben den für die Exsikkose charakteristischen Veränderungen des Blutes besonders zentralnervöse Impulse sind, die die Empfindung bestimmen.

In neuerer Zeit ist durch L. R. MÜLLER eine neue Dursttheorie aufgestellt worden. Danach soll der Durst in einer Spannungsempfindung in der Gegend des Oesophagus bestehen und durch Kontraktionswellen eigentümlicher Art dieses Organes verursacht sein. Dem scheint uns schon die einfache Beobachtung im Selbstversuch zu widersprechen. Gründliche Nachuntersuchungen dieser Befunde durch OEHME konnten die Annahme nicht bestätigen. Wir selbst haben am durstenden Menschen röntgenologische Beobachtungen in dieser Richtung angestellt und ebenfalls in der Motilität des Oesophagus keine Abweichungen von der Norm feststellen können.

Das getrunkene Wasser stellt einen geringen Reiz für die Speichelsekretion dar. Doch scheint die Verdünnung des Speichels seiner diastatischen Wirkung förderlich zu sein. HAWK und BERGELM finden bei in-vitro-Versuchen das Optimum der Speichelwirkung bei einer Verdünnung mit Wasser von 1 : 7. Zu nennen wäre noch der profuse Speichelfluß bei der Wasservergiftung der Tiere und des Diabetes insipidus-kranken Menschen, der als ein zentrales Zeichen zu deuten ist und wohl dem Speichelfluß bei der Nausea entsprechen dürfte.

Das Wasser wird nun verschluckt, oder es läuft ohne Schluckakt durch den Sulcus piriformes in die Speiseröhre, von hier wird es rasch in den Magen gespritzt.

Es wurde früher angenommen, daß das Wasser auch den *Magen* auf dem Wege der Magenstraße entlang der kleinen Kurvatur rasch durcheile und alsbald in den Dünndarm einträte. Dieser Annahme COHNHEIMs hat SCHEUNERT entgegengehalten, daß es, zumindestens bei der Anwesenheit von Speisen, zu einem längeren Verweilen im Magen und einer Durchmischung mit Mageninhalt komme. Aber auch ohne gleichzeitige Zufuhr von Speisen ist die Verweildauer des Wassers länger, als sie in den früheren Untersuchungen von MEHRING und MORITZ angegeben wurde. Der Grund für die abweichenden Ergebnisse ruht darin, daß diese Autoren vorwiegend mit Fisteltieren arbeiteten, zumeist waren hohe Duodenalfisteln angelegt. Durch solche Eingriffe wird aber, worauf schon A. HIRSCH hingewiesen hat, die Magenmotilität und damit die Verweildauer stark beeinflußt. So sind die Angaben der älteren Literatur, daß auch bei größeren Trinkmengen schon nach 15 Minuten der Magen stets völlig entleert sei, nicht mehr haltbar.

Tabelle 5.

Temperatur	Noch im Magen	
	nach 15 Minuten	nach 30 Minuten
1000 ccm Wasser getrunken		
10^0	580	260
20^0	540	200
50^0	420	140
500 ccm Wasser getrunken		
10^0	220	80
25^0	260	20
50^0	240	80

Durch die neueren Untersuchungen von CHRIST und LEVEN haben wir zuverlässige Daten über die *Verweildauer* des Wassers bekommen. CHRIST arbeitete am Menschen mit einer dünnen Verweilsonde und stellte die Menge des im Magen befindlichen Wassers mittels Einspritzung von Farblösungen durch die Sonde und colorimetrischem Vergleichen der aus dem Magen entnommenen Proben mit Farblösungen bekannter Konzentration fest. Die Tabelle 5 zeigt einige Werte nach CHRIST. Man erkennt, daß die Verweildauer größer ist, als allgemein angenommen wird, beim Trinken von 1 Liter Wasser findet sich nach 15 Minuten noch die Hälfte und nach 30 Minuten noch $^1/_4$ der Menge im Magen. Ähnliche Ergebnisse hatte ZWONITZKY. Die Zahlen zeigen weiter den Einfluß der Temperatur des Trunkes auf die Verweildauer. Übereinstimmende Ergebnisse hat LEVEN bekommen, der die Verweildauer des Wassers im Magen vor dem Röntgenschirm kontrollierte. Dabei beobachtete er zwei verschiedene Arten der Entleerung des Wassers aus dem Magen, eine mit langsamen oberflächlichen Peristaltikwellen und eine zweite ganz ohne Peristaltik bei leicht geöffnetem Pylorus. Er beobachtete weiterhin, daß heißes Wasser in kleinen Mengen den Magen schon nach 4 Minuten verlassen hatte, während die gleiche Menge kalt noch nach 8 Minuten deutlich zu erkennen war. Es erscheint nicht ausgeschlossen, daß die Unterschiede, die wir bei der Ausscheidung heißen und kalten Wassers beobachten (MUNK), zum Teil schon durch die verschiedene Verweildauer bedingt sind. Auch der Gehalt der Lösungen an Säure oder Alkali beeinflußt die Verweildauer im Magen (ALVAREZ).

Erwähnt sei hier noch, daß KOREF und MAUTNER annehmen, daß die Wirkung des Hypophysins zum Teil in einem Verschluß des Pylorus und einer dadurch bedingten Verzögerung der Resorption des Wassers zu sehen sei. In dieser Verallgemeinerung erscheint die Theorie zweifellos unrichtig. BUSCHKE konnte die Beobachtung der genannten Autoren nicht bestätigen.

Während körperliche Ruhe die Magenentleerung verlangsamt, wird sie durch Bewegung beschleunigt (MORITZ). Der Zusatz von Salzen oder Zucker hat einen deutlichen Einfluß derart, daß isotonische Lösung den Magen am raschesten, hypo- und hypertonische Lösungen ihn viel langsamer verlassen (CARNOT, CHASSEVANT). Der Zusatz von aromatischen Stoffen, z. B. in Form von Limonade (BEST, COHNHEIM) und ebenso der Zusatz kleiner Speisenmengen verlängert die Verweildauer des Wassers beträchtlich (LEVEN).

Wie HIRSCH und VON MEHRING schon 1893 gefunden haben, wird *Wasser vom Magen nicht in nennenswerter Menge resorbiert,* hingegen können Kochsalz und Zucker schon im Magen resorbiert werden (STRAUSS und VERZÁR).

Wir haben ebenso wie STARKENSTEIN diese Versuche am Kaninchen wiederholt. In Lokalanästhesie wurde das Abdomen eröffnet und der Pylorus unterbunden, der Magen an der großen Kurvatur geöffnet, um ihn sorgfältig entleeren zu können, dann wurde er wasserdicht vernäht und eine bestimmte Wassermenge eingefüllt. Nach 4 Stunden wurde das Tier durch Nackenschlag getötet und der Magen herausgenommen. Tabelle 6 zeigt die Ergebnisse. Man erkennt, daß die eingefüllte Wassermenge fast vollständig zurückerhalten wurde, immerhin ist stets ein kleines Defizit da, das wohl noch größer sein würde, wenn man die gleichzeitig produzierte Magensaftmenge, die zu einer deutlichen Ansäuerung des Wassers geführt hat, genau erfassen könnte. Weiter ist aus der Tabelle ersichtlich, wie Traubenzucker und Kochsalz zu

Tabelle 6.

	Eingefüllt		Wieder erhalten nach 4 Stunden		
	Menge	Konzentration %	Menge	Konzentration %	Acidität
Destilliertes Wasser . .	100		98		4/8
	100		97		9/11
	100		95		5/7
Glucose	100	7,5	114	4,2	
	100	7,2	112	4,6	10/28
	100	7,4	115	3,8	24/46
Kochsalz.	100	0,9	110	0,74	
	100	0,85	108	0,70	

der Sekretion einer größeren Magensaftmenge mit beträchtlicher Säurebildung führen kann und wie die Abnahme des Salz- und Zuckergehaltes der Lösungen größer ist als es einem einfachen Verdünnungseffekt entsprechen würde: es muß also eine echte Resorption stattfinden. Zu bedenken ist freilich bei solchen Versuchen, daß eine derart lange Verweildauer unter physiologischen Verhältnissen nicht gegeben ist.

Wir haben nun zu untersuchen, welche Wirkung das getrunkene Wasser auf die Funktionen des Magens ausübt. Es kommt einmal zu einer *Anregung der Peristaltik*, die vor dem Röntgenschirm leicht zu beobachten ist (LEVEN, HEDBLOM, CANNON). Die Stärke der motorischen Erregung hängt von der Höhe der Temperatur des Trunkes ab, bei kaltem Wasser in großen Mengen kann es schon beim gesunden Menschen zu schmerzhaften Spasmen des Magens kommen. Man hat daraus verallgemeinernd schließen wollen, daß größere Wassermengen schädlich seien. Wenn es auch zweifellos bei labilen Menschen zu derartigen Störungen der Magenfunktion kommen kann, so ist zu bedenken, daß wir andererseits Patienten mit Diabetes insipidus kennen, die durch Jahre hindurch täglich mehrere Liter von Eiswasser trinken, ohne daß wesentliche Störungen der Magenfunktion zu beobachten sind. Die Erregung der *Motorik* kann vom Magen auf den Darm, insbesondere auf den Dickdarm überspringen; manche Menschen bekommen nach dem Trunk von 1 Liter Wasser regelmäßig Stuhldrang.

Weiterhin werden von den Magenwänden zweifellos eine Reihe von tiefgreifenden, vasomotorischen Reaktionen ausgelöst, wie sie nach dem Trinken, zumal von heißem oder kaltem Wasser, zu beobachten sind (LANGE, CHRIST). Wir werden später im Zusammenhang mit dem Kreislauf davon handeln.

Von besonderer Bedeutung ist in unserem Zusammenhang die *Anregung der Magensaftsekretion* durch das Wasser. Schon HEIDENHAIN fand, daß Wasserzusatz zum Futter die Magensekretion beträchtlich steigert. PAVLOV hat festgestellt, daß reines Wasser eine Wirkung auf die Saftsekretion hat, die durch eine Vagusdurchschneidung nicht beeinflußt werden kann. Er beobachtete sie jedoch nur bei großen Mengen von 500 ccm und bei ausgiebigem Kontakt mit der Schleimhaut. Ebenso fanden FOSTER und LAMBERT mit Hilfe der PAVLOVschen Methodik des „kleinen Magens", daß Wasser die Menge und Acidität des Magensaftes deutlich beeinflußt. In neuerer Zeit sind diese Fragen von HAWK und seinen Mitarbeitern, in Deutschland von HOLLER bearbeitet worden. Diese Untersuchungen sind ausschließlich am Menschen mit der modernen Methode der Verweilsonde und der fortlaufenden Ausheberung angestellt worden, darauf sind die Unterschiede gegenüber den früheren Arbeiten, die sich vorwiegend auf Tierversuche gründeten, zurückzuführen. HAWK fand, daß schon kleine Mengen Wassers beim Menschen eine starke Wirkung auf die Beschaffenheit des Magensaftes haben können. So beobachtete er nach 100 ccm destillierten Wassers fortlaufende Säurewerte (im Abstand von 20 Minuten entnommen) von 19,5, 26,0, 49,5, 63,5, 79,5. In einzelnen Fällen konnte er im Laufe von 20 Minuten nach dem Trinken Säurewerte bis zu 120, das entspricht 0,44% HCl, beobachten. Bei diesen Versuchspersonen, wie ebenso bei solchen, wo er schon nach 50 ccm Wasser Saftmengen von 225 ccm erhielt, muß es sich doch um stark erregbare Mägen gehandelt haben. Er fand keine deutlichen Unterschiede, einerlei, ob er heißes oder kaltes, destilliertes oder Leitungswasser benutzt hatte. CARLSON und seine Schüler haben gefunden, daß außer dem Wasser auch hypo- und hypertonische Salzlösungen eine beträchtliche Magensaftsekretion erzeugen. Sie konnten weiterhin feststellen, daß Wasser auch dann, wenn es durch eine Darmfistel direkt in den Dünndarm gegeben wurde, die Magensekretion deutlich anzuregen vermochte; diese Beobachtung widerlegt die PAVLOVsche Ansicht, daß das Wasser in ausgiebigem und direktem Kontakt mit der Magenschleimhaut stehen muß, um hier eine Wirkung auszuüben.

Nach diesen Untersuchungen steht das Wasser in seiner Wirksamkeit nur wenig hinter den üblichen Reizen der Magensaftsekretion wie Alkohol oder Coffein zurück; es lag deshalb nahe, es auch systematisch bei der Funktionsprüfung des Magens anzuwenden. Dies ist durch Holler in ausführlichen Untersuchungen geschehen. Auch er beobachtete schon nach kleinen Wassermengen, 200 ccm destilliertes Wasser benutzte er als „Wasserprobefrühstück", hohe Chlorkonzentration im Magensaft von 0,32—0,46%. Etwa die Hälfte dessen soll von Salzsäure abstammen, während der Rest in Form von Chloriden, wie Holler meint, auf dem Weg „einer einfachen Diffusion" in den Magen übertreten soll. Nach den neuen Arbeiten von Katsch, Kalk und Delhougne muß jedoch angenommen werden, daß die *Chloride* von den Magenwanddrüsen *sezerniert* werden.

Welche Mengen von Chlor hierbei mobilisiert werden, ergibt eine Berechnung Pfaundlers, der gefunden hat, daß sich in der Saftmenge von 1500 ccm, die wir für 24 Stunden annehmen können, die Hälfte des gesamten Plasmachlors findet. Rosemann hat berechnet, daß bis zu 20% der gesamten Chlordepots des Organismus zur direkten Verfügung der Magensaftbildung stehen. Es ist deshalb von vornherein wahrscheinlich, daß durch eine Beeinflussung der Magensaftsekretion eine Reihe von tiefgreifenden Reaktionen im ganzen Körper ausgelöst werden, deren Ablauf für das weitere Schicksal des Wassers im Organismus bedeutungsvoll ist.

Die fortlaufende Untersuchung der Blutchlorwerte während der Sekretion der Magendrüsen ergibt beim Gesunden regelmäßig eine deutliche Abnahme (Dodds und Smith), die nach Sindler im Durchschnitt 7% betragen soll, hierbei natürlich vorausgesetzt, daß bei einer Mahlzeit nicht gleichzeitig Chloride oder andere Salze eingeführt werden. Es scheint, daß während dieser Vorgänge der Chloraustausch zwischen Blutkörperchen und Blutplasma besonders beeinflußt wird; so fand Holler bei fraktionierten Untersuchungen von Körperchen und Plasma, daß die Chlorabnahme in den Körperchen viel beträchtlicher ist als in dem Plasma, während Dodds und Smith berichten, daß die Chlorwerte der Erythrocyten etwa 1 Stunde nach Beginn der Magensaftsekretion über den Ausgangswert anzusteigen pflegen, um dann wiederum tief abzusinken. Derartige Vorgänge müssen auch für den Wasserhaushalt und für die Ausscheidung des getrunkenen Wassers von Bedeutung sein. Die Chlorbewegung nach der Zufuhr von Wasser oder von Nahrung hängt nun weitgehend vom Zustande der Magendrüsen ab. So beobachtete Holler bei Patienten mit Anacidität ein Ansteigen des Chlorspiegels, das er als reflektorische Mobilisation der Chlordepots bei gleichzeitiger Unmöglichkeit, sie in den Magen zu entleeren, deutet. Durch derartige Befunde mögen die sehr widerspruchsvollen Angaben der Literatur über das Verhalten des Blutchlorspiegels nach dem Wassertrinken erklärbar sein. Auch die Einstellung des Blutchlorspiegels überhaupt scheint nach HOLLER im Zusammenhang mit dem Funktionszustande der Magendrüsen zu stehen. So beobachtete er bei Menschen mit hohen Säurewerten des Magens niedrigere Blutchlorwerte als bei Patienten mit Hyperacidität. (Leider sind die Untersuchungen HOLLERs dadurch schwer übersichtlich, daß seine Bestimmungen im Gesamtblut angestellt sind.)

Auf diesem Wege können wir uns auch manche Störungen des Wasser- und Mineralhaushaltes, wie sie bei Erkrankungen des Magens vorkommen, erklären. So haben GUNDERMANN, BALINT und LITZNER bei Kranken mit Ulcus, Carcinom und Gastritis bei der Wasserbelastung Abweichungen vom normalen Typus beobachtet.

Die großen, im Magen sezernierten Chlormengen werden ebenso wie die Saftmengen zum überwiegenden Teil im Darm wieder zurückresorbiert. In welcher Form das geschieht und ob das dem Magen entstammende Chlor später besondere Funktionen erfüllt, wie z. B. HAWK annimmt, ist noch durchaus unsicher. Es sei hier darauf hingewiesen, daß nach Versuchen von WHELAN das in Form von Salzsäure einverleibte Chlor als Natriumchlorid im Harn wieder ausgeschieden wird. Es scheint uns auch nicht angängig zu sein, die überwiegende Chloridausscheidung im Harn nach großen Trinkmengen ohne weiteres auf eine Anregung der Magensekretion zu beziehen (HAWK), da nicht einzusehen ist, warum das zurückresorbierte Chlorid leichter ausgeschieden werden soll als anderes.

Unter pathologischen Verhältnissen, wie bei Diarrhöen und insbesondere bei stenosierenden Prozessen am Magenausgang, kommt es zu erheblichem Chlorverlust des Körpers. Dieser kann neben einer tiefen Senkung der Blutchlorwerte bis zu dem eigentümlichen Bilde des hypochlorämischen Komas führen (PORGES).

Die enge Verknüpfung zwischen Magenfunktion und den Vorgängen im Wasser- und Mineralhaushalt wird noch durch eine Reihe weiterer Beobachtungen illustriert. So fand A. FISCHER in Fortführung früherer Versuche PAVLOVs, daß die Sekretmengen des Magens bei Wasserverlust, besonders nach Schwitzen, stark vermindert werden. Die gleichen Vorgänge bewirken wohl auch, daß die Magensaftsekretion im Fieber stark eingeschränkt ist; hierbei scheint die Größe der Verminderung der Eindickung des Blutes parallel zu gehen (MAYER, COHEN, CARLSON). Ebenso hat AGGOZOTTI beobachtet, daß die Wasser- und Kochsalzverluste nach anstrengenden Märschen zu einer starken Minderung der Magensekretion führten, umgekehrt kann die Injektion von Kochsalzlösung (WALLENKO) eine starke Saftsekretion des Magens anregen.

Wir sehen also, daß sich hier am Magen die Funktionen des Wasserhaushaltes und des Mineralhaushaltes eng berühren. Die Magenfunktion steht schließlich noch in engsten *Beziehungen zum Säure-Basenhaushalt*, der wiederum mit dem Wasserhaushalt verknüpft ist.

Der Chlorverarmung des Blutes parallel gehend, findet sich während der Sekretionsphase des Magens ein Anstieg der CO_2-Spannung im Blut (JANSEN, CAHRBAUM) und eine Verschiebung der Wasserstoffionenkonzentration des Blutes nach der alkalischen Seite (HOLLER). Dementsprechend pflegt auch die Acidität des Harnes während der Sekretion abzunehmen (LUCIANI, CLAUDE-BERNARD, BENCE JONES). Es ist dabei noch nicht endgültig geklärt (BECKMANN), ob es sich bei diesen Vorgängen um Säureverluste im Magen oder um die Begleiterscheinungen intermediärer Verbrennungsprozesse handelt. Die Beobachtung von HOLLER, wonach bei dem Wasserprobefrühstück der Ausschlag des p_H nach der alkalischen Seite doch nur sehr gering zu sein scheint, spricht für die letztere Möglichkeit; jedenfalls können derartige Reaktionen des Säure-Basenhaushaltes für die Abläufe im Wasserhaushalt von Bedeutung sein.

Die während der Verdauung eintretende Verschiebung des Verhältnisses von freier gelöster Kohlensäure zu dem Bicarbonat des Blutes bewirkt bei dem gleichzeitigen Verlust von Chloriden und Säuren eine Anreicherung des Blutes an Natrium und HCO_3; darin erblickt LICHTWITZ eine wichtige Vorbedingung für die Bildung des Pankreassaftes, der besonders reich an Natrium und HCO_3 ist. Daneben enthält der Pankreassaft freilich auch reichlich Chloride (MEYER-BISCH), so daß die Pankreassekretion in ähnlicher Weise in den Mineralhaushalt eingreifen kann, wie wir es bei der Magensekretion gesehen haben. Neben dem von PAVLOV gefundenen Mechanismus der Anregung der Pankreassekretion auf nervösem Wege durch die einfache Füllung des Magens, soll nach HAWK die Anregung der Säuresekretion, wie sie durch das Trinken großer Wassermengen entstehen kann, zu einer Verstärkung der amylolytischen Wirkung des Pankreassaftes führen. (Er untersuchte dabei Faecesextrakte mit Hilfe der WOHLGEMUTHschen Amylasemethode.)

Die Verdauungsdrüsen sezernieren fortlaufend erhebliche Flüssigkeitsmengen, deren Größe wir nur annähernd angeben können, da sie nur aus kurzfristigen Beobachtungen oder unter pathologischen Verhältnissen aus Fistelversuchen erschlossen werden können. So nehmen wir für den Speichel pro Tag eine Gesamtmenge von 1000—1500 ccm an, für den Magensaft von 1000—3000, für den Harn von 300—900, für den Pankreassaft 500—800 und für den Darmsaft 300—3000 (SCHADE, ROWNTREE). Wir kommen demnach auf eine Summe von 6—9 Liter pro 24 Stunden. Diese Menge wird unter physiologischen Verhältnissen restlos zurückresorbiert. Man hat deshalb von einem „Intestinalkreislauf" des Wassers gesprochen (SCHADE). Wenn man hinzurechnet, daß täglich etwa 1—2 Liter per os zugeführt werden und daß im Stuhl nur 100—300 g den Körper verlassen, so beträgt die Größe der Gesamtresorptionsleistung des Darmes normalerweise etwa 10 Liter in 24 Stunden.

Das Wasser wird weitgehend unabhängig vom Bedarf des Körpers resorbiert. Die großen Trinkmengen des Patienten mit Diabetes insipidus werden ebenso wie die kleinen in der Nahrung enthaltenen Wassermengen, rasch und vollständig aufgesogen. Hierdurch ist eine weitgehende *Konstanz des Wassergehaltes von Chymus und Kot* bedingt (VERZÁR). Der Wassergehalt des Kotes ändert sich im nicht zu starken Durst kaum, andererseits gelingt es nicht, bei der Obstipation den Wassergehalt der Stühle durch reichliches Trinken zu steigern. Eine Ausnahme tritt nur bei sehr starker Anforderung an den Wasserhaushalt ein, so können im exzessiven Durst die Stühle trocken werden (TUTEUR).

Über die Anpassungsfähigkeit der Resorption des Darmes bei ungewöhnlicher Anforderung hat C. H. MAYO interessante Beobachtungen mitgeteilt: Wenn man bei Totalexstirpation der Harnblase die Ureteren zum Zweck der Kloakenbildung in eine Dickdarmschlinge einnäht, so wird der Harn in den ersten Tagen dort quantitativ resorbiert; nach wenigen Tagen ändert sich jedoch dieser Zustand, nach 10—12 Tagen hört die Resorption auf und die Darmschlinge übernimmt die Funktion einer Harnblase.

Über die *Geschwindigkeit der Aufsaugung* sind beim unverletzten Menschen oder Tier exakte Angaben nur schwer zu erlangen, die beim narkotisierten Tier oder durch Abbindung einzelner Darmschlingen erhaltenen Werte (M. REES u. a.) können nicht ohne weiteres auf die physiologischen Verhältnisse übertragen werden. Man hat versucht, die Größe der Blutverdünnung nach Wasserzufuhr für die Beantwortung dieser Frage heranzuziehen. Das ist jedoch nicht möglich, da die Blutverdünnung von sehr vielen verschiedenen Faktoren abhängt. Gibt man mit dem Wasser Farbstoff per os (CRAY), so beobachtet man schon nach 10 Minuten eine deutliche Verfärbung des Harns, wir können also eine sehr rasch einsetzende Resorption annehmen. Neuerdings haben STRAUB und LEO mit einer Versuchsanordnung, die die physiologischen Verhältnisse möglichst zu wahren sucht, Untersuchungen zu diesen Fragen angestellt. Sie fanden am selben Tier an verschiedenen Darmschlingen gute Übereinstimmung der Werte, im Dünndarm 1,3—1,4 cmm pro Quadratzentimeter Darmwand und pro Minute. Im oberen Dickdarm 1,1, im unteren 1,4 cmm. Zwischen den verschiedenen Versuchen fanden sich freilich recht beträchtliche Unterschiede, so einmal im Dünndarm 1,45, in einem zweiten Versuch 0,7, in einem dritten gar nur 0,4 cmm pro Quadratzentimeter und pro Minute. Wie schwer derartige Versuche auf die Physiologie des Menschen übertragen werden können, zeigen die Ergebnisse STRAUBs, der für die Aufsaugungsgeschwindigkeit im Dünn- und Dickdarm etwa die gleiche Größe angibt. Die klinischen Erfahrungen mit rectaler Flüssigkeitszufuhr zeigen jedoch mit aller Deutlichkeit, daß die Aufsaugung im Dickdarm in geringerem Maße erfolgt als im Dünndarm.

Über den *Ort der Wasseraufsaugung* gehen die Meinungen auseinander; wenn auch zweifellos das gesamte Darmrohr zur Aufsaugung befähigt erscheint, so ist doch anzunehmen, daß die Hauptmenge des Wassers im oberen Dünndarm resorbiert wird. Es ist möglich, daß verschiedene Arten der Flüssigkeiten an verschiedenen Orten bevorzugt aufgenommen werden. So kann man sich vorstellen, daß das getrunkene Wasser zumeist im oberen Dünndarm, die große Menge der Verdauungssäfte jedoch erst im Dickdarm resorbiert werden. Auf diese Weise könnte man sich auch die relativ geringe Aufnahmefähigkeit des Dickdarmes für rectal zugeführtes Wasser erklären.

Von Hawk und seinen Mitarbeitern liegt eine große Untersuchungsreihe über die Beeinflussung der Faeceszusammensetzung durch perorale Wasserzufuhr vor. Die Versuche wurden so angestellt, daß man bei normalen Versuchspersonen, zumeist jüngeren Alters, zunächst die Zusammensetzung der Faeces in einer mehrtägigen Vorperiode untersuchte. Dann wurden für 3 oder mehr Tage größere Wassermengen (500—1000 ccm) zu den Mahlzeiten zugegeben und schließlich eine 3tägige Nachperiode angefügt. Die Hauptergebnisse waren folgende: Während der Wasserperiode ist der Stickstoffgehalt der Faeces herabgesetzt. Gleichzeitig sank die Indicanausscheidung im Harn, woraus eine Verringerung der Darmfäulnis erschlossen wurde. Weiterhin ist die Kohlehydrat- und Fettausscheidung während der Wasserperiode geringer, die Ausnützung der Fette stieg von 94,3 auf 96,5%. Die H-Ionenkonzentration der Stühle ist erhöht. Zur Erklärung nimmt Hawk in erster Linie eine Steigerung der Magen- und Pankreassaftsekretion und der Gallebildung durch die Wasserzufuhr an, daneben wird eine beschleunigte Resorption der Eiweißbausteine und eine Erleichterung der Fetthydrolyse im verdünnten Medium diskutiert. Hawk zieht aus seinen Ergebnissen den Schluß, daß das Trinken großer Wassermengen zu den Mahlzeiten nicht schädlich, sondern vielmehr für die Verdauung durchaus förderlich sei.

Der *Mechanismus der Wasserresorption* hat stets als ein gutes Beispiel für die Anwendbarkeit physiko-chemischer Regeln auf biologisches Geschehen gegolten. Man wies hin auf Vorgänge der Filtration, bei der die Resorptionsgeschwindigkeit in gewissen Grenzen vom hydrostatischen Druck abhängig erscheint. Hamburger und neuerdings Straub fanden, daß die Resorption von iso- und hypotonischen Salzlösungen durch Erhöhung des Darminnendruckes erhöht wird, danach ist es möglich, daß die Darmperistaltik mit zur Resorption beiträgt. Starlinger hat freilich solchen Versuchen gegenüber betont, daß eine Resorption auch dann noch zustande kommt, wenn der Darminnendruck niedriger ist als der Blutdruck in den Darmcapillaren. Wichtiger erscheinen für das Verständnis der Resorptionsvorgänge die Diffusion und Osmose. In systematischer Weise ist die Frage besonders von Höber untersucht worden. Mit verbesserter Methodik haben sie Straub und Leo wieder aufgenommen. Bei der Prüfung an der isolierten Darmschlinge ergab sich für eine Reihe von Salzen, daß sie in hypotonischer Lösung rasch isoliert, hingegen nicht

aufgenommen wurden, und daß bei hypertonischer Lösung sogar
Flüssigkeit in das Darmlumen übertrat. Man hat demgegenüber
eingewandt (KROGH), daß schon bei einer Annahme von 400 g
Zucker- und 100 g Aminosäure-Einfuhr pro Tag der Darminhalt
dauernd hypertonisch sein muß. Diese Einwände berücksichtigen
jedoch nicht die Tatsache, daß die krystalloiden Spaltprodukte im
Darm nur allmählich in den Zustand freier Lösung kommen und
deshalb zu einer gegebenen Zeit stets nur in geringer Konzentration
im Chylus anwesend sind (VERZÁR). Die Resorption von blut-
isotonen Lösungen kann leicht dahin erklärt werden, daß sie stets
durch die hypotonen Darmsekrete zunächst verdünnt und dann
nach Maßgabe ihrer Verdünnung bzw. Hypotonie aufgenommen
werden. Bei hypertonischen Zuckerlösungen beobachtete LONDON,
daß vor der Resorption durch Sekretion von Darmsaft eine Verdünnung auf hypotone Werte zu finden war. Eine sorgfältige
Analyse der quantitativen Verhältnisse ergibt hier schon zahlreiche
Schwierigkeiten (KNAFFLE, LENZ, NOGUCHI), die auch bei der
Anwendung von Hilfshypothesen (Verschiedenheit des osmotischen
Druckes in den Zellen des Darmes und elektrische Vorgänge in den
Membranen) die ausschließliche Geltung der physikalischen Gesetze
der Osmose für die Resorption in Frage stellen.

Es liegen nun eine Reihe von Beobachtungen vor, die nicht
mehr mit den Gesetzen der Osmose in Einklang zu bringen sind.
So sah COHNHEIM, daß Holothurien-Därme, mit Meerwasser
gefüllt und in Meerwasser aufgehängt, trotz der Konzentra-
tionsgleichheit der Salzlösungen innen und außen ihren Inhalt
deutlich verminderten oder völlig entleerten. In besonders schöner
Weise hat REID demonstriert, daß in der Darmwand spezielle
Triebkräfte lokalisiert sind, die den Transport von Wasser und
Salzlösungen besorgen können: er spannte ein Stückchen Kaninchen-
darm, das auf der Höhe der Verdauung entnommen war, als Dia-
phragma in ein röhrenförmiges Glasgefäß, dessen beide Seiten
mit physiologischen Kochsalzlösungen gefüllt war und das mit Steig-
röhren zur Registrierung etwaiger Flüssigkeitsbewegungen versehen
war. Hierbei ergab sich, daß regelmäßig für eine gewisse Zeit, die
wohl das Überleben der Darmzellen bedeutet, Kochsalzlösungen
von der Zottenseite nach der Serosaseite des Darmstückes getrieben
wurden.

Von Bedeutung gerade für die Wasserresorption scheint schließlich noch der *Pumpapparat der Darmzotten* zu sein. VERZÁR

hat in schönen Bildern gezeigt, wie die Zotten bei Berührung mit Wasser aufquellen und sofort eine lebhafte Pumptätigkeit entfalten. „Vom prall gefüllten zentralen Lymphraum wird das Wasser dabei nicht nur durch die Lymphbahnen weiter befördert, sondern tritt auch in die Blutcapillaren ein" (VERZÁR). Da das Wasser selten in reiner Form, vielmehr zumeist in Verbindung mit Krystalloiden und Kolloidsubstanzen zugeführt wird, bei deren Resorption sicherlich außer der Osmose zahlreiche andere Mechanismen beansprucht werden, scheint es uns schon darum nicht angängig zu sein, zu sagen, die Resorption des Wassers im Körper folge ausschließlich den physikalischen Gesetzen der Osmose. Kurz sei hier noch die Theorie M. H. FISCHERs erwähnt: danach sollen die Kolloide des Mesenterialblutes infolge des hohen CO_2-Gehaltes eine erhöhte Affinität zum Wasser haben, die die Aufsaugung begünstigen. Das dieser Art gebundene Wasser soll dann in der Lunge infolge der Arterialisierung wieder frei und danach durch die Nieren ausgeschieden werden.

Auch für die Fähigkeit des Peritoneums und der anderen serösen Häute, Wasser und Salze aufzusaugen, scheinen die Gesetze der Diffusion und Osmose anwendbar zu sein. Das hat in früheren Versuchen HAMBURGER, in besonders instruktiven Versuchen neuerdings OEHME gezeigt. OEHME konnte die Wirkung elektrokinetischer Vorgänge in den Membranen des Peritoneums auf die Flüssigkeitsbewegung überzeugend demonstrieren. Beim Menschen scheinen hier die Verhältnisse noch schwer übersichtlich, da wir die Aufsaugung aus den serösen Höhlen nur unter stark pathologischen Bedingungen beobachten können (vgl. im übrigen CURTIS, MORTON und die ausführliche Übersicht von MOND).

Bei der *pharmakologischen Beeinflussung der Darmresorption* sind verschiedene Möglichkeiten gegeben. Die Wirkung kann zunächst wie bei der Verwendung der hypertonischen salinischen Wässer eine einfach osmotische sein. Die Sekretion der Darmschleimhaut kann beeinflußt werden, vielleicht ebenso die spezifischen Triebkräfte in der Schleimhaut selbst. Besonders ist aber an eine Beeinflussung der Capillaren des Darmes zu denken, so führen capillarerweiternde Drogen zu einer Steigerung, capillarverengernde zu einer Hemmung der Resorption. Dieser letztgenannte Faktor spielt wohl auch bei der viel diskutierten Wirkung der Hypophysenhormone auf die Wasserresorption die entscheidende Rolle. REES beschrieb zuerst, daß die Wasserresorption aus einer isolierten Darmschlinge durch Hypophysin stark gehemmt wird, diese Beobachtung wurde durch KENNAWAY und MOTTROM, KOREF, MAUTNER u. a. bestätigt. Dabei war der vasomotorische Effekt der Droge, kenntlich an der Durchblutung der Mesenterialvenen, so gering, daß er nach REES nicht die einfache Ursache der Resorptionshemmung sein kann. Die von ihm beobachteten Werte reichen aber keineswegs zur Erklärung der diuresehemmenden Wirkung des Hypophysins aus. Auch ist zu bedenken, daß die Methodik ziemlich grob ist und daß wir zur Zeit der erwähnten Untersuchungen (um 1920) noch nicht über rein antidiuretisch wirkende Hinterlappenextrakte verfügten. Auf eine Beeinflussung der Darmcapillaren ist wohl auch die schon von QUINCKE gefundene und neuerdings von STRAUB bestätigte Beschleunigung der Wasserresorption durch Kohlensäurezusatz zurückzuführen; es erscheint durchaus möglich, daß derartige Differenzen der Resorptionsgeschwindigkeit für die Ausscheidungszeit verschiedener wäßriger Lösungen von Bedeutung sind. Erwähnt sei noch, daß nach KOREF und MAUTNER das Insulin die Resorptionsfähigkeit für Wasser steigert.

Es ist lange bekannt, daß es bei *Erkrankungen des Darmes* zu schweren Störungen des Wasserhaushaltes kommen kann. Schon C. SCHMIDT hat in seinen Untersuchungen über die Cholera den größten Nachdruck auf die Exsikkose gelegt und heute noch liegt die Hauptaufgabe des Arztes bei den schweren Durchfallerkrankungen in der Verhütung der lebensbedrohenden Exsikkose. Dieses Problem hat infolge der Labilität des kindlichen Wasserhaushaltes in der modernen Kinderheilkunde eine besondere Bedeutung gewonnen. Während die normale Wasserausscheidung im Kot bei dem Gesunden 100—300 g pro 24 Stunden beträgt, kann sie bei Dysenterie und ähnlichen Erkrankungen bis auf das 10fache ansteigen. Dabei wird häufig, wie SIEBECK betont hat, die Größe der peroralen Zufuhr für die Ausfuhr durch den Darm bestimmend; man muß also, will man weiteren Verlust vermeiden, das Wasser parenteral geben. In ganz schweren Fällen kommt es zu einem völligen Zusammenbruch des Wasserhaushaltes, zu einem Verlust des Wasserbindungsvermögens auch bei parenteraler Zufuhr. Wie experimentelle Untersuchungen über diese Fragen ergeben haben (TOBLER), kommt es neben dem Verlust an Wasser auch zu einer starken Einbuße an Salzen, insbesonders an Kochsalz und Kaliumsalzen. Auch beim Kinde scheinen die diarrhoischen

Stühle besonders reich an Chlor zu sein (FREUND). DENNIG hat
schließlich darauf hingewiesen, daß bei der Exsikkose die Resorption
von Eiweiß und Fetten verschlechtert wird.

Die Bedeutung der Passage des Wassers durch den Darm für
die Diurese geht aus der Tatsache hervor, daß der Ausscheidungsmodus des peroral aufgenommenen Wassers ein anderer ist, als
der des parenteral zugeführten Wassers. Während das intravenös zugeführte Wasser — auf anderem Wege ist die parenterale Zufuhr nur in Form isotonischer Salzlösungen möglich —
lange im Körper verweilt und erst nach 10—20 Stunden wieder
eliminiert ist, wird das getrunkene Wasser in der Regel innerhalb
von 3—4 Stunden völlig wieder ausgeschieden; es besitzt eine
spezielle „diuretische" Wirkung, die dem parenteral zugeführten
Wasser nicht zukommt (GINSBERG). Zur Erklärung des Phänomens
hat man angenommen, daß das Wasser auf seinem Wege durch
die Darmwand spezifisch wirkende Substanzen mobilisiere, die
dann die Diurese anzuregen vermögen. Cow hat auf der Suche
nach solchen Substanzen salzsaure Extrakte von zerkleinertem
Magen-Darmgewebe im Tierversuch bei subcutaner Injektion
diuretisch wirksam gefunden; er glaubt dabei eine Wirkung von
Chloriden ausschließen zu können. Bei der Nachprüfung dieser
Ergebnisse kam HASHIMOTO zu dem Schluß, daß der geringe
Kochsalzgehalt der Extrakte Cows genüge, um den Effekt zu
erklären. AMBARD und SCHMIDT haben diese Fragen kürzlich
erneut geprüft. Sie haben bei der Anwendung von Acetonextrakten,
je nach der Dosierung, sehr wechselnde Ergebnisse erhalten.
Man muß dabei bedenken, daß man mit einer großen Reihe
verschiedenartiger Organpräparate, z. B. auch aus Leber und Muskulatur, eine Beeinflussung der Diurese gefunden hat, ohne daß
man diesen Stoffen eine „spezifisch-hormonale Wirkung" zuschreiben kann. Die Anwendung derartiger Extrakte scheint uns
deshalb zur Klärung der Frage, welche Bedeutung die Passage
der Darmwand für die Diurese besitzt, wenig geeignet. In erster
Linie müssen wir wohl daran denken, daß die Ansalzung der getrunkenen Flüssigkeit und die dadurch bedingte starke Salzver-
schiebung zwischen Gewebe und Blut für die Ausscheidung des
Wassers bedeutungsvoll sind.

Für die Unterschiede im Ablauf der Ausscheidung des getrunkenen und des parenteral zugeführten Wassers kann nun

weiterhin die Passage des nächstfolgenden großen Regulations-
organes, der Leber, von Bedeutung sein.

b) Leber.

Das im Darm resorbierte Wasser gelangt zum größten Teil,
bevor es in den allgemeinen Kreislauf eintritt, mit dem Blutstrom
in die Leber. Eine Ausnahme macht nur der im Rectum auf-
genommene Anteil, der auf dem Wege der Vena haemorrhoidalis
direkt in die untere Hohlvene gelangt, und weiterhin jener Teil
des Wassers, der bei der Aufnahme durch die Darmzotten in den
zentralen Lymphraum und von hier durch die Lymphgefäße
über den Ductus thoracicus in das Gebiet der oberen Hohlvene
gelangt. Nach den Erfahrungen an Tieren mit Fisteln des Lymph-
ductus und den seltenen Beobachtungen dieser Art am Menschen
(ANDREWS), handelt es sich dabei nur um einen geringen Anteil
an der gesamten Flüssigkeitszufuhr vom Darm her.

Seit den Beobachtungen von COHNHEIM und LICHTHEIM über
das Verhalten der Organe nach großen Infusionen gilt die Leber
als das wichtigste Wasserdepot. Da die Lebersubstanz zu etwa
70% aus Wasser besteht (nach ENGELS 69—72,3%), kann man
rechnen, daß in ihr etwa 1000—1200 ccm, das entspricht 2,8 bis
3,0% des gesamten Körperwassers, enthalten sind. Wichtig ist
die Speicherungsfähigkeit bei besonderer Beanspruchung und die
rasche Verfügbarkeit des hier vorhandenen Wassers. COHNHEIM
und LICHTHEIM schildern, wie die Leber nach großen Salz- und
Wasserinfusionen stark geschwollen ist und auf der Schnittfläche
reichlich tropfbare Flüssigkeit zeigt. Ähnliche Beobachtungen
haben JOHANNSON, TIGERSTEDT, DASTRE und LOYE, CHANUTIN,
SMITH, MENDEL gemacht. ENGELS berechnet, daß die Leber in
derartigen Versuchen um 9% ihres Gewichtes zunahm. In der
Größe der Aufnahmefähigkeit steht sie freilich hinter Muskulatur
und Haut weit zurück. Beim gesunden Menschen fanden LANDAU
und v. PAP, daß nach großen Kochsalzinfusionen von 1 Liter die
Leber regelmäßig vergrößert zu palpieren war.

Es fragt sich, ob auch nach peroraler Flüssigkeitszufuhr
unter physiologischen Verhältnissen eine Änderung des Leber-
volumens zu finden ist. Wir haben diese Fragen in Tierversuchen
an Hunden in folgender Weise angegangen:

Rings an den Rändern der Leberlappen befestigten wir kleine Silber-
klammern, späterhin mit kleinen Silberkettchen versehen, die ohne Adhäsion

anzuheilen pflegen. Vor Schluß der Bauchhöhle wurde eine Situationsskizze angefertigt, nach der es möglich war, das Volumen der Leber annäherungsweise zu rekonstruieren. Etwa 14 Tage nach der Operation wurden (stets in Rücken- und Seitenlage) Röntgenaufnahmen gemacht, zunächst am nüchternen bzw. am durstenden Tier, dann fortlaufend nach Wasserzufuhr. Es ergab sich, daß nach einem großen Trunk häufig eine Vergrößerung der Leber eintrat, kenntlich an dem Auseinanderrücken der Klammern und Streckung der Kettchen. Die Volumenzunahme war in der Regel 30 bis 40 Minuten nach dem Trinken am größten. Freilich ist bei der Viellappigkeit der Hundeleber die Beurteilung der Röntgenbilder recht schwierig, es zeigte sich zudem, daß das Lebervolumen auch beim nüchtern ruhenden Tier nicht ganz konstant ist. Eindeutig waren die Ausschläge faßbar, wenn die Tiere lange vorher gedurstet hatten und große Mengen Wasser mit Kochsalz bekamen. Hier betrug die Volumenzunahme in manchen Fällen 15—18%.

Neuerdings ist es KORANYI gelungen, durch fortlaufende Röntgenaufnahmen auch bei Kindern eine Vergrößerung der Leber nach dem Trinken zu finden. Es ist freilich zu bedenken, daß schon eine geringe Kantung der Leber — etwa durch den gefüllten Magen — eine Vergrößerung der Schattenfläche verursacht, aus der nicht ohne weiteres auf das Volumen geschlossen werden kann, doch scheinen die Unterschiede in den Aufnahmen KORANYIs zu beträchtlich, als daß sie dadurch voll erklärt werden könnten.

Man hat versucht zu unterscheiden, ob bei derartigen Vorgängen nur das *Blut in den Gefäßgebieten* der Leber *zurückgehalten* wird, oder ob es zu einer *Speicherung von Wasser in den Geweben* der Leber selbst kommt. So nehmen CHANUTIN, SMITH und MENDEL an, daß es nur zu einer Anschoppung von Blut in der Leber komme. Hingegen weisen andere Beobachtungen darauf hin, daß die Leberzellen selbst beteiligt sind; so fand z. B. RAUM bei der histologischen Untersuchung der Leber nach großen Infusionen ausgedehnte Vakuolenbildung in den Zellen.

Besonders eingehend ist das Verhalten der isolierten, künstlich durchströmten Leber auf gefäßwirksame Stoffe hin untersucht worden; die Ergebnisse sind hier freilich recht widerspruchsvoll, was zum Teil auf die Methoden zurückzuführen ist. So berichten McLAUGHLIN und LAMSON, daß nach Adrenalin eine starke Schwellung der Leber eintrat. BAINBRIDGE fügt hinzu, daß im mikroskopischen Bilde in dieser Phase die Capillaren strotzend mit Blut gefüllt sind, während MAUTNER und PICK unter Adrenalin eine Verkleinerung der durchströmten Leber beobachteten. Neue Untersuchungen durch REIN, JANSSEN und GRAB mittels der Thermostromuhr am unverletzten Tier haben ebenfalls unter

Adrenalin eine Ausschüttung von Blut aus der Leber ergeben. Die hierbei gefundenen gespeicherten Blutmengen waren recht beträchtlich und betrugen bis zu 60% des blutleer bestimmten Organgewichtes.

Als ein Mechanismus, der diese Vorgänge leiten soll, wird von Pick und seinen Schülern die sog. „Lebervenensperre" angenommen" (Pick, Mautner, Molitor u. a.). Danach finden sich — zumal beim Hunde — im Gebiet der Vena hepatica, in die Venenwand eingelagert, erhebliche Mengen ringförmig angeordneter Muskulatur, die bei ihrer Kontraktion zu einer Stauung des Blutes in der Leber führen kann. Diese Stauung war in den Versuchen mit Shockgiften so hochgradig, daß es zu einem Leerlaufen des rechten Herzens kam. Hingegen führte die Öffnung der Venensperre zu einer Ausschwemmung von Blut aus der Leber. Hierdurch sollen der Blutdurchfluß durch die Leber und damit auch Wasseraufnahme und Wasserabgabe des Organs weitgehend reguliert sein. Auf Grund pharmakologischer Experimente wird weiter angenommen, daß diese Lebervenensperre vom autonomen Nervensystem aus reguliert sei, und zwar sollen Sympathicusreizungen zu einer Öffnung, Vagusreizungen zu einer Schließung des Sperrmechanismus führen. Vergleichende anatomische Versuche (Arey und Simonds) haben ergeben, daß sich beim Meerschweinchen nur geringe Muskelmengen nachweisen ließen, beim Kaninchen können sie sogar gänzlich fehlen; dementsprechend erwies sich auch die Reaktion der Leber dieser Tiere auf gefäßwirksame Stoffe ganz verschieden. Für den Menschen gibt Mautner an, daß auch hier in der Venenwand eine geringe Muskulatur zu finden sei, genauere anatomische Untersuchungen liegen jedoch, soweit wir sehen, bis jetzt noch nicht vor.

Die Wirkung auf die Wasseraufnahme und -abgabe stellt sich Mautner so vor, daß es durch die venöse Stauung zu einem „mechanischen Abpressen des Wassers aus der Blutbahn" komme, wobei dann das Lymphsystem als „Überlaufventil" funktionieren soll. Einen ähnlichen Mechanismus nimmt Lamson an, er vermutet, daß die durch die Adrenalinwirkung entstandene Bluteindickung des peripheren Blutes durch die Rückkehr des in der Leber „abgepreßten Plasmas auf dem Wege über den Ductus thoracicus wieder ausgeglichen wird".

Gegenüber einer solchen rein mechanischen Auffassung hat schon Pick betont, daß bei einem Organ von so komplizierter Struktur auch noch andere Möglichkeiten zu berücksichtigen seien.

Die anatomische Betrachtung zeigt, daß die Leberzellen in besonders engem Kontakt mit dem Blut stehen, sie sind rings von venösen Wundernetzen umgeben und schwimmen sozusagen im Blut (BRAUS). KROGH hat darauf aufmerksam gemacht, daß hier an den Lebercapillaren besondere Verhältnisse für den Stoffaustausch zwischen Zellen und Blut gegeben sind. Er nimmt an, daß die Lebercapillaren dem Eiweiß gegenüber völlig permeabel seien.

Wir müssen also für die Abläufe im Wasserhaushalt neben den hymodynamischen Mechanismen Vorgänge an den Leberzellen selbst oder an den Zwischengeweben annehmen. Hierfür sind nun wieder teilweise die Gesetze von Diffusion und Osmose gültig, wie besonders DEMOORE in schönen Versuchen zeigte. Er fand, daß eine 1%ige Kochsalzlösung für das Lebergewebe isotonisch ist, was den Angaben von GROSS und SCHMITZDORF entspricht, die im Lebergewebe relativ hohe Chloridkonzentrationen maßen. Es fand sich, daß Lösungen niederer Konzentrationen zu einer starken Anschwellung der durchströmten Leber führten, wobei die Ausflußlösung konzentrierter wurde, während stärker konzentrierte Salzlösungen zu einer Schrumpfung des Organs bei gleichzeitiger Verdünnung der durchfließenden Lösung führte.

Besonders wichtig sind die Beobachtungen DEMOORs über die Einstellung des Lebergewebes („Memoire organique“) gegenüber den Salzlösungen verschiedener Konzentrationen.

Wurde die Leber für längere Zeit mit einer stark hypotonen Lösung von etwa 0,7% durchströmt, so wirkte eine 0,9%ige Lösung im Anschluß daran hypertonisch und wurde verdünnt, während sie nach der Durchströmung mit einer isotonischen 1%igen Lösung hypotonisch wirkte und beim Durchfließen durch die Leber eingedickt wurde. Es scheint uns von besonderem Interesse, daß sich hier an dem einfachen Modell eines ausgeschnittenen Organs schon die Vorgänge der „Einstellung“ nachweisen lassen, die uns bei der Betrachtung des Wasserhaushaltes im ganzen noch häufiger beschäftigen werden. Die Beobachtungen DEMOORs wurden von MAUTNER, zum Teil in Versuchen mit Onkometrie am lebenden Tier, bestätigt. Die Durchströmung der Leber mit Zuckerlösungen verschiedener Konzentration ergab aber bei MAUTNER erhebliche Widersprüche, die die Annahme einer einfachen Osmose unmöglich machen.

Man hat weiterhin versucht, die Frage der Wasserspeicherung und Wasserabgabe der Leber durch fortlaufende Untersuchungen

des Blutes vor und hinter dem Organ zu erklären. So hat Drosdoff bei Untersuchungen des Portal- und Hepaticablutes gefunden,
daß 3—4 Stunden nach der Nahrungsaufnahme der Trockenrückstand im Hepaticablut stets 1—3% niedriger war als im Portalblut,
während der Hämoglobingehalt unverändert blieb. Es ist bei derartigen Experimenten zu bedenken, daß solche Analysen doch nur
im akuten Versuch gewisse Momentbilder ergeben können. Auf
längere Zeit hin sind solche Konzentrationsunterschiede gar nicht
möglich, wie eine einfache Berechnung ergibt:

Bliebe der Trockenrückstand des Hepaticablutes auch nur für
1 Stunde um 1% niedriger als der des Portalblutes, so müßte —
ein Durchfluß von 200 g Blut in der Minute gerechnet — das Organ
in dieser Zeit etwa 120 g Trockensubstanz, also eine ganz unwahrscheinlich große Menge, gespeichert haben; die Ausscheidung der
Leber von Lymphe und Galle ist dabei quantitativ so gering, daß
sie vernachlässigt werden kann.

Zusammenfassend läßt sich sagen, daß es nach dem vorliegenden
Material *unzweifelhaft* erscheint, daß die *Leber Wasser speichert*
und auf diese Weise als Depotorgan in den Wasserhaushalt eingreifen kann.

Hinzu kommen noch gewisse *Einflüsse der Leber auf den
Mineralhaushalt,* über die eingehende Untersuchungen von Beckmann vorliegen. Er injizierte Lösung von verschiedenen Salzen
und wechselnder Konzentration in das Gebiet der Pfortader, untersuchte dann fortlaufend das Blut der Vena hepatica und verglich
diese Ergebnisse mit den Versuchen, in denen die gleichen Lösungen
in die Vena jugularis injiziert wurden. Von seinen Ergebnissen
seien hier folgende angeführt:

Die Injektion von 20 ccm einer 0,15%igen normalen $NaCO_3$-
Lösung in die Jugularvene führte beim Kaninchen zu einer starken
und länger dauernden Verdünnung des Blutes, gemessen am Trockenrückstand und der Refraktion des Carotisblutes; hingegen bewirkte
die Injektion der gleichen Lösung in die Portalvene nur eine
geringe und kurz dauernde Verdünnung. Die Lösungen von Ca-
und P-Salzen, injiziert in die Vena portae, passierten die Leber ohne
weiteres, gemessen an den Ausschlägen im Hepaticablut, während
das Chlor- und Bicarbonation von der Leber weitgehend zurückgehalten und gespeichert wurde. Nach der Injektion von KCl fand
sich eine vermehrte Abgabe von K aus den Vorräten der Leber. Es
sei hier erwähnt, daß Wollheim in ähnlichen Versuchen nach

Injektionen von KCl in das Pfortadergebiet stets eine Eindickung, nach $CaCl_2$ stets eine Verdünnung des Hepaticablutes, gemessen an dem gesamten Trockenrückstand und der Refraktion, fand. Die Injektion von sauren und alkalischen Salzen (n/10 HCl bzw. 50% Bicarbonat), die bei der Injektion in den großen Kreislauf zu groben Ausschlägen des p_H und der CO_2-Kapazität des Blutes führten, zeigten nur einen sehr geringen, manchmal gar keinen Erfolg, wenn sie in die Vena portae injiziert wurden. (Dementsprechend fanden auch HAEBLER und WEBER die Gefrierpunktsdepression im Blut der Portal- und Hepaticavene stets gleich groß.) In einer weiteren Versuchsreihe hat BECKMANN schließlich bei sonst gleicher Versuchsanordnung auch Galle und Lymphe untersucht. Die Zusammensetzung der Lymphe erwies sich auch in den Belastungsversuchen als weitgehend konstant und die durch Lymphe und Galle aus der Leber entfernte absolute Menge der Salze war sehr gering.

So schwer diese Versuche im einzelnen auch auf physiologische Verhältnisse übertragbar erscheinen, so geht aus ihnen doch klar hervor, daß der Leber bei der Regulation des Wasser-, Mineral- und Säure-Basenhaushaltes eine bedeutsame Rolle zufällt. Besonders die starke Speicherungsfähigkeit für Chlor und Bicarbonat, sowie der dämpfende Einfluß der Leber auf den Ablauf der Verdünnung des Blutes scheinen uns wichtig zu sein. BECKMANN weist nachdrücklich darauf hin, daß die Mechanismen für die Regulation dieser Vorgänge in erster Linie in der Leber selbst zu suchen sind.

Wie äußern sich nun die besprochenen Funktionen der Leber in den Abläufen des Wasserhaushaltes und welche Bedeutung haben sie für seine Regulation? Es sind hier zunächst die Ergebnisse der Versuche mit ECKscher Fistel zu nennen. Schaltet man die Leber durch eine Anastomose zwischen Vena cava inferior und Vena portae bei Unterbindung des distalen Endes der Pfortader weitgehend aus dem Kreislauf aus — das Organ nimmt dann nur noch auf dem Wege der Arteria hepatica am Kreislauf teil —, so pflegt die Wasserausscheidung nach peroraler Aufnahme beschleunigt zu sein. Die Diurese setzt rascher ein und ist auch mengenmäßig gegenüber den Versuchen am selben Tier vor Anlegung einer ECKschen Fistel vergrößert. So fand PICK in einem Versuch nach 250 ccm Wasser peroral Harnportionen von 135, 166 und 172 ccm, während sie bei dem normalen Vergleichstier nur 18, 84, 122 ccm betrugen. Bei der umgekehrten ECKschen

Fistel hingegen — bei der das gesamte Blut der unteren Körperhälfte durch die Leber fließen muß — kommt es zu einer starken Verzögerung und Verminderung der Wasserausscheidung nach peroraler Zufuhr (PICK, MOLITOR u. a.). Der Ablauf der Kochsalz-, Harnstoff- und Novasuroldiurese scheint durch die Anlegung einer ECK-Fistel nicht wesentlich beeinflußt zu werden. In diesen Versuchen handelt es sich freilich um außerordentlich große Eingriffe, vor allem in den Kreislauf, die wohl schon auf mechanischem Wege zu einer Veränderung der Ausscheidungsbedingungen für das Wasser führen können.

Die Klinik der Herzkrankheiten zeigt mit aller Deutlichkeit die Bedeutung der *Leberstauung* für das Verhalten des Wasserhaushaltes. Bei einem Versagen des rechten Herzens mit Leberstauung kommt es zu einer schweren Wasserretention. Die Veränderung der Lebergröße ist oft das erste Anzeichen der beginnenden Entwässerung. Es sei hier noch an die alte volksmedizinische Erfahrung erinnert, die KORANYI neuerdings bestätigt hat, daß das Aufsetzen von Blutegeln und Schröpfköpfen auf die Lebergegend bei dekompensierten Herzkranken die Diurese in Gang setzen kann. Nach den Angaben PICKs und seiner Schüler sollen den Vorgängen, wie sie bei der ECKschen Fistel beobachtet werden, zum Teil hormonale Wirkungen der Leber auf den Wasserhaushalt zugrunde liegen (KUNZ und MOLITOR). LAMPE hat mit sauer alkoholischen Extrakten aus Leber schon in kleinen Dosen Hemmung der Diurese beobachtet. Die Nachuntersuchungen durch GLAUBACH und MOLITOR haben jedoch gezeigt, daß die Wirkung der Extrakte je nach der Zubereitung und Dosierung sehr unregelmäßig ist.

Wichtige Ergebnisse haben weiterhin die Untersuchungen von CLAUSSEN gebracht. Er konnte feststellen, daß die Wirkung der Quecksilberpräparate auf die Diurese weitgehend an die Leber gebunden erscheint. Es ergab sich, daß die diuretische Wirkung des Salyrgans nach Ableitung der Galle durch eine Fistel verschwindet und erst nach Rückführung der Galle in den Darm wieder einsetzt. Nach seinen Untersuchungen ist es wahrscheinlich geworden, daß die Quecksilberkörper mit den Gallensäuren eine Verbindung eingehen und hierdurch erst ihre eigentliche diuretische Wirkung gewinnen; diese Anschauung wird auch durch Untersuchungen über die Wirkung der Injektion von Gallensäuren auf die Diurese unterstützt (ADLERSBERG und TAUBENHAUS).

Die Bedeutung der Leber für den intermediären Wasseraustausch zwischen Blut und Gewebe wird durch Untersuchungen von LAMSON und ROCA illustriert. Sie injizierten Hunden und Kaninchen große Mengen isotonischer Kochsalzlösungen und beobachteten danach den Ablauf der Blutverdünnung. Während die Verdünnung, kenntlich an der Verminderung des Hämoglobingehaltes, bei normalen Tieren nach 30 Minuten stets wieder verschwunden war, fand sich nach der Exstirpation der Leber eine starke Verzögerung des Ausgleiches. In ähnlich angelegten Versuchen am Menschen haben LANDAUER und v. PAP gefunden, daß die nach der Infusion von 1 Liter Normosallösung auftretende Hydrämie beim Gesunden nach 1 Stunde stets wieder ausgeglichen ist, daß sie hingegen beim leberkranken Menschen 2—3 Stunden anhält.

Hiermit kommen wir zu den klinischen Betrachtungen bei Erkrankungen der Leber, die neue Zusammenhänge zwischen Wasserhaushalt und Leberfunktion ergeben haben. Zunächst wurde von einer großen Reihe von Untersuchern übereinstimmend gefunden, daß nach peroraler Flüssigkeitszufuhr die eintretende *Blutverdünnung bei Leberkranken lange anzuhalten* pflegt, länger als bei Gesunden (ADLER, KISS, BEUTEL, HEINEMANN, RAPOPORT, MARX). Während normalerweise Erythrocyten und Hämoglobin 3—4 Stunden nach dem Trinken zu ihrem Ausgangswert zurückkehren, findet man bei solchen Kranken noch nach 4—5 Stunden eine deutliche Verminderung der Werte. Daneben scheint auch der Ablauf der Diurese deutlich verändert zu sein.

Die charakteristischen Abweichungen, die der Trinkversuch bei der akuten Hepatitis und der beginnenden Cirrhose zeigt, finden sich in Tabelle 6: die Diurese setzt verspätet ein, die einzelnen $^1/_2$-Stunden-Portionen sind klein, auch der Abfall der Diurese ist hinausgezögert, die Beweglichkeit des spezifischen Gewichtes des Harnes ist entsprechend der ungenügenden Wasserausscheidung gering. Innerhalb von 4 Stunden wird nur etwa die Hälfte des getrunkenen Wassers ausgeschieden. Solche Beobachtungen sind bei Leberkranken besonders von der französischen Klinik seit langem angestellt worden. GILBERT und LEREBOUILLET haben zuerst darauf hingewiesen, daß der normale Rhythmus der Harnausscheidung — große Mengen nach den Mahlzeiten, kleine während der Nacht — beim Leberkranken häufig gestört ist. Neben einer ausgeprägten Nykturie beobachteten sie eine starke Verzögerung der Harnausscheidung nach Wasserbelastung und nach

Mahlzeiten. Dieses Symptom der sog. „Opsiurie" gilt ihnen als ein wichtiges Frühsymptom — noch vor der Entwicklung eines Ascites — im Krankheitsbild der „Hypertension portale". Das Krankheitsbild dürfte wohl dem entsprechen, was wir als Frühform der Lebercirrhose bezeichnen. Diese Störungen des Wasserhaushaltes finden sich ebenso bei dem einfachen katarrhalischen Ikterus und bei kardialer Leberstauung. In ähnlicher Weise berichten VILLART, LABBÉ und VIOLLE über Störungen der Diurese bei verschiedenen Formen von Leberkrankheiten.

Für die Beurteilung der intermediären Vorgänge scheinen uns die Beobachtungen von BEUTEL und HEINEMANN, die wir aus eigenen Erfahrungen bestätigen können, von besonderem Interesse (Tabelle 7). Fortlaufende Bestimmungen des Bilirubinspiegels bei Patienten mit Ikterus ergaben nämlich, daß die Werte nach dem Trinken großer Wassermengen deutlich ansteigen. Diese

Tabelle 7a.

[Vgl. BEUTEL u. HEINEMANN: Z. klin. Med. **107**, 693 (1928).]

Zeit	Erythrocyten Millionen	Bilirubin mg-%	Refraktion	Harn ccm
7^{30}	4,720	3,5	58,4	
	1500 ccm Wasser in 30 Minuten getrunken			
8^{30}	3,985	5,4	56,0	50
9^{30}	4,020	3,7	58,3	222
10^{30}	4,325	3,6	61,0	145
11^{30}	4,040	4,0	58,4	110
12^{30}	4,205	3,7	57,0	125
				652

Tabelle 7b.

(Patient F. L., 32 Jahre, Icterus catarrhalis.)

Zeit	Hämoglobin g-%	Bilirubin mg-%	Harnmenge ccm	Spezifisches Gewicht
8^{00}	14,0	0,2	100	1022
8^{00}—8^{10}	1000 ccm Wasser getrunken			
8^{30}	14,0	5,6	40	1018
9^{00}	13,2	6,8	50	1018
9^{30}	13,5	6,9	50	1016
10^{00}	14,2	4,9	80	1014
10^{30}	12,8	7,0	120	1012
11^{00}	12,9	6,4	105	1012
11^{30}	13,4	6,0	110	1014
12^{00}	13,2	5,9	80	1016
			635	

Steigerung verläuft häufig in mehreren Phasen, zumeist in zwei Wellen, und sie geht der durch Hämoglobin- und Erythrocytenbestimmung festgelegten Blutverdünnung genau parallel. Das scheint uns für die Theorie der „Blutverdünnung" von Bedeutung zu sein. Bei Gesunden haben wir derartige Veränderungen der Blutbilirubinwerte nach Wassertrinken nie beobachtet. Das Ansteigen des Bilirubins bei manchen Leberkranken mag auch die Beobachtungen der älteren französischen Kliniker erklären (GILBERT u. a.), wonach bei solchen Patienten nach einem großen Trunk die Harnfarbe häufig dunkler erscheint und die GMELINsche Probe im Harn positiv wird.

Wir möchten in diesem Zusammenhang kurz eine Beobachtung einfügen, die uns später noch beschäftigen wird: Bei zuckerkranken Menschen steigen nach einem großen Trunk von 1 Liter Wasser die Blutzuckerwerte zumeist stark an. Diese Hyperglykämie nach Wasserzufuhr verläuft genau in der gleichen Weise wie der Anstieg des Bilirubins bei Leberkranken der Blutverdünnung parallel, d. h. die Blutzuckerwerte verhalten sich den Bilirubinwerten reziprok. Es scheint uns dies ein Hinweis darauf zu sein, daß sich auch diese Vorgänge in der Leber abspielen. Man kann sich den Mechanismus so vorstellen, daß es infolge der erhöhten Wasserdurchströmung der Leber zu einem Mitreißen des in der Leberzelle des Diabetikers nur locker gebundenen Zuckers kommt, wie ebenso im Falle des Ikterus durch den plötzlichen Wasserzustrom das angehäufte Bilirubin vorübergehend ausgeschwemmt wird.

c) Milz.

Die Forschungen der letzten Jahre haben ergeben, daß der Milz neben ihrer Rolle im lymphatischen und hämatopoetischen Apparat noch eine Reihe andersartiger Funktionen zukommen. So hat BARCROFT ihre Bedeutung als Blutreservoir erkannt. Weiterhin ist der Milz neuerdings auch eine direkte Beteiligung an den Vorgängen des Wasserhaushaltes zugesprochen worden. ASHER und seine Mitarbeiter haben in einer Reihe von Arbeiten zu zeigen versucht, daß die Entfernung der Milz zu einer Steigerung der Wasserabgabe des Organismus führen soll.

DANOFF teilte zunächst die Beobachtung mit, daß entmilzte Ratten in der Respirationskammer stärker schwitzten und mehr Harn ausschieden als normale Kontrolltiere; dabei bestand bei den Tieren gleichzeitig eine starke Erhöhung des Grundumsatzes. Diesen Beobachtungen hat dann HAURI einige quantitative Untersuchungen angeschlossen:

Während die Exstirpation der Schilddrüse bei Kaninchen die Wasserabgabe stark herabsetzte, soll die Splenektomie einen fördernden Einfluß ausüben. Eine genaue Durchsicht der Zahlenangaben von Hauri ergibt jedoch, daß die Ausschläge nur sehr gering sind. Auch erregt es Bedenken, daß die Kontrollwerte als Mittelwerte von mehreren Bestimmungen an Normaltieren genommen wurden, die im einzelnen erheblich bis um $\pm 25\%$, schwanken. Demgegenüber scheinen die Ausschläge nach der Splenektomie mit 10% sehr gering zu sein.

Brauchbarer erscheinen die Zahlen von Deiticker, an Meerschweinchen gewonnen. Er maß die gesamte Wasserabgabe der Tiere während eines mehrstündigen Aufenthaltes in einer Unterdruckkammer und bei erhöhter Außendrucktemperatur. Hierbei war der Gewichtsverlust der entmilzten Tiere stets gegenüber den Kontrolltieren erhöht. Es scheint sich dabei nach den Angaben Deitickers vorwiegend um ein gesteigertes Schwitzen der Tiere zu handeln, die Harnausscheidung wurde nicht gemessen. Auf Grund dieser Versuche nahm Asher an, daß die Milz eine den Wasserwechsel hemmende hormonale Funktion habe und damit in direktem Antagonismus zur Schilddrüse stehe. Bei Verlust der Milz soll es dann zu einer erhöhten Wasserausscheidung kommen.

Beim Menschen hat neuerdings Dresel auf die Bedeutung der Milz für den Wasserhaushalt hingewiesen. Er fand bei einer Reihe von Patienten, bei denen — aus ganz verschiedenen Indikationsstellungen — eine Splenektomie vorgenommen worden war, eine Polydipsie. Im Trinkversuch fand er häufig eine überstürzte und vermehrte Wasserausscheidung. Hingegen fand sich in einem Fall von Polycytämie (Vaquez) mit Milztumor eine starke Verzögerung der Ausscheidung im Trinkversuch. Hiernach nimmt Dresel an, daß die Milz eine ähnliche Depotfunktion für das getrunkene Wasser habe, wie dies für die Leber wahrscheinlich ist.

Wir selbst haben bei sechs Patienten nach Splenektomie den Wasserhaushalt genau untersucht und bei keinem eine derartige Störung nachweisen können, insbesondere erwies sich der Ablauf des Trinkversuches bei unseren Patienten ungestört. Auch wußte keiner der Patienten etwas von einem erhöhten Flüssigkeitsbedürfnis nach der Operation anzugeben.

d) Reticuloendothel.

Das Reticuloendothel stellt ein Zellsystem dar, das besonders in Leber und Milz vertreten ist, und möglicherweise das Substrat für analoge Vorgänge in beiden Organen bilden kann. Wenngleich es im ganzen Körper vertreten ist, so beruhen unsere Kenntnisse doch zumeist auf Untersuchungen der Kupfferzellen in der Leber und des Reticuloendothels der Milz, deshalb sei seine Rolle im Anschluß an diese beiden Organe besprochen.

Die ersten Mitteilungen stammen von Saxl und Donath; sie verfolgten mit Hilfe von Erythrocytenzählung und Refraktionsbestimmung beim Kaninchen den Ablauf der Blutverdünnung nach der Injektion von physiologischer Kochsalzlösung. Während diese Verdünnung ohne Vorbehandlung von geringer Intensität und Dauer ist, wird sie durch die Injektion von 10 ccm Elektrokollargol verstärkt und verlängert. Hieraus schließen die Autoren, daß das Reticuloendothel „blockiert" sei, und damit die Abfangorgane der Gewebe gegenüber dem Wasser gesperrt seien. Mit dieser Hypothese scheinen uns jedoch schon die Versuche derselben Verfasser am Menschen schwer vereinbar. Hierbei fanden sie nämlich, daß eine Injektion von Kollargol vor dem Trinkversuch die Harnausscheidung beträchtlich herabsetzt. Da ein Angriffspunkt des Kollargols an den Nieren nicht wahrscheinlich ist — nach der guten Beweglichkeit des spezifischen Gewichtes des Harns zu schließen —, könnte man dieses Resultat ebensogut als eine Erhöhung der Wasserspeicherungsfähigkeit der Gewebe deuten. Auch JOCHWEDS fand nach der Injektion von Elektrokollargol im Trinkversuch eine Hemmung der Diurese.

In eigenen, mit DEIKE gemeinsam ausgeführten Untersuchungen, fanden wir, daß die Verhältnisse in solchen Versuchen doch verwickelter liegen, als es nach den Arbeiten der Wiener Forscher schien. Wir untersuchten zunächst die Wirkung des Elektrokollargols allein und fanden bei einem nüchternen Menschen stets eine deutliche Diurese und starke Ausschläge der Hämoglobinwerte, die wir als ein Zeichen der Beeinflussung des Blut-Gewebe-Austausches deuten zu können glauben. Wurde das Elektrokollargol jedoch zusammen mit Wasser gegeben, so bekamen wir sehr wechselnde Ergebnisse: Wurde das Wasser 5 Minuten nach der Injektion getrunken, so ergab sich eine geringe Hemmung, wurde es 15 Minuten später getrunken, so fand sich eine deutliche Steigerung der Diurese. Wurde die Injektion sofort nach dem Trinken vorgenommen, so kam es regelmäßig zu einer erheblichen Steigerung der Diurese, wobei die Hämoglobinwerte sofort deutlich anstiegen.

Der Einfluß einer „Blockade des Reticuloendothelsystems" auf den Wasserhaushalt ist je nach den verwandten Mitteln ganz verschieden. So kommt es nach der Injektion von kolloidalen Farbstoffen nicht zu derartigen Diuresen wie bei dem Kollargol, auch die Vorgänge des Blut-Gewebe-Austausches verlaufen hierbei anders.

Nach den mitgeteilten Untersuchungen ist es bis jetzt nicht möglich, irgendwelche Regeln über Zusammenhänge zwischen Wasserhaushalt und Reticuloendothel aufzustellen. Es erscheint jedoch zweckmäßig, zumal bei solchen Untersuchungen, bei denen kolloidale Substanzen in großen Mengen einverleibt werden — wie z. B. bei fortlaufender Blutmengenbestimmung —, an die Möglichkeit einer Beeinflussung des Systems zu denken.

e) Muskulatur.

Da die Skelettmuskulatur des Menschen etwa 42% der Körpermasse ausmacht und einen Wassergehalt von 75% hat, stellt sie das bei weitem größte Wasserdepot des Körpers dar. Etwa die Hälfte des gesamten Körperwassers, 47—51% hat man berechnet, ist hier gespeichert, das entspricht bei einem erwachsenen Menschen einer absoluten Menge von 20—25 Liter. Die Angaben der verschiedenen Autoren über den Wassergehalt des Muskels schwanken verhältnismäßig wenig zwischen 72 und 77% (MAGNUS-LEVY 72,2%, BISCHOFF 76%, BOTAZZI 76%, GERNP-BASENEZ 75,7%, PUGLISE 77,0%). Nach RANKE besteht ein deutlicher Zusammenhang zwischen der speziellen Leistung einzelner Muskeln und ihrem Wassergehalt („Leistung des Muskels und Zunahme des Wassergehaltes stehen in geradem Verhältnis"). Nach ZUBEN besteht eine deutliche Abhängigkeit von der Ernährungsweise. (Die oft zitierten Zahlen von ENGELS sind nicht als normal anzusehen, da sie von Tieren stammen, die 4 Tage lang gedurstet haben.)

Auffällig verschieden erscheinen demgegenüber die Angaben der Literatur über den *Chlorgehalt der Muskulatur,* beim Menschen werden zumeist Werte von 60—70 mg-% angegeben (MAGNUS-LEVY 61%, INGELFINGER 62,5%, KATZ 70%). Die Verschiedenheit der Werte ist vielleicht durch den verschiedenen Blutgehalt der Muskeln erklärlich.

Beim Hunde fand MORITZ 100—300 mg-%, NENCKI, WAHLGREEN 30—150 mg-%. Beim Kaninchen scheinen nach den Angaben von TASHIRO die Werte sehr schwankend zu sein. Nach diesen Zahlen hat WAHLGREEN berechnet, daß sich 18% des gesamten Körperchlors im Muskel befinden soll.

Der Wassergehalt kann bei demselben Tier in verschiedenen Muskeln ganz verschieden sein. Das wird oft nicht genügend berücksichtigt.

Über die *Verfügbarkeit des Muskelwassers* bei Beanspruchung des Wasserhaushaltes unterrichten uns die Versuche über den Wechsel des Wassergehaltes bei Dursten und nach Wasserzufuhr. Bei verdursteten Tauben fand NOTHWANG eine Abnahme des Wassergehaltes um 6—20%. DURIG und UECKI fanden bei durstenden Fröschen, daß der größte Wasserverlust die Muskulatur betraf.

Nach der Injektion hypertonischer Kochsalzlösungen fand MORITZ beim Kaninchen eine Zunahme der Trockensubstanz von

27 auf 30,2%, beim Hunde von 22,1 auf 25,7%. Da das Blut in diesen Versuchen keine Eindickung erkennen ließ, kann man schließen, daß das gesamte, zur Verdünnung der hypertonischen Lösung benötigte Wasser, der Muskulatur entnommen wurde. Beim Menschen liegen nur wenige Beobachtungen zu diesen Fragen vor. Bei Cholerakranken hat man Wasserverlust der Muskulatur bis um 20% beobachtet.

Man kann annehmen, daß 10—15% des Muskelwassers relativ leicht disponibel sind; das entspricht beim erwachsenen Menschen einer absoluten Menge von 2—3 Liter, also ungefähr der Menge des zirkulierenden Plasma.

Umgekehrt kann bei Überangebot das Wasser in der Muskulatur aufgestapelt werden. Dies hat besonders ENGELS in Versuchen mit großen Infusionen deutlich gezeigt. Er ließ Hunden $1—1^1/_2$ Liter Kochsalzlösung in die Venen einlaufen und untersuchte danach die Verteilung des Wassers auf die Organe. Er fand dabei im Blut nur einen kleinen Anteil: 1,5% des Infusionswassers, ein größerer Teil (18%) wurde in der Haut wiedergefunden, die bei weitem größte Menge jedoch (68%) fand sich in der Muskulatur. Der relative Wassergehalt war von 72—75% vorher auf 76—80% nach der Infusion gestiegen. Die Muskulatur hatte um 17% ihres ursprünglichen Gewichtes zugenommen. Besonders deutlich zeigen die absoluten Zahlen die Speicherungsfähigkeit der einzelnen Organe. Von 690 g Wasser, die in einem Versuch im Körper retiniert waren, wurden 482 in der Muskulatur, 126 in der Haut, 21 in der Leber und 11 g im Blut wiedergefunden.

In ähnlich angestellten Versuchen konnte WAHLGREEN nach der Injektion hypertonischer Kochsalzlösung zeigen, daß umgekehrt bei Wasserabgabe der Verlust fast ausschließlich von der Muskulatur bestritten wurde. Bei einem Tier, das insgesamt 168 g Wasser verloren hatte, wurde berechnet, daß die Muskulatur 200 g Wasser abgegeben hatte, während gleichzeitig der Wassergehalt von Darm, Leber, Nieren und Lunge zugenommen hatte. Andererseits wurde der größte Teil des hierbei injizierten Chlors von der Muskulatur aufgenommen, bis zu 30% der injizierten Chlormenge fand sich in der Muskulatur wieder. Die gleichen Fragen untersuchten TASHIRO und BAER. TASHIRO entnahm bei Kaninchen unter Äthernarkose fortlaufend kleine etwa 1 g schwere Muskelstückchen aus Biceps und Gastrocneminus. Seine Ergebnisse sind unter derartigen Bedingungen freilich recht verschiedenartig

und die Wiederholung desselben Versuches hatte sehr wechselnde
Ergebnisse; doch erscheinen einige seiner Resultate beachtenswert.
So führte die Injektion hypertonischer Kochsalzlösung zu einer
starken Abnahme des Muskelwassers; bei der Injektion von 15 ccm
einer 3%igen Lösung nahm der Wassergehalt um 7% des Ausgangswertes ab, bei der Injektion isotonischer Lösung kam es
innerhalb der ersten $1^1/_2$ Stunden zu einer Steigerung, nach
60 Minuten jedoch zu einer Verminderung des Wassergehaltes.
Die Reaktion auf Novasurol war von dem gleichzeitigen Wasserangebot abhängig: ohne Wasserzufuhr kam es zu einer Abnahme,
mit Wasser häufig zu einer Zunahme. Diese Versuche wurden von
BAER mit der gleichen Versuchsanordnung fortgesetzt, wobei auch
die Reaktion auf perorale Wasserzufuhr mituntersucht wurde. So
kam es nach 100 ccm per os im Musculus biceps des Kaninchen
zu einer Zunahme des Wassergehaltes um 1,3—2,6%. Größere
Wassergaben konnten diese Zunahme nicht steigern. Kochsalz per os
führte, wie bei der intravenösen (TASHIRO) oder der intraperitonealen
(MORITZ) Zufuhr zu einer teilweise recht beträchtlichen Abnahme
des Muskelwassers bis zu 8%. Diese Ergebnisse waren auch dann
im wesentlichen die gleichen, wenn den Tieren vorher beide Nieren
entfernt worden waren. Wie TASHIRO fand auch BAER beträchtliche
Unterschiede in dem Verhalten der verschiedenen Muskelgruppen.
So waren die Ausschläge stets im Biceps deutlicher ausgeprägt als
im Gastrocnemius; nach der Nierenexstirpation waren diese Unterschiede wieder verwischt.

Diese Versuche wurden von GLASS dahin ergänzt, daß die Wasseraufnahme des Muskels durch gleichzeitige Injektionen von Hypophysin auf etwa 4% gesteigert werden kann. Narkotica, ebenso
Adrenalin und Ergotamin, hatten auf die Kurve der Wasserbindung
keinen merkbaren Einfluß. Die Vorgänge scheinen jedoch zum Teil
durch das Nervensystem gesteuert zu sein. Nach Durchschneidung
des Nervus ischiadicus, ebenso nach Zerstörung des Corpus striatum,
kam es zu einer Beschleunigung und Verstärkung der Wasseraufnahme, Durchschneidung des Rückenmarkes blieb hingegen
ohne Wirkung.

Aus diesen Untersuchungen geht übereinstimmend hervor, daß
die Muskulatur ein wichtiges Wasserdepot des Körpers darstellt
und daß sie infolge rascher Verfügbarkeit des gespeicherten Wassers
häufig in die Vorgänge des Wasserhaushaltes eingreift. Bei übermäßiger Wasserzufuhr wird der größte Teil des Wassers, soweit

er nicht sofort ausgeschieden werden kann, hier gespeichert, bei Wassermangel kommt Nachschub aus den Wasserreservoiren der Muskulatur. Die spezifische Tätigkeit des Muskels, seine Kontraktionsfähigkeit, wird durch die allgemeinen Vorgänge im Wasserhaushalt wenig beeinflußt. Zwar beobachtete Durig bei durstenden Fröschen geringe Bewegungsstörungen: ausfahrende Bewegungen und Zuckungen. Doch betont Straub, daß beim Hunde, selbst bei schwerstem Wasserverlust, die Funktionen der Muskulatur nicht gestört waren. Wichtige Einzelheiten finden sich in den Untersuchungsreihen Bürgers über die „Osmotherapie". Klinische Beobachtungen haben es neuerdings wahrscheinlich gemacht, daß bei dem eigenartigen Krankheitsbilde der „Krampusneurose" Störungen im Wasserhaushalte der Muskulatur beteiligt sind. Erinnert sei an die Krämpfe der Wadenmuskulatur als Frühsymptome der Exsikkose.

Andererseits sind die Vorgänge *bei der Muskelkontraktion* auf das engste mit *Wasserbindung und Wasserabgabe* der Muskelelemente verknüpft.

Die ersten Beobachtungen hierüber stammen von Ranke, der angibt, daß bei tetanischer Reizung der hinteren Extremitäten bei einem Hunde die Harnausscheidung gehemmt wurde. Ähnlich fanden Asher und Brück nach elektrischer Ischiadicusreizung Verminderung der Diurese, wobei der Gefrierpunkt des Harnes zumeist erniedrigt gefunden wurde.

Man hat solche Untersuchungen dann auf den Menschen ausgedehnt und in zahlreichen Arbeiten die Wirkung, zumal der Muskelarbeit auf den Wasserhaushalt, untersucht. Es ist natürlich nicht ohne weiteres möglich, die Ergebnisse solcher Arbeitsversuche auf die spezifische Tätigkeit der Muskeln allein zurückzuführen, da bei der Arbeit auch zahlreiche andere Organsysteme in Tätigkeit treten. So ändert sich die Zirkulationsgröße, es kommt zu vasomotorischen Reaktionen, besonders aber wird aus Gründen der Wärmeregulation die extrarenale Wasserabgabe angeregt. Trotzdem ist es möglich, eine Reihe von Beobachtungen bei Arbeitsversuchen auf die Muskeltätigkeit als solche zurückzuführen.

Die *Wirkung der Arbeit* auf die Wasserausscheidung richtet sich besonders nach der Intensität der Arbeit. So führt leichte Arbeit, die nicht zu lange ausgedehnt wird, meist zu einer vermehrten Diurese. Dabei handelt es sich wohl um vasomotorische Vorgänge, möglicherweise um eine verstärkte Durchblutung der Nieren. Auf diese Weise sind unseres Erachtens die alten Beobachtungen von ZUNTZ und SCHUMBURG zu erklären, die im Anschluß an Märsche zumeist reichlich verdünnten Harn erhielten; zumal im Beginn leichter Arbeit sieht man oft eine Steigerung der Diurese (DOBREFF, McKEITH, PEMBREY, SPURELL, WARNER und WESTLAKE). Hingegen kommt es bei anstrengender Arbeit, auch wenn sie nur kurz dauert, regelmäßig zu einer Hemmung (WILSON, LONG, THOMPSON, THURLOW, CAMPBELL, WEBSTER, WÜSCHER, DOBREFF, WEBER). Wir selbst haben in zahlreichen Versuchen die Wirkung körperlicher Arbeit auf den Ablauf des Trinkversuches untersucht und wie die eben genannten Autoren bei leichter Arbeit, Treppensteigen, Gehen, Freiübungen, meist eine Steigerung, bei schwerer Arbeit, Gewichtheben, Laufen, stets eine Hemmung des Ablaufes beobachtet. Dabei konnten McKEITH und seine Mitarbeiter in sorgfältigen Untersuchungen feststellen, daß die Diuresehemmung der Steigerung der extrarenalen Wasserabgabe stets vorausging. Man könnte das teleologisch so deuten, daß die Retention des Wassers eintritt, um für die Zwecke der Wärmeregulation genügend Wasser zur extrarenalen Abgabe zur Verfügung zu haben. In diesem Sinne spricht auch die von McKEITH gefundene Tatsache, daß bei leichten Laufversuchen der gesamte Wasserverlust nicht höher war als in den Ruhekontrollversuchen; nur das Verhältnis von renaler zu extrarenaler Abgabe hatte sich verschoben. Die Regulation dieser Vorgänge geschieht vorwiegend auf nervösem Wege. Wir können das aus den interessanten Feststellungen von McKEITH u. a. entnehmen, wonach schon die Absicht, zu laufen, das Startfieber usw., einen deutlichen Effekt haben.

Die meisten Versuche zu diesen Fragen, zumal sportphysiologischer Art, wurden bei gleichzeitigem Wasserangebot, also nicht am nüchternen Menschen, gemacht. Es erscheint aber wichtig zu betonen, daß nach DOBREFF auch „die Grunddiurese", also die Ruhenüchternharnausscheidung, durch leichte, kurze Arbeit regelmäßig gesteigert, durch schwere Arbeit gehemmt wird. Diese Hemmung konnte durch Diuretica wie Theobromin (WÜSCHER) oder durch Harnstoff (DOBREFF) nicht aufgehoben werden.

Neben der Wasser- wird auch die Chloridabgabe im Harn eingeschränkt (WÜSCHER, WEBER, WILSON, LONG, THOMPSON, McKEITH u. a.). Besonders geht das aus den Zahlen von CAMPBELL und WEBSTER hervor: sie fanden in der Ruhe bei einer Versuchsperson eine Harnmenge von 1112 ccm mit 9,41 g Cl, bei mittelschwerer Arbeit (67 000 kgm in 5 Stunden), 970 ccm mit 8,8 g Chlor, bei schwerer Arbeit (100 000 kgm in 5 Stunden) 686 ccm mit 6,7 g Chlor bei konstanter Einfuhr. Auch hierbei ist zu bedenken, daß bei schwerer Arbeit die Kochsalzabgabe durch die Haut gesteigert ist. Ihre Größe reicht jedoch kaum aus, die gefundenen Unterschiede zu erklären. Außer dem Chlorid wird bei mittelschwerer Arbeit auch Stickstoff retiniert, hingegen kann es bei schwerer Arbeit, vielleicht infolge eines toxisch bedingten Eiweißzerfalles, zur vermehrten Stickstoffausscheidung kommen. Weiterhin sank nach den Beobachtungen von McKeith häufig die Titrationsacidität des Harnes. Diese Befunde, denen von Wilson und Long widersprochen wurde, sind recht auffällig, zumal wir wissen, daß bei anstrengender Arbeit saure Valenzen in erhöhtem Maße in das Blut übertreten und daß bei der empfindlichen Regulation des Säure-Basengleichgewichtes ein derartiger Säureüberschuß in der Regel durch die Nieren sofort wieder ausgeschieden wird. Es erscheint möglich, daß es sich hierbei um ein vorübergehendes Versagen der Nierenfunktion, vielleicht infolge des Sauerstoffmangels des strömenden Blutes („Dyspnöe der Nieren"), handelt. Demgegenüber scheint es uns weniger wahrscheinlich, daß es sich hier um eine zweckmäßige Regulation handeln soll, mit deren Hilfe der Organismus bestrebt sei, bei schwerer Arbeit saure Valenzen einzusparen, um so die Kohlensäureabgabe bei hohem Sauerstoffbedarf des Körpers beschleunigen zu können. Auch andere Stoffwechselvorgänge, die bei schwerer Arbeit zu beobachten sind, wie die Erhöhung der Kreatininausscheidung und der Neutralschwefelsäure, das Auftreten von Acetonkörpern im Harn usw. (s. Campbell und Webster), können wohl ebenfalls indirekt in die Nierenfunktion und in den Wasserhaushalt eingreifen. Wir werden darüber später beim Stoffwechsel zu sprechen haben. Hier seien nur einige Bemerkungen über den Kreatin- und Kreatininstoffwechsel angefügt.

Hawk und Fowler beobachteten nach Zufuhr großer Wassermengen bei normalem Ernährungszustand eine verminderte Kreatininausscheidung und das Auftreten von Kreatin im Harn; sie meinen, daß es sich dabei um eine „Desintegration" der Muskelzelle handele. Bei einem hungernden Hunde hingegen führte die vermehrte Wasserzufuhr zu einer starken Steigerung der Kreatininausscheidung, auch hier trat Kreatin im Harn auf.

Über den Mechanismus der Wasserretention bei der Muskeltätigkeit geben uns schon die Untersuchungen von Ranke gewisse Anhaltspunkte. Er fand, daß ein tetanisierter Muskel ein größeres Quellungsvermögen als ein ruhender Muskel hat, daß er an „diffundierbaren Substanzen" reicher sei. Diese Befunde sind dann von Cooke bestätigt und besonders durch Fletcher weiter ausgebaut worden. Exakte Messungen mit Hilfe der Kryoskopie haben ergeben, daß der arbeitende bzw. ermüdete Muskel mehr osmotisch wirksame Substanzen enthält als der normale Frischmuskel. So fand Moor in normalen Muskeln eine Gefrierpunktsdepression von $\triangle = 0{,}42^0$, im ermüdeten Muskel hingegen von $0{,}57^0$ (vgl. hierzu noch Scott, Lee und Scott, Barcroft und Kato, Back, Cogan, Towers). Die beobachteten Unterschiede genügen zur Erklärung einer gesteigerten Wasseraufnahme durch den ermüdeten Muskel. Um was für Substanzen es sich dabei handelt, ist im einzelnen noch nicht bekannt. Die bei der Glykogenolyse des tätigen Muskels freiwerdenden Stoffe dürften nur eine geringe osmotische Wirksamkeit besitzen. Neben solchen Stoffwechselvorgängen, die sich im Innern des Muskels abspielen, kommt noch die Aufnahme von Stoffen aus dem strömenden Blut während der Tätigkeit in Frage; dafür sprechen schon die Beobachtungen von Ranke, der die erhöhte Quellbarkeit des Muskels nur in den Versuchen fand, wo der Muskel noch im Zusammenhang mit der Zirkulation stand und nicht im ausgeschnittenen Muskel.

Die physiologische Forschung beschäftigt sich neuerdings wieder in besonderem Maße mit den Fragen des Austausches der Salze durch die Membranen der Muskelzellen (Mond, Ernst, Netter, Amson). Von grundsätzlicher Bedeutung sind die Versuche, die gezeigt haben, wieweit die Vorgänge der Osmose, Diffusion usw. vom Leben bzw. vom Absterben der Zellen abhängig sind (Overton, Siebeck). Das bisher Gesagte bezieht sich in erster Linie auf die quergestreifte Skelettmuskulatur und kann nicht ohne weiteres auf andere Muskelarten übertragen werden. Über die glatte Muskulatur liegen Untersuchungen von Costantino vor, der bei Vögeln und einigen Säugetieren hier einen höheren Wasser- und Chloridgehalt als im quergestreiften Muskel fand. Ebenso scheint der Herzmuskel relativ reich an Wasser und Chlor zu sein. Es werden Werte von 75—79% bzw. 120—160 mg-% angegeben (Aron, Gralka). Zweifellos nimmt der Herzmuskel in den Reaktionen der Muskulatur auf Vorgänge im Wasserhaushalt eine Sonderstellung ein. So beobachteten wir, daß sein Wassergehalt bei Mangel besser und länger gewahrt bleibt als der Skelettmuskel, was bei seiner Lebenswichtigkeit zweckmäßig erscheint. Die Vorgänge der Wasseraufnahme des Herzmuskels — Quellung und Ödem — sind von MARKOWITZ, ORTH und POWER eingehend untersucht worden. Sie fanden eine weitgehende Übereinstimmung zwischen dem Ablauf der Quellung des Herzmuskels und der Quellung von Modelleiweißlösungen; besonders die Bedeutung der Wasserstoffionenkonzentration für die Quellung ließ sich klar demonstrieren. Wieweit derartige Vorgänge bei Erkrankungen des Herzens eine Rolle spielen, wissen wir noch kaum. Es sei hier an die Untersuchungen WENCKEBACHS am Herzen der Beriberi-Kranken erinnert, der eine starke wäßrige Quellung, eine „Gelose", des Herzmuskels als wahrscheinliche Ursache seines Versagens fand. Es erscheint wünschenswert, derartige Untersuchungen auch bei anderen Formen der Herzinsuffizienz, etwa bei der akuten Nephritis anzustellen. (Über die Wirkung osmotischer Reize auf den Herzmuskel vgl. BÜRGER und BAUER.)

f) Blut.

Das Blut hat im Wasserhaushalt vielfache Aufgaben zu erfüllen. Es stellt einmal das große Vermittlungssystem dar, in dem sich die meisten Wasserbewegungen innerhalb des Körpers abspielen; die Wege des Wassers von den Organen der Aufnahme zu denen der Ausscheidung und ebenso im intermediären Wasserwechsel führen stets über das Blut. Gleichzeitig stellt die Blutmenge, oder genauer gesagt die Plasmamenge, das Wasserdepot dar, das einen Überschuß zuerst aufnimmt und dessen Reservoire bei Mangel zuerst herangezogen werden. Das Blut greift weiterhin aktiv in die Regulationen des Wasserhaushaltes der Organe ein; sein Gehalt an Eiweißstoffen, Salzen und Hormonen stellt den wichtigsten Regulationsapparat für zahlreiche Vorgänge dar. Die über die einzelnen Organe hinausgreifenden Korrelationen, deren Bedeutung für das Geschehen im Wasserhaushalt wir betont haben, werden zum großen Teil durch das Blut besorgt. So kommt es, daß sich ein großer Teil der Prozesse des Wasserhaushaltes in der Zusammensetzung des Blutes spiegelt. Bei der Schwierigkeit, das Geschehen in den Geweben selbst zu erfassen, sind wir für die wichtigen Austauschvorgänge zwischen Blut und Gewebe zumeist auf die relativ einfache Untersuchung des Blutes angewiesen. So

gibt uns die Bestimmung der Blutsubstanzen, zumal die fortlaufenden Untersuchungen bei bestimmten Abläufen, wie etwa bei
der Diurese, wichtige Einblicke in das Getriebe der vielfältigen
Prozesse, die am Wasserhaushalt beteiligt sind.

Eine der wichtigsten Fragen unseres Gebietes, die die Forschung
seit langem beschäftigt, ist die nach der Veränderung des Blut-
wassergehaltes nach „Blutverdünnung" und „Bluteindickung" in
ihrem Zusammenhang mit den Vorgängen des Wasserhaushaltes.
So einfach die Frage erscheint, so schwierig ist doch ihre Beantwortung, die bis in die jüngste Zeit zu den widerspruchsvollsten
Ergebnissen geführt hat.

Dies hat seinen Grund vorwiegend in methodischen Schwierigkeiten, die wiederum mit den Problemen des Kreislaufes und
des Wasserhaushaltes eng verbunden sind. Deshalb müssen wir
hier weiter ausholen und auf die Grundlagen der Methodik eingehen.

Bei der Verwendung der gebräuchlichen Methoden zur Bestimmung der „Blutverdünnung" oder „Bluteindickung", der
Hämoglobin- und Trockenrückstandsbestimmung, der Erythrocytenzählung usw. ist zumeist die Voraussetzung gemacht, daß
die Verteilung der Erythrocyten in der Blutbahn gleichmäßig sei,
daß wir also aus Veränderungen des an einer Stelle entnommenen
Blutes stets auf eine Veränderung des Blutes im ganzen schließen
können. Die eingehende Untersuchung der Frage ergibt aber, daß
diese Voraussetzung in solcher Verallgemeinerung nicht gegeben
ist, daß die Verteilung der Blutbestandteile vielmehr von einer
Fülle der verschiedenartigsten Faktoren, die zum Teil außerhalb
des Geschehens im Wasserhaushalt liegen, abhängig ist.

Wir müssen deshalb, bevor wir an das Kernproblem — die
Schwankungen der Plasmamenge — herangehen können, eine Reihe
von Vorfragen erledigen. Zunächst müssen wir die *Verteilung von
Plasma und Erythrocyten in der Blutbahn* betrachten und sehen,
wie es zu Veränderungen der Verteilung kommen kann. Hierzu
gehört unter anderem das Problem der Beeinflussung der Menge
der zirkulierenden Erythrocyten.

Es ergeben sich Schwierigkeiten daraus, daß die Blutproben
nicht aus einem ruhenden Medium, sondern aus einer strömenden
Flüssigkeit entnommen sind. Das Blut stellt ein kompliziertes
Suspensionssystem dar, dessen suspendierendes Medium einmal
eine wechselnde Zusammensetzung haben kann, während außerdem

die suspendierten Teile von verschiedener Größe und Gestalt sind. Damit ist die Möglichkeit gegeben, daß sich in der Strömung und bei Änderung der Strömungsbedingungen die Suspension verändert, daß es zu einer Verschiebung im Mischungsverhältnis der suspendierenden und suspendierten Teilchen kommen kann. Zu diesem Problem sind eine Reihe von Modellversuchen angestellt worden, die die Grundlagen einigermaßen klargestellt haben. Wohl als erster hat SKLAREWSKI in sorgfältigen Arbeiten die Strömungsbedingungen für das Blut in Röhrensystemen untersucht und die Regeln aufgestellt, nach der Strömungsgeschwindigkeit und Form der Strombahn das Mischungsverhältnis innerhalb des Blutstromes bestimmen. Neuerdings sind derartige Versuche wiederum von FÅHRÆUS angestellt worden; er nimmt an, daß es in den paracapillären Gefäßen zu einer Achsialstrombildung der Erythrocyten und einer starken Beschleunigung der Erythrocytenbewegung gegenüber der Plasmabewegung kommt. Wird ein derartiges Gefäß eröffnet, so müssen in der Zeiteinheit mehr Erythrocyten ausfließen als Plasma, der Erythrocytengehalt des so gewonnenen Blutes müßte demnach relativ höher sein, als der des Blutes, das aus den davorliegenden großen Gefäßen stammt, in denen es nicht mehr zur Achsialstrombildung kommt; die Unterschiede müßten der Strömungsgeschwindigkeit proportional sein. In Wirklichkeit findet man jedoch im Blut der kleinen Gefäße zumeist den gleichen Erythrocytengehalt wie im Blut der großen Gefäße. Daraus folgert FÅHRÆUS, daß die Verteilung von Erythrocyten und Plasma in der unverletzten Strombahn je nach dem Kaliber der Gefäße eine verschiedene sein muß. Er schließt aus seinen Modellversuchen weiter, daß Erythrocyten und Plasma verschiedene Umlaufszeiten haben, ein Moment, das bei der Bestimmung der zirkulierenden Blutmenge berücksichtigt werden muß.

Aus ähnlichen Überlegungen heraus ist WHIPPLE zu dem Schluß gelangt, daß es innerhalb der Gefäßbahn zu einer ,,Speicherung" von Plasma kommen kann:

In einer einfachen Röhre ist die Strömungsgeschwindigkeit umgekehrt proportional der Entfernung eines Teils von der Achse der Röhre; die Strömungsgeschwindigkeit ist doppelt so groß als die Durchschnittsgeschwindigkeit der gesamten Flüssigkeit. Die Größe des Randstromes macht etwa $^1/_8$ des Gefäßdurchmessers oder damit 44% der Querschnittsfläche des Gefäßes aus. Die Abhängigkeit der Geschwindigkeit von der Achsenentfernung in Rechnung setzend, kann man annehmen, daß $^1/_4$ des Randstromes dieselbe Geschwindigkeit wie der Achsialstrom haben könnte, und $^3/_4$ der Randzone als ruhend angesehen werden kann; das wären etwa 33% der gesamten Querschnittsfläche, nämlich 75% von 44%. In der Annahme, daß sich mindestens $\frac{1}{3}$ der Gesamtblutmenge in den kleinen paracapillären Gefäßen mit deutlicher Differenz in Rand- und Achsialstrom findet, könnten hier also — wenn 33% des Plasma als praktisch stagnierend angesehen werden können — etwa 10% der gesamten Blutmenge „gespeichert" sein, ohne daß dabei die Annahme besonderer Speicherungsorgane notwendig wäre.

Gegen derartige Überlegungen sind nun freilich eine Reihe von Einwendungen möglich. Es handelt sich ja bei dem Blutstrom nicht um ein Strömen „in einfachen Röhren", sondern um eine Fortbewegung innerhalb eines Netzwerkes von Gefäßen, deren Richtungsverlauf unendlich wechselvoll ist, ganz abgesehen davon, daß das Vasomotorenspiel, Körperbewegung und anderes dauernd eine Veränderung der Form der Strombahn bewirken. Es handelt sich weiter um eine unter wechselndem Druck stehende diskontinuierliche Strömung, zumindestens in einem großen Teil der Gefäße. Unter diesen Bedingungen erscheint es durchaus zweifelhaft, ob die eine Voraussetzung all der theoretischen Überlegungen, nämlich die Differenzierung in Achsial- und Randstrom, unter den natürlichen Verhältnissen wirklich derart ausgeprägt ist und die von den Autoren angenommenen Ausmaße annehmen kann. In einer sorgfältigen Analyse haben MARTINI, PIERACH und SCHREYER zudem gezeigt, daß die allgemeinen Strömungsgesetze in sehr engen Röhren nur mit Einschränkung gelten; es erwies sich sogar, daß die Durchflußbedingungen für das Blut relativ günstiger erscheinen als für Wasser oder Serum. Immerhin zeigen uns derartige Überlegungen in eindringlicher Weise, daß wir bei der Frage der Erythrocytenverteilung in der Blutbahn die mechanischen Verhältnisse, wie Größe und Weite der Gefäße, Strömungsgeschwindigkeit usw. wohl zu berücksichtigen haben.

Wir wenden uns zu den Untersuchungen, die den Erythrocytengehalt in verschiedenen Gefäßgebieten zum Gegenstand haben. COHNSTEIN und ZUNTZ haben zuerst in systematischen Untersuchungen am Kaninchen und Hunde die Blutkörperchen in Arterie, Vene und Capillargebiet vergleichend gezählt. Sie fanden praktisch übereinstimmende Werte und bestätigten damit die älteren Ergebnisse von LESSER, der in Arterie und Vene gleiche Hämoglobinwerte gefunden hatte. Beim Menschen hat zuerst F. O. HESS vergleichend das Blut in Arterie, Vene und Capillargebiet untersucht. In 13 von 15 Fällen lagen die Werte im arteriellen Blut etwas höher, die größte Differenz betrug 0,8, die kleinste 0,1 Millionen. In Vene und Capillarblut fanden sich nur geringe, nach beiden Seiten hin streuende Unterschiede. Zu ähnlichen Ergebnissen kommen BOGENDÖRFER und NONNENBRUCH. Auch HOPMANN und SCHÜLER fanden im arteriellen Blut des Menschen stets etwas höhere Werte als im Capillarblut, dagegen keine deutlichen Unterschiede zwischen Venen und Capillarblut. HESS nimmt an, daß es infolge der Arterienpunktion zu einer Kontraktion der Arterie mit Stauung komme, die die höheren Zahlen bedinge. Nun beobachtet man allerdings derartige Kontraktionen der angestochenen Arterien beim Menschen häufig; sie kann zu einer völligen Drosselung des Blutstromes führen. Nach anderen experimentellen Erfahrungen scheint es uns jedoch näherzuliegen, an die von FÅHRAEUS gegebenen Erklärungsmöglichkeiten zu denken. Wenn in solchen Untersuchungen von „Capillarblut“ gesprochen wird, so ist dieser Ausdruck nicht ganz korrekt, vielmehr stammt der größte Teil des Blutes, das wir aus Fingerbeere und Ohrläppchen gewinnen, aus den kleinen Arteriolen und den Venulae; nicht selten kann man beim Einstechen in die Fingerkuppe in etwa 1 mm Tiefe auch größere Arterien treffen, was an Farbe und Puls des Blutes leicht zu erkennen ist. Demgegenüber pflegt das Blut aus dem Ohrläppchen meist venösen Charakter zu haben.

Vergleiche des Blutes aus Vene und Capillargebiet finden wir in den Arbeiten von LICHTENSTEIN, BÜRKER, BAZETT, DREYER und PIERCE, CANNON, RABINOWITSCH, FRASER, HOOPER und MARX; sie stimmen alle darin überein, daß bei sorgfältiger Technik unter Vermeidung von Stauung gleiche Werte gefunden werden. Mit dem Erythrocytengehalt in verschiedenen Hautcapillarbezirken beschäftigen sich nur wenige Arbeiten. BÜRKER und NAEGELI fanden im Blut von Fingerbeere und Ohrläppchen gleiche Zahlen, ENGEL ebenso von Fingerbeere und Großzehe. Demgegenüber fanden SCHEUNERT, KRZYWANEK und MARX zwischen dem Blut aus Vene, Ohrläppchen, Fingerbeere und Großzehe beträchtliche Unterschiede. Von verschiedenen Gesichtspunkten aus hat man schließlich auch an den inneren Organen das Blut von Vene und Arterie vergleichend untersucht. So an der Speicheldrüse (BARCROFT), an der Milz (FELDBERG, WOLLHEIM), an der Leber (BECKMANN), in Mesenterialarterie, Nieren und Milz (SHERRINGTON und COPEMAN). Es fanden sich dabei gewisse Unterschiede, die zum Teil auf die Tätigkeit der Organe bezogen werden konnten, die Einzelheiten gehören nicht hierher.

Wir haben eben schon auf gewisse Widersprüche zwischen den Befunden in verschiedenen Capillargebieten aufmerksam gemacht. Diese sind zum Teil durch Unterschiede in der Methodik der Autoren bedingt; so ist es von Bedeutung, ob die Blutentnahme mit oder ohne Narkose gemacht wurde. Bei den fortlaufenden Blutuntersuchungen sind zumal vasomotorische Vorgänge von entscheidender Bedeutung. Man findet im Blut der Fingerbeere zumeist höhere Werte, wenn die Hand kühl und blaß cyanotisch ist, ist die Hand hingegen warm und gut durchblutet, so liegen die Werte niedriger. Besonders deutlich läßt sich das am Ohrläppchen des Menschen zeigen (MARX); hier ist der erste nach dem Einstich herausquellende Tropfen zumeist stark venös und relativ reich an Erythrocyten, reibt man aber das Ohrläppchen vorher bis zur Rötung und wartet mehrere Blutstropfen ab, so sinken die Werte bis um 20% ab. Deshalb hat man die praktische Regel aufgestellt, den 1. Tropfen stets zu verwerfen und starkes Reiben und Quetschen der Einstichstelle zu vermeiden. Aber auch bei Einhaltung dieser Regel schwanken die Werte, zumal im Blut des Ohrläppchens, stark (MARX). Weiter ist die venöse Stauung dabei von Bedeutung. Schon eine Abdrosselung des venösen Abflusses für wenige Sekunden oder sogar die geringgradige Stauung, wie sie durch das Senken der Arme entsteht, können starke Ausschläge der Erythrocyten- und Hämoglobinwerte bewirken (ENGEL).

Diese Veränderungen lassen sich besonders deutlich bei fortlaufenden Blutuntersuchungen beobachten. Hierbei handelt es sich einmal um eine wichtige Fehlerquelle, da hierdurch Vorgänge im allgemeinen Wasserhaushalt vorgetäuscht oder verwischt werden können, andererseits führt uns aber auch gerade die Betrachtung dieser Vorgänge tiefer in manche Probleme, zumal des Blut-Gewebe-Austausches, hinein.

Schon älteren Forschern, wie GRAWITZ, fiel es auf, daß nach einem Einstich in das Gefäßcapillargebiet der erste austretende Blutstropfen ein wesentlich höheres spezifisches Gewicht — also einen höheren Erythrocytengehalt — hatte als der folgende. WALTERHOEFER hat diese Verhältnisse dann systematisch untersucht und bei seinen Zählungen von Erythrocyten und Leukocyten, sowie bei fortlaufender Hämoglobinbestimmung starke Schwankungen der Werte bis um 30% ihres Ausgangswertes gefunden. Diese „Einstichreaktionen" verlaufen in einer charakteristischen Kurve, nicht selten in zwei Phasen. Wir konnten diese Befunde bestätigen und zeigen, daß, zumal im Ohrläppchen, derartige Reaktionen stets deutlich nachzuweisen sind (s. Tabelle 8).

Tabelle 8a.
Entnommen aus MARX: Klin. Wschr. **1927 II.**

	Minuten nach Einstich				
	0	3	6	9	12
Fingerbeere	15,45	15,55	15,45	15,40	15,70
Ohrläppchen.	16,82	16,05	15,05	15,05	14,75

	Minuten nach Einstich				
	15	18	21	24	27
Fingerbeere	15,75	15,65	15,65	15,55	15,65
Ohrläppchen.	14,65	15,45	14,10	13,95	14,12

Tabelle 8b.

	Minuten nach Einstich			
	0	4	7	10
Fingerbeere	15,85	15,45	15,30	—
L. Ohrläppchen	17,10	15,48	15,55	14,95
R. Ohrläppchen, gerieben	15,50	14,76	14,20	14,26

	Minuten nach Einstich			
	13	17	20	28
Fingerbeere	15,30	15,30	15,05	15,10
L. Ohrläppchen	15,60	15,36	15,40	15,20
R. Ohrläppchen, gerieben	13,32	13,15	—	12,55

Tabelle 8c.

	Minuten nach Einstich				
	0	3	6	9	12
L. Hand, Fingerbeere, 1. Einstich .	15,30	14,80	14,15	15,05	15,10
R. Hand, jedesmal erneuter Einstich.	15,20	15,00	14,95	15,88	14,78

	Minuten nach Einstich				
	20	30	50	70	90
L. Hand, Fingerbeere, 1. Einstich . .	15,15	15,20	—	—	—
R. Hand, jedesmal erneuter Einstich.	15,10	15,75	15,35	15,10	15,50

Die Tabelle 8 zeigt zunächst das Absinken des Hämoglobins — die Zahlen bedeuten Hb.-g-% — im Blute des Ohrläppchens. Wurde das eine Läppchen gerieben (b), das andere nicht, so waren die Werte und die „Einstichreaktion" ganz verschieden. Wechselnde Reaktionen ergeben sich auch an der Fingerkuppe (c), je nachdem das Blut aus einer einzigen Einstichstelle oder mit jedesmal erneutem Einstich gewonnen wird. Diese Veränderungen können bis 1 Stunde und länger anhalten und gleichen sich dann allmählich wieder aus. Es ließ sich zeigen, daß diese Reaktionen weitgehend vom Durchblutungszustand der Gewebe abhängen; während sie an einem schlecht durchbluteten Ohrläppchen regelmäßig zu finden sind, lassen sie sich in der gut durchbluteten Fingerbeere nur in geringem Ausmaße und nur bei manchen Menschen nachweisen. So finden wir auch in der Literatur widersprechende Angaben über die Wirkung der Handbäder auf die Zusammensetzung des Fingerblutes. Während F. O. HESS bei heißen und kalten Handbädern erhebliche Erythrocytenschwankungen beobachtete, die zudem noch davon abhängig sind, ob die Hand bewegt oder ruhig gehalten wird, konnte TARCHANOW keine deutliche Wirkung der Handbäder feststellen. Solche Widersprüche sind wohl dadurch zu erklären, daß die vasomotorischen Reaktionen und gerade die Durchblutung der Hände bei verschiedenen Menschen ganz verschiedenartig sind.

Zur Erklärung dieser Erscheinungen kommen zunächst die Faktoren mechanischer Art in Betracht, die wir im Beginn des Kapitels besprachen.

Weiter findet man in der älteren Literatur wiederholt die Angabe, es handele sich bei derartigen Vorgängen um Änderungen im Fluß der Gewebslymphe. Diese Anschauung geht auf die Versuche von OLIVER zurück, von denen folgender angeführt sei: er entnahm aus der Fingerspitze Blut zur Erythrocytenzählung und rollte dann dicht anliegende Gummiringe von der Spitze bis zum Grundgelenk, wodurch, wie er meinte, die ganze Gewebslymphe ausgepreßt wurde. Einige Minuten später wurden dann 2 Blutstropfen entnommen. Die Differenz im Erythrocytengehalt zwischen der 1. und 2. Probe sollte die Menge der ursprünglich vorhandenen Lymphe angeben. Man findet aber praktisch die gleiche Differenz, wenn man den Finger nicht auspreßt, sondern den Gummiring direkt um das Grundgelenk legt; demnach kann es sich ebensogut um die Folgen der Stauung handeln. Wir haben in diesem Zusammenhang noch folgenden Versuch angestellt: bei einem Hund in Äthernarkose unterbanden wir die Arterie des Hinterlaufs unter möglichster Schonung des Gewebes; dann schnitten wir mit einem Rasiermesser eine Kuppe der Pfote ab und fingen das aus der Schnittfläche austretende Blut sofort in Hämoglobinpipetten auf. Danach preßten wir die

Pfote durch energische Massage von proximal nach distal aus und fingen fortlaufend das aus der Schnittfläche austretende Blut auf. Die Hämoglobinbestimmung ergab im Blut nach der Auspressung des Gewebes einen erhöhten Erythrocytengehalt, das bedeutet, daß es trotz der energischen Massage nicht gelungen war, freie Gewebsflüssigkeit in nennenswertem Maße auszupressen. Wir können hiernach nicht annehmen, daß die seit OLIVER immer wieder geäußerte Anschauung von der Möglichkeit einer mechanischen Auspressung von Lymphe aus den Geweben zu Recht besteht.

Wir stellen uns den Mechanismus derartiger Vorgänge vielmehr so vor, daß es sich dabei um echte Austauschvorgänge zwischen Blut und Gewebe handelt; daß im Gefolge der vasomotorischen Vorgänge entweder Plasma aus den Geweben in die Blutbahn eintritt und hier lokal zu einer „Verdünnung" des Blutes, oder besser gesagt zu einer Verschiebung des Verhältnisses von Plasma zu Erythrocyten führt, oder daß umgekehrt Plasma die Blutbahn verläßt und so eine lokale „Eindickung" des Blutes bewirkt.

Übrigens nahmen schon COHNSTEIN und ZUNTZ für die nach Rückenmarksdurchschneidung und Nervenreizung beobachtete Erythrocytenschwankung im peripheren Blut an, daß es zu einem Einstrom und Austrom von Plasma komme.

Diese Mechanismen, die sich bei den vasomotorischen Reaktionen des Gesunden nur schwer beobachten lassen, können wir mit größerer Deutlichkeit bei den pathologischen Prozessen der Entzündung und des vasoneurotischen Ödems erkennen. Zwischen den Reaktionen des Gewebes, besonders des Ohrläppchens, auf einen Einstich hin, und denen auf einen Entzündungsreiz bestehen nur graduelle Unterschiede, wenn auch bei der Entzündung noch zahlreiche andere Faktoren hinzukommen. Hierbei und ebenso bei dem vasoneurotischen Ödem können wir deutlich erkennen, wie unter Umständen in wenigen Minuten Plasma in großen Mengen die Blutbahn verläßt und den Tumor bzw. das Ödem bildet.

Bei den bisher besprochenen vasomotorischen Reaktionen handelt es sich, wie gesagt, um lokal begrenzte Vorgänge, d. h. die Zusammensetzung des strömenden Blutes wird durch sie nicht beeinflußt. Es ist dies jedoch eine Frage der Dosierung der Reize, bei stärkerer Reizung oder längerer Dauer der Anwendung derselben Reize kann es schließlich auch zur Beeinflussung des Gesamtblutes kommen. So können wir die gleiche Veränderung des Erythrocytengehaltes, die wir nach der Quetschung des Fingers oder nach dem Handbad im Fingerblut fanden, auch im Blut der anderen Körperhälfte nachweisen, wenn wir statt der

Hand den ganzen Arm im Bade erwärmen oder massieren; wenn wir die venöse Stauung eines Armes auf einige Minuten ausdehnen, so finden wir die Ausschläge der Erythrocytenwerte nicht nur im Venenblut dieses Armes, sondern ebenso in den übrigen großen Venen der Extremitäten (ENGEL).

Bevor wir dies betrachten, müssen wir noch einige andere Faktoren, die dabei beteiligt sein können, kennenlernen.

Allgemein läßt sich sagen, daß eine Änderung des Erythrocytengehaltes des strömenden Blutes dreierlei Ursachen haben kann: einmal kann es sich um eine Verschiebung des Verhältnisses von Plasma zu Erythrocyten innerhalb der Strombahn handeln, zweitens kann sich die Menge der zirkulierenden Erythrocyten ändern und schließlich kann sich die Größe der zirkulierenden Plasmamenge ändern. Von der ersten Möglichkeit haben wir gesprochen. Wir hätten nun kurz auch die Menge der *zirkulierenden Erythrocyten* (M.z.E.) zu betrachten.

Durch die berühmten Untersuchungen BARCROFTS ist das Interesse der Physiologen und Kliniker auf die Schwankung der M.z.E. infolge der Schließung und Öffnung von Erythrocytendepots gelenkt worden. Wir kennen heute eine Reihe von Stellen im Körper, die als Erythrocytendepots fungieren können, d. h. an denen Blut von relativ hohem Erythrocytengehalt ganz oder teilweise aus der Zirkulation ausgeschaltet und bei Bedarf wieder eingeschwemmt werden kann. Das scheinen einmal gewisse Provinzen im Gefäßgebiet zu sein, so das Splanchnicus- und Pfortadergebiet. So führen SCHNEIDER und HAVEN den Erythrocytenanstieg nach körperlicher Arbeit auf eine Ausschwemmung von Erythrocyten aus den Depots des Splanchnicusgebietes zurück (vgl. hierzu auch G. O. BROUN, JARISCH und LUDWIG); die Abstürze der Erythrocytenwerte im Shock (Wundshock, Peptonshock) sollen ebenso durch eine plötzliche Aufstapelung von großen Erythrocytenmengen im Splanchnicusgebiet zu erklären sein. Nach LAMSON ist das Blut in der Leber besonders reich an Erythrocyten, die z. B. durch Adrenalin mobilisiert werden können. Auf Grund capillarmikroskopischer Untersuchungen am Lebenden nimmt WOLLHEIM an, daß der subpapilläre Plexus der Haut stagnierendes Blut von relativ hohem Erythrocytengehalt speichern kann.

Während diese Speicherungserscheinungen zum Teil durch die vasomotorischen Mechanismen, die wir besprochen haben, erklärt sind, scheint es sich bei der Milz, dem meist genannten

Speicherungsorgan, um Mechanismen besonderer Art zu handeln. Es ist inzwischen durch zahlreiche Versuche sichergestellt worden, daß bei Tieren, zumal bei Hunden, die M.z.E. vom Funktionszustand der Milz abhängig ist. Erstickung, Schwangerschaft, auch Affekte scheinen eine besonders große Wirkung auf das Milzdepot zu haben (BARCROFT, FELDBERG, SCHEUNERT, KRZYWANEK, ABDERHALDEN, ROSKE). Für den Adrenalineffekt ist die Milz nach den Untersuchungen von LAMSON bedeutungslos. Beim Menschen spielt die Milz offenbar in dieser Beziehung nur eine geringe Rolle, ja, es ist noch fraglich, ob sie hier überhaupt die Funktion eines Erythrocytendepots ausüben kann (BARCROFT, persönliche Mitteilung). Es liegen Untersuchungen von DRESEL und LEITNER vor, wonach beim gesunden Menschen auf Wasserzufuhr hin die Plasmamenge und auch die M.z.E. zunehmen soll. Daraus, daß diese Zunahme bei splenektomierten Patienten nicht nachweisbar ist, schließt DRESEL, daß die Milz normalerweise auf die Wasserzufuhr hin vermehrt Erythrocyten in die Blutbahn abgibt, um, wie er meint, auf diesem Wege eine zu starke Verdünnung des Blutes zu verhüten. Wir selbst haben im Gegensatz zu DRESEL und LEITNER die Abläufe des Wasserhaushaltes bei Splenektomie bisher gegenüber Gesunden stets unverändert gefunden. WHIPPLE konnte in eingehenden Untersuchungen mit der Anwendung der kombinierten CO- und Farbplasmamethode zeigen, daß beim Tier jedenfalls nach Wasserzufuhr die M.z.E. nicht zunimmt, eher manchmal etwas vermindert gefunden wird.

Über Zusammenhänge zwischen dem *hämatopoetischen* Apparat, besonders dem Knochenmark und dem Wasserhaushalt wissen wir noch nichts. Bei kurzfristigen Untersuchungen lassen sich Einflüsse dieses Systems wohl in der Regel ausschließen. Bei fortlaufenden Untersuchungen des Blutes auf Erythrocytenzahl und Hämoglobingehalt kann man nicht selten beobachten (vgl. F. O. HESS), daß auch bei sorgfältigster Technik die mit den beiden Methoden gleichzeitig erhaltenen Werte auseinanderfallen. Das kann nach SCOTT seinen Grund darin haben, daß eine stärkere Anisocytose besteht, wobei die Körperchen verschiedener Größe verschieden rasch strömen und verschieden stark gespeichert werden.

Von besonderem Interesse sind die Beobachtungen, die die Abhängigkeit der Plasmamenge von der M.z.E. zeigen. So sahen WHIPPLE, ROBERTSON und BOCK, daß nach großen Blutverlusten die Plasmamenge sofort kompensatorisch erhöht ist, um dann bei zunehmender Regeneration der Erythrocytenmenge allmählich wieder abzusinken. Das gleiche haben wir wiederholt bei der Behandlung von Polycythämien mit Phenylhydrazin beobachtet: entsprechend der Abnahme der Erythrocytenmenge stieg die Plasmamenge an, so daß die Gesamtblutmenge unverändert blieb. Um ähnliche Vorgänge handelt es sich auch wohl bei der kompensatorischen Vermehrung der Plasmamenge bei dem hämolytischen Ikterus (GRIFFITH, BROWN, ROTH). Bei sehr starkem Blutverlust beobachteten ROBERTSON und BOCK, daß sich die stark erniedrigte Erythrocytenmenge in ein gewisses Gleichgewicht zu einer verkleinerten Plasmamenge einstellt. Auch bei großer Flüssigkeitszufuhr nimmt dann die Plasmamenge nicht zu. Die Autoren erblicken darin eine Schutzmaßnahme des Körpers; zugunsten der Sauerstoffversorgung der Organe soll eine allzu große Verdünnung des zirkulierenden Hämoglobins verhindert werden. Ähnliche Beobachtungen wurden neuerdings noch von BREDNOW mitgeteilt. Es geht hieraus hervor, daß wir eine gemeinsame Steuerung für die Summe der zirkulierenden Erythrocyten- und Plasmamengen, eine „Gesamtblutmengenregulation", annehmen müssen, was im Interesse der Funktion des Kreislaufes zweckmäßig erscheint. Man kann annehmen, daß hierbei die Füllung der Gefäßbahnen, um deren Aufrechterhaltung es sich handelt, selbst als regulatorischer Reiz wirkt.

1. Plasmamenge.

Die Bedingungen, unter denen die Bestimmung von Hämoglobin- und Erythrocytenzahlen einen Schluß auf die Plasmamenge zulassen, sind nach dem bisher Gesagten folgende: Es müssen Änderungen der Hämatopoese auszuschließen sein, deshalb sind nur kurzfristige Versuche möglich. Es muß das Gesamtvolumen der zirkulierenden Erythrocyten unverändert bleiben, und schließlich dürfen keine vasomotorischen Störungen der Zirkulation vorliegen. Zudem ist zu betonen, daß uns diese Bestimmungen stets nur über relative Änderung der Plasmamenge unterrichten und keinen Anhalt für ihre absolute Größe geben.

Sind die genannten Bedingungen nicht erfüllt, und will man das wahre Volumen des zirkulierenden Plasmas kennenlernen, so muß man sich des direkten Verfahrens bedienen.

Unter diesen ist heute die Injektion kolloidaler Farbstoffe und die Bestimmung ihres Verdünnungsgrades die Methode der Wahl. Auf die zahlreichen anderen Methoden einzugehen, ist hier nicht der Ort. Zweifellos sind die Farbstoffmethoden am besten erprobt.

Hier sind wir auch durch zahlreiche Untersuchungen am genauesten
über die Fehlerquellen orientiert (ROWNTREE, WHIPPLE, SMITH
[vgl. S. 32]). Für besondere Zwecke kann es wünschenswert sein,
andere Methoden zur Kontrolle der Farbstoffmethode heranzuziehen; hierfür kommt besonders die CO-Methode in Frage. Die
Tabelle 9, einer Arbeit von WHIPPLE entnommen, zeigt, daß die
Übereinstimmung der mit den verschiedenen Methoden gewonnenen
Werte keineswegs ideal ist; die Farbstoffmethode gibt stets für
das Plasma die höchsten Werte, die niedrigsten Werte werden
naturgemäß mit der WELCKERschen Methode des direkten Aus-
blutens gewonnen. Gegenüber der Kritik, die an solche Differenzen
der Werte anknüpft — vgl. insbesondere LAMSON und ROSEN-
THAL —, ist jedoch zu betonen, daß die gleichzeitige Anwendung
mehrerer Methoden am selben Tier doch einen sehr viel größeren
Eingriff in den Organismus darstellt, als die Anwendung der
Farbstoffmethode allein; insbesondere werden dabei derartig große
Blutmengen zur Untersuchung nötig, daß schon hierdurch eine
Übereinstimmung der Werte erschwert wird.

Tabelle 9. (Nach WHIPPLE, Study VII.)

	Hund I		Hund II	
	Erythrocyten-menge	Plasmamenge	Erythrocyten-menge	Plasmamenge
Farbmethode . . .	381	538	822	932
Co-Methode. . . .	358	505	729	826
WELCKER-Methode	306	432	664	752
Hämatokrit . . .	41,1%		46,4%	

Wichtig ist, daß systematisch vergleichende Untersuchungen
zwischen den Werten der Farbstoffmethode und dem Erythrocyten-
bzw. Hämoglobin-Gehalt die Brauchbarkeit der letzteren Methode
zur Orientierung über die Plasmaschwankungen ergeben haben.
Es muß freilich gefordert werden, daß bei Wechsel der Versuchsbedingungen der übereinstimmende Gang von Erythrocyten- und
Plasmabewegung jedesmal erneut bewiesen wird.

Plasmabewegungen mit Hilfe von fortlaufenden Hämoglobinbestimmungen werden in zahlreichen Arbeiten ungenau berechnet; daher sei hier
ein Beispiel durchgeführt:

Wir nehmen an, daß — unter der Voraussetzung einer konstanten
zirkulierenden Erythrocytenmenge — zwei Blutproben gegeben sind, in

denen nur der Plasmaanteil geändert wird, während die Menge der Körperchen konstant bleibt. Die absoluten Mengen sollen je 100 ccm betragen. In der 1. Probe finden wir einen Hämatokritwert von 40% und einen Hämoglobingehalt von 15 g-%, in der zweiten eine Verminderung des Hämoglobins um 10%, also 13,5 g-%. Wie groß ist demnach die absolute Zunahme des Plasmaanteils? Die Abnahme des Hämoglobins von 15 auf 13,5 g-% gibt zunächst eine Zunahme der gesamten Blutmenge $\frac{15 \cdot 100}{13,5} = 111{,}1$ ccm.

Hieraus ergibt sich für die 2. Blutprobe ein Hämatokritwert von $\frac{40}{111,1} = 36\%$.

Die Gesamtblutmenge ist also von 100 auf 111,1, die absolute Plasmamenge jedoch von 60 auf 71,1 ccm (also um 19% des Wertes) gestiegen. Wenn wir demnach bei einer Versuchsperson mit einer Gesamtblutmenge von 6000 ccm und einem Hämatokritwert von 40% eine Abnahme der Hämoglobinwerte von 15,0 auf 13,5 g-% finden, so bedeutet das, daß die Gesamtblutmenge von 6000 auf 6660, die Plasmamenge jedoch von 3600 auf 4200 angestiegen ist. Unter der Voraussetzung also, daß die Erythrocytenmenge konstant bleibt, muß ein Einstrom von 660 ccm Plasma in die Blutbahn stattgefunden haben.

Für die Verläßlichkeit der Farbplasmamethode spricht in überzeugender Weise die große Konstanz der Werte, wie man sie unter gleichbleibenden Bedingungen beim gesunden Menschen oder Tier findet. „Plasma volume constitutes one of the most striking and significant so-called constants of the body" (ROWNTREE). Vorbedingung dafür ist die Einhaltung von Grundumsatzbedingungen, d. h. die Versuchsperson muß stets nüchtern und in der Ruhe sein.

Tabelle 10 gibt nach eigenen Untersuchungen die Plasmamengenwerte eines gesunden Menschen über 1 Jahr hin in monatlichen Abständen bestimmt. Zum Vergleich geben wir die Werte eines gesunden Hundes. Die Schwankungen der Werte sind beim Menschen sehr gering und betragen etwa ± 5%, beim Hunde sind sie in der Regel etwas größer.

Tabelle 10.

Mensch H. M., 26 Jahre, 69 kg	Hund 18 kg	Mensch H. M., 26 Jahre, 69 kg	Hund 18 kg
ccm	ccm	ccm	ccm
4200	760	4150	800
4100	600	4080	970
3850	920	3900	840
4050	820	4120	710
3880	550	3800	780
4100	760	4020	740

Es ist weiterhin wichtig, daß die Plasmawerte auch in kurzen Zeitabständen konstant gefunden werden. Die Zahlenwerte der Tabelle 11 wurden mit einer jedesmal erneut vorgenommenen Farbinjektion gewonnen. (Die Angaben für den Menschen entstammen

eigenen Untersuchungen, die für den Hund sind einer Arbeit von
SMITH entnommen.)

Die absolute Menge des Blutplasmas beträgt bei einem gesunden
Erwachsenen 3—4 Liter, sie ist bei Männern in der Regel etwas
größer als bei Frauen. Berechnet auf das Körpergewicht findet man durchschnittlich 50 ccm pro Kilogramm, also 5%. Noch besser ist die Übereinstimmung zwischen verschiedenen Individuen, wenn man die Körperoberfläche als Bezugssystem nimmt. Man findet dann etwa 1900 ccm

Tabelle 11.

Mensch		Hund (nach SMITH)	
Zeit	Plasmamenge	Zeit	Plasmamenge
8^{30}	2750	10^{43}	1048
9^{45}	2820	11^{08}	1074
11^{30}	2700	11^{27}	1088
2^{10}	2910	10^{00}	909
		10^{45}	896
		1^{55}	994

pro Quadratmeter Oberfläche. Für die Einzelheiten sei auf die
Darstellung von ROWNTREE verwiesen.

Beim Tiere findet man in der Ruhe schon eine größere Schwankung der Werte; in 200 Plasmamengenbestimmungen an 20 Hunden
unter Grundumsatzbedingungen fanden wir einen Durchschnittswert von 53 ccm pro Kilogramm Körpergewicht, also ebenfalls
etwa 5%.

Dieser Konstanz der Plasmamenge bei gleichbleibenden äußeren
Bedingungen steht eine außerordentliche Labilität bei Änderung der
Bedingungen gegenüber. Das erschwert nicht selten die Beurteilung
und hat zu zahlreichen Widersprüchen in der Literatur geführt;
die Plasmamenge wird aber dadurch auch zu einem sehr empfindlichen Indicator für Vorgänge des Wasserhaushaltes.

Die Schwankungen der Plasmamenge lassen sich naturgemäß
am besten in kurzfristigen, akuten Versuchen beurteilen, während
über längere Zeiträume hin die große Zahl der beteiligten Faktoren
die Übersicht erschwert.

Parenterale Zufuhr von Flüssigkeiten läßt die Plasmamenge ansteigen. Stärke und Dauer der Wirkung hängt dabei ganz von der Art
der zugeführten Lösung ab. So beobachteten wir nach einer Bluttransfusion bei einem gesunden Menschen, daß die Plasmamenge, die
dem zugeführten Werte entsprechend zugenommen hatte, nach $1^{1}/_{2}$
bis 2 Stunden den alten Wert wieder erreicht hatte. Eine ähnlich
lange Verweildauer besitzt die Gummilösung BAYLISS' (6—7%

Gummi arabicum und 0,9% NaCl), die sich deshalb nach großen Verlusten zur Wiederauffüllung der Blutbahn eignet. Wesentlich kürzer verweilen Salzlösungen in der Blutbahn. Hier verschwindet in der Regel schon während der Infusion ein großer Teil der Flüssigkeit aus der Blutbahn, in den Versuchen von MENDEL und SMITH etwa 40—60%, so daß man bei kleinen Mengen nicht selten wenige Minuten nach der Infusion keine Vergrößerung der Plasmamenge mehr nachweisen kann. Die Wirkung der Salzlösungen ist einmal von ihrer Konzentration abhängig, hypotonische Lösungen verschwinden rascher als isotonische. Bei hypertonischen Lösungen kann es zunächst, den osmotischen Regeln folgend, zu einer stärkeren Verdünnung des Blutes kommen, als es der zugeführten Menge entspricht, also zu einem Einstrom von Plasma in die Blutbahn, bevor die Elimination der Lösungen aus der Blutbahn einsetzt. Weiterhin ist die Natur des Salzes bzw. des Ions von Bedeutung. So fanden SMITH und MENDEL bei der Prüfung verschiedener Natriumsalze, daß das Tartrat, Sulfat und Citrat eine längere Verweildauer haben als Acetat, Nitrat, Sulfocyanat, Bromid und Chlorid. Osmotische Vorgänge sind es wohl auch zum Teil, die die Reaktionen der Plasmamenge bei Anstieg des Zuckerspiegels im Blut (MARX, LEE, FOSHAY) bedingen. Der Zusatz von „Schutzkolloiden" wie Gummi oder Gelatine (SMITH, MENDEL, BOGERT) zu den Salzlösungen verlängert ihre Verweildauer beträchtlich. Schließlich wird die Geschwindigkeit der Abwanderung der zugeführten Flüssigkeiten aus der Blutbahn noch durch den Zustand der Endothelien bestimmt, denn hier an den Membranen der Capillaren spielen sich ja die Austauschvorgänge zwischen Blut und Gewebe ab. So müssen wir die Wirkung der Narkotica und des Morphiums, die beide die Abwanderung infundierter Flüssigkeit verzögern (BOYCOTT, PRICE-JONES, BOGERT, UNDERHILL und MENDEL), auf die Beeinflussung der Permeabilität der Endothelien beziehen. Ähnlich dürften Abweichungen bei Kranken zu erklären sein. So ist die Verweildauer des transfundierten Plasmas bei Menschen mit starken Blutverlusten sehr viel länger als beim Gesunden; bei Kranken mit Diabetes insipidus und solchen mit QUINCKESCHEN Ödemen verläßt die Kochsalzlösung die Blutbahn rascher als beim Gesunden (BAUER und ASCHNER). Wie schwierig es jedoch ist, mit solch einfachen Begriffen wie der „Durchlässigkeit" der Capillarmembranen zu arbeiten, ergibt sich z. B. aus der Tatsache, daß bei der akuten Nephritis mit Ödemen eine „hohe Durchlässigkeit" angenommen werden muß, daß gleichzeitig aber die Verweildauer infundierter Lösungen bei diesen Kranken stets beträchtlich verlängert ist. Auch bei der experimentellen Nephritis der Tiere mit Uran und Natriumtartrat ist nach BOGERT, UNDERHILL und MENDEL der Ausgleich nach einer Infusion verzögert.

Man hat vielfach versucht, mit Hilfe wiederholter Blutuntersuchungen vor und nach einer Infusion die Gesamtmenge des zirkulierenden Plasma zu berechnen, indem man aus dem Verdünnungsgrad, gemessen an Erythrocytenzahl oder Hämoglobin, auf die Größe des verdünnenden Mediums schloß (SCOTT, HERMANN, SNELL, SHERRINGTON, COPEMAN, BOGERT, UNDERHILL, MENDEL, DE CRINIS PLESCH, nach peroraler Wasserzufuhr CARDENAL). Aus dem Gesagten geht schon zur Genüge hervor, daß dieses Verfahren zu falschen Resultaten führen muß; je nach der Art der verwendeten Lösung (bei SHERRINGTON z. B. hypotonische Lösungen) und je nach dem Zeitpunkt der Untersuchung liegen die Werte zu hoch oder zu niedrig.

Ähnliches gilt für die Änderungen der Plasmamenge nach Aderlaß und Blutverlust. Auch hier setzen rasch gegenregulatorische Vorgänge ein, die zu einem Ersatz des verlorenen Plasmas führen. Dabei kommt es häufig zu einer überschießenden Reaktion, indem auch der verlorengegangene Erythrocytenanteil durch Plasma ersetzt wird. Nach einem Aderlaß von 500 ccm bei einem gesunden Erwachsenen ist die Plasmamenge und auch die Gesamtblutmenge in der Regel schon nach 2—3 Stunden wieder die gleiche wie vor der Entnahme. Das verlorene Blut wird sofort aus den Wasservorräten des Körpers ersetzt, und zwar zunächst aus der Muskulatur, dann aus Leber und Bindegewebe.

Der Wiederanstieg der Plasmamenge nach Verlusten wird durch Äther- und Urethannarkose, also durch eine Beeinflussung der Endothelfunktion, verzögert (BOYCOTT, PRICE-JONES). Auch bei Kranken finden sich Abweichungen. Bei den großen Blutverlusten infolge Verwundungen, wie sie während des letzten Krieges häufig beobachtet wurden, sind die Verhältnisse noch dadurch kompliziert, daß zumeist gleichzeitig ein Wundshock vorliegt, der die Regulationsvorgänge stören kann. Nach ROBERTSON und BOCK kann dadurch bei schweren Verwundungen die Gesamtblutmenge über mehrere Tage hin um 50% vermindert bleiben. Besonders interessant scheinen dabei ihre Beobachtungen, daß die Plasmamenge durch perorale Flüssigkeitszufuhr rascher zur Norm zurückgebracht werden konnte, als durch intravenöse Infusionen. Die Darmpassage mit ihrer physiologischen Vorbereitung und Ansalzung des Wassers scheint die Verweildauer mitzubestimmen.

Die Frage, ob auch perorale Flüssigkeitszufuhr zu einer Zunahme der zirkulierenden Plasmamenge führt, deckt sich zu einem Teil mit dem häufig diskutierten Problem der *Blutverdünnung* nach Wassertrinken; erst die Forschungen der letzten Jahren haben hier Klarheit gebracht. Auf die vorwiegend methodischen Schwierigkeiten, die ihrer Beantwortung entgegenstanden, haben wir hingewiesen.

Heute ist durch zahlreiche Untersuchungen festgestellt, daß die Erythrocyten im strömenden Blut nach dem Wassertrinken regelmäßig und deutlich abnehmen (SIEBECK, MARX, DANIEL und HÖGLER, GOLLWITZER-MEIER und RABL, LEBERMANN, SCHMIDT, DE DECKER, RUPP, ROMINGER, HOPMANN und Schüler, LABBÉ, VIOLLE, BRAHN, BIELSCHOWSKY, KISS, BLIX, OEHME, BAKWIN, POULSSON, KEMPMANN, GIGON, KLEIN und NONNENBRUCH, BRUCKE u. a.).

Dies zeigt sich sowohl im Blut der Fingerbeere als auch gleichermaßen in den übrigen Gefäßbezirken (im Arterienblut von HOPMANN und Schüler, NONNENBRUCH und KLEIN, im Venenblut MARX). Der Beweis, daß es sich bei diesen Erythrocyten- und Hämoglobinschwankungen wirklich um Änderungen der Plasmamenge handelt, wurde mit Hilfe der direkten Farbplasmamethoden von MARX und MOHR, WHIPPLE und seinen Mitarbeitern, SMITH, DRESEL und LEITNER erbracht (s. Tabelle 12, die einer Arbeit von WHIPPLE entnommen ist). Wir können demnach durch fortlaufende Hämoglobinbestimmungen unter verschiedenen Bedingungen die Schwankungen der Plasmamenge nach Flüssigkeitszufuhr kontrollieren.

Tabelle 12. (Nach WHIPPLE.)

	Hund I		Hund II	
	Nüchtern	Nach Wasser	Nüchtern	Nach Wasser
Plasmamenge (Farbstoffmethode)	1080	1490	1065	1410
Erythrocytenmenge (Co-Methode)	1182	1126	1029	924
Hämatokrit in %	54,5	49,0	56,5	51,7

Die Hämoglobinwerte verlaufen nun nach Wassertrinken (wir beziehen uns hier vorwiegend auf den Trinkversuch) in einer typischen Kurve (Abb. 1). Sofort nach dem Trinken sinken sie steil und tief um 10—15% des Nüchternwertes ab. Der tiefste Punkt dieser „initialen Verdünnung" liegt etwa 20—40 Minuten

nach dem Trinken. Danach steigen sie wieder steil an, um zumeist
nach 50—80 Minuten den Ausgangswert wieder zu erreichen; dieses
Wiederansteigen der Werte nach 1 Stunde erklärt auch, warum
manche Untersucher, die, wie z. B. HALDANE und PRIESTLEY, das
Hämoglobin nur einmal nach 1 Stunde bestimmten, keine Abnahme
finden konnten. Darauf sinken die Werte regelmäßig erneut ab.
Die Kurve der „sekundären Verdünnung" verläuft häufig etwas

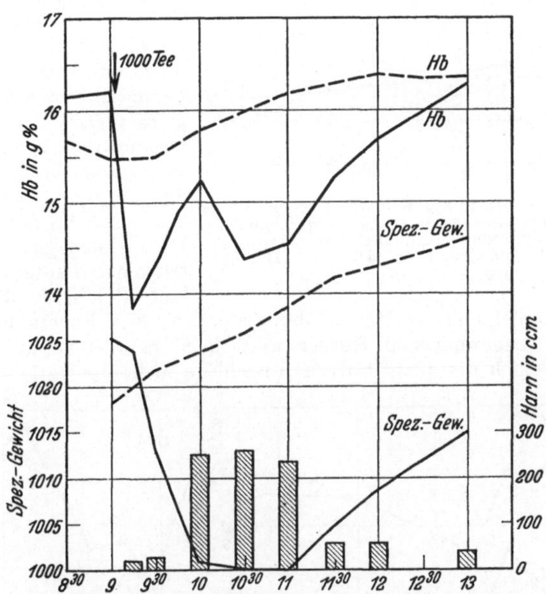

Abb. 1. Die gestrichelten Linien geben die Werte eines Kontrollversuches ohne
Wasserzufuhr an. (Aus Klin. Wschr. 1925 II, 2339.)

flacher und breiter als die der initialen. Ihr tiefster Punkt kann
jedoch die initiale Verdünnung auch übertreffen. In manchen Fällen
verläuft die sekundäre Verdünnung in 2—3 Zacken, auch beobachten
wir manchmal schon während der 1. Stunde mehrere Wellen.

4—5 Stunden nach dem Trinken ist beim gesunden Menschen
der Ausgangswert stets wieder erreicht. Diese Verlaufsform wurde
übereinstimmend von MARX, WIECHMANN, ROMINGER, KISS,
LEBERMANN, RUPP, SCHMIDT, HITZENBERGER, MERKLER, SHOE-
MAKER gefunden. Daß die Schwankungen der Hämoglobinwerte
hierbei auf solche der Plasmamenge bezogen werden können,
konnten MARX und MOHR beweisen.

Es war hierzu nötig, die Methodik der Farbplasmabestimmung zu modifizieren, da ein zu häufiges Einspritzen von Farbe und zu große Blutentnahmen die empfindlichen intermediären Vorgänge stören können. Wir injizierten bei Hunden zunächst eine große Farbmenge und bestimmten 3 Minuten danach die Plasmamenge (Abb. 2). Der Farbstoffspiegel im Blut sinkt nun sehr rasch ab, in der 1. Stunde um 40—50%, in den folgenden Stunden langsamer, von der 6.—9. Stunde nach der Farbinjektion beträgt die Abnahme nur noch 5% des Ausgangswertes. Um diese Zeit begann der eigentliche Versuch: wir bestimmten den Ausgangswert der Farbkonzentration im Serum und das Hämoglobin, gaben Wasser zu trinken und untersuchten fortlaufend alle 30 Minuten den

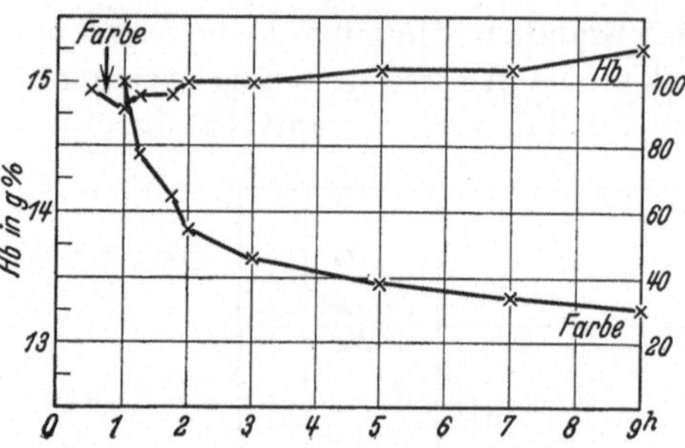

Abb. 2. Hund von 18 kg. Kontrollversuch ohne Wasserzufuhr. 10 ccm einer 10%igen Trypanblaulösung intravenös injiziert. [Aus MARX u. MOHR: Arch. f. exper. Path. **123**, 205 (1927).]

Farbstoffspiegel und die Hämoglobinwerte (Abb. 3). Es ergab sich, daß die beiden so gewonnenen Kurven weitgehend parallel verlaufen, absolut stimmen freilich die quantitativen Ausschläge nicht überein.

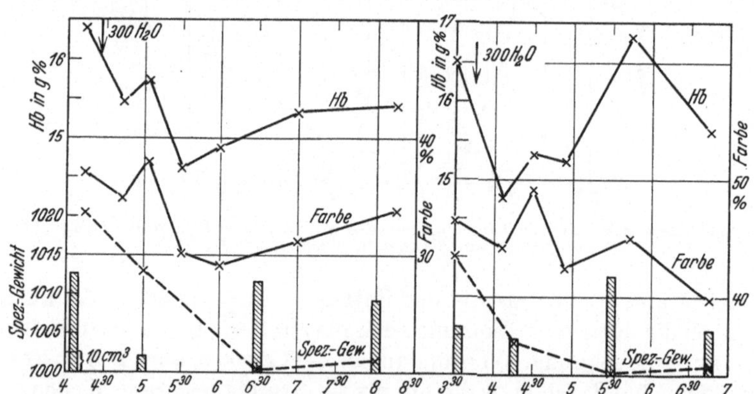

Abb. 3. Hunde von 18,0 bzw. 20,0 kg. 6 Stunden vor der Tränkung war die gleiche Farbmenge injiziert wie bei Abb. 2. Wasser mit der Schlundsonde. Blutentnahmen aus der Beinvene.

Danach glauben wir sagen zu können, daß auch dem charakteristischen mehrphasigen Verlauf der Hämoglobinkurve in erster Linie Schwankungen der Plasmamenge zugrunde liegen.

Die eingehende Analyse der quantitativen Verhältnisse hat ergeben, daß zwischen der Menge der zugeführten Flüssigkeit und der Größe der Blutverdünnung kein direktes Verhältnis besteht. Einmal kann man schon bei sehr kleinen Trinkmengen bis herab zu 50 g eine deutliche Hämoglobinabnahme finden (Abb. 4). (Bei noch kleineren Mengen kann die Verweildauer im Magen derart verlängert sein, daß es erst sehr spät zu einer Resorption kommt.) Andererseits kann man auch durch sehr große Wassermengen die Plasmamenge nicht weiter steigern; nach exzessiven Wassergaben per os, die bis zu einer Wasservergiftung führten, fanden ROWNTREE

und GREENE mit der Farbplasmamethode nur eine Zunahme bis zu 14%. Wir begegnen also hier einem Anstoßprinzip, wie wir es bei manchen vegetativen Vorgängen beobachten (so ist auch die Höhe des Blutzuckeranstieges weitgehend unabhängig von der Menge des zugeführten Zuckers). In dem gleichen Sinne spricht noch folgende Beobachtung: die Form der Hämoglobinkurve bleibt im wesentlichen die gleiche; einerlei, ob nur einmal oder mehrmals hintereinander getrunken wird. Am Ende der 1. Stunde nach

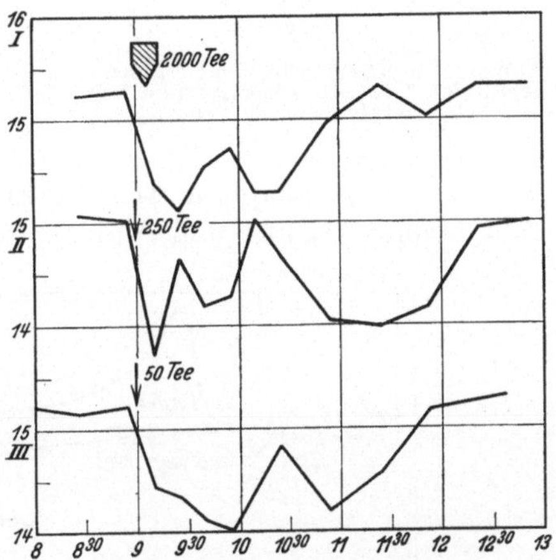

Abb. 4. W. S., 25 Jahre, ♂, 71,4 kg. I (27. 8.) 2000 ccm Tee; II (28. 8.) 250 ccm Tee; III (29. 8.) 50 ccm Tee. (Aus Klin. Wschr. 1925 II, 2339.)

dem ersten Trunk steigen die Hämoglobinwerte regelmäßig wieder an, auch wenn etwa kurz vorher ein zweites Mal getrunken wird. Erst 2—3 Stunden nach dem ersten Trunk pflegt ein erneuter Trunk zu einem erneuten Absinken der Hämoglobinwerte zu führen. Während wir also soeben ein Verhalten kennenlernten, das mit dem Alles-oder-Nichts-Gesetz bei der Herztätigkeit zu vergleichen ist, begegnen wir hier einer Erscheinung die weitgehend der „refraktären Phase" während der Herzaktion entspricht. Es geht aus diesen Beobachtungen des weiteren schon hervor, daß zwischen dem Verlauf der Blutverdünnung und der Diurese kein einfacher Zusammenhang besteht. Wir sehen, daß die Diurese oft erst einsetzt, nachdem die Hämoglobinwerte wieder ansteigen, oder daß die Diurese noch vor dem Sinken der Hämoglobinwerte beginnt. Wir können also keinesfalls die mit Hilfe des Hämoglobinwertes bestimmte „Blutverdünnung" als den „adäquaten Reiz" der Diurese auf-

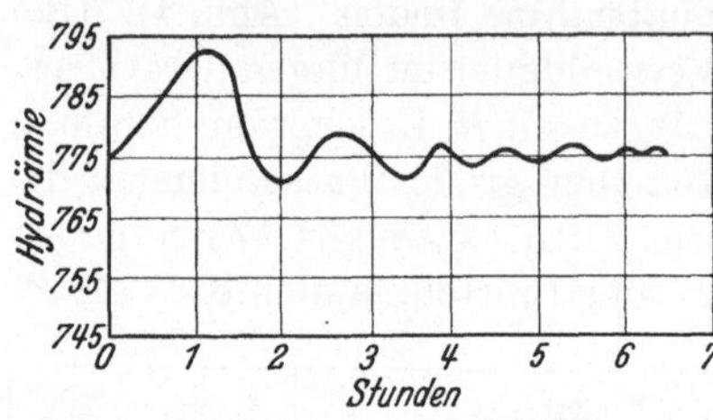

Abb. 5. Die Kurve gibt den Gesamtwassergehalt des Blutes an. (Aus LABBÉ u. VIOLLE:
Metabolisme de l'eau.)

fassen, wie das immer noch von mancher Seite getan wird.

Zur Erklärung des eigentümlichen Verlaufes der Blutverdünnung nach dem Wassertrinken hat man daran gedacht, daß es sich um einen einmaligen Anstoß des Mechanismus zu Beginn und um ein Abebben der Bewegung im Sinne einer gedämpften Schwingung im weiteren Verlauf handeln könnte (LABBÉ und VIOLLE, s. Abb. 5). Derartige Abläufe

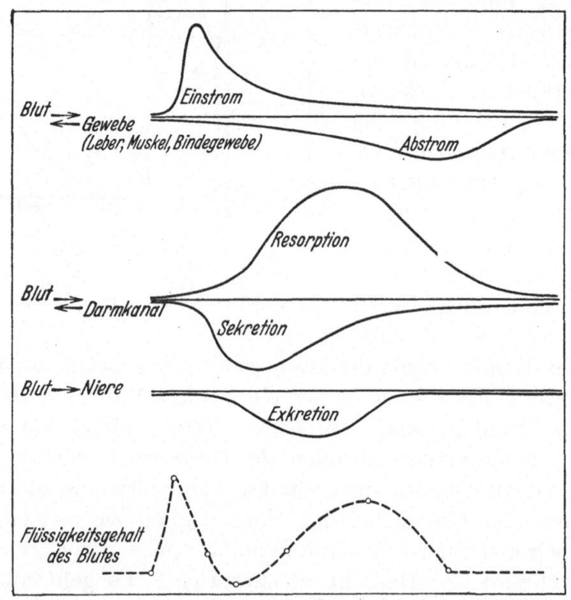

Abb. 6. Erklärung siehe Text. (Nach einer Untersuchung gemeinsam mit
L. FRIEDMANN.)

beobachten wir häufig im Organismus. (So zeigt besonders der Blutdruck nach Belastung oft eine negative Nachschwankung, ebenso zeigt der Blutzucker nach peroraler Belastung mit Zucker eine Nachschwankung, die an das Ausschwingen eines gedämpften Schwingungssystems erinnert.) Bei der Blutverdünnung scheinen uns die Verhältnisse wesentlich komplizierter zu sein. Einen derartigen Verlauf der Kurve, mit einem Wiederanstieg der Werte über den Ausgangswert, wie ihn LABBÉ und VIOLLE annehmen, haben wir nur sehr selten beobachten können. Die sekundäre Verdünnung 2—3 Stunden nach dem Trinken ist vielmehr nicht selten stärker ausgeprägt als zu Beginn.

Wir müssen zum Verständnis vielmehr die ganze Vielheit der Faktoren, die den Verlauf beeinflussen können, berücksichtigen.

Abb. 6 stellt einen schematischen Versuch dar, die wichtigsten der bekannten Austauschvorgänge zwischen Blut und Gewebe zur Erklärung des Verlaufs in Rechnung zu setzen. Wir haben diejenigen Vorgänge, die zur Zunahme der Plasmamenge führen, nach oben von der Grundlinie eingezeichnet, die eine Abnahme bedingen, nach unten. Es findet zunächst ein Einstrom aus den Geweben in die Blutbahn statt, der von der Resorption unabhängig ist und durch vasomotorische, zum Teil auch psychische Reize ausgelöst wird. Wir kommen darauf später noch zurück.

Dem steht im zweiten Teil des Versuchs — der einfachen Übersicht wegen betrachten wir die Verhältnisse bei der akuten Belastung, dem Trinkversuch — ein Wiederabströmen in das Gewebe gegenüber. Zwischen Blut und Magendarmkanal beobachten wir ebenfalls eine zweifache Flüssigkeitsbewegung: zu Beginn findet eine starke Sekretion in das Lumen von Magen und Darm statt, später setzt dann die Resorption des getrunkenen Wassers ein. Schließlich ist noch die Ausscheidung durch die Nieren zu berücksichtigen, deren Höhepunkt etwa nach $1^{1}/_{2}$ Stunden, also in der Mitte des Versuchs, zu liegen pflegt. Wenn wir die Bewegung der Plasmamenge und den reziproken Ablauf der Hämoglobinkurve als eine Resultante aus diesen einzelnen Vorgängen auffassen, so kann, wie die Abb. 6 zeigt, der eigentümliche Verlauf wohl erklärt werden.

Die Größe der Blutverdünnung und der zeitliche Ablauf werden deutlich beeinflußt durch die gleichzeitige Zufuhr von Salzen. Einmal ist, wie KORTH und MARX im Tierversuch zeigen konnten, die Zunahme der Plasmamenge dadurch wesentlich verstärkt, auch die Dauer der Blutverdünnung ist hierbei verlängert. Neben der Konzentration der Salze bestimmt die Art der Salze bzw. der Ionen das Ausmaß der Veränderungen.

Die zu beobachtenden Abläufe nach Flüssigkeits- und Salzzufuhr sind auch verantwortlich für die Schwankungen der Plasmamenge und Erythrocytenzahl, wie sie bei fortlaufenden Bestimmungen im Laufe des Tages beim Menschen gefunden werden (RABINOWITSCH, DREYER, BAZETT, PIERCE, LLOYD JONES, LASCH und BILLIG, ROMINGER und GRUNEWALD). Es kommen

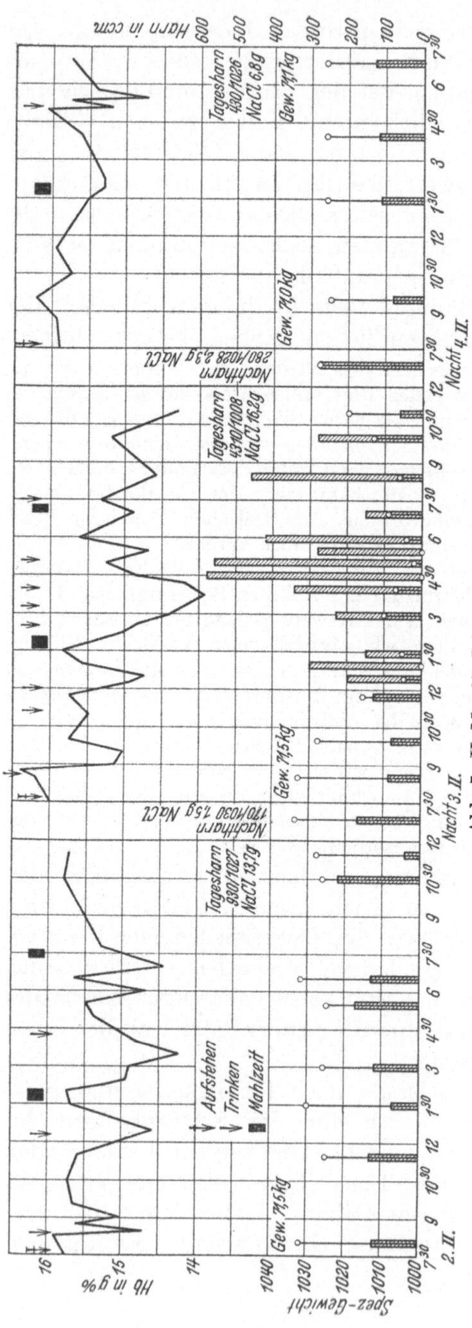

Abb. 7. H. M., 27 Jahre, ♂, 71,5 kg.

freilich — zumal wenn sich der Mensch in der üblichen Tagesarbeit befindet — noch manche andere Faktoren hinzu, die hauptsächlichen Änderungen sind jedoch auf die Wasser- und Salzaufnahme zu beziehen.

Das zeigt deutlich die Abb. 7, die einen Selbstversuch darstellt, bei dem 3 Tage lang das Hämoglobin halbstündlich bestimmt wurde. Man erkennt den typischen diphasischen Verlauf der Hämoglobinkurve besonders am Morgen des 1. und am Abend des 3. Tages. Nach der Mahlzeit nahmen infolge der Salzzufuhr die Werte stärker und über längere Zeit hin ab. Der Wiederanstieg der Kurve wurde durch erneutes Trinken nicht beeinflußt. Während die Wasserzufuhr am 1. Tage, wie in der Vorperiode des Versuchs 1500 ccm betrug, wurde sie am folgenden Tage auf 5000 ccm gesteigert, die Hämoglobinwerte sanken hierbei infolge des häufigen Trinkens. Der Durchschnittswert liegt jedoch nicht wesentlich tiefer als am 1. Tag. Hingegen zeigt der 3. Tag, ein Dursttag mit Trockenkost, daß die Hämoglobinwerte wesentlich konstanter sind als an den Vortagen, sie liegen auch durchschnittlich höher.

Für die Praxis ergibt sich aus solchen Versuchen, wie notwendig es ist, Hämoglobin- und Plasmamengenbestimmungen, ebenso auch andere Untersuchungen des Wasserhaushaltes stets am nüchternen Menschen anzustellen. Der beschriebene Verlauf der Blutverdünnung nach Wasserzufuhr erfährt bei manchen *Kranken* charakteristische Abänderungen. So sahen wir, daß bei Leberkranken die Blutverdünnung länger anhalten kann. Die gleiche Veränderung wurde bei Kranken mit akuter Nephritis beobachtet (Abb. 8) (DANIEL) und HÖGLER, MARX). Hierbei fanden wir oft 6—7 Stunden nach dem Trinken noch eine starke Verminderung der Hämoglobinwerte, während die anfängliche Verdünnung in manchen Fällen fehlte oder nur angedeutet war. Dieses kann nicht einfach mit einer verminderten „Ausscheidungsfähigkeit" der Nieren erklärt werden, denn wir finden den gleichen Kurventypus auch bei solchen Patienten, bei denen die Wasserausscheidung auf Belastung normal oder gar überschießend ist. Einen anderen Verlauf beobachten wir bei bestimmten Formen der chronischen Nephritis, z. B. bei der

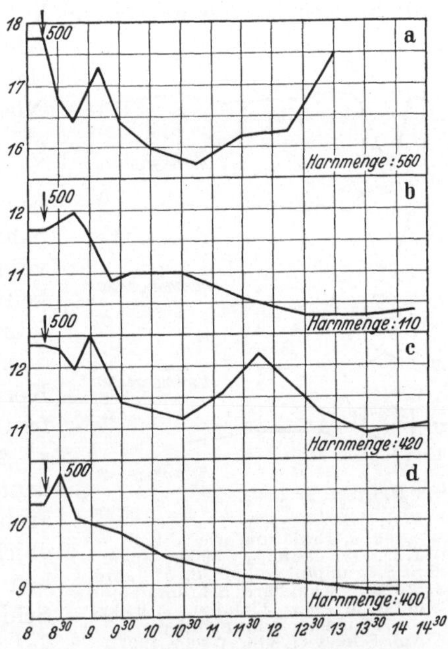

Abb. 8. Die Ordinaten geben den Hämoglobingehalt in g-% an, die Abszissen die Zeit. *a* F. F., 20 Jahre, ♂, 56 kg; gesund. *b* J. P., 46 Jahre, ♂, 71 kg; akute Nephritis. *c* id., 63 kg. *d* M. D., 26 Jahre, ♀, 62 kg; akute Nephritis.
(Aus SIEBECK: Klin. Wschr. 1927 I.)

sekundären Schrumpfniere (s. Abb. 9). Hier läßt sich häufig keinerlei Blutverdünnung nachweisen, bei sehr häufigen Bestimmungen findet man manchmal noch die initiale Verdünnung, während die sekundäre zumeist fehlt.

Bei Herzkranken schlägt die Plasmamenge nach dem Trinken häufig sehr stark und unregelmäßig aus. Derartige Schwankungen der zirkulierenden Plasma- und Blutmenge können wohl für die Leistung des Kreislaufes und seine Regulation bedeutungsvoll sein.

Auffällige Veränderungen finden wir bei Erkrankung der Hypophyse. Hier kann es beim Trinkversuch zu einer paradoxen Verminderung der Plasmamenge kommen, die Kurve der Bluteindickung kann dabei der normalen reziprok verlaufen (MARX, KISS).

Erklären können wir diese verschiedenen Abläufe noch nicht mit Sicherheit. Wir werden uns hüten müssen, zu rasch den einen oder anderen Faktor, wie etwa die Ausscheidungsfunktion der Nieren oder die Endothelfunktion, als „Ursache" anzunehmen.

Während Flüssigkeitszufuhr beim Gesunden stets zu einer Zunahme der Plasmamenge führt, vermindert umgekehrt Flüssigkeitskarenz und vermehrte Ausfuhr stets die Plasmamenge. Bei dem lebhaften Wasserwechsel des Körpers genügt schon eine kurzfristige Wasserkarenz von etwa 1—2 Tagen, um beim Menschen deutliche Zeichen der Wasserverarmung hervorzurufen. Das erste objektive Zeichen dessen ist neben den Erscheinungen an den Schleimhäuten die Verminderung der zirkulierenden Plasmamenge, die Bluteindickung; der Zeitpunkt des ersten Auftretens der Veränderungen hängt unter anderem von der Größe der verfügbaren Wasserdepots und ihrer Beanspruchung ab. Wir finden infolgedessen bei einzelnen Tierarten große Unterschiede. Während beim Menschen schon nach 1—2 Tagen deutliche Erscheinungen auftreten, kann es bei Tieren wie den Fettschwanzschafen, den Dromedaren und Kamelen bis zu 20 Tage dauern, da diese Tiere über große Wasser- und Fettdepots verfügen. Wie wir betont haben, stellt die Plasmamenge dasjenige Wasserdepot dar, über das am leichtesten und raschesten verfügt werden kann, demnach läßt sich Wassermangel hier auch am ehesten erkennen. Für die Größe der Verminderung ist zunächst der zeitliche Ablauf entscheidend. So

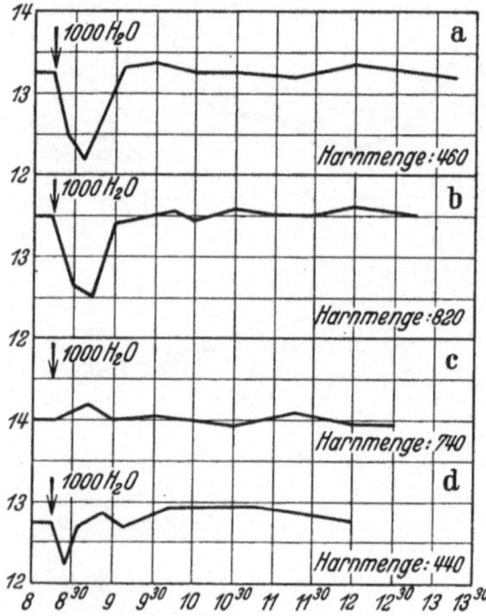

Abb. 9. Erklärung wie Abb. 8. *a* J. D., 40 Jahre, ♂, 59 kg; sekundäre Schrumpfniere. *b* F. S., 58 Jahre, ♂, 76 kg; sekundäre Schrumpfniere. *c* und *d* M. Sch., 33 Jahre, ♀, 64 kg; sekundäre Schrumpfniere. (Aus SIEBECK: Klin. Wschr. 1927.)

führt der rasche Verlust einer bestimmten Menge unter Umständen zu einer starken Bluteindickung, während der Verlust derselben Menge innerhalb einer längeren Zeit nur zu geringen Ausschlägen führt. Deshalb wird die Wirkung auch um so stärker sein, je mehr während einer Wasserkarenz gleichzeitig die Wasserabgabe erhöht ist. So fanden wir in Durstversuchen während des Sommers schon nach 2 Tagen die gleiche Verminderung der Plasmamenge, die bei derselben Versuchsperson im Winter nach einer Wasserkarenz von 5 Tagen zu finden war. Diese Beobachtung zeigt gleichzeitig, wie die Mobilisation aus den anderen Wasserdepots, wie z. B. aus der Muskulatur, gegenüber der rasch verfügbaren Plasmamenge, verzögert sein kann (vgl. hierzu A. CZERNY, ADOLPH).

Die größten Schwankungen der Plasmamenge überhaupt beobachten wir dann, wenn auf eine Durstperiode unmittelbar eine Periode mit viel Salz und Wasser folgt. Die Tabelle 13 zeigt zwei derartige Versuche. Der erste stammt von einem gesunden Mann (Selbstversuch). Hier kommt es nach viertägigem Dursten bei einer Trockenkost mit 1500 Calorien täglich zu einer Abnahme des Körpergewichtes um 4 kg und zu einer Verminderung der Plasmamenge auf fast die Hälfte des Wertes, von 4150 auf 2280 ccm.

In direktem Anschluß an die Durstperiode folgte eine Periode mit einer Zulage von 4,5 Liter Wasser und 15 g Kochsalz täglich. Darauf schnellt die Plasmamenge in die Höhe, sie beträgt am Anfang des 4. Wassertages 6550 ccm. Die Plasmamenge wurde dabei stets morgens nüchtern nach 12stündiger Nahrungs- und Wasserkarenz mit Injektion von Trypanblau bestimmt.

Tabelle 13.

Entnommen aus SIEBECK: Verh. dtsch. Ges. inn. Med. **50**, 379 (1928).

Datum	Vorperiode	Plasma	Hämo-globin	kg
	Dr. M.			
5. 6.	Normal	3800	15,35	72,8
2. 8.	Normal	4280	14,50	72,0
15. 10.	Normal	4150	14,75	71,8
21. 11.	4 Tage Durst	2280	17,05	67,7
24. 11.	3 Tage 4,5 Liter + 15 g NaCl	6550	14,25	72,6
	Hund I.			
3. 4.	Am Ende einer Normalperiode . . .	1438	17,07	—
10. 4.	Am Ende einer Normalperiode . . .	1457	16,3	—
17. 4.	Am Ende einer Normalperiode . . .	1462	16,35	—
11. 10.	Am Ende einer Normalperiode . . .	1265	17,2	21,34
15. 10.	4 Tage + 1 Liter Wasser	1560	15,37	21,12
29. 10.	5 Tage Durst	1015	17,8	20,9

Etwas geringere Ausschläge zeigt der 2. Versuch der Tabelle, der von einem großen Hunde stammt. Es geht aus diesen Beobachtungen auch hervor, daß die Umrechnung der Plasmamenge auf das Körpergewicht bei der gleichzeitigen Gewichtsabnahme unrichtige Werte ergibt. Die absoluten Zahlen sind hier wesentlich wichtiger.

Rowntree fand im Durstzustand Werte bis zu 35 ccm pro Kilogramm Körpergewicht.

Allgemein vermindern alle Faktoren, die zur Wasserverarmung des Körpers führen, auch die Plasmamenge. So sehen wir Bluteindickungen bei anhaltendem Erbrechen, z. B. bei der Hyperemesis gravidarum oder der Seekrankheit, wobei neben Störungen der Einfuhr durch den unter Umständen erheblichen Verlust an Magensekret auch die Ausfuhr erhöht ist. Ebenso droht sie bei allen Durchfallerkrankungen, dem Brechdurchfall der Säuglinge, der Colitis. Ein großer Teil unserer therapeutischen Maßnahmen richtet sich hierbei gegen die Exsikkose als solche. Bei der Cholera beobachtete Roger Abnahme der Plasmamenge um über die Hälfte des Wertes. Im akuten Versuch konnten Underhill und Erico zeigen, wie Laxantien, z. B. $MgSO_4$ oder Na_2SO_4, per os rasch zu einem steilen Anstieg der Erythrocytenzahl des Blutes führen. Die Entwässerung durch hypertone Lösungen, etwa hochprozentige Zuckerlösungen (Haden und Orr, N. Keith), führt entsprechend dem akuten Verlauf zu Verminderung der Plasmamenge. Während die Diurese des Gesunden so reguliert ist, daß erst vermehrtes Angebot von Wasser zur Ausscheidung führt und sich Einfuhr und Ausfuhr die Waage halten, kommt es bei Störung der Diurese, wie dem Diabetes insipidus und bei Anwendung von diuretisch wirksamen Drogen ebenfalls zu einer Bluteindickung. So kann bei dem Insipiduskranken schon eine Flüssigkeitskarenz von wenigen Stunden zu einem deutlichen Ansteigen der Erythrocytenwerte führen. Man hat dieses Verhalten für die Unterscheidung zwischen primärer Polyurie oder Polydipsie angewandt; wir werden jedoch sehen, daß dies nicht angängig ist. Ebenso neigt der Diabetiker mit Polyurie zur Bluteindickung, die Verminderung der zirkulierenden Plasmamenge gehört zu den bedrohlichen Symptomen des Coma diabeticum; hier treten freilich zu der Polyurie noch die Verschiebung der osmotischen Verhältnisse und die Störung des Säure-Basenhaushaltes als weitere Faktoren hinzu. Die Wirkung der Diuretica auf das Plasmadepot ist je nach dem zeitlichen Verlauf der Wirkung und dem Angebot der Flüssigkeit sehr verschieden. So sehen wir bei der relativ spät einsetzenden und protahiert verlaufenden Wirkung des Theophyllins in der Regel zunächst eine deutliche Vermehrung der Plasmamenge (MÖLLER), die man als eine Mobilisation von Flüssigkeit aus den Depots gedeutet hat. Erfolgt kein genügender Nachschub von den Wasserdepots oder vom Darm her, so kann es auch hier einige Stunden nach dem Einsetzen der Wirkung zu einem Anstieg der Hämoglobinwerte kommen. Wirken die Diuretica rasch, wie z. B. die Quecksilberderivate, so dicken sie häufiger ein. Gerade beim Gesunden, dessen Wasserdepots relativ geringer sind als die des Hydropischen, nimmt die Plasmamenge bei Salyrgan im Verlauf der 1. Stunde nach der Injektion häufig ab, während sie beim Hydropischen, der über große Mengen mobilisierbaren Wassers verfügt, beträchtlich zunimmt.

In gleicher Weise wirken schließlich die Wasserverluste durch die Haut. Auch hier hängt der Effekt von der Größe des Wassernachschubes ab. Gibt man einem nüchternen Menschen nach 12stündiger Wasserkarenz Pilocarpin, so steigen die Hämoglobinwerte regelmäßig und deutlich an, im gleichen Verhältnis wie Wasser verlorengegangen ist. Haben die Patienten hingegen kurz vorher getrunken oder stehen größere Wasserdepots zur raschen Verfügung, so können trotz stärksten Schweißverlustes die Plasmamenge zu- und die Hämoglobinwerte abnehmen. Es braucht sich im letzteren Falle nicht um Kranke mit manifesten Hydrops zu handeln; wir finden vielmehr schon beim Gesunden deutliche Unterschiede im Füllungszustand der Wasserdepots. So zeigt die Tabelle 14a die Reaktion von 0,01 Pilocarpin subcutan bei einem

Tabelle 14.
Entnommen aus: Dtsch. Arch. klin. Med. 153, 358 (1926).

a W. Sch., 19 Jahre				b K. R., 28 Jahre			
Zeit	Hämo-globin	Körper-gewicht	Harn	Zeit	Hämo-globin	Körper-gewicht	Harn
10^{00}	14,42	58,4	50/1028	10^{00}	15,20	62,0	40/1016
0,01 Pilocarpin subcutan				0,01 Pilocarpin subcutan			
10^{10}	15,55			10^{10}	14,60		
10^{20}	15,60			10^{20}	15,55		
10^{40}	15,70			10^{30}	15,90		480/1003
11^{00}	15,05			10^{50}	16,25		
11^{20}	15,52			11^{10}	16,40		
11^{40}	15,78			11^{40}	16,82		
12^{00}	16,10	57,70	80/1026	12^{00}	17,22	60,0	

Jüngling von hagerem Aussehen, sehr gering entwickeltem Fett-
polster und kräftiger Muskulatur.

Der Versuch der Tabelle 14b stammt dagegen von einem pastös
aussehenden jungen Mann mit stark entwickeltem Panniculus
adiposus, der im übrigen ebenfalls gesund war.

Auch die Bluteindickung, wie sie bei manchen fiebernden
Kranken, z. B. bei Grippekranken, beobachtet wird (UNDERHILL),

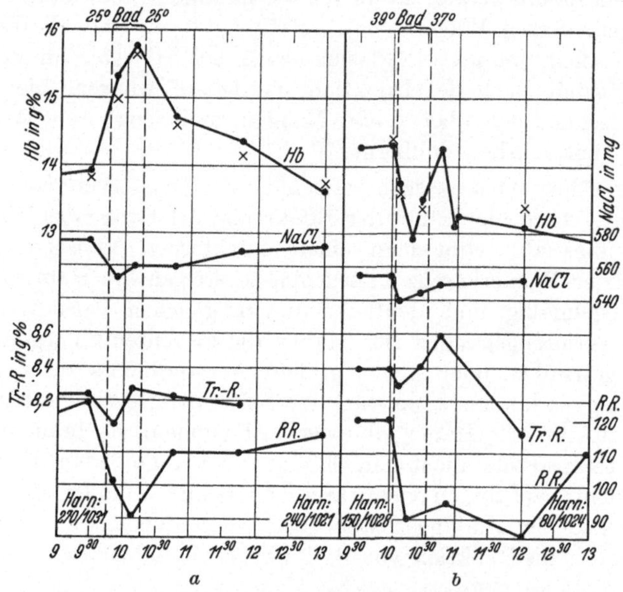

Abb. 10. H. S., 25 Jahre, ♂, 69,5 kg. *a* Versuch im kalten Bad. Temperatur am
Beginn und Ende des Versuchs 25° C. Badedauer von 9⁴⁵—10¹⁵. Die Hämoglobinwerte sind in g-% angegeben. Die Cl-Werte des Serum sind auf NaCl umgerechnet
und in Milligramm angegeben. Der Trockenrückstand des Serum ist in g-% angegeben. *b* Versuch mit der gleichen Versuchsperson im heißen Bad. Temperatur zu
Beginn 39° C, am Ende 37° C. Badedauer von 10⁰⁵—10³⁵. Die Kreuze × geben die
Hämoglobinwerte im Venenblut an. [Aus Dtsch. Arch. klin. Med. **153**, 362 (1926).]

kann zum Teil auf die erhöhte extrarenale Wasserabgabe bezogen
werden. Aber nicht nur Schwitzen und Fieber wirken hierbei auf
die Plasmamenge, sondern noch andere Faktoren vasomotorischer
Art, die den Grad abschwächen, ja die Richtung ändern können.

Nachdem wir früher den Effekt lokal begrenzter vasomotorischer
Vorgänge auf die Zusammensetzung des Blutes kennengelernt
haben, müssen wir jetzt die Wirkung der Vasomotoren auf das
Gesamtblut betrachten.

Zum Studium derartiger Reaktionen dienen besonders Bäder verschiedener Temperatur. So finden sich in der balneologischen Literatur zahlreiche hierher gehörige Angaben.

Nach allgemeiner Übereinstimmung nehmen die Erythrocytenwerte in den verschiedenen Gefäßbezirken im warmen Bade zu Beginn regelmäßig ab (GRAVITZ, COHN, BECKER, WINTERNITZ, ROVIGHI, KNÖPFELMACHER, BREITENSTEIN, MARX). Mit Hilfe der direkten Methoden findet man dabei ein Einströmen von Plasma in die Blutbahn, eine Zunahme der zirkulierenden Plasmamenge (ROWNTREE, BROWN, ROTH, MARX). Bei einem Bade von 39⁰ und 20 Minuten Dauer beträgt die Abnahme der Erythrocytenwerte beim Gesunden 10—20% des Ausgangswertes. Diese Verminderung kann die eigentliche Zeit des Bades bis um 1 Stunde überdauern, meist kommt es jedoch bei der Abkühlung nach dem Bade sofort zu einem steilen Wiederanstieg der Werte (Abb. 10). Entscheidend für den Effekt sind Temperatur und Dauer des Bades (Zusätze von Kohlensäure oder von Medikamenten ändern daran nichts). Grundsätzlich das gleiche beobachten wir in warmen Licht- und Luftbädern. Auch die Feststellung, daß Europäer im heißen Klima höhere Plasmamengen aufweisen als in der Heimat, dürfte zum Teil auf solche vasomotorischen Reaktionen zurückzuführen sein (BARBOUR, LOOMIS, FRANKMANN und WARNER). Sind die Bäder sehr heiß oder dauern sie so lange, daß es zu einer Wärmestauung mit Schweißausbruch kommt, so finden wir entsprechend den Wasserverlusten das Blut eingedickt (Abb. 11) (TARCHANOW, MARX). Auch wenn auf andere Weise das Schwitzen angestoßen wird, kann die Eindickung überwiegen, man findet jedoch bei genauerer Untersuchung, daß dem stets ein Einstrom von Plasma vorausgeht. Die Erhöhung der Körpertemperatur auf andere Weise, etwa durch Fieber oder die Erwärmung durch elektrische Kurzwellen, ist meist mit einer anfänglichen Zunahme der Plasmamenge verbunden, wenn genügend Wasser in den Depots zur Verfügung steht. BARBOUR nimmt an, daß es bei jeder Temperaturerhöhung zu einer Mobilisation von Wasser und als Ausdruck dessen zu einer Blutverdünnung kommt, da auf diesem Wege das zur Regulation der Temperatur notwendige Wasser bereitgestellt werden kann.

Hingegen finden wir in kalten Bädern, einerlei ob in Luft oder Wasser, stets eine Bluteindickung, bestehend in einer Zunahme der Erythrocytenwerte und einer Verminderung der Plasmamenge (GULLAND, GOODALL, MARX). In einem Bade von 25⁰ und

20 Minuten Dauer beträgt die Zunahme der Erythrocytenwerte 15 bis 20 % des Wertes, sie gleicht sich bei der Wiedererwärmung nach dem Bade zumeist rasch wieder aus und ist häufig gleichzeitig mit der reaktiven Hyperämie von einer Verdünnungswelle gefolgt (Abb. 10). Aus diesen Beobachtungen kann man verallgemeinernd folgern, daß es bei Vasodilatation zu einem Einstrom von Plasma in die Blutbahn mit einer Zunahme der Plasmamenge kommt, bei Vasokonstriktion zu einem Abstrom mit Verminderung. Bei Betrachtung der lokal

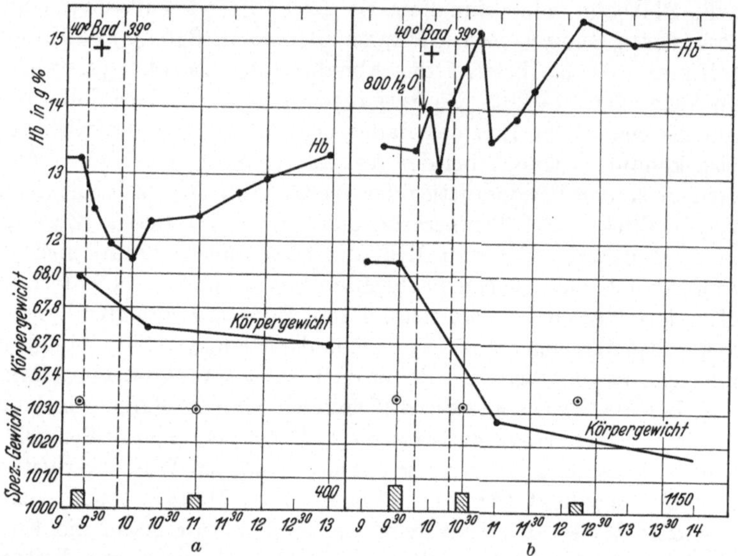

Abb. 11. L. K., 22 Jahre, ♂, 68,0 kg. *a* Heißes Bad ohne Trinken. Temperatur zu Beginn 40° C, am Ende 39° C. + Beginn des deutlichen Schwitzens. Die Hämoglobinwerte sind wie in den früheren Versuchen in g-% angegeben. ⊙ Spezifisches Gewicht des Harns. Die schraffierten Säulen bezeichnen die Harnmenge. *b* Heißes Bad mit Trinken. [Aus: Dtsch. Arch. klin. Med. 153, 369 (1926).]

begrenzten vasomotorischen Reaktionen haben wir bereits das gleiche Verhalten kennengelernt. Diese Regel wird durch weitere Erfahrungen pharmakologischer Art bestätigt. So sehen wir nach Amylnitrit und Histamin, Stoffe mit einer ausgeprägten vasodilatorischen Wirkung, eine Zunahme der Plasmamenge (BREDNOW), bei Histamin kann es im späteren Verlauf der Reaktion dann zu einem vermehrten Abstrom kommen (UNDERHILL und KAPOINOW). Umgekehrt führen vasokonstriktorisch wirksame Stoffe, wie Adrenalin und Pituitrin, zu einer Eindickung des Blutes. Bei dem Adrenalin liegt eine vielfältige Wirkung vor, jedoch wurde auch hier die Abnahme der zirkulierenden Plasmamenge mit Hilfe der direkten Methoden sichergestellt (LAMSON und KEITH, EDMUNDS, NELSON, BREDNOW).

Ebenso durchkreuzen sich beim Shock Vorgänge verschiedener Art. Hier kann einmal die Reaktion verschiedener Gefäßgebiete ganz entgegengesetzt verlaufen. So beobachten wir zumeist in der Peripherie Vasokonstriktion, im Splanchnicusgebiet dagegen Dilatation. Demnach können wir ähnlich wie bei der Adrenalinwirkung ganz verschiedene Verläufe beobachten. Hinzu kommt störend die Veränderung der Erythrocytenverteilung. Im ganzen scheint beim Shock die Neigung zur Plasmaverminderung zu überwiegen; sie kann bedrohliche Ausmaße annehmen und zum Versagen des Kreislaufes führen (KEITH, UNDERHILL und RINGER, GASSER, ERLANGER, MEEK). Bei den Erscheinungen, die wir bei der Muskelarbeit beobachten, sind ebenfalls Faktoren verschiedener Art beteiligt. Zu Beginn der Muskeltätigkeit kommt es entsprechend der Erweiterung der Strombahn durch Eröffnung der Muskelcapillaren (KROGH) meist zu einem Einstrom von Plasma in die Blutbahn, im späteren Verlauf jedoch und bei schwerer Arbeit mit gesteigerter extrarenaler Abgabe zu einem Abstrom mit Bluteindickung. Schließlich führen auch affektive Erregungen entsprechend der Alteration des Vasomotorensystems zu Veränderungen der Blutkonzentration. So wird nach VOLLMER und LEE beim Schreiweinen des Säuglings das Blut regelmäßig eingedickt.

Wir haben bereits gesehen, daß lokal begrenzte venöse Stauung zu einer Veränderung der Blutzusammensetzung führen kann. Daß es sich hierbei nicht um eine einfache Rückstauung der Erythrocyten, etwa eine Abfilterung von dem übrigen Blutstrom handelt, geht deutlich aus der Tatsache hervor, daß eine länger dauernde Stauung großer Gewebspartien zu lebhaften Veränderungen des Gesamtblutes führen kann.

So konnte ENGEL zeigen, daß die Abnahme der Hämoglobinwerte, die nach kurzer Stauung mit niederem Druck (75 mm Hg) im Blut der Fingerbeere eintritt, schon nach einer Stauung von nur 3 Minuten auch im Blut der anderen Körperhälfte nachzuweisen ist (Abb. 12). Wenn man länger (8 Minuten) mit höherem Druck (200 mm Hg) auch einen arteriellen Zustrom drosselt, so kommt es zu einem starken Einstrom von Plasma in die Blutbahn und zu einer Abnahme der Hämoglobinwerte um über 20%, die zuerst im Blut der gestauten Extremität, rasch danach aber auch im Gesamtblut nachweisbar ist (Abb. 13). Ähnliches beobachteten MORAWITZ und DENECKE, YAMAGUCHI und HELLMUTH. Wiederholt man die Stauung ohne Änderung der Druckwerte mehrmals hintereinander in kurzen Intervallen, so kommt es jedesmal zu einer erneuten Verdünnungswelle, auch dann, wenn die Hämoglobinwerte schon für einige Zeit zu dem Ausgangswert zurückgekehrt waren. Sind sie noch im Wiederansteigen befindlich, oder ist der Ausgangswert erst seit einigen Minuten erreicht, so bleibt eine erneute Stauung erfolglos. Wir begegnen also hier wieder einem Anstoßprinzip und dem Phänomen

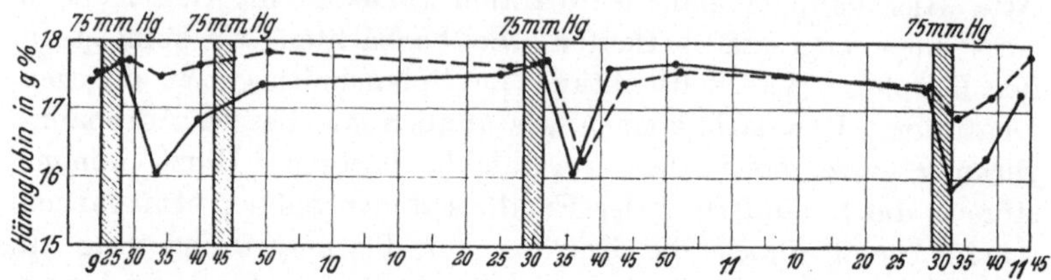

Abb. 12. Versuchsperson H. M. 20. 8. 21. Links wiederholt 3 Minuten unter einem Kompressionsdruck von 75 mm Hg gestaut. •——• Hämoglobinwerte im Fingerblut des gestauten Armes. •———• Hämoglobinwerte im Fingerblut des ungestauten Armes. [Aus ENGEL: Arch. f. exper. Path. 141 (1929).]

der refraktären Phase, wie wir sie schon bei der Betrachtung des Ablaufs der Blutverdünnung nach Flüssigkeitsaufnahme sahen. Bei einer Stauung mit 100 mm Hg, die also zwischen dem systolischen und diastolischen Blutdruck liegt, und bei längerer Dauer (etwa 10 Minuten) kommt es regelmäßig in der gestauten Extremität zu einer Eindickung des Blutes mit einer Zunahme der Hämoglobinwerte um 15—30 % des Wertes; auch diese Reaktion läßt sich merkwürdigerweise oft kurz nach Aufhebung der lokalen Stauung im Gesamtblut nachweisen.

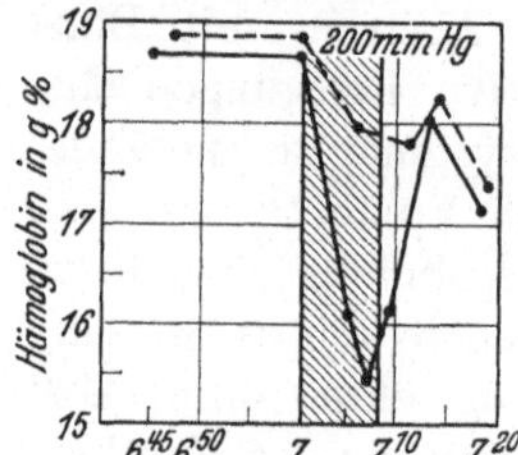

Abb. 13. Versuchsperson R. E. 7. 8. 28. Linker Arm 8 Minuten lang unter einem Kompressionsdruck von 200 mm Hg gestaut. •——• Hämoglobinwerte in der Fingerbeere links. •———• Hämoglobinwerte in der Fingerbeere rechts. [Aus ENGEL: Arch. f. exper. Path. 141 (1929).]

Zur Erklärung solcher Reaktionen liegt es nahe, an eine Beteiligung der Blutgase zu denken. Man könnte annehmen, daß das kohlensäureüberladene Blut der gestauten Extremität als Reiz für einen Anstoß der Austauschvorgänge zwischen Blut und Gewebe auch im Gesamtkreislauf wirkt. In diesem Sinne sprechen die Beobachtungen, die BREDNOW in Atmungsversuchen gemacht hat. Er fand bei Kohlensäureatmung regelmäßig eine Erhöhung der zirkulierenden Plasmamenge und Erythrocytenmenge um 20—30%, kontrolliert mit der Farbplasma- und Kohlenoxydmethode, bei Überventilation hingegen Verminderung beider Anteile des Blutes. Derartige Vorgänge können bei der Reaktion der Blutmenge auf das Höhenklima beteiligt sein; während man bislang sein Augenmerk besonders auf das Verhalten der Erythrocytenmenge gerichtet hat, haben neuere Untersuchungen gezeigt, daß dabei auch die Plasmamenge gesetzmäßigen Schwankungen unterliegt (SMITH, BELT, ARNOLD und CARRIER, LIPPMANN).

Die Vielheit der Faktoren, die einen Einfluß auf die Größe und Bewegung der zirkulierenden Plasmamenge besitzen, macht die sehr verschiedenartigen Befunde am kranken Menschen verständlich (vgl. hierzu ROWNTREE, BROWN, ROTH, SYDERHELM, UNDERHILL, GREPPIN, STERN, SCHMIDT, ALBRECHT, WOLLHEIM, PLESCH, HARTWICH, MAY, WOLFF).

Von den Veränderungen bei Störungen der Magendarmfunktion und der Diurese, die zu Wasserverlusten mit Bluteindickung führen, haben wir schon gesprochen. Bei den Kampfgasvergiftungen soll nach UNDERHILL ein Ansteigen der Blutkonzentration um über 20% eine ungünstige Prognose bedeuten. Die höchsten Werte der Plasmamenge überhaupt beobachten wir bei der Polycytämie (bis zu 10 Liter), auch bei der Leukämie wurden sehr hohe Werte gefunden. Bei Myxödem und Fettsucht überwiegen die niederen Werte, hier führt die Berechnung bezüglich des Körpergewichtes häufig irre, indem wir Werte finden, die zwar absolut normal sind, aber in bezug auf das Körpergewicht zu niedrig sind. Bei Nierenkranken wechseln die Befunde sehr. Zu Beginn der akuten Nephritis nimmt die Plasmamenge nicht selten zu. Im weiteren Verlauf der Erkrankung können die Werte stark schwanken, gesetzmäßige Zusammenhänge mit verschiedenen Formen der Nierenerkrankung lassen sich nicht erkennen. Einen starken Einfluß übt besonders die Diät auf die Plasmamenge aus. Auch bei den Kreislaufkranken führen die Bestimmungen der Plasmamengen zu recht widerspruchsvollen Ergebnissen. WOLLHEIM hat versucht, Typen mit großer Blutmenge von solchen mit geringer Blutmenge zu unterscheiden („Plus- und Minusdekompensation"). Wir können uns jedoch nicht davon überzeugen, daß es sich hierbei wirklich um grundsätzliche Unterschiede, um differente Typen, handelt, man findet sehr oft auch bei schwerster Dekompensation normale Werte; vor allem aber wechseln beim einzelnen Kranken die Werte beträchtlich. Wie bei den Nierenkranken finden wir auch hier eine erhöhte Schwankungsbereitschaft; die starke Abhängigkeit von den diätetischen Maßnahmen gibt wichtige Hinweise für die Therapie.

Fassen wir das Ergebnis unserer Betrachtungen der Größe und der Bewegung der Plasmamenge zusammen, so ergibt sich folgendes von grundsätzlicher Wichtigkeit:

Während die Plasmamenge unter Grundumsatzbedingungen weitgehend konstant ist, führen zahlreiche Reize, die im Bereich des Physiologischen liegen, zu starken Veränderungen. Unter diesen spielen Flüssigkeitszufuhr, Flüssigkeitsmangel und vasomotorische Vorgänge die beherrschende Rolle.

2. Die Eiweißkörper.

Die Verschiebung des Verhältnisses von Plasma zu Blutkörperchen führt zu einer „Verdünnung" oder „Eindickung" des Gesamtblutes. Wir sahen, daß diese Vorgänge zwar vom Wasserhaushalt abhängig sind, daß sie jedoch nicht von sich aus in das Geschehen im Wasserhaushalt eingreifen, sie haben vielmehr ihre besondere Bedeutung für den Kreislauf, wovon wir zu handeln haben werden. Insbesondere sind *Plasmamenge und Diurese* weitgehend voneinander unabhängig. So führt nach MAGNUS die Transfusion von Blut und Plasma allein nicht zur Diurese, vorausgesetzt, daß Plasma bei Spender und Empfänger gleich zusammengesetzt sind. Erst wenn die *Plasmakonzentration* verschieden ist, kann es zur Diurese kommen (vgl. hierzu ASHER und WALDSTEIN). Es kann weiter bei vasomotorischen Reaktionen und auch bei der Anwendung von Diuretica (MÖLLER) die Plasmamenge zunehmen, ohne daß eine Diurese eintritt. Andererseits ist eine Diurese nicht selten mit Verminderung der Plasmamenge ververbunden, und im Falle des gemeinsamen Auftretens von Diurese und Plasmavermehrung können wir weder im zeitlichen Verlauf (MARX) noch in den quantitativen Ausschlägen (MAGNUS) feste Beziehungen erkennen. Man hat deshalb gerade für das Problem der Diurese die *Verdünnung des Plasmas* selbst in den Vordergrund der Betrachtungen gerückt, man hat die Hydroplasmie — Zunahme des Wassergehaltes — von der Hyperplasmie — Zunahme der Plasmamenge — unterschieden (FALTA).

Allgemein läßt sich sagen, daß die quantitativen Veränderungen der Plasmamenge zumeist auch von qualitativen Änderungen der Zusammensetzung des Plasmas begleitet sind.

Wir betrachten zunächst das Verhalten der *Eiweißkörper* des Plasmas. Der Eiweißgehalt beträgt beim gesunden Menschen etwa 7—9% (nach ADLER 7,4—9,1%). Daraus ergibt sich eine absolute

Gesamtmenge von 200—300 g zirkulierendem Eiweiß. Bei Kindern ist der Eiweißgehalt niedriger; bei Neugeborenen beträgt er um 6%. Das Eiweiß ist in den verschiedenen Gefäßgebieten gleichmäßig verteilt. Auch zwischen Arterie und Vene haben sich keine wesentlichen Unterschiede finden lassen (BÖHME, NONNENBRUCH und BOGENDÖRFER).

Wir berechnen den Eiweißgehalt zumeist aus dem Gesamtstickstoffgehalt des Plasmas unter Substraktion des Reststickstoffes, indem wir das Resultat nach dem mittleren Stickstoffgehalt der Eiweißkörper mit 6,25 multiplizieren. Der Plasma-Stickstoffwert beträgt beim Gesunden 1100 bis 1450 mg-%. Der Brechungsindex des normalen Plasmas hängt in erster Linie vom Eiweißgehalt ab. Er beträgt normalerweise 1,34873 bis 1,35168. Wir haben jedoch schon darauf hingewiesen, daß es nicht unter allen Umständen möglich ist, aus dem Brechungsindex auf den Eiweißgehalt des Plasmas zu schließen, da qualitative Veränderungen verschiedener Art, z. B. Schwankungen der Lipoidwerte, den Brechungsindex stark beeinflussen können (FREUND, REISS, v. FREY). Das spezifische Gewicht des Plasmas ist ebenfalls vorwiegend durch den Eiweißgehalt bedingt, es beträgt beim gesunden Menschen 1029—1032 (HAMMERSCHLAG). Die Viscosität schließlich, die neben der Menge des Eiweißes von den qualitativen Verschiebungen der Eiweißfraktionen abhängt, beträgt beim Gesunden 1,8—2,10 (HAMARSTEN).

Die verschiedenen Fraktionen des Plasmaeiweißes unterscheiden sich durch ihre Teilchengröße, die für die osmotische Wirksamkeit maßgebend ist. So ist das Albumin, das die feinste Dispersion besitzt, osmotisch wirksamer als das Globulin, während das Fibrinogen, das aus den größten Teilchen besteht, osmotisch fast unwirksam ist.

Die Bestimmung der verschiedenen Fraktionen beruht auf der Verschiedenheit ihrer Löslichkeit und ihres isoelektrischen Punktes. Das Albumin ist in reinem Wasser und in Salzlösungen löslich, während das Globulin nur in Salzlösungen gelöst werden kann; wird Plasma gegen Wasser dialysiert, so fallen die Globuline aus, da ihnen durch die Diffusion der Salze die Lösungsbedingungen entzogen werden (ABDERHALDEN). Infolge der verschiedenen osmotischen Wirksamkeit der einzelnen Fraktionen ist deshalb neben der Gesamteiweißmenge das Verhältnis der Fraktionen zueinander wichtig. Der Albumin-Globulin-Quotient beträgt normalerweise 1 : 1,2 bis 1 : 2,5.

Die Menge des zirkulierenden Eiweißes hängt nicht vom eigentlichen Eiweißhaushalt ab. Sie ändert sich auf perorale Zufuhr auch großer Eiweißmengen nicht nennenswert (BÖHME), durch eiweißreiche oder eiweißarme Kostform wird sie kaum verändert. Bei konsumierenden Erkrankungen mit großen Eiweißverlusten bleibt der Bluteiweißbestand lange Zeit unberührt. Hingegen hat der Mineralgehalt der Kost einen deutlichen Einfluß auf den Eiweißspiegel (VEIL). Schon aus dieser Tatsache geht mit Deutlichkeit die große Bedeutung der Bluteiweißkörper für den Wasserhaushalt hervor.

Man hat das Verhalten des Eiweißspiegels bei verschiedenen Eingriffen eingehend untersucht. Bei Zufuhr von Wasser und Salzlösungen finden wir zumeist eine Abnahme der Eiweißwerte gemessen nach Refraktion und Trockenrückstand. Dabei ist es einerlei, ob die Zufuhr peroral oder parenteral geschieht (STRAUSS, CHAJES, NONNENBRUCH, THOMPSON, GOLLWITZER-MEIER, MARX). Bei Wasserverlusten steigt die Eiweißkonzentration des Plasmas zumeist parallel den Erythrocytenwerten an. Die gleiche Parallelität zwischen den Bewegungen der Erythrocytenwerte und des Eiweiß beobachteten KEMPMANN und MENSCHEL, BAUER und ASCHNER, bei der Anwendung von Diuretica, beim Aderlaß VEIL, bei vasomotorischen Reizen BALACHOWSKY und TURBABA, bei geringgradiger venöser Stauung BÖHME, bei arterieller Stauung MORAWITZ, DENECKE und HELLMUTH.

Verallgemeinernd können wir sagen, daß die Zunahme der Plasmamenge häufig mit einer Verminderung der Eiweißwerte und umgekehrt die Abnahme mit einem Anstieg verbunden ist. Hieraus ergibt sich der Schluß, daß die Anteile der Gewebsflüssigkeit, die bei den angeführten Vorgängen zwischen Blutbahn und Gewebe ausgetauscht werden, arm an Eiweiß sein müssen. Aus manchen Versuchen läßt sich sogar errechnen (THOMPSON), daß die Gewebsflüssigkeit fast eiweißfrei sein kann.

Andererseits liegen aber einwandfreie Beobachtungen vor, die zeigen, daß die aus den Geweben kommende oder in die Gewebe abfließende Flüssigkeit auch den gleichen oder sogar einen höheren Eiweißgehalt haben kann als das zirkulierende Plasma. Wir beobachteten bei vasomotorischen Reizen, z. B. in warmen Bädern, eine beträchtliche Zunahme der Plasmamenge ohne Änderung der Konzentration (MARX). Nach BREDNOW kann es hierbei sogar zu einer Eiweißzunahme kommen. Beim Aderlaß kann die Verminderung der Plasmamenge vorübergehend mit einer Abnahme des Eiweißgehaltes verbunden sein, freilich kommt es zumeist rasch zu einer Wiederauffüllung mit Gewebsflüssigkeit von geringer Eiweißkonzentration (VEIL). In kalten Bädern können wir gleichzeitig Verminderung der Plasmamenge und Abnahme der Eiweißwerte, also ein Abströmen einer besonders eiweißreichen Flüssigkeit, beobachten. Unter besonderen Bedingungen fand

KRÖTZ auch im Heißluftbad den Abstrom einer eiweißreichen Flüssigkeit aus der Blutbahn. Eigenartige Verhältnisse ergaben sich uns in Versuchen bei Rekonvaleszenten nach Infektionskrankheiten. Hier kann es im warmen Bad zu dem Einstrom von Gewebsflüssigkeit kommen, deren Eiweißgehalt stark verändert ist. Tabelle 15 zeigt einen Versuch bei einer Patientin, die 10 Tage vor dem Versuch an einer fieberhaften Gallenblasenentzündung erkrankt war. Es fällt auf, daß hierbei besonders das Albumin-Globulin-Verhältnis des Plasmas nach dem Bade stark verschoben ist. Als Ausdruck dieser Verschiebung findet sich eine deutliche Beschleunigung der Blutkörperchensenkungsgeschwindigkeit. In einzelnen derartigen Versuchen fanden wir in dem während des heißen Bades entnommenen Blut veränderte immun-biologische Verhältnisse, so das Positivwerden von vorher fehlenden oder nur angedeuteten Luesreaktionen (Wa.R., Meinicke, Kahn). Es liegt nahe, derartige Beobachtungen mit der Heilwirkung von heißen Bädern und von Schwitzprozeduren in Zusammenhang zu bringen.

Tabelle 15.

Frau H., 13. 11. 31. (Vor 10 Tagen hochfieberhafte Cholecystitis.) Bad von 39° und 10 Minuten Dauer.

	Vor dem Bade	Nach dem Bade
Blutsenkung . .	26/43	41/72
Gesamt-N . . .	1280	1260
Rest-N	34	42
Gesamteiweiß .	7,78	7,51
Albumin . . .	2,08	0,52
Globulin . . .	5,70	6,99
Kochsalz . . .	600	590
Gefrierpunkt .	0,64	0,63

Besonders verwickelt liegen die Verhältnisse bei Wasseraufnahme. Hier beobachten wir zumeist während der 1. Stunde eine starke Verminderung des Eiweißgehaltes, nach 1 Liter Wasser um etwa 7—10% des Wertes (GOLLWITZER-MEIER, RABL, MARX). In der 2. Stunde kehrt die Eiweißkonzentration zum Ausgangswert zurück, obwohl noch eine beträchtliche Vermehrung der Plasmamenge weiterbesteht. Auch diese Beobachtung scheint uns darauf hinzuweisen, daß der Mehrphasigkeit der Blutverdünnung nach Wasseraufnahme ganz verschiedenartige Vorgänge zugrunde liegen. Die Veränderung der Serum- und Eiweißwerte findet sich nach dem Trinken nicht mit der gleichen Regelmäßigkeit wie das Absinken der Erythrocytenwerte, auch wechselt die Größe der Ausschläge bei verschiedenen Menschen sehr (GOLLWITZER-MEIER, VEIL). Diese Befunde sprechen mit Sicherheit dafür, daß unter bestimmten Bedingungen Eiweiß auch in beträchtlicher Konzentration die Capillarwände passieren kann. Wohl müssen wir zur Erklärung zahlreicher Reaktionen annehmen, daß die Eiweißkörper an dem Austausch durch die Capillarwände nicht oder in nur sehr geringem Maße teilnehmen; nur so läßt sich die verschiedene Eiweiß-Ionenverteilung zwischen Serum und den anderen Körperflüssigkeiten erklären (GOLLWITZER-MEIER). Aber wir sehen, daß die Permeabilität der Capillarwände nichts Feststehendes, sondern vielmehr etwas außerordentlich Variables ist (SIEBECK). Die Bedingungen, von denen sie abhängt, kennen wir bisher nur teilweise. So hat KROGH auf die Bedeutung der Weite der Capillaren für ihre Permeabilität hingewiesen. Andererseits scheint sie von bestimmten Stoffwechselvorgängen abhängig zu sein, wobei sie den Erfordernissen des Stofftransportes aufs engste angepaßt ist.

Die Verschiedenheit der Plasmaveränderungen könnte ihre Ursache darin haben, daß verschiedene Organe in Tätigkeit treten, deren Gewebsflüssigkeit teils eiweißarm, teils eiweißreich ist. So sprechen manche Beobachtungen dafür, daß die zwischen Leber und Blut ausgetauschte Flüssigkeit sehr eiweißreich ist. KROGH hat schon auf den besonderen Bau der Lebercapillaren hingewiesen und ihnen eine hohe Permeabilität für kolloide Stoffe zugeschrieben; während andererseits die Gewebsflüssigkeit der Muskulatur, wie schon aus den direkten Organanalysen hervorgeht, sehr eiweißarm ist. Es ist demnach wahrscheinlich, daß in verschiedenen Capillarbezirken ganz verschiedene Möglichkeiten des Stoffaustausches gegeben sind. Darüber hinaus müssen wir aber auch annehmen, daß die Permeabilität in einem und demselben Capillargebiet stark wechseln kann.

Zu den Geweben, die bei dem Flüssigkeitsaustausch mit zu berücksichtigen sind, gehören auch die Erythrocyten. Wir wissen aus den Untersuchungen HAMBURGERs und v. LIMBECKs, daß ihr Wassergehalt starken Schwankungen unterworfen ist; bei Anstieg der Kohlensäure im Blut werden sie wasserreicher, was die oft gleichzeitig zu beobachtende Erhöhung der Serumkonzentration erklären kann. Es ist weiterhin die Möglichkeit diskutiert worden, daß die Bindungsweise der Eiweißkörper in den Geweben sich ändern kann (KRÖTZ), so daß dadurch veränderte Bedingungen für den Austausch geschaffen würden. Bei langfristigen Beobachtungen ist schließlich noch die Möglichkeit absoluter Eiweißverluste zu berücksichtigen. So wissen wir durch die Untersuchungen BERGERs und GALEHRs, daß im Fieber die absolute, zirkulierende Eiweißmenge stark vermindert werden kann; ebenso kann es bei manchen Nieren-erkrankungen zu starken Eiweißverlusten im Harn kommen, an denen eine Verminderung der zirkulierenden Eiweißmenge oder einzelner ihrer Fraktionen mitbeteiligt sein kann (VAN SLYKE, LINDER, LUNDGAARD).

Die Eiweißkörper des Blutes greifen in den Wasserhaushalt im wesentlichen vermöge der kolloidalen Natur ihrer Lösung ein. Da zumindestens große Teile der Capillarmembranen Kolloide nicht durchlassen, kann die Eiweißlösung einen osmotischen Druck ausüben, der der VAN'T HOFFschen Theorie der Lösungen zufolge der Anzahl der Teilchen in der Raumeinheit proportional ist. Die teilweise Impermeabilität der Capillarwände für Kolloide erklärt es auch, daß der kolloid-osmotische Druck für die Wasser-bewegung wichtiger sein kann, als der kristalloid-osmotische Druck der Salze, obwohl der letztere an sich 100mal größer ist. Die osmo-tische Wirkung tritt einmal bei dem Wasseraustausch zwischen Blut und Gewebe, in besonderem Maße aber auch bei den Filtrations-vorgängen, die die Diurese begleiten, in Erscheinung. Wie schon STARLING entdeckt hat, beruht das Versiegen der Harnsekretion bei einem Blutdruck unter 40 mm Hg darauf, daß dann der wasser-anziehende kolloidal-osmotische Druck des Plasmas den hydro-statischen Druck aufhebt. Wenn auch die Annahme M. H. FISCHERs, daß kolloidale Lösungen Wasser anziehen und es deshalb nach ihrer Zufuhr nicht zur Diurese kommen kann, in dieser Einfach-heit unrichtig ist (OEHME), so ist an der Bedeutung der kolloidalen Eiweißkörper für die Diurese nicht zu zweifeln. KNOWLTON konnte zeigen, daß die auf kleine Infusionen hin auftretende Diurese beim Kaninchen durch Injektionen kolloidaler Lösungen gehemmt werden konnte und daß die Größe der Hemmung der Teilchen-größe bzw. ihrem kolloidal-osmotischen Druck entsprach: eine 5%ige Gelatinelösung mit einem osmotischen Druck von 23 mm Hg hob die Diurese fast völlig auf, eine 5%ige Gummilösung mit einem osmotischen Druck von 12 mm Hg ergab eine geringere Hemmung, und eine 3%ige Stärkelösung mit einem osmotischen Druck von 2 mm Hg hatte keine Wirkung mehr auf die Diurese. Dabei war die Wirkung ganz unabhängig von der Durchströmungs-größe und dem Sauerstoffverbrauch der Nieren.

Da die einzelnen Eiweißfraktionen des Plasmas eine verschiedene Teilchengröße besitzen, kann schon eine Verschiebung des Ver-hältnisses der Fraktionen untereinander die gleiche Bedeutung für den osmotischen Druck haben, wie eine Veränderung der Eiweißmenge im ganzen. Man hat deshalb untersucht, ob zwischen Diurese und dem *Albumin-Globulin-Quotienten* Beziehungen bestehen. Wohl findet man bei starken Diuresen nicht selten eine gewisse Vermehrung des Globulins, also eine Verschiebung nach der grob dispersen Seite hin, die Unterschiede sind jedoch zu gering, als daß sie selbst für die Erklärung der Diurese in Frage kommen (s. Tabelle 16). (Vgl. hierzu auch Lasch.) Auch die Verschiebung der Eiweißfraktionen im Fieber genügt nicht, um die dabei beobachteten Veränderungen der Diurese zu erklären.

Tabelle 16.
(Trinkversuch Dr. L.)

Zeit	Rest-N.	Albu-min	Globu-lin	Gesamt-eiweiß
Nüchtern	24	5,35	2,50	7,85
1 Liter Wasser getrunken				
½ Stunde	28	5,00	2,82	7,82
1 ,,	28	4,48	3,09	7,57
1½ ,,	32	5,10	3,32	8,42
2 Stunden	32	5,10	3,32	8,42
2½ ,,	32	5,20	3,22	8,42
3 ,,	32	5,50	3,17	8,67

Von Falta und seinen Schülern wurde vor einiger Zeit die Refraktionsdifferenz zwischen Plasma und Serum, aus der man auf die Fibrinogenfraktion schließen zu dürfen glaubte, untersucht. Dabei wurden zunächst bindende Beziehungen zwischen dieser Größe und den Diuresen bei verschiedenartigen Eingriffen angenommen. Es hat sich jedoch herausgestellt, daß die Methode ungenügend war und die angenommenen Zusammenhänge zumindestens nicht gesetzmäßig vorhanden sind (Högler und Überrack). Auch die Angaben von Winternitz, wonach die Quecksilberdiuretica, wie das Novasurol, ihren Hauptangriffspunkt in der Fibrinogenfraktion des Plasmas haben sollen, bedürfen noch der Bestätigung.

Man hat nun weiterhin vielfältig untersucht, ob sich, abgesehen von den Mengenveränderungen, Änderungen im kolloidalen Zustand des Plasmaeiweiß finden lassen, die mit bestimmten Abläufen des Wasserhaushaltes, insbesondere mit der Diurese, in Zusammenhang stehen könnten.

Ellinger und seine Schüler suchten die Wasserbindungsfähigkeit des Plasmas zu bestimmen, indem sie bei konstantem Druck die Ultrafiltrationsgeschwindigkeit maßen und gleichzeitig im biologischen Versuch die Wasseraufnahme von Froschextremitäten im Durchströmungsversuch bestimmten. Sie fanden hierbei deutliche Unterschiede, z. B. nach dem Zusatz von Diuretica zu den Lösungen, die sie als „die Ursache der Diurese" ansprachen. So steigerte z. B. das Coffein noch in Verdünnung von 1 : 56000, dem Plasma in vitro zugesetzt, die Ultrafiltrationsgeschwindigkeit um 20%; hingegen war das Novasurol unwirksam, so daß hier ein anderer Modus der diuretischen Wirkung angenommen wurde (Ellinger, Heymann und Klein).

Wenn diese Modellversuche auch von großem Interesse sind — s. bei SZELOC-ZEY, SARKANY —, so haben doch zahlreiche Nachprüfungen ergeben, daß die Ergebnisse dieser in vitro-Versuche keineswegs auf die Verhältnisse in vivo übertragen werden können. So haben OEHME, SCHULZ und FALUDI gezeigt, daß bei der Coffein- und Purindiurese des Menschen kolloidale Änderungen des Plasmas nicht nachweisbar sind. Die Veränderung des kolloidalen Aufbaues, die von anderen Autoren mit Hilfe der Viscosimetrie gefunden wurde, erwies sich nach BECHER als ebenfalls weitgehend vom Ablauf der Diurese abhängig.

Unsere Kenntnisse haben auf diesem Gebiet eine wesentliche Erweiterung erfahren, seit wir durch KROGH, SCHADE, CLAUSSEN, KYLIN und v. PEIN zuverlässige Methoden zur direkten Messung des kolloidal-osmotischen Druckes bekommen haben. Bei der Bestimmung der wasseranziehenden Kräfte des Plasmas mit diesen Methoden handelt es sich um den Effekt recht verschiedenartiger Kräfte; einmal messen wir den osmotischen Druck im engeren Sinne. Dazu kommt der eigentliche „Solvationsdruck", der dem Quellungs-bestreben der kolloidalen „Micellen" entspricht und den wir von dem osmotischen Druck bislang noch nicht trennen können. Die Größe des kolloidal-osmotischen Druckes hängt, das geht aus dem Gesagten schon hervor, von verschiedenen physikalischen und chemischen Faktoren ab.

So hat JAQUES LOEB in berühmten Untersuchungen gezeigt, daß der osmotische Druck der Eiweißlösungen durch die Wasserstoffionen und die Wertigkeit der in der Lösung anwesenden diffusiblen Ionen be-stimmt wird. HOFMEISTER hat die Wirkung der verschiedenen Ionen auf den Quellungszustand der Eiweißkörper untersucht und eine Reihe gefunden: $SCN < J < Br < NO_3 < Cl < CH_3 < COO < HPO_4 < SO_4$, wobei das Sulfat die stärkste Entquellungswirkung besitzt, während das Cl in der Mitte steht. Im Gesamtkörper freilich scheint dieser Einfluß gering zu sein. So fanden KROGH und NAKAZAWA, daß die Kohlensäurespannung des Blutes praktisch keine Wirkung auf den kolloidal-osmotischen Druck hat. In der beim Menschen möglichen Breite des p_H von 6,8 bis 8,0 beträgt die entsprechende Veränderung des kolloidal-osmotischen Druckes 0,8 bis 1,0 cm Wasser. Werte, die innerhalb der Fehlerbreite der Methode liegen.

Auch die Neutralsalze üben keine wesentliche Wirkung aus: KROGH fand bei Kochsalzkonzentrationen zwischen 0,3 und 1,5% den gleichen kolloidal-osmotischen Druck. Bei der niedrigen Äquivalentkonzentration der Eiweißkörper im Plasma hat selbst eine Erhöhung der Blutsalze auf das Doppelte ihres Wertes keinen nennenswerten Einfluß. Auch die Wirkung der Lipoide scheint gering zu sein, so fand MEYER bei diabetischen Seren mit starker Lipämie und Cholesterinwerten von über 500 mg-% normale Druckwerte. Neben der Menge des Eiweißes wird der kolloidal-osmotische Druck besonders durch die Verschiebungen der Fraktionen beeinflußt; nach v. FARKAS beträgt der Druck des Albumin 6,80 cm Wasser für 1% Eiweiß, der des Globulin weniger als die Hälfte, 2,51 cm. Das Fibrinogen ist als nicht ionisierter, grob disperser Körper osmotisch unwirksam, man findet deshalb zwischen Plasma und Serum keine Druckunterschiede. Es ergibt sich hieraus, daß auch bei unveränderter Gesamteiweißmenge nur durch die Verschiebungen der Fraktionen starke Änderungen der Druckwerte entstehen können. Außer diesen sind offenbar noch eine Reihe unbekannter Faktoren am Zustandekommen des kolloidal-osmotischen Druckes und seiner Änderungen beteiligt. So sahen wir, daß bei Verdünnung von Eiweißlösungen in vitro keine rein lineare Proportion zwischen der Eiweißabnahme und der Druckverminderung besteht, ähnliche Verhältnisse beobachten wir bei Verschiebung des Albumin-Globulin-Verhältnisses.

In besonderem Maße aber hängt der kolloidal-osmotische Druck von der Porenweite der trennenden Membran, also von der Permeabilität des Capillarendothels, ab. Hierin liegt, worauf SIEBECK wiederholt hingewiesen hat, die große Schwierigkeit für die Beurteilung der Befunde. Wir können unmöglich — wie das immer noch geschieht — die Permeabilität als eine Konstante in Rechnung setzen, sondern müssen bedenken, daß sie — gerade unter den Bedingungen, deren Wirkung auf den kolloidal-osmotischen Druck wir untersuchen wollen — außerordentlich variabel ist. Hierin liegt auch der wichtigste Einwand gegen die Übertragung der in vitro mit Hilfe von toten Membranen gefundenen Permeabilitätsregeln auf die Vorgänge im Organismus.

Der kolloidal-osmotische Druck des Plasmas beträgt beim gesunden Erwachsenen 30—40 cm Wasser, der Durchschnitt liegt etwa bei 33 cm (vgl. für das folgende P. MEYER). Beim Kinde liegt er dem geringeren Eiweißgehalt entsprechend niedriger, bei 20—30 cm, doch sind auch beim gesunden Erwachsenen (Asthenikern) vereinzelt Werte von 20 cm gefunden worden. Es scheinen gewisse Rassenunterschiede zu bestehen, so soll bei Japanern der Durchschnittswert auf 38,5 erhöht sein.

Zwischen Arterien- und Venenblut fanden sich gewisse Unterschiede, wobei jedoch bislang noch keine Gesetzmäßigkeiten erkennbar waren (v. PEIN, MEYER). Die Unterschiede zwischen dem Plasma der Nierenarterie und Nierenvene (v. PEIN) sollen nach SCHADE auf die regulatorische Bedeutung der Nieren für den kolloidal-osmotischen Druck hinweisen; es ist jedoch noch unklar, wie das geschieht, da die beobachteten Werte viel zu wechselvoll und viel zu groß sind, als daß sie etwa durch den Abstrom des Wassers in der Niere erklärt werden könnten.

Die Bestimmung des kolloidal-osmotischen Druckes bei zahlreichen Krankheiten hat nur wenig verwertbare Ergebnisse gebracht. Dabei sind die Resultate der verschiedenen Forscher noch recht widerspruchsvoll; das mag seinen Grund haben in der großen Labilität der Werte, zumal bei hydropischen Kranken, die naturgemäß am häufigsten untersucht wurden. Allgemeine Übereinstimmung herrscht darin, daß bei Kranken mit nephrotischen

Ödemen besonders niedrige Werte gefunden werden, die nicht nur
durch Verminderung des Eiweißgehaltes erklärbar sind. So wurden
bei Lipoidnephrosen die niedrigsten Werte überhaupt gemessen
(8,5 cm, P. MEYER; 6,0 cm, KYLIN). Diese Verminderung ist dabei
stärker als es der Eiweißabnahme entsprechen würde, das hat seinen
Grund in der relativen — oder unter Umständen auch absoluten —
Zunahme der Fibrinogenfraktion bei gleichzeitiger starker Verminderung des Albuminanteiles. (Manchmal wird Albumin besonders
stark im Harn ausgeschieden.) Bei hydropischen Herzkranken
wurden zumeist normale Werte gefunden. Beim Insulinödem des
Diabetikers scheinen sie erniedrigt, beim Myxödem erhöht, beim
Diabetes insipidus normal zu sein (M. CORI).

Von erhöhtem Interesse ist das Verhalten des kolloidal-osmotischen
Druckes beim Ablauf der Diurese. Bei der Anwendung von Queck-
silber-Diuretica, wie Salyrgan, kommt es nach P. MEYER und
KYLIN zu Beginn in der Regel zu einer Abnahme um 3—5 cm Wasser,
auf die jedoch nach Einsetzen der Diurese rasch ein Wiederanstieg
unter Umständen über den Ausgangswert, folgt; in anderen Fällen
wurde keine Abnahme oder sofort ein Anstieg gefunden. Die Purinkörper, wie Theophyllin, führen regelmäßig zu einem Ansteigen
des Druckes, das entspricht den älteren Befunden NONNENBRUCHs,
der bei der Purindiurese einen Einstrom von Eiweiß in die Blutbahn fand. Im einzelnen lassen sich jedoch zwischen der Stärke der
diuretischen Wirkung, dem zeitlichen Ablauf der Diurese und den
Änderungen des kolloidal-osmotischen Druckes keine festen Beziehungen erkennen. Das gleiche gilt für die Diurese nach Wasserzufuhr. Wohl beobachtet man auch hier in der Mehrzahl der Fälle
zumal zu Beginn ein Absinken des Druckes (PELLEGRINI, MEYER).
Dabei sind die Ausschläge nicht selten im Arterienplasma etwas
größer als im Venenplasma, aber auch hier fehlen greifbare, quantitative und zeitliche Zusammenhänge. Wir sehen starke Wasser-
diuresen ohne nennenswerte Druckänderungen, andererseits kann
es z. B. nach der intravenösen Injektion von destilliertem Wasser
— P. MEYER injizierte bis zu 200 ccm — zu extrem tiefer Senkung
des Druckes kommen, ohne daß eine Diurese auftritt. Wie kompliziert die Verhältnisse liegen, zeigen noch die Beobachtungen von
BONSMANN und BRUNELLI, wonach Narkotica, wie Luminal und
Äther, den kolloidal-osmotischen Druck stark herabsetzen, ohne
die Eiweißmenge zu ändern, während gleichzeitig die Diurese
gehemmt wird. Die gleiche Unstimmigkeit, Herabsetzung des

Druckes und Hemmung der Diurese, beobachten wir im Fieber (OELKERS, OHNESORGE).

Es ist daher verständlich, daß P. MEYER auf Grund einer sorgfältigen Überprüfung des vorliegenden Materials zu dem Schluß kommt, daß der kolloidal-osmotische Druck des Plasmas für das Zustandekommen solcher Phänomene wie des Ödems oder. der Diurese nur eine untergeordnete Bedeutung hat, daß er viel weniger die Ursache, als vielmehr *die Folge der Austauschvorgänge* zwischen Blut und Gewebe darstelle. Zudem ist der kolloidal-osmotische Druck eine Einzelfunktion, deren Bedeutung schon deshalb nicht überschätzt werden darf, weil es zu erheblichen Änderungen der physiko-chemischen Struktur des Plasmas kommen kann — die unter Umständen für den Wasserhaushalt wichtig sind —, ohne daß der kolloidal-osmotische Druck sich dabei ändert. An der Bedeutung der Wasserbindung des Plasmas für solche Vorgänge wie die Diurese kann trotz derart negativer Ergebnisse gar nicht gezweifelt werden, auch wenn wir sie heute noch nicht mit Sicherheit erfassen können. Wir werden uns nur hüten müssen, Veränderungen, auch wenn sie gesetzmäßig verlaufen, als einfache „Ursache" der Diurese oder des Ödems usw. anzusehen. Bei der unendlichen Verflochtenheit der Vorgänge im Wasserhaushalt ist es ganz unwahrscheinlich, daß derartige „einfache Ursachen" überhaupt vorkommen. Nur eine sorgfältige Analyse der verschiedenartigen Faktoren und besonders die Betrachtung ihrer korrelativen Verknüpfung kann uns weiterführen.

Wir verfügen bereits über eine Reihe exakter Methoden, die manche Funktionen erfassen lassen. Dabei ergeben sich zwischen den verschiedenen Funktionen gesetzmäßige Verknüpfungen: so hängt die Viscosität von der Eiweißkonzentration, der Teilchengröße und der Hydratation der Teilchen ab; ebenso wird die Ultrafiltrationsgeschwindigkeit von Teilchengröße und Quellungszustand bestimmt. Weiterhin sind an dem Zustandekommen der verschiedenen Phänomene, wie Refraktion, Viscosität, Dampfdruck, Oberflächenspannung, kolloidal-osmotischer Druck und Filtriergeschwindigkeit, noch andere Faktoren beteiligt, die für unser Problem wichtig sein können. Sie zu erfassen erscheint nur möglich durch eine vollständige Analyse aller Faktoren. Derartig umfassende Analysen stehen aber für unser Gebiet noch völlig aus. Möglicherweise werden uns auch ganz andere Methoden weiterführen; so haben BIETER und HIRSCHFELDER neuerdings Beobachtungen

über Änderungen des optischen Verhaltens des Plasmas im
Ultramikroskop mitgeteilt, die mit der Diurese in Verbindung
zu stehen scheinen.

3. Die Salze.

Wir haben einleitend auf die enge Verbundenheit zwischen
Wasser- und Mineralhaushalt hingewiesen und gesehen, daß jede
Bewegung des Wassers mit Veränderungen der Salze verbunden
ist. Dieser unlösbaren Verbundenheit der beiden großen Systeme
begegnen wir in fast allen Organen und bei allen Reaktionen. Zum
vollständigen Verständnis der Abläufe des Wasserhaushaltes wäre
deshalb eine vollständige Kenntnis auch des Mineralhaushaltes
notwendig, davon sind wir jedoch noch weit entfernt. Wir müssen
uns deshalb in unserer Darstellung auf diejenigen Punkte beschränken, an denen die Verbindung mit dem Wasserhaushalt
besonders deutlich wird.

Zu den wichtigsten grundsätzlichen Ergebnissen der neueren
Forschung gehört die Tatsache, daß die Salze eine spezielle Wirkung
zumindestens teilweise als Ionen oder als Ionengemische ausüben.
Nicht Salze wirken, sondern ihre Ionen; der Ausdruck „Salz-
wirkung" ist falsch (WIECHOWSKI). Diese Tatsache ist im Wasserhaushalt besonders am Kochsalz bemerkbar. Es ist vollkommen
elektrolytisch dissoziiert, und seine beiden Ionen können getrennte
Wege gehen; wir wissen heute mit Sicherheit, daß dem Kation Na
andere Wirkung zukommt als dem Anion Chlorid. Wir dürfen freilich
nicht vergessen, daß wir in unseren Versuchen stets Salze oder
Salzgemische und nicht freie Ionen einführen und auch bei der
Analyse zum Teil wieder erfassen. Die heute vielfach angewandte
Methode, aus dem Vergleich der Wirkungen mehrerer Salze mit
einem gemeinsamen Ion gerade auf dieses Ion Rückschlüsse zu
ziehen, ist in ihren Grundlagen recht anfechtbar. So zeigen besonders die vergleichenden Untersuchungen mehrerer Na-Salze sehr
große Unterschiede in ihrer Wirkung, die zum Teil auf den Anionenanteil, das Chlorid oder Phosphat usw. bezogen werden müssen
(L. F. MEYER, COHN). Die Ionisation der Salze erklärt auch ihre
Bedeutung für den Säure-Basenhaushalt, auch hier hat das NaCl
eine besondere Wirkung.

Den einzelnen Ionen kommt für den Wasserhaushalt offenbar
eine recht verschieden und ihnen eigentümliche Bedeutung zu;
so tritt nach dem heutigen Stand der Kenntnisse die Bedeutung

der Erdalkalien P, Mg, Ca hinter der des Na, K und des Cl zurück. Das mag seinen Grund zum Teil in der verschiedenen Lokalisation der Ionen im Organismus haben: P und Mg sind Ionen, die stark in das Gefüge der *Zellen* verankert sind, während das Na und Cl als Hauptbestandteile der *Körperflüssigkeit* eine große Beweglichkeit haben. Weiterhin sind die absoluten Umsatzmengen der Salze von Bedeutung und schließlich ist die Umsatzgeschwindigkeit der einzelnen Ionen eine ganz verschiedene. Während wir für manche Ionen die Bilanzversuche auf Wochen ausdehnen müssen, um ihren Umsatz zu erfassen, haben andere nur eine Verweildauer von Stunden im Organismus; so nehmen wir für das NaCl an, daß eine Zulage in der Regel in 12—48 Stunden wieder ausgeschieden ist (JANSEN, VEIL, MEYER-BISCH). Diese Verschiedenheit, zu der noch die Verschiedenheit der Aufnahmeform und des Ausscheidungsmodus bei den einzelnen Ionen hinzukommt, macht in der Praxis die Aufstellung von Ionenbilanzen zu einer außerordentlich schwierigen Aufgabe; um so mehr, als es sich herausgestellt hat, daß die bilanzmäßige Betrachtung des einzelnen Ions nur sehr bedingten Wert besitzt, daß wir vielmehr gleichzeitig möglichst zahlreiche Ionen zu erfassen trachten müssen. Das ist deshalb notwendig, weil zwischen den verschiedenen Ionen zahlreiche Wechselwirkungen bestehen, derart, daß die Verschiebung eines Ions zwangsläufig zur Veränderung des gesamten Ionengefüges führt; hierdurch sind zahlreiche Wirkungsmöglichkeiten auf den Wasserhaushalt gegeben, die uns bei der Betrachtung nur einzelner Ionen unverständlich bleiben müssen. Zu diesen Wechselwirkungen gehört als besondere Form die Vertretbarkeit der Ionen untereinander (OEHME, WIECHOWSKI, HARPUDER), das bekannteste Beispiel ist die Vertretbarkeit der Halogene untereinander. Es ist möglich NaCl zu einem großen Teil und auf lange Zeit hinaus durch NaBr zu ersetzen, wie das ja zum Zwecke der Epilepsiebehandlung in ausgedehntem Maße geschieht; auf die Dauer führt ein derartiger Ersatz freilich zu schweren Störungen. Die eigentümlichen Verschiebungen innerhalb des Ionensystems und die Frage, wieweit zwischen den Einzelionen Antagonismen und Synergismen bestehen, sind in besonders gründlicher Weise von OEHME untersucht worden. Er fand, daß die Zulage verschiedener Salze NaCl, KaCl, $NaHCO_3$, $KaHCO_3$ zu Kostarten mit verschiedenen Mineralgehalten eigentümliche Bilanzveränderungen sowohl der zugeführten als auch der Ionen des Körperbestandes auslösten.

Dabei ließ sich ein Kationen- (Na, K) und ein Anionenantagonismus (Cl, HCO_3) erkennen. Die Wirkung der Zufuhr von Natrium-Bicarbonat und Kalium-Bicarbonat auf die Cl-Bilanz war dabei von dem Na-Gehalt der Nahrung und dem Verhältnis von Na zu K abhängig. Weiter ließ sich ein Synergismus der Wirkung von Ka und Mg aufzeigen, der sowohl in der Wirkung auf die Diurese als auch auf die Salzresorption im Darm zu erkennen war (OEHME und WASSERMEYER). Auch die Beeinflussung der Ca- und P-Bilanz durch NaCl war je nach dem Mineralgehalt der Kost ganz verschieden (OEHME und PAAL).

Diese Reaktionen werden nun dadurch noch besonders kompliziert, daß sie sowohl von sich aus in das Säure-Basengleichgewicht eingreifen als auch durch andersartig bedingte Veränderungen den Säure-Basenhaushalt beeinflussen können. So können, z. B. NaCl und KCl, je nach dem übrigen Ionengehalt der Kost einmal azidotisch, ein anderes Mal alkalotisch wirken.

Da der Mineralgehalt des Körpers weitgehend von der Zufuhr der Salze abhängt, so erklären die verschiedenen Reaktionen auch teilweise das wichtige Problem der „Vorperiodenwirkung". Darunter verstehen wir die Abhängigkeit bestimmter Reaktionen des Wasserhaushaltes auf Wasser- und Salzzufuhr hin von der dem betreffenden Versuch vorhergehenden Periode. So sehen wir, daß z. B. die Größe der NaCl-Ausscheidung im akuten Wasserbelastungsversuch auf das Vielfache ansteigen kann, wenn 2 bis 3 Tage vor dem Versuch größere Kochsalzmengen zugelegt wurden. In gleicher Weise ist die Wasserausscheidung im Trinkversuch von der Wasserzufuhr in der Vorperiode abhängig. Ebenso ist die Wasserausscheidung von der Salzvorperiode abhängig: nach salzarmer Vorperiode scheidet die gleiche Versuchsperson im Trinkversuch wesentlich weniger Wasser aus als nach salzreicher Vorperiode (SIEBECK). Ursprünglich suchte man dieses Phänomen in einfacher Weise dadurch zu erklären, daß man den Füllungszustand der Depots betrachtete, von dem man annahm, daß er direkt von der Zufuhr in der Vorperiode abhängig sei; diese Erklärung hat sich jedoch als ungenügend herausgestellt. Wir müssen vielmehr annehmen, daß das gesamte Salzgefüge des Organismus durch die Vorperiode gestaltet bzw. umgestaltet wird, wodurch dann die Abläufe der Reaktionen im Wasser- und Salzhaushalt bestimmt sind. Dieser außerordentlich empfindliche und wirkungsvolle Mechanismus untersteht einer zentralnervösen Regulation.

Soweit sich nun der Effekt einzelner Ionen auf den Wasserhaushalt beobachten läßt, ist darüber folgendes bekannt: Das *Kalium* wirkt in zahlreichen seiner Salze diuretisch. So fanden VOLLMER und SEREBRIJSKI, LASCH, BOCK, MEYER, COHEN und ADOLPH eine erhebliche Verstärkung der Diurese nach KCl-Zulage. In manchen Versuchen hatte das Kalium-Bicarbonat eine stärkere Wirkung als das Chlorid. Diese Unterschiede sind nach dem Gesagten wohl durch die Wirkung des Anions zu erklären. Bei Nephritikern führt K_2CO_3 zu rascher Entwässerung. Zulage von K-Salzen fördert auch beim Gesunden die Euphyllindiurese, die extrarenale Wasserabgabe scheint dadurch erhöht zu werden (KEMPMANN und MENSCHEL). Zu erklären sucht man die Kaliumwirkung als eine direkte Nierenreizung, da das Kalium infolge seiner „Giftigkeit" zumeist sehr rasch ausgeschieden wird. Mit einem gewissen Recht hat man das Kalium als den Antagonisten des *Natrium* dargestellt, das vorwiegend eine antidiuretische Wirkung besitzt. Nachdem in mühevollen Untersuchungen durch L. F. MEYER, COHN, BLUM u. a. festgestellt war, daß beim Kochsalz Na und Chlorid getrennte Wege gehen können und verschiedene Wirkungen besitzen (HEILMEYER), hat man in der Folge sein Augenmerk besonders auf das Na gerichtet. Man fand, daß einmal bei jeder Diurese Na in Verlust gerät, während andererseits die Mehrzahl der Na-Salze bei der Zulage wasserspeichernd wirken. Dies kommt besonders deutlich bei hydropischen Kranken und bei Säuglingen zum Ausdruck, die beide ja vielfach ähnlich reagieren. Beim gesunden Menschen wirken die verschiedenen Na-Salze recht verschieden. Bei Nierenkranken führt die Zulage von Na-Salzen zu starker Wasserretention (MAGNUS-LEVY, KEMPMANN, MENSCHEL). Auch das Auftreten von Ödemen bei Diabetikern, die mit Na-Bicarbonat behandelt wurden, konnte durch BLUM, LABBÉ und GÉRITHAULT auf das Na-Ion zurückgeführt werden, da hierbei regelmäßig Na stärker als Chlorid retiniert wurde. Die Wirkung der Na-Salze hängt gleichzeitig von dem Anionenanteil ab, so fanden L. F. MEYER, COHN, FALTA, DEPISCH und HÖGLER beträchtliche Unterschiede zwischen $NaHCO_3$, Na_2HPO_4, NaBr, NaJ. Wie wir vom Kochsalz wissen, besteht bei den Na-Salzen eine starke Verschiedenheit der Wirkung je nach der zugeführten Dosis, indem kleine Mengen zu Wasserretention, große hingegen zu Diurese führen. Diese Verhältnisse sind nicht nur für das NaCl gültig, sondern wurden von SCHLOSS auch für NaBr und NaJ gefunden.

Für die diuretische Wirkung betont MAGNUS die Bedeutung des Anionenanteils, so hatte Na_2SO_4 die doppelte diuretische Wirkung der äquivalenten Menge des NaCl.

Bei den *Calcium*-Salzen scheint die diuretische Wirkung vorzuherrschen (L. F. MEYER, ADOLPH, BLUM). Dabei wirkt $CaCl_2$ stärker als das Acetat und Lactat. Nach FALTA und LÉVY kommt es beim Gesunden auf Ca-Salze stets zu einer Diurese mit Bluteindickung. Die Euphyllindiurese kann durch Ca-Salze gesteigert werden (KEMPMANN und MENSCHEL). Dabei greifen sie wahrscheinlich nicht an den Nieren direkt, sondern vorwiegend im Gewebe an (NONNENBRUCH). Möglicherweise beruht die Wirkung des K und ebenso des Ca in einer Verdrängung des Gewebs-NaCl, das dann seinerseits für die Diurese wirksam wird.

Von den Anionen wurde das *Sulfat* bereits erwähnt, hier hat man die diuretische Wirkung mit seiner Stellung in der HOFMEISTERschen Reihe in Zusammenhang gebracht; es besitzt die stärkste entquellende Wirkung auf die kolloidalen Eiweißkörper. Das *Bicarbonat* führt nach MAGNUS-LEVY zu Wasserretention, seine Wirkung ist jedoch gering, verglichen mit der des Chlorids. Über das *Bromid* wissen wir noch wenig, gewisse Hinweise ergeben sich aus seiner Anwendung bei der genuinen Epilepsie; es ist nach dem heutigen Stand des Epilepsieproblems wahrscheinlich, daß auch die Wirkung des Bromids auf einer tiefgreifenden Beeinflussung des Wasser- und Mineralhaushaltes beruht. Bei der Betrachtung der Ionenwirkung ist stets zu bedenken, daß die starke Wirkung eines Salzes bei künstlicher Zufuhr noch nichts über die eventuelle physiologische Bedeutung des betreffenden Salzes im Organismus aussagt.

Eine Sonderstellung nimmt in jeder Weise das *Kochsalz* ein. Das geht schon daraus hervor, daß wir dieses Salz als einziges bewußt unserer Nahrung zufügen. Auch hat das Kochsalz sowohl den größten als den raschesten Umsatz. Verallgemeinernd läßt sich sagen, daß die meisten Wasserbewegungen mit Kochsalzbewegungen verknüpft sind oder umgekehrt. Wird NaCl mit Wasser gegeben, so bewirkt es stets eine Retention, d. h. es verlangsamt die Verweildauer des Wassers im Körper. Dabei ist die Stärke der Retention der Kochsalzkonzentration proportional; sie ist bei 1%iger Lösung am stärksten (BRUNN, ADOLPH, STARKENSTEIN, HOEGLER und ÜBERRACK, WHITE). Die Tabelle 17, einer Arbeit von STARKENSTEIN entnommen, zeigt, wie das Verhältnis der

Konzentration des Trunkes zur Isotonie des Blutes über die Verweildauer des Wassers entscheidet. Die letzte Säule zeigt, daß eine 8%ige, also blutisotonische Lösung von Rohrzucker verhältnismäßig rasch ausgeschieden wird, daß also die Isotonie allein nicht genügt; STARKENSTEIN erklärt dies Ergebnis dahin, daß der Rohrzucker im letzteren Fall rasch verbrannt wird, die Isotonie also nicht für lange Zeit erhalten bleibt. Die wasserretinierende Wirkung des NaCl ist in weitestem Maße von der Vorperiode abhängig. Hierzu ist nach SCHITTENHELM und SCHLECHT auch der allgemeine Ernährungszustand wichtig, besonders dann, wenn der Kochsalzbestand des Körpers durch vorhergehenden Verlust vermindert wurde (STARKENSTEIN). So fanden COHNHEIM, KREGLINGER, TOBLER und WEBER in ihren bekannten Untersuchungen, daß nach den starken Salzverlusten, wie sie das Schwitzen während des Bergsteigens bedingt, Schnee- und Gletscherwasser — also völlig salzfreies Wasser — den Körper besonders rasch durcheilt und erst durch Kochsalzzusatz zu vorübergehender Retention gebracht werden kann. Vom Salzgehalt der Lösungen hängt dann auch, wie besonders STARKENSTEIN betont hat, die Fähigkeit, den Durst zu stillen, mit ab. Freilich scheint es zu weit gegangen, Durststillfähigkeit und Retinierbarkeit einer Lösung einfach gleichzusetzen; höher konzentrierte Salzlösungen z. B. werden quantitativ und für lange Zeit retiniert und steigern doch den Durst. In systematischen Untersuchungen haben HOEGLER und ÜBERRACK den Einfluß der Wasser- und Salzzufuhr in der Vorperiode auf die diuretische Wirkung von Wasser und Salzlösungen bestimmt, wobei auch die physiologisch wichtigen Anelektrolyte, wie Harnstoff und Zucker, mitberücksichtigt wurden. Sie fanden, daß nach salzreicher Vorperiode bei den Substanzen, die an sich die Diurese fördern, diese Wirkung noch gesteigert wird, bei den diuresehemmenden die Hemmung aber vermindert wird. Nach salzarmer Vorperiode wurde bei den ersteren die diuresefördernde Wirkung herabgemindert, bei den hemmenden Stoffen die Hemmung verstärkt.

Zur Erklärung dieser Salzwirkungen pflegt man auf die Regeln der Osmose hinzuweisen. Damit scheint uns jedoch zunächst nur ein beispielhaftes Bild gegeben zu sein. Man will damit sagen, daß der Körper im ganzen hier nach ähnlichen Regeln Wasser abgibt oder retiniert, wie ein osmotisches System auf die Zufuhr von Salzen höherer oder niederer Konzentration einen stärkeren oder geringeren Druck entwickelt (Tabelle 17). Wenn man aber dieses

Tabelle 17.
Retention wäßriger Salzlösungen verschiedener Konzentration.
(Nach STARKENSTEIN, Klin. Wschr. **1927 I.**)

	Es blieben retiniert von 1000 ccm					
	Dest. Wasser	Leitungswasser 0,08 isoton.	0,2% NaCl-Lösung ¼ isoton.	0,5% NaCl-Lösung ½ isoton.	0,9% NaCl-Lösung isoton.	8%ige Rohrzuckerlösung isoton.
Nach 1 Stunde	735	750	825	918	950	690
„ 2 Stunden	300	340	490	734	887	540
„ 3 „	160	200	390	606	819	410
„ 4 „	100	140	350	541	751	260

„osmotische System" des Körpers im einzelnen untersucht, stößt man auf größte Schwierigkeiten. Was soll man als Außen- oder Innenflüssigkeit, was als trennende Membran ansehen?

Es lag nach den genannten Beobachtungen nahe, dem Kochsalz die beherrschende Rolle für die Wasserausscheidung überhaupt zuzuschieben. Das ist von ADOLPH nachdrücklich betont worden und diese Ansicht hat sich besonders in der englischen Literatur eingebürgert. Hiergegen erheben sich jedoch ernste Bedenken. Wir verfügen über eine große Reihe einwandfreier Beobachtungen, wonach Kochsalz und Wasser ganz verschiedene Wege gehen können; schon dadurch scheint uns die Grundlage der ADOLPHschen Theorie erschüttert.

So sehen wir einmal, daß in lang- oder kurzfristigen Versuchen Kochsalz *gespeichert* werden kann, ohne eine entsprechende Wasserspeicherung, d. h. also nicht im Konzentrationsverhältnis einer physiologischen Kochsalzlösung. Besonders die französischen Forscher (ACHARD, LOEPE, AUBARD und BEAUJARD, WIDAL und LEMIERRE) haben auf das Phänomen der trockenen Kochsalzretention („rétention sêche") hingewiesen. In einem Falle von MARIE wurden 92 g NaCl mit nur 1—2½ Liter Wasser retiniert. Beim Säugling sahen ROMINGER und MEYER erhebliche Aschenansätze bei Gewichtsstillstand. Durch die Untersuchungen von LEVA, WAHLGREEN, PADTBERG und MAGNUS wissen wir, daß der Ort derartiger Kochsalzstapelungen vorwiegend die Haut ist. LEVA konnte einen Anstieg des Cl-Gehaltes der Haut auf das 3fache des Ausgangswertes beobachten, ohne daß sich der Wassergehalt änderte. Auf der anderen Seite können wir dementsprechend sowohl reine Kochsalz- als auch reine Wasserverluste vielfach beobachten.

ROMINGER und MEYER sahen beim Säugling schwere Wasserverluste von nur geringen Aschenverlusten begleitet (z. B. 1250 g Wasser mit 8 g Asche). Ähnliches können wir bei der Entwässerung von Herzkranken beobachten, wo die Ausschwemmung von Wasser und Salz keineswegs immer in einem bestimmten Verhältnis gekoppelt erscheint.

Von einer besonderen Bedeutung ist das Verhältnis der *Blutsalze* im Zusammenhang mit den Abläufen des Wasserhaushaltes. Wie wir es für das Wasser beschrieben haben, stellt das Blut auch für die Mineralien ein wichtiges Depot dar, das bei Bedarf rasch herangezogen werden kann, und das auch an der gesamten Bilanz der Salze teilnimmt (vgl. OEHME und TÖRÖK). Es bildet weiter das Transportmittel für die Mineralien auf dem Weg von der Aufnahme bis zur Ausscheidung, und schließlich können wir aus den Vorgängen im Blut gewisse Rückschlüsse auf die Austauschvorgänge zwischen Blut und Gewebe ziehen. Der Bestand des Plasmas an den wichtigen Ionen ist in Tabelle 18 wiedergegeben (vgl. hierzu auch JANSEN und LOEW).

Tabelle 18. Gehalt des normalen Blutserums an Mineralstoffen. (Nach S. J. THANNHAUSER: Stoffwechsel und Stoffwechselkrankheiten, 1929.)

	Auf 100 ccm Grenzwerte mg	Auf 100 ccm Mittel mg	Konzentration in Äquivalenten
Cl	320—400	355	0,100 n
HCO_3 . . .	—	160	0,026 n
SO_4	—	22	0,002 n
HPO_4 . . .	3— 15	10	0,002 n
Na	280—320	300	0,130 n
K	16— 24	20	0,005 n
Ca	8— 16	10	0,005 n
Mg	1— 4	2,5	0,002 n
Summe		880	saure: 0,131 bas.: 0,142

Das eigentümliche Mengenverhältnis der einzelnen Ionen untereinander, das zähe festgehalten wird und das für jede Tierart weitgehend charakteristisch ist, konnte von McCALLUM als ein Relikt früher Entwicklungsstufen aus den Zeiten, da organisches Leben noch auf die Meere beschränkt war, gedeutet werden. Es ist besonders das Verhältnis der Kationen untereinander wichtig (mit Ausnahme des Mg), das in der Leibesflüssigkeit der meisten

Tierarten dasselbe ist und gleichzeitig der Zusammensetzung des Meerwassers entspricht. So beträgt das Verhältnis von Na : K : Ca im Serum 100 : 3,5 : 5,8, im Meerwasser 100 : 3,8 : 3,7. Dagegen findet sich das Mg im Meerwasser in erheblichen Mengen, während es im Serum nur in Spuren zu finden ist. Das hat nach McCALLUM seinen Grund darin, daß die Abschließung des Organismus gegen die umgebende äußere Flüssigkeit zu einer Zeit erfolgte, als die Meere noch arm an Mg waren; damit stimmt überein, daß die Ablagerungen der Meere aus der Cambriumzeit arm an Mg zu sein scheinen, was durch die eigentümlichen Stoffwechselvorgänge innerhalb der Meere bedingt ist. Wir haben demnach aus diesen wie auch nach anderen paläontologischen Befunden Grund zu der Annahme, daß die Tiere gerade zu jener Zeit die Meere verlassen haben und zum Landleben übergingen. Die eigentümliche Tatsache, daß die Zellen der Tiere relativ kaliumreich sind im Vergleich zum Blut, deutet McCALLUM so, daß ursprünglich der Gehalt der Meere an Natrium und Kalium etwa gleich groß war. Da nun der Salzgehalt der dem Meere zuströmenden Flüsse die wichtigste Quelle für die Mineralien des Meeres darstellt, mußte es zu einer Verschiebung des Verhältnisses von Na und K kommen, nachdem das organische Pflanzenleben auf der Erde begonnen hatte und das Kalium in zunehmendem Maße auf der Erde festgehalten wurde, während das Na weiterhin dem Meere zuströmte. So entstand allmählich die Zunahme des Na gegenüber dem K. Die Abschließung der Körperflüssigkeit gegen das Außenmedium erfolgt jedoch erst in einem relativ späteren Stadium, nachdem sich das Verhältnis von Na zu K schon in der geschilderten Weise verschoben hatte. Demnach würden wir also in dem Mineralgehalt unserer *Zellen* das Vermächtnis der älteren Zeiten in uns tragen, während die Zusammensetzung des *Blutes* späteren Entwicklungsstufen entspricht.

Da NaCl unter den anorganischen Bestandteilen des Blutes am reichlichsten vorhanden und für den Wasserhaushalt besonders wichtig ist, ist sein Verhalten am meisten von allen Blutmineralien untersucht worden. Zudem verfügen wir über eine Methode zur genauen Bestimmung des Chlorids, deren Resultate freilich nach dem früher Gesagten nicht ohne weiteres auf NaCl umgerechnet werden dürfen. Für gewöhnlich liegen den Schwankungen des Chlorids solche des NaCl zugrunde, da im Blut nur wenige Äquivalente Natrium mehr — vorwiegend als Bicarbonat — vorhanden sind. Zu bedenken ist stets der verschiedene Gehalt von Körperchen und

Plasma an Cl, der nach Siebeck im Verhältnis 1 : 2 steht. Demnach haben Cl-Bestimmungen im Gesamtblut ohne gleichzeitige Bestimmung des Erythrocytengehaltes nur geringen Wert, für die meisten Fragen sind nur die Cl-Werte im Plasma oder Serum verwendbar.

Vielfach wurde auch die *Gesamtmenge der Elektrolyte* mit Hilfe der Gefrierpunktsdepression untersucht. Gewisse Differenzen zwischen der Menge der direkt bestimmbaren Ionen und dem Werte der Gefrierpunktsdepression hat man als *Molenrest* bezeichnet. Weniger zuverlässig erscheint die Bestimmung der elektrischen *Leitfähigkeit* des Serums, da sie sowohl durch die krystalloiden Elektrolyte als auch durch die Eiweißkörper des Blutes und deren Änderung mitbestimmt wird (Bugarski und Tangel). Die mit dieser Methode gefundenen Werte können bis zu einem gewissen Grade untereinander verglichen werden, da wir für gewöhnlich annehmen, daß das Kochsalz den größten Anteil an den Ausschlägen von Gefrierpunktsdepression und elektrischer Leitfähigkeit hat.

Die Salze sind innerhalb der zirkulierenden Blutmenge entsprechend ihrer leichten Löslichkeit recht gleichmäßig verteilt. So fand v. Pein die Gefrierpunktsdepression im Plasma der Arterien und Venen praktisch gleich; bei Bestimmung des Cl fand Karger in Arterie, Vene und Capillargebiet zumeist übereinstimmende Werte, in 25% der Fälle lagen die Venenwerte etwas niedriger. Bogendörfer und Nonnenbruch fanden das NaCl zwischen Venen und Capillargebiet 10mal gleich, 9mal lag es im Venengebiet etwas tiefer. (Die Angaben von Dell-Acqua sind hier nicht verwertbar, da sich diese auf Untersuchungen des Gesamtblutes stützen, ohne die Möglichkeit einer Verschiebung des Erythrocyten-Plasmaverhältnisses zu berücksichtigen.)

Unter physiologischen Bedingungen schwankt der Nüchternsalzspiegel nur in engen Grenzen. Bei Kochsalzhunger und bei kochsalzarmer Vorperiode sinkt der Blutchlorgehalt nur wenig ab (v. Monakoff, Thannhauser, Veil, Nonnenbruch). Erst wenn, z. B. bei chronischem Erbrechen oder durch Diuretica, eine starke Salzdiurese ohne Nachschub erzwungen wird, kann es zu einer tiefen Senkung der Werte kommen. Dies ist in der Regel mit starken Störungen verbunden; da dabei gleichzeitig der Rest-N steil anzusteigen pflegt, spricht man von einer hypochlorämischen Azotämie. Hierbei sind Werte bis herab zu 200 mg-% Cl beobachtet worden. (In dem jüngst beobachteten Fall von Morawitz und

Schloss 440 mg-% NaCl gegen 600 normal, vgl. hierzu Erckelentz).
Im absoluten Hunger kommt es als Ausdruck der schweren allgemeinen Stoffwechselstörungen während der ersten 10 Tage zu
einem vorübergehenden Anstieg der Blut-Chlorwerte, bevor die
Hypochlorämie einsetzt (Meyer-Bisch). Erniedrigung der Blut-
Chlorwerte fand man weiter im Fieber, besonders bei der Pneumonie, bei Diabetikern und bei Magenkranken. Es ist hierbei
natürlich stets zu beachten, ob es sich dabei nicht um den Ausdruck einer vorübergehenden Hydrämie des Blutes handelt. Bei
anderen Kranken, Nierenkranken und Herzkranken, können wir
sowohl hohe wie auch niedere Werte finden, ohne daß allgemeine
Regeln darüber aufzustellen wären.

Wird Kochsalz in erhöhtem Maße zugeführt, so kommt es zu
einer vorübergehenden Zunahme des Blutchlors, die zumeist nach
2—3 Stunden wieder ausgeglichen ist (Veil, Denis und Sisson,
Dell-Acqua, Meyer-Bisch). Dabei nimmt häufig die Plasmamenge zu. Auch bei intravenöser Zufuhr erhöht sich das Blutchlor
für kurze Zeit, bevor es aus der Blutbahn in die Gewebe abwandert.
Die Ausscheidung durch die Nieren tritt — wenigstens in kurzfristigen Versuchen — demgegenüber an Bedeutung zurück
(Magnus).

In systematischen Untersuchungen, die die Möglichkeiten einer
„Osmotherapie" bestimmen sollten, haben Bürger und Hagemann das Verhalten des Blutes auf die Injektion von hypertonischen Lösungen hin untersucht. Die Leitfähigkeit des Serums
nahm dabei regelmäßig nach Infusion hypertonischer Trauben-
zuckerlösung (1—2 g pro Kilogramm Körpergewicht) ab; Bürger
betont jedoch, daß es sich dabei um einen recht komplizierten
Vorgang handele, bei dem auch die Veränderung der Plasma-
kolloide mit zu berücksichtigen sei. Auch die Gefrierpunktsdepression nahm regelmäßig ab, wobei die Verminderung der
Konzentration der verwandten Zuckerlösung einigermaßen parallel
lief. Da sich andererseits die Kochsalzwerte des Serums nicht
gesetzmäßig änderten — nicht selten wurde sogar ein Anstieg
gefunden —, so muß hierbei eine besonders starke Verminderung
der Elektrolyte stattgefunden haben, die bislang noch nicht sicher
erfaßt werden konnte.

Die enge Verbindung zwischen den Bewegungen des Zuckers im Blut
und den Elektrolyten geht auch aus den Beobachtungen von Herrick und
Meyer-Bisch hervor, wonach schon die Zufuhr von 100 g Glucose per os

zu einer deutlichen Senkung des Blutchlors führt, während andererseits die Senkung der Blutzuckerwerte durch Insulin nach VOLLMER und SEREBRIJSKI eine Steigerung bewirkt. Es ist wahrscheinlich, daß diesen Reaktionen osmoregulatorische Vorgänge zugrunde liegen. Die quantitative Auswertung der Versuche zeigt jedoch, zumal bei Berücksichtigung der zeitlichen Abläufe, daß die Bewegung des Kochsalzes in der Regel eine sehr viel stärkere osmotische Wirkung haben muß als die gleichlaufende Veränderung des Blutzuckers. In der entwässernden Wirkung andererseits zeigt sich die Zuckerlösung den äquimolekularen Salzlösungen stark überlegen (BÜRGER und BAUER). Es ist also hierbei auch noch eine spezifische Wirkung der einzelnen Ionen mit zu berücksichtigen.

Der *Aderlaß* scheint den Gehalt des Blutes an osmotisch wirksamen Substanzen recht verschieden zu beeinflussen. Nach HOESSLIN kommt es zumeist anfangs zu einer Steigerung der Gefrierpunktsdepression, also zu einem Einstrom von salzarmer Flüssigkeit, während später eine Senkung als Zeichen des Einstroms salzreicher Flüssigkeit überwiegt. Der Serum-Kochsalzgehalt findet sich nach VEIL regelmäßig kurz nach dem Aderlaß erhöht. Da die Zunahme des Kochsalzes in vielen Fällen nur 2—4% des Ausgangswertes betrug, ist dadurch keine Änderung der Gefrierpunktsdepression zu erwarten. Im Tierversuch sah LIMBECK nach größeren Blutentnahmen eine starke Zunahme des Chlorgehaltes bis um 20% (Kaninchen). Vollständige Analysen der Anionen und Kationen nach dem Aderlaß verdanken wir ENDRES.

Auf vasomotorische Reize hin finden wir ähnliche Veränderungen, wie wir sie beim Eiweißgehalt besprochen haben; bei Vasodilatation und Zunahme der Plasmamenge kommt es zumeist zu einer Abnahme der NaCl-Werte des Plasmas, woraus auf einen Einstrom einer salzarmen Gewebsflüssigkeit zu schließen ist. Bei Vasokonstriktion, z. B. in kalten Bädern, hingegen kann die abströmende Flüssigkeit mehr oder weniger Salz mit sich führen, ohne daß hierbei bislang Gesetzmäßigkeiten zu erkennen waren (MARX). Von Bedeutung für den Ausfall der Reaktionen scheint die Vorperiode zu sein. So kommt es nach salzreicher Vorperiode im warmen wie im kalten Bade zumeist zu einer Zunahme der Salze des Plasmas. Im heißen Luftbade beobachtete KRÖTZ den Abstrom einer eiweiß- und kochsalzreichen Flüssigkeit, in indifferenten Bädern von 33—37⁰ ändern sich nach BREDNOW die Serumsalze nur wenig.

Wie wir sahen, kommt es bei allen Wasserverlusten des Körpers neben der Verminderung der Plasmamenge zu einer Zunahme der Plasmakonzentration. Diese betrifft in besonderem Maße die Eiweißkörper, daneben aber auch in geringerem Ausmaß die

Plasmasalze (McKim Marriott). Man hat nun diese Salzzunahme als Ursache der Durstempfindung angesprochen und von den Beobachtungen bei der Exsikkose ausgehend, verallgemeinernd gesagt, daß Durst stets durch eine Zunahme der osmotisch wirksamen Substanz des Blutes bedingt sei (Erich Meyer, André Mayer, L. R. Müller, Leschke u. a.). So hat Veil auch den nach Aderlaß häufig auftretenden Durst auf die Zunahme des Cl bezogen. Leschke hat angegeben, daß nach der Injektion von 20 ccm einer 10—20%igen NaCl-Lösung beim Menschen stets heftiger Durst ausgelöst werde, der durch eine Anästhesie des Rachens nicht zu unterdrücken sei. Wir können dem nach eigenen Untersuchungen nicht unbedingt zustimmen, in etwa der Hälfte der Fälle gaben unsere Versuchspersonen, wenn jede suggestive Beeinflussung ferngehalten wurde, nach derartigen Injektionen nichts von Durst an, auch im Selbstversuch konnten wir dabei keinen Durst spüren. Auch die Annahme, daß bei den sehr durstigen hydropischen Herzkranken regelmäßig die Plasmasalze erhöht seien, müssen wir nach eigenen Untersuchungen ablehnen. Wir fanden bei solchen Kranken zumeist normale, oft sogar unternormale Werte der Gefrierpunktsdepression. Schließlich ist zu bedenken, daß wir in gewissen Fällen von Diabetes insipidus bei einer ausgesprochenen Erniedrigung der molaren Konzentration des Plasmas die schwersten Durstzustände überhaupt beobachten können (vgl. hierzu Holzer und Klein). Der vielfach erwähnte Satz von A. Mayer „tout soif est causée par l'évelévation de la pression osmotique du milieu intérieur" ist also in dieser allgemeinen Fassung sicherlich unrichtig.

Auf der Suche nach dem Mechanismus der *Diurese* ist nun das Verhalten der *Blutsalze* auf Diuretica hin und nach Wasserzufuhr besonders eingehend untersucht worden. Asher und Curtis glauben das Ansteigen der Chlorwerte des Blutes nach der Injektion von Purinkörpern als das wesentliche Wirkungsmoment der sog. spezifischen Diuretica überhaupt ansprechen zu können. Leider wurden hierbei die Chloranalysen im Gesamtblut angestellt; da es aber, wie wir sahen, bei diesen Diuretica regelmäßig zu einer Verschiebung des Verhältnisses von Plasma und Körperchen kommt, scheinen uns diese Versuche nicht geeignet, derartig weittragende Schlüsse daraus zu ziehen.

Auch das Ausbleiben der Diurese bei gleichzeitiger Injektion von Wasser in die Peritonealhöhle („Ablenkungsversuch" Curtis), scheint uns in keiner

Weise geeignet zu sein, eine derartige Theorie zu stützen. Die Injektion von 100 ccm destillierten Wassers in die Bauchhöhle eines Kaninchens stellt einen derartig starken Reiz dar, daß dadurch alle Regulationen der Diurese gestört werden können, ohne daß gerade die Abwanderung des Chlors aus der Blutbahn der verantwortliche Störungsfaktor sein muß.

Zudem hat HARTWICH gezeigt, daß die Erhöhung der NaCl-Konzentration des Blutes keineswegs zwangsläufig von einer Diurese gefolgt werden muß (vgl. hierzu BAUER, ASHER, MÖLLER). Bei den Quecksilberdiuretica scheint die Chlorkonzentration des Blutes meist abzusinken (NOTHMANN), doch haben sich hierbei keine Regelmäßigkeiten erkennen lassen (NONNENBRUCH). Die Angaben von NOGUCHI über starke Kaliumanstiege nach Novasurol bedürfen noch der Bestätigung, auch die unter Umständen diuretische Wirkung des Adrenalin hat man auf eine Beeinflussung der Blutchloride bezogen (EDERER); im ganzen lehrt jedoch ein Überblick über die Untersuchungen zu dieser Frage, daß gesetzmäßige Zusammenhänge zwischen der Wirkung der Diuretica und dem Verhalten der Blutsalze heute noch nicht erkennbar sind.

Eine ähnliche Sachlage ergeben die sehr zahlreichen Untersuchungen über das Verhalten der Blutsalze nach *peroraler Wasserzufuhr*. Am häufigsten ist auch hier das Cl untersucht worden. Von manchen Forschern wurde dabei eine Abnahme, von anderen eine Zunahme des Serum-Cl gefunden. Die Widersprüche sind wohl in erster Linie auf die Nichtberücksichtigung verschiedenartiger Vorperioden zurückzuführen. Wir selbst fanden nach einer Vorperiode mit geringer oder mittlerer Salzzufuhr regelmäßig eine Abnahme der Serum-Cl-Werte um 5—8% des Ausgangswertes, die zumeist innerhalb der 1. Stunde am deutlichsten erkennbar war. Nach GOLLWITZER-MEIER betrifft diese Abnahme in gleicher Weise das Cl wie das Na. Nach Cl-reicher Vorperiode hingegen stiegen die Chlorwerte im Serum und Gesamtblut regelmäßig an. Dabei war — entsprechend dem, was wir über die Wirkung der salzreichen Vorperiode auf die Wasserbilanz angegeben haben — die Diurese erheblich gesteigert (s. Abb. 14). Diese Beobachtungen wurden auch von DRESEL und LEITNER bestätigt. Die Werte des Chlorid und der Plasmamenge verlaufen dabei oft divergent. Die übrigen Serumelektrolyte schwanken auf Wasserzufuhr nur gering. Lediglich der Ca-Gehalt scheint häufig kurz nach dem Trinken vermindert zu sein (s. Tabelle 19 nach GOLLWITZER-MEIER). Die Angabe von NOGUCHI, wonach das K regelmäßig und beträchtlich

ansteigen soll, findet in den sorgfältigen Analysen von GOLLWITZER-
MEIER keine Bestätigung. Errechnet man aus den Ionenanalysen
die gesamte Millimol - Äquivalentkonzentration des Serums, so
findet man innerhalb der 1. Stunde nach dem Trinken von 1 Liter
Wasser regelmäßig eine Abnahme um 5—10 Millimol, nach 4 Stunden, also nach Beendigung der Diurese, findet man dagegen
nicht selten eine gewisse Zunahme. Praktisch das gleiche ergibt

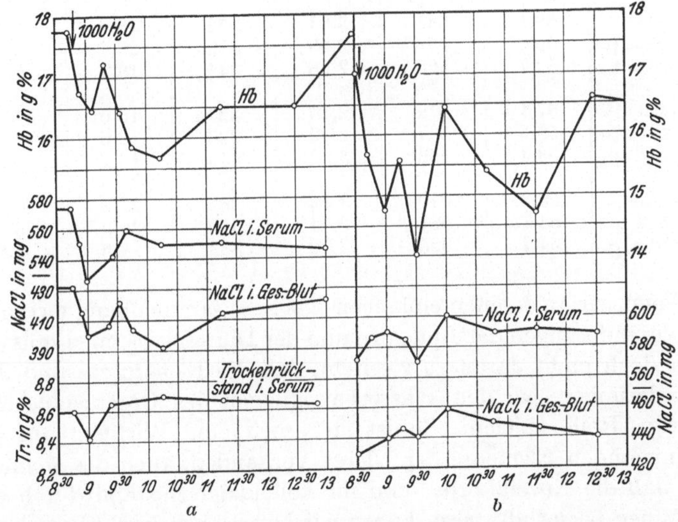

Abb. 14. H. K., 22 Jahre, ♂, 51,5 kg. *a* Trinkversuch nach 4tägiger NaCl- und
wasserarmer Vorperiode. Harnmenge 280 ccm. Kochsalzmenge 1,47 g. *b* Nach
4tägiger Zulage von je 2000 ccm Wasser und 15 g NaCl. Harnmenge 1870 ccm.
Kochsalz 15,7 g. [Aus Dtsch. Arch. klin. Med. **152**, 359 (1926).]

die direkte Bestimmung der gesamten Elektrolyte mit Hilfe der
Gefrierpunktsdepression; dabei ist die Verminderung der Werte
freilich oft so gering, daß sie noch in die Fehlerbreite der Methode
zu liegen kommt (STRAUSS und CHAJES, ENGEL und STRAUSS,
eigene Versuche). Mit Hilfe von Leitfähigkeitsbestimmungen fanden
WILSON, PRIESTLEY und RIOCH regelmäßig ein Absinken der gesamten Elektrolyte. RIOCH konnte in sorgfältig durchgeführten
Versuchen zeigen, daß diese Abnahme dem Eintreten der Diurese
zumeist um 15—20 Minuten vorausläuft. Da die Leitfähigkeit nach
dem Trinken von physiologischer Kochsalzlösung unverändert bleibt
und die Diurese gleichzeitig fehlt, so hält PRIESTLEY die Elektrolyt-
bewegung für das wesentliche Moment der Diurese überhaupt.

Tabelle 19. Wasserversuch 1500 ccm.
[Nach KL. GOLLWITZER-MEIER u. R. RABL: Z. exper. Med. **53**, 536 (1926).]

	HCO_3 als CO_2 Vol.-%	Cl als NaCl mg-%	P anorg. mg-%	Na mg-%	K mg-%	Ca mg-%
1. vorher .	52,1	598	2,19	346	17,6	12,0
1 Std. p.	56,3	555	2,29	336	17,4	11,1
4 Std. p.	55,6	549	2,28	316	17,7	12,2
2. vorher .	58,1	585	3,04	352	18,8	9,9
1 Std. p.	59,0	562	2,39	319	20,7	9,2
4 Std. p.	59,7	565	2,68	341	18,7	9,6
3. vorher .	57,1	579	2,40	327 ?	16,6	11,6
1 Std. p.	56,3	567	2,42	336	16,6	11,0
4 Std. p.	53,4	556	3,03	340	18,2	12,3
4. vorher .	58,0	619	3,12	361	22,6	9,2
1 Std. p.	54,1	581	3,41	340	20,5	8,5
4 Std. p.	54,1	605	2,70	333	21,6	8,8

Wenn wir auch einen einfachen Kausalzusammenhang zwischen
den Veränderungen der Blutsalze und der Diurese ablehnen müssen,
so ist doch nicht daran zu zweifeln, daß die Elektrolyte und ihre
Veränderungen bei den Wasserbewegungen des Organismus eine
wichtige Rolle spielen. So ist sicherlich eine Wirkung auf die
sezernierenden Elemente der Nieren vorhanden, auch die Möglichkeit, daß die Eiweißkörper und ihr kolloidaler Zustand durch das
Salzmilieu beeinflußt wird, haben wir besprochen (vgl. hierzu noch
HOESSLIN-ENDRES). Nach zahlreichen Beobachtungen glauben wir
eher eine Koordination all dieser Reaktionen nebeneinander und
nicht eine einfache Unterordnung der Prozesse untereinander
annehmen zu können. Wie wir sehen werden, müssen wir für den
Zusammenhang mit der Diurese noch die Zwischenschaltung eines
weiteren Regulationssystemes neuro-endokriner Art annehmen.
Möglicherweise beruht die Bedeutung der verschiedenen Veränderungen von Salzen und Eiweißkörpern des Blutes in einer gerade
diesem System angepaßten Reizwirkung.

Der Mineralgehalt des Blutes und der Gewebe und seine Bewegungen werden schließlich weitgehend durch das Zentralnervensystem regulatorisch beeinflußt.

Wir kennen einmal experimentelle Eingriffe am Zentralnervensystem (JUNGMANN und MEYER), bei denen es zu isolierten Veränderungen des Blut-Elektrolytspiegels kommen kann; besonders

aber sind unsere Kenntnisse hierüber durch die Beobachtung von manchen Kranken fundiert, bei denen sich Störungen des Mineralhaushaltes und gleichzeitig Veränderungen im Zwischenhirn nachweisen lassen.

Im Anschluß an die Besprechung der Blutkonzentration ist noch auf die Bedeutung dieser Vorgänge für die Temperaturregulierung bzw. die Fieberentstehung hinzuweisen. Besonders BARBOUR hat in zahlreichen Arbeiten mit seinen Mitarbeitern HOWARD, FEEDMAN, LOOMIS, FRANKMANN und WARNER nachdrücklich auf die Bedeutung der Blutkonzentration für die Wärmeregulation hingewiesen. Bei der starken Labilität der vegetativen Regulationen bei Säuglingen und Kleinkindern haben die Kinderärzte zahlreiche Beobachtungen zu diesen Fragen anstellen können. So konnte das transitorische Fieber des Neugeborenen (PETRI) und ebenso das Zucker- und Salzfieber des Säuglings (FINKELSTEIN, HEIM und JOHN) im wesentlichen als Durstfieber erklärt werden (vgl. hierzu auch RIETSCHEL und L. F. MEYER). Beim Erwachsenen mit seiner besseren Thermoregulation wirken Zucker- und Salzlösungen weniger deutlich (BINGEL). Doch gelingt es auch hier, durch eine rasche Entwässerung mit Hilfe von Zuckerlösungen die Temperatur zu steigern. Besonders eingehend sind die Fragen des Zusammenhanges zwischen Exsikkose und Wärmeregulation in neuerer Zeit von WOODYATT, NORMAN KEITH und ihren Mitarbeitern untersucht worden. Sie konnten bei rascher und intensiver Entwässerung mit Hilfe von großen Zuckerinfusionen im Tierversuch enorme Temperatursteigerungen beobachten, die beim Hunde bis zu 45° C führten. Dabei bestand für gewöhnlich ein enger Zusammenhang zwischen dem Grade der Entwässerung, dem Anstieg der Blutkonzentration und der Höhe der Temperaturen. In manchen Fällen wurde jedoch auch starke Exsikkose ohne wesentliche Hyperthermie beobachtet (KEITH). Das spricht dafür, daß andere Faktoren mitbeteiligt sein müssen. BALCAR, SAMSOM, WOODYAT fanden den gleichen thermischen Effekt hypertonischer Lösungen bei Tieren, die nach Halsmarkdurchschneidung poikilotherm geworden waren. Sie schließen daraus, daß das Exsikkosefieber auch unabhängig von der zentralen Regulation entstehen kann. Nach WOODYAT wirkt demnach eine Erschöpfung der Wasservorräte des Körpers ebenso wie die Verhinderung der Wasserdampfabgabe von der Haut. Zur Erklärung des Fiebers bei infektiösen Prozessen nimmt BARBOUR folgenden Mechanismus an: durch die Toxine und Eiweißzerfallsprodukte wird die Wasseraffinität der Gewebe größer — der histologische Ausdruck dafür ist in dem Bilde der trüben Schwellung zu finden — (vgl. hierzu SCHWENKENBECHER und INAGAKI). Dadurch kommt es zu einer Eindickung des Blutes, die — ebenso wie direkte toxische Reize — zu einer Verminderung der Hautzirkulation führt, die dann eine Unterkühlung des Blutes zur Folge haben soll. Die Abkühlung des Blutes aber führt, wie wir aus Versuchen BARBOURs mit thermischer Reizung bestimmter Hirnzentren wissen, zu einer Erhöhung der Körpertemperatur. Daneben kann die Konzentrationsänderung des Blutes noch direkt auf die thermoregulatorischen Zentren wirken. Zur Stützung dieser Hypothese führte BARBOUR die folgenden Versuche aus: er setzte Hunde in ein kaltes Wasserbad und untersuchte fortlaufend den Trockenrückstand des Blutes und die Körpertemperatur. Dabei steigt beim unverletzten Tier der Trockenrückstand regelmäßig steil an, der dann seinerseits ein Ansteigen der Temperatur bzw. die Konstanterhaltung der Temperatur gegenüber der Abkühlung des Wassers bewirkt. Wird den Tieren das Halsmark durchschnitten, so bleibt eine Änderung der Blutkonzentration aus, die Körpertemperatur sinkt infolgedessen rasch zur Temperatur des Bades ab, das Tier ist poikilotherm geworden. An der Koppelung dieser beiden Prozesse ist demnach nicht zu zweifeln. Auch die Wirkung der Antidiuretica glaubt BARBOUR auf die gleiche Weise erklären zu können. Er nimmt an, daß die Salicylate — möglicherweise auf dem Weg über die Hyperglykämie und ihre osmotische Wirksamkeit — zu einem Einstrom von Wasser aus den Geweben in die Blutbahn und damit zum Temperaturabfall führen. In ähnlicher Weise sieht WOODYAT den Zusammenhang zwischen der Wasserretention im Fieber und der nach dem kritischen Temperaturabfall einsetzenden Diurese. Nach UNDERHILL und RINGER soll bei Kampfgasvergiftung der Temperaturanstieg regelmäßig der Bluteindickung parallel gehen. Andererseits konnte WOODYAT bei Pneumoniekranken durch Zufuhr größerer Wassermengen bis zu 8 Liter pro Tag die Rückkehr der Temperatur zur Norm erzwingen. Bei all dem darf freilich die Bedeutung der anderen Faktoren für die Fieberentstehung, wie die Umstimmung der Zentren, nicht vergessen werden. Aber wenn man auch die allgemeine Gültigkeit dieser Theorien bezweifelt, wird man zugeben müssen, daß viele Reaktionen des Wasserhaus-

haltes im Fieber hiermit übereinstimmen; bei zahlreichen Fieber-
zuständen neigt der Körper zur Wasserretention (vgl. hierzu
LEYM, GARNIER, SABAREANU, OPPENHEIMER und REIS, SANDE-
LOWSKY, RIVA-ROCCI, CAVALERO, TERRAY, MORACZEWSKI). Diese
kann, ein genügendes Wasserangebot vorausgesetzt, zumal bei
Kindern zu einer vorübergehenden Gewichtszunahme (LUSSKEY und
FRIEDSTEIN), auch zu Wasseranreicherung in der Haut, bis zum
Präödem führen (MAYER, SCHWARTZ). Besonders deutlich wird
diese Tendenz im Wasserbelastungsversuch.

Die Abb. 15 ergibt zwei Trinkversuche von einer Patientin mit Angina
während und nach dem Fieber. Dabei kann der Unterschied der Wasserausscheidung nicht auf die gesteigerte extrarenale Wasserabgabe im Fieber

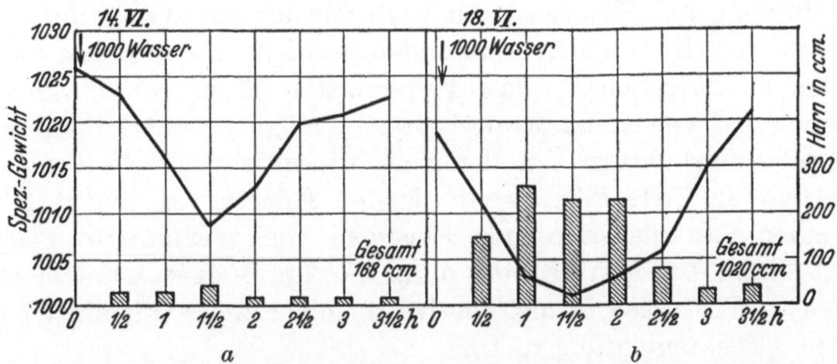

Abb. 15. G. R., 23 Jahre, ♀, 58 kg. a Temperatur 38,5°. b Entfiebert.

bezogen werden. Die Abgabe war während des Fiebers nur um 35 g höher,
während dabei 832 g Wasser retiniert wurden. Auch das Körpergewicht war
an den beiden Versuchstagen praktisch gleich. Es handelt sich bei der febrilen
Wasserretention nicht einfach um die Folge eines verminderten Wasserbestandes, sondern um Veränderungen der Wasseravidität der Gewebe. Im
gleichen Sinne spricht auch die epikritische Diurese, wie wir sie bei zahlreichen Fieberzuständen, besonders nach der Pneumonie, finden.

Neben dem Wasser wird während des Fiebers zumeist auch
Kochsalz in großen Mengen retiniert, größere Kochsalzzulagen
werden dabei nicht ausgeschieden. Die Retention betrifft sowohl
das Cl wie das Na (SALKOWSKI). Man hat sich dabei gefragt, ob
die Retention von Wasser und Salzen besonders in den kranken
Gebieten, also in diesem Fall in der entzündeten Lunge, lokalisiert
sei; das scheint durchaus möglich, freilich speichern daneben im
Fieber auch andere Gebiete Wasser und Salz, zumal die Muskulatur.

Die Veränderungen des Blutes im Verlauf einer fieberhaften
Erkrankung können recht wechselnd sein: Während zu Beginn

und bei dem Fieberanstieg meist die Konzentrationszunahme des
Serums das Bild beherrscht, finden wir bei längerer Dauer nicht
selten eine Zunahme der Plasmamenge, verbunden mit einer Verdünnung des Plasmas (H. NASSE, ASKANAZY). Nach BERGER und
GALEHRs gründlichen Untersuchungen, bei denen sie gleichzeitig
die Plasmamenge mit Hilfe von Farbstoffen und den Eiweißgehalt
bestimmt haben, handelt es sich hierbei häufig um einen echten
Verlust von Eiweiß, die zirkulierende Eiweißmenge kann dabei bis
um 30% vermindert sein, das entspricht einer Abnahme, z. B. von
absolut 200 auf 120 g. Es ist jedoch anzunehmen, daß dies nur bei
schweren Infektionen der Fall ist; BERGER und GALEHR untersuchten vorwiegend die Verhältnisse bei der Impfmalaria. Die
Verdünnung des Plasmas kann weiterhin als eine Folge der vasomotorischen Reaktionen verstanden werden, wie sie das Fieber
begleiten. Wir sehen, daß Fiebermittel häufig zu Plasmaein-
dickung und Vasokonstriktion führen — möglicherweise dadurch zu
Temperaturerhöhung —, andererseits wissen wir, daß die Temperaturerhöhung, jedenfalls, wenn sie den Körper von außen trifft,
zu einer Vasodilatation mit Einstrom von verdünntem Plasma
führt (BARBOUR, LOOMIS, MONTUORI, SOULE, BUCKMANN, DARROW,
MARX). Wir haben es also hierbei möglicherweise mit einer sinn-
vollen Gegenregulation zu tun.

Wir haben oben schon ausgeführt, daß der Mineralhaushalt
des Organismus gleichzeitig einen Teil des *Säure-Basenhaushaltes*
darstellt und mit dessen Reaktionen aufs engste verbunden ist.
Die für die Reaktion des Blutes und der Zellen ausschlaggebenden
H-Ionen stehen in Abhängigkeit von dem gesamten Ionenmilieu
des Organismus. Die Reaktionen des Säure-Basenhaushaltes können
durch die Beeinflussung der Dissoziationsvorgänge und Verteilungs-
gleichgewichte, durch Eingriffe in die Deponierung und Ausscheidung der Ionen auf den Mineralhaushalt einwirken (GOLL-
WITZER-MEIER, STRAUB, OEHME).

Die Verbindung zwischen Wasserhaushalt und Säure-Basenhaushalt wird wieder in erster Linie durch das Kochsalz hergestellt,
das einmal den größten Anteil (etwa 90%) des Säure- und Basen-
gehaltes des Blutes bildet, und gleichzeitig eng mit Wasseraufnahme
und Wasserabgabe verbunden ist. Wir haben schon bei dem Verhalten des Magensaftes auf Wasserzufuhr gesehen, wie sich an dieser
Stelle einmal Wasser- und Kochsalzbewegung, andererseits Mineral-
und Säure-Basenhaushalt berühren. Weitere Beziehungen ergeben

sich aus der Tätigkeit der Nieren, die ein wichtiges Regulations-
system für die Aufrechterhaltung einer konstanten Reaktion des
Organismus darstellt. Hierbei bedient sich die Niere unter anderem
der Phosphatausscheidung, indem sie bald saures Monophosphat,
bald neutrales Diphosphat ausscheidet; außerdem scheint auch
ihre Fähigkeit, Ammoniak zu bilden, der Regulation der Wasserstoffionenkonzentration zu dienen (WILSON). Alle diese Stoffbewe-
gungen in der Niere sind aber wiederum mit Wasserbewegungen
verbunden.

Bei der außerordentlich gut gesicherten Einstellung der Reaktionslage des Organismus haben die Wasserbewegungen innerhalb
des Körpers (Wasserzufuhr und Wasserverarmung) für gewöhnlich
keinen nennenswerten Einfluß auf seine Reaktionslage. Wasserzufuhr vermindert im Blut zumeist gleichmäßig die sauren und
basischen Anteile und ändert somit das Verhältnis [H] : [OH]
nicht. Andererseits bleibt gerade das Bicarbonat des Blutes, das
besonders für die Kohlensäurebindung benötigt wird, konstant,
es scheint im Gewebe in gleicher Konzentration zur Verfügung
zu stehen wie im Blut. So beobachten wir in der Regel keine
starke Verschiebung der Blutreaktion, die Isohydrie wird gewahrt.
Mißt man den p_H direkt mit Hilfe zuverlässiger Indicatoren-
methoden (CULLEN), so findet man nicht selten leichte Verschiebungen, die nicht immer den aus der Kohlensäurebindungs-
kurve oder aus dem gesamten Molenverhältnis errechneten Werten
entsprechen (Tabellen 20 und 21).

Der Versuch in Tabelle 20 zeigt eine zweimalige geringe Abnahme des
p_H, wie sie auch GIGON im Tierversuch gefunden hat. Im Versuch der
Tabelle 21 nahmen hingegen die direkt gemessenen p_H-Werte zu. Bei der
Änderung der Harnreaktion in diesen Versuchen ist die durch die Diurese
erfolgte Verdünnung und die dadurch gegebene Annäherung an den Neu-
tralpunkt zu berücksichtigen.

Welche Wirkungen haben nun andererseits Änderungen im
Säure-Basenhaushalt auf den Wasserhaushalt?

Es läßt sich verallgemeinernd sagen, daß die Säuerung des
Organismus zu vermehrter Wasserabgabe, die Alkalisierung zu
verminderter Wasserabgabe führt. Dabei ist es einerlei, ob direkt
saure oder alkalische Valenzen zugeführt werden, oder ob die
Änderung der Reaktionen indirekt durch Umlagerung der Salze
entsteht (OEHME, WASSERMEYER, TÖRÖK). Trinken gesunde
Menschen saure oder alkalische Lösungen, so ist ihre Diurese
zumeist ungefähr gleich stark; auch die akuten Belastungsversuche

Tabelle 20.
Dr. H., 22. 10. 31.

Zeit	Blut				Harn				
	NaCl	p_H	CO_2	Gesamt Base	ccm	Spez. Gewicht	NaCl mg-%	NaCl g	p_H
9^{00}	585	7,44	63	158,8	55	1026	2106	1,15	5,9
9^{05}				1 Liter Wasser getrunken					
9^{35}	570	7,40	63	152	57	1019	1099	0,626	7,8
10^{05}	570	7,45	61	151	235	1001	152	0,357	7,2
10^{35}	570	7,45	—	153	260	1000	128	0,334	7,2
11^{05}	570	7,42	63	155	140	1006	257	0,360	7,1
11^{35}	570	7,40	63	155	86	1008	397	0,342	6,9
12^{05}	570	7,43	61	155	28	1015	713	0,199	6,0
				Ges.	806			2,218	

Tabelle 21.
Dr. M., 28. 10. 31.

Zeit	Blut							Harn				
	Eiweiß Gesamt	p_H	CO_2	NaCl mg-%	Phosphorsäure	Gesamt Base Millimol	Gesamt Säuren Millimol	Menge	Spez. Gewicht	Kochsalz mg-%	Kochsalz g	p_H
9^{00}	7,80	7,37	64,76	580	5,0	150	143,7	55	1032	1462	0,80	5,7
9^{10}				1 Liter Wasser getrunken								
9^{30}	7,45	7,45	57,22	570	5,5	142	138,5	66	1016	760	0,50	7,7
10^{00}	7,50	7,31	59,1	575	5,2	150	130,8	220	1005	70,2	0,15	7,1
10^{30}	7,36	7,45	—	575	4,7	150	138,7	290	1004	152	0,44	7,1
11^{00}	7,90	7,35	57,2	560	4,0	150	136,6	305	1004	152	0,46	6,9
11^{30}	7,85	7,38	62,9	570	3,7	144	141,1	130	1007	292	0,38	6,9
12^{00}	7,80	7,40	61,0	570	4,0	144,6	139,3	30	1020	865	0,26	6,9

fallen nicht eindeutig aus (HEISLER). Deutlicher werden die Ausschläge, wenn man die Wirkung der Diuretica mit heranzieht. So fand GÜNZBURG die Theobromindiurese durch Säuren gesteigert, durch Alkali gehemmt. In ähnlicher Weise konnte OEHME die Abhängigkeit der Euphyllinwirkung vom Säure- und Basengehalt der Kost zeigen (vgl. STUBER und NATHANSON). Von großer praktischer Bedeutung ist heute die Kombination der Quecksilberdiuretica mit Säurezufuhr geworden. Man verwendet zweckmäßig Salmiak, dessen Kation vollständig und rasch zu Harnstoff umgebaut wird und das daher eine besonders intensive Säuerung des Organismus ermöglicht. Die Kombination von Salyrgan und Salmiak stellt heute das wirksamste Diureticum dar, das wir besitzen.

In Untersuchungen gemeinsam mit STORCH DE GRACIA konnten wir zeigen, wie besonders die Gewebswirkung des Salyrgans durch Salmiak gesteigert, d. h. der Einstrom von Gewebsflüssigkeit in die Blutbahn angeregt wurde.

Die Abb. 16 zeigt zwei Versuche an einem hydropischen Herzkranken. Im ersten Fall wurde Salyrgan gegeben, es kommt infolge der rasch einsetzenden renalen Wirkung des Salyrgans zu einer vorübergehenden Eindickung des Blutes, kenntlich am Anstieg des Hämoglobins. Wurde Salmiak dazugegeben, wie bei Abb. 17, überwiegt die Hydrämie bei weitem. Dabei war die Diurese fast auf das Doppelte gesteigert.

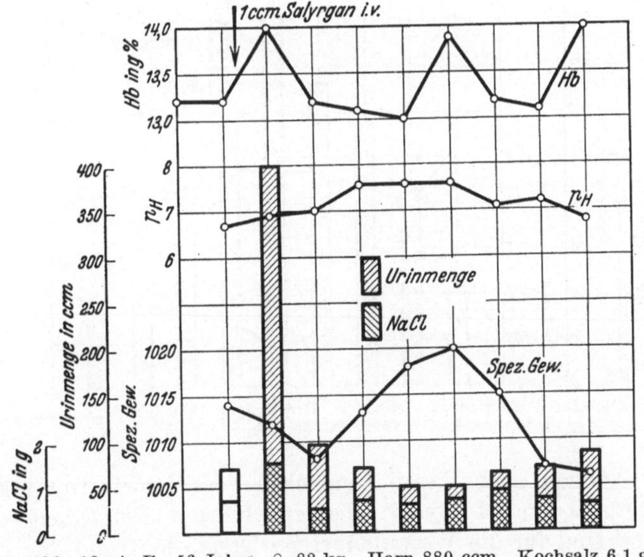

Abb. 16. A. F., 56 Jahre, ♀, 88 kg. Harn 880 ccm. Kochsalz 6,1 g.
[Aus Arch. f. exper. Path. 172, 528 (1933).]

Was den Mechanismus der Wirkung anbelangt, so ist nach den Untersuchungen OEHMEs eine Einwirkung auf die Eiweißkörper des Blutes unwahrscheinlich. Man könnte hier an eine allgemeine Wirkung der H-Ionen, die zu einer Steigerung der Permeabilität führen, denken (BETHE).

Von Wichtigkeit scheint uns schließlich noch die Wirkung der Reaktion getrunkener Flüssigkeit auf die Verweildauer im Körper zu sein, wie sie die Tabelle 22 nach STARKENSTEIN zeigt. Man erkennt, daß eine Lösung um so rascher ausgeschieden wird, je saurer sie ist. Andererseits wird eine Lösung um so länger retiniert, je mehr ihre Reaktion der der Körperflüssigkeit entspricht. Wir haben also die gleiche Gesetzlichkeit vor uns, die wir bei der Betrachtung der Salzkonzentrationen kennengelernt haben.

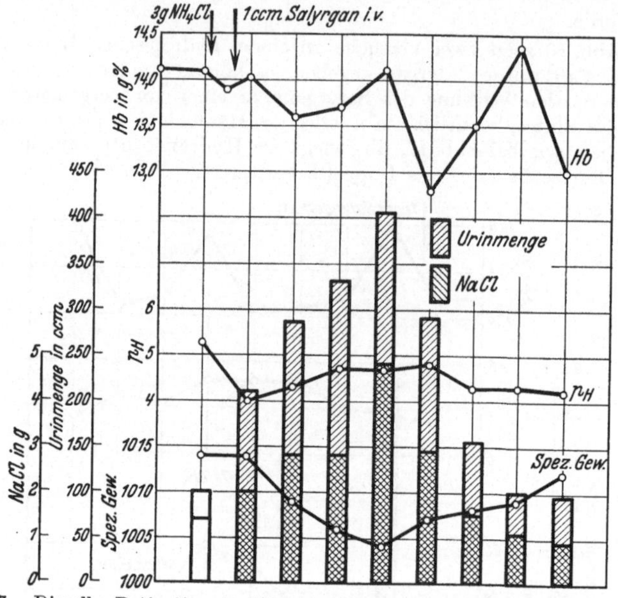

Abb. 17. Dieselbe Patientin wie Abb. 16. Harnmenge 1830 ccm, Kochsalz 17,7 g. [Aus Arch. f. exper. Path. 172, 528 (1933).]

Wir können nach diesen Versuchen verallgemeinernd sagen, daß Isotonie und Isohydrie der zugeführten Flüssigkeit entscheidend sind für die Verweildauer im Organismus und das Einsetzen der Diurese. Damit ist die Möglichkeit gegeben, daß die-

Tabelle 22. Retention getrunkener Flüssigkeiten mit verschiedener Wasserstoffionenkonzentration (p_H). (Nach E. STARKENSTEIN: Klin. Wschr. 1927 I.)

Von 1000 ccm bleiben retiniert nach	Biliner Sauerbrunn natürlich	Biliner Sauerbrunn entgast	0,5% NaCl-Lösung + Salzsäure p_H 1,5	0,5% NaCl-Lösung + Salzsäure p_H 2	0,5% NaCl-Lösung + Essigsäure p_H 3	0,5% NaCl p_H 7	0,5% NaCl + Salzsäure	0,9% NaCl + Salzsäure	0,9% NaCl p_H 7
1 Stunde	595	870	735	880	790	918	940	950	930
2 Stunden	410	787	515	604	593	734	728	887	833
3 ,,	288	723	330	454	486	606	598	819	748
4 ,,	220	685	240	354	426	541	518	751	688

jenigen Mechanismen, die die Isotonie und Isohydrie bei der Wasseraufnahme überwachen, zugleich die Diurese beeinflussen können.

g) Kreislauf.

In ähnlicher Weise wie bei anderen Organfunktionen bestehen auch zwischen Kreislauf und Wasserhaushalt *wechselseitige* Beziehungen: Einmal greifen die Vorgänge des Kreislaufes häufig in die des Wasserhaushaltes ein; so haben wir gesehen, wie die Austauschvorgänge zwischen Blut und Gewebe von den Strömungsbedingungen des Blutes abhängig sind. Zum anderen haben aber auch die Funktionen des eigentlichen Wasserhaushaltes Bedeutung für den Kreislauf und seine Regulation. Da die Änderungen der Plasmamenge zumeist mit einer gleichsinnigen Änderung der zirkulierenden Gesamtblutmenge verbunden sind, so bedeuten sie eine Beanspruchung der Kreislaufregulation. Rein mechanisch betrachtet muß eine Volumzunahme bei unveränderter Strombahn zu einer Erhöhung des Druckes führen; oder es muß sich bei unverändertem Druck die Strombahn erweitern. Am Beispiel der vasomotorischen Reaktionen haben wir gesehen, wie auf der einen Seite eine Änderung der Strombahn zu einer reziproken Änderung des Stromvolumens führt; es fragt sich nun, ob umgekehrt auch eine Änderung der zirkulierenden Blutmenge entweder den Druck oder die Strombahn ändert. Wir haben deshalb zunächst das Verhalten des *Blutdruckes* bei Zufuhr von Flüssigkeit zu betrachten: Bei der intravenösen Zufuhr von Kochsalzlösung, auch in großen Mengen, konnten Worm und Müller und Biernacki keine Änderung des Blutdruckes beobachten. Ebenso haben wir selbst bei der peroralen Zufuhr von Wasser und Kochsalz in der Regel keine Reaktion des Blutdruckes gefunden (Pavlov, Orr, Maximowitsch, Rieder). Bei sehr großen Trinkmengen kann es zur Nausea kommen und dadurch der Blutdruck verändert werden. Ebenso kann heißes oder kaltes Wasser vasomotorische Reaktionen auslösen und so reflektorisch von den Splanchnicusgefäßen aus zu Änderungen des Blutdruckes führen. Daher sahen Maximowitsch und Rieder ein deutliches Ansteigen des Blutdruckes, wenn 1 Liter kaltes Bier getrunken wurde. Bei Störungen der Druckregulation, z. B. bei Kranken mit akuter Nephritis, kann nach Dorner auf Wasserzufuhr der Druck ansteigen. Unter physiologischen Bedingungen hingegen wird wohl nach Flüssigkeitszufuhr die Strombahn kompensatorisch erweitert und der

Druckanstieg verhindert. Es liegen hierüber einige direkte Beobachtungen vor; MEEK und EYSTER haben nach Kochsalzinfusionen eine Erweiterung der peripheren Strombahn im Capillarmikroskop beobachtet und in Photogrammen festgehalten.

Bei diesen Regulationen ist möglicherweise ein Mechanismus mitbeteiligt, den FLATOW und MORSIMOTO im Anschluß an Untersuchungen WOLLHEIMs studiert haben: sie fanden, daß Wasser in kleinen Mengen einen deutlichen Einfluß auf die Gefäßweite hat; so konnte die Adrenalinkontraktion der Extremitätengefäße durch Wasser sofort gelöst werden; freilich verläuft die Reaktion in verschiedenen Gefäßgebieten recht wechselnd. Auf Grund dieser Befunde hat man neuerdings Kranke mit spastischen Erscheinungen an den Gefäßen, z. B. Migräne, mit Injektionen von destilliertem Wasser behandelt. Auch die von psychiatrischer Seite neuerdings empfohlene Behandlung von Depressionszuständen mit Wasserinjektionen mag hierauf beruhen.

Wie verhält sich das Herz selbst? Seit wir über zuverlässige Methoden zur Bestimmung des Schlagvolumens verfügen, ist diese Frage häufig untersucht worden. Verallgemeinernd läßt sich sagen, daß eine Vergrößerung der zirkulierenden Blutmenge zumeist das Minutenvolumen, oft auch das Schlagvolumen erhöht. So fanden JARISCH und LILJESTRAND mit Hilfe der KROGH-LINDHARDschen Methode regelmäßig eine starke Zunahme des Schlagvolumens; in einem Versuch wurden z. B. 1,3 Liter Zuckerwasser getrunken, daraufhin nahm das Schlagvolumen von 83 auf 121 ccm nach 40 Minuten zu. In einem anderen Falle von 83 auf 144 ccm. Da kaltes Wasser nicht selten zu einer reflektorischen Pulsverlangsamung führt, wurde hierbei das Minutenvolumen vorwiegend durch die Änderung des Schlagvolumens vergrößert. Selbst wenn — was nach neueren Untersuchungen wahrscheinlich ist — die absoluten Werte dieser Methode nicht ganz richtig sind, so scheinen die beträchtlichen relativen Unterschiede doch verwertbar und bemerkenswert. Zuverlässig dürfte heute die GROLLMANsche Acetylenmethode sein, mit der die gleiche Frage wiederholt untersucht worden ist. Nach GROLLMAN selbst steigt das Minutenvolumen auf Wassertrinken hin regelmäßig stark an, z. B. von 4,15 auf 5,21 Liter nach 50 Minuten. Dabei nimmt innerhalb der 1. Stunde der Sauerstoffverbrauch deutlich zu. Nach dem Trinken von RINGER- und LOCKE-Lösung war die Zunahme des Minutenvolumens noch stärker, während der Sauerstoffverbrauch hierbei nicht wesentlich gesteigert war.

Wir geben in Tabelle 23 einen eigenen Versuch mit der GROLLMAN-Methode wieder (Selbstversuch).

Tabelle 23.
H. M., 30 Jahre, männlich, 76,0 kg, gesund.

Zeit	Minuten-volumen Liter pro Minute	Schlag-volumen ccm	Pulszahl	Blutdruck	Atemzüge pro Minute	Atemgröße Liter pro Minute	Grund-umsatz	Resp. Quotient
8^{50}	4,28	63,9	67	115/75	14	3,99	—4	0,72
9^{15}—9^{20}			1 Liter Wasser (Temperatur 21^0) getrunken					
9^{22}			75	120/80	14			
9^{50}	5,02	64,3	78	118/75	14	3,75	—5	0,72
10^{22}	4,59	63,7	72	122/75	14	3,94	—3	0,76
10^{50}	4,40	64,7	68	115/75	15	3,85	—4	0,72
11^{50}	4,21	63,2	65	115/70	16	3,80	—6	0,75

In diesem Falle wird die Erhöhung des Minutenvolumens vorwiegend durch Erhöhung der Pulszahl kenntlich, während das Schlagvolumen nur wenig ansteigt. Da das Trinkwasser in diesem Fall kühl war, dürfte es sich bei der Pulszunahme nicht um eine direkte vasomotorische Reaktion handeln, sondern eher um einen echten BAINBRIDGE-Reflex, d. h. eine Pulsbeschleunigung bei Zunahme des Minutenvolumens.

Bei der großen Anpassungsfähigkeit des Herzmuskels ist für gewöhnlich eine Veränderung der *Herzgröße* bei den besprochenen Reaktionen nicht zu erwarten. So sahen MEEK und EYSTER nach großen Kochsalzinfusionen beim Hunde keine Veränderung der Herzmasse. Bei sehr starken Eingriffen jedoch, wie sie große Aderlässe und unmittelbar darauffolgende Infusionen darstellen, konnten BEHRENS und LAMPE Veränderungen des Herzschattens finden. Bei der Größe des Eingriffes — der Versuch wurde zudem in Äthernarkose gemacht — scheint es uns möglich, daß hier schon der Herzmuskel geschädigt war.

Bei Erkrankungen des Herzens, sei es durch Ventilstörungen und ihre Folgen oder bei primären Erkrankungen des Myokards, kann die gesteigerte Beanspruchung infolge der Erhöhung des Schlagvolumens zu ernsten Störungen führen. So zeigte BRUNNER, daß der vermehrte Einstrom von Plasma in die Blutbahn, wie er bei der Vasodilatation im warmen Bade einsetzt, der unmittelbare Anlaß zu einem schweren Asthma cardiale-Anfall werden kann. Hierbei spielt nach den Untersuchungen von EPPINGER, v. PAP und SCHWARZ die Erhöhung der Umlaufgeschwindigkeit des Blutes, wie sie zumeist mit einer Zunahme der Blutmenge verbunden ist, eine wichtige Rolle.

Zunahme der Plasmamenge verschlechtert häufig die Kreislaufleistung (FROMHERZ, WOLLHEIM). Deshalb zielt ja auch unsere

Therapie darauf hin, durch Einschränkung von Wasser und Salz
in der Diät den Kreislauf zu entlasten. Daß zudem der Ablauf
der Blutverdünnung bei den Kreislaufkranken oft gestört ist, haben
wir bereits gesehen.

Welches sind nun auf der anderen Seite die *Wirkungen der
Kreislauffaktoren auf den Wasserhaushalt?* Welchen Einfluß haben
zumal Veränderungen im Kreislauf auf die Wasserausscheidung?
Wir betrachten dabei vorwiegend den allgemeinen Kreislauf, nachdem wir die lokalen Vorgänge früher schon besprochen haben.

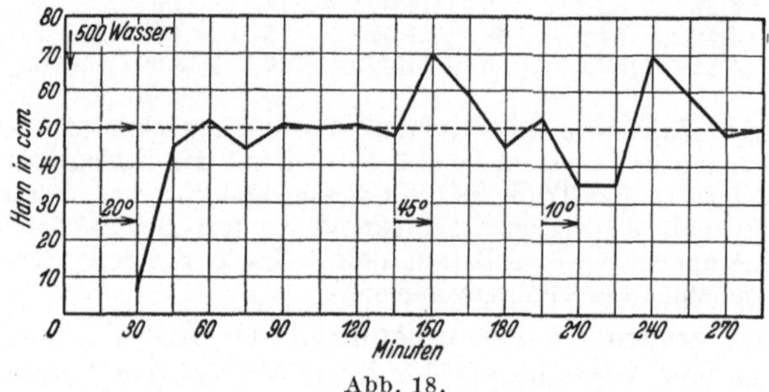

Abb. 18.

Man hat zunächst die Wirkungen der vasomotorischen Reize
auf die Diurese wiederholt untersucht. Hier kann die Temperatur des getrunkenen Wassers von Bedeutung sein (vgl. besonders
WALTERHOEFER).

Die Abb. 18 stellt einen prolongierten Trinkversuch bei einem Hunde
dar; wir gaben zu Beginn des Versuches Wasser von Zimmertemperatur,
bis sich die Diurese gleichmäßig eingestellt hatte, d. h. bis die ½-Stunden-
Harnmengen der Zufuhr entsprachen. Dann wurde ohne Änderung der Menge
die Temperatur des Wassers auf 45° erhöht. Die Diurese stieg daraufhin
sofort deutlich über die Einfuhr an, nach 1 Stunde war sie wieder ausgeglichen.
Nun gaben wir eisgekühltes Wasser von 10°, darauf sank die Diurese steil
ab. Nach 50 Minuten kam es dann, trotzdem weiter kaltes Wasser gegeben
wird, zu einem kompensatorischen Überschießen der Diurese.

Die gleichen Verhältnisse kann man im Trinkversuch beim
Menschen beobachten. Gibt man am 1. Tage kaltes Wasser, am
folgenden Tag heißes, so wird man bei sonst gleichen Bedingungen
am 2. Tage einen rascheren Beginn und beschleunigten Ablauf der
Diurese beobachten. Absolut pflegt dabei innerhalb von 3 Stunden
die gleiche Menge ausgeschieden zu werden. Zur Erklärung nimmt
man zumeist an, daß die vasomotorischen Reaktionen reflektorisch
vom Magen auf das Gefäßgebiet des Splanchnicus und der Nieren

übergreifen. Abgesehen vom nervösen Wege kann aber auch die Rolle des Blutes selbst dabei wichtig sein. So hat KORTH gezeigt, daß das Trinken von kaltem Wasser zu einer Abnahme der Temperatur des strömenden Blutes, gemessen innerhalb der Armvene, um $1-2^0$ auf die Dauer von $30-40$ Minuten führt.

Ganz ähnliche Wirkungen sehen wir bei kalten und heißen Teilbädern. ROESLER kombinierte den Trinkversuch mit heißen Handbädern'und sah die Diurese rascher einsetzen, während Eintauchen der Hände in Eiswasser die Diurese deutlich verzögerte und verminderte. SCHLOMKA hat die Abkühlung der Extremitäten mit venöser Stauung verbunden, nach Lösung der Staubinde war die Harnmenge bis auf $1/_3$ der Vorperiode vermindert. Zur Erklärung nimmt er an, daß sich bei der Stauung und Abkühlung innerhalb der Blutbahn toxische Stoffe anhäufen, die die Diurese hemmen, in manchen Versuchen auch Albuminurie verursachen. Über die Bedeutung der Abkühlung für die Hemmung der Diurese liegen zahlreiche übereinstimmende Untersuchungen vor (CONVAY, HALLION und AMBARD, WERTHEIMER, DELEZIENNE, DE HAAN, BAKKER). In diesem Zusammenhang ist auch auf die Bedeutung von Abkühlung und Erkältung für die Entstehung der Nephritis hinzuweisen.

Zum genaueren Studium der vasomotorischen Reaktionen eignen sich Wasserbäder verschiedener Temperaturen besonders gut, ihre Wirkung auf die Diurese ist daher vielfach untersucht worden. Warme und indifferente Bäder steigern beim nüchternen Menschen zumeist die Grunddiurese um ein geringes; bei fetten und pastösen Menschen kann es im warmen Bade zu ausgeprägter Spontandiurese kommen. Wir beobachteten in einzelnen Versuchen im Bade von 36^0 und 30 Minuten Dauer bei fetten Menschen eine Harnmenge bis zu 320 ccm mit einem spezifischen Gewicht von 1010. Genauer läßt sich die Wirkung bei gleichzeitiger Wasserbelastung studieren.

Die Tabelle 24 gibt zwei Trinkversuche an aufeinanderfolgenden Tagen bei einem gesunden jungen Mann wieder. Am 2. Tage wurde ein Bad von 33^0 und 2 Stunden Dauer gegeben; es ergab sich eine enorme Verstärkung der Diurese mit $1/_2$-Stunden-Portionen bis zu 620 ccm. Sofort nach Beendigung des Bades sank die Diurese wieder ab, trotzdem das Bad von 33^0 als kühl empfunden wurde, war dabei auch die extrarenale Abgabe stark erhöht. Entsprechend dem raschen und intensiven Wasserverlust kam es bei diesem mageren und muskulösen Menschen zu einer Bluteindickung mit steilem Anstieg der Hämoglobinwerte.

Marx, Wasserhaushalt. 10

Tabelle 24.
H. Sch., 19 Jahre alt. Gesund.
a) (18. 8. 26) ohne Bad.   b) (20. 8. 26) mit Bad.

Zeit	Hämoglobin	Harn		Körpergewicht	Zeit	Hämoglobin	Harn		Körpergewicht
		Menge	Spez. Gewicht				Menge	Spez. Gewicht	
9^{30}	14,62	70	1023	58,5	9^{30}	14,75	90	1025	58,4
9^{32}	1 Liter Wasser getrunken				9^{32}	Bad von 33^0 und 1 Liter Wasser getrunken			
9^{45}	14,02			59,5	9^{45}	14,02			
10^{00}	13,28	50	1018		10^{00}	14,26	40	1016	59,4
10^{30}	14,25	80	1005		10^{30}	14,76	190	1004	
11^{00}	14,45	220	1001		11^{00}	15,40	620	1001	
11^{30}	13,30	300	1000		11^{30}	15,78	580	1000	
12^{00}	13,12	250	1000		11^{32}	Ende des Bades, Temperatur 33^0			
12^{30}	13,68	80	1007		12^{00}	15,35	190	1005	
1^{30}	14,05	40	1014	58,35	12^{30}	16,25	80	1013	
		1020		—1,15	1^{00}	16,20	50	1017	
					1^{30}	16,80	40	1019	57,15
							1790		—2,25

Warme, indifferente und kühle Bäder verstärken bei gleichzeitigem Wasserangebot regelmäßig die Ausscheidung, bei kalten Bädern fand KRÖTZ ihre Wirkung inkonstant (BAZETT, THURLOW, STEWART). Die Versuche fallen dabei noch, je nach der Tageszeit, in der sie angestellt werden, recht verschieden aus (PORAK).

Um die Bäderwirkung auf die Wasserausscheidung zu erklären, sind verschiedene Hypothesen aufgestellt worden: Man hat zunächst daran gedacht, daß die durch das Bad bewirkte Blutverdünnung an der Diuresebeschleunigung beteiligt sei. Es fand sich aber die gleiche Wirkung auf die Diurese auch in kühlen Bädern, in denen es zu einer Bluteindickung kommt. Auch die Veränderungen der Eiweiß- und Salzwerte des Blutes sind je nach der Vorperiode, der Temperatur und Dauer des Bades so verschieden, daß sich ein gesetzmäßiger Zusammenhang mit der diuretischen Wirkung dabei nicht erkennen läßt. Wahrscheinlicher ist, daß die starke Beeinflussung der Vasomotoren der Haut auf das Gefäßsystem der Nieren überspringt. PORAK nimmt eine Reizung des „peripheren sensiblen Systems" als Ursache an. Weiterhin ist der Wasserdruck auf die Gewebe in Rechnung zu setzen (V. MOLL). Dieser wiederum beeinflußt den Venendruck, besonders an den unteren Extremitäten. Mit Hilfe von Teilbädern konnte BAZETT zeigen, daß das Eintauchen des Rumpfes für die dieresefördernde Wirkung ausschlaggebend ist, während das Eintauchen der unteren Körperhälfte bis zum Nabel allein wirkungslos bleibt.

Übereinstimmend wird in den neueren Untersuchungen schließlich noch betont, daß die horizontale Körperlage an der Wirkung der Bäder mitbeteiligt sei.

Seit den ersten Beobachtungen von WENDT im Jahre 1876 ist der Einfluß der *Körperstellung* auf die Wasserausscheidung vielfach untersucht worden. Nachdem er ursprünglich angenommen hatte, daß auch die Unterschiede zwischen Tages- und Nachtdiurese auf die Körperstellung zu beziehen seien, haben neuere Untersuchungen gezeigt, daß diese, wenigstens beim Gesunden, nicht den entscheidenden Faktor darstellt (A. JORES, HOESCH). Untersucht man unter sonst gleichen Bedingungen die Wasserausscheidung nach Belastung, so findet man beim Gesunden auch im Stehen eine deutliche Hemmung, die im Sitzen geringer wird, während die Ausscheidung im Liegen stets am größten ist. Oft kommt es in horizontaler Lage zu einer negativen Wasserbilanz (WENDT, QUINCKE, EDEL, ERLANGER, HOOKER, WHITE, ROSEN, FISCHER, WOOD, THOMPSON, DAILEY, SEYDERHELM, GOLDBERG).

Dabei ist neben der Wasserausscheidung auch die Molenausscheidung in charakteristischer Weise verändert; wie WHITE, ROSEN, FISCHER und WOOD gezeigt haben, nimmt im Liegen besonders die Ausscheidung des Chlorids und des Bicarbonats zu, in geringem Maße die des Phosphats, Sulfats und Harnstoffes, während Ammoniak und Kreatinin dabei nicht beeinflußt werden. Die gleiche Beeinflussung der Molendiurese beobachtete BAZETT im Wasserbade, woraus er die Bedeutung der Körperhaltung für die Bäderwirkung folgert. Auch im Salzwassertrinkversuch hängt die Ausscheidung deutlich von der Körperstellung ab; es kommt im Stehen zu einer starken Hemmung (SEYDERHELM und GOLDBERG). Merkwürdigerweise ist neben der renalen auch die extrarenale Wasserabgabe im Liegen stets deutlich erhöht. Die durch die Körperstellung bedingten Unterschiede sind bei Menschen mit labilem vegetativem Nervensystem und bei asthenischen Individuen besonders ausgeprägt (NEUKIRCH und NEUHAUS). Sie lassen sich weiter in erhöhtem Maße bei Patienten mit orthostatischer Albuminurie nachweisen, wobei die Lordose als Ursache ausgeschlossen werden konnte, ebenso besteht auch kein direkter Zusammenhang mit der Albuminurie (SEYDERHELM und GOLDBERG).

Tabelle 25.
[Nach THOMPSON: J. clin. Invest. 5, 573, 605 (1928).]

Fall	Erythrocyten Millionen		Plasmamenge		Plasmaprotein N-Bestimmung	
	Liegend	Stehend	Liegend	Stehend	Liegend	Stehend
3	4,1	4,6	2140	1906	7,2	8,3
4a	3,9	4,3	2495	2195	6,9	8,2
5	4,7	5,1	2505	2165	7,0	7,8

Nach ERICH MEYER lassen auch Patienten mit Diabetes insipidus im Stehen eine deutliche Diuresehemmung erkennen.

Die Wirkung der Körperstellung auf den Kreislauf ist besonders eingehend von W. und T. H. THOMPSON und ihren Mitarbeitern DAILEY und ALPER untersucht worden. Sie fanden, daß die Umlaufzeit des Blutes im Stehen verlängert ist und daß vorwiegend die Zirkulation in den unteren Extremitäten verlangsamt ist. Sie injizierten kolloidale Farbstoffe in eine Vene und beobachteten das erste Auftreten der Farbe in einer anderen Vene. Dabei fanden sie, daß die Farbe im Liegen für den Weg von Armvene zur Fußvene 45—60 Sekunden braucht, im Stehen hingegen 135—150 Sekunden. Von der Fußvene nach der Armvene waren es im Liegen 30—45, im Stehen dagegen 120—135 Sekunden. Unter Berücksichtigung dieser Fehlerquelle gab nun die direkte Bestimmung der Plasmamenge im Stehen regelmäßig eine deutliche Verminderung, die sich in einer Zunahme der Erythrocytenwerte des Blutes äußerte. Gleichzeitig stiegen die Eiweißwerte des Serums (nach Stickstoff berechnet) deutlich an (s. Tabelle 25). Besonders eindrucksvoll ist noch der folgende Versuch:

Die Farbe wurde nach 2stündigem Liegen injiziert und 8 Minuten später aus Arm- und Fußvenen Blut entnommen und dessen Farbkonzentration bestimmt. Danach stand die Versuchsperson auf und stand 20 Minuten lang möglichst ruhig. Darauf wurde erneut aus Arm und Fuß Blut entnommen. Dabei fand sich eine deutliche Zunahme der Farbkonzentration gegenüber der ersten Bestimmung um 18% des Wertes und zwar übereinstimmend in rechter und linker Armvene und den Fußvenen; Störungen der Durchmischung durch ungleichmäßige Verteilung konnten dabei mit Sicherheit ausgeschlossen werden.

Wir müssen deshalb annehmen, daß im Stehen erhebliche Mengen Plasma die Blutbahn verlassen. Es fanden sich beim Gesunden innerhalb von 30 Minuten Mengen von 190—475 ccm, im Durchschnitt 320 ccm. Aus den Eiweißwerten der Tabelle 25 läßt sich leicht errechnen, daß diese Flüssigkeit fast eiweißfrei sein

muß. THOMPSON stellt zur Erwägung, ob es sich nicht bei diesen
Vorgängen, die schon an pathologische Reaktionen streifen, um
eine verminderte Anpassung des Menschen an die aufrechte Körperhaltung handelt; er konnte zeigen, daß Kaninchen in aufrechter
Stellung schon nach wenigen Stunden an Kreislaufinsuffizienz
sterben.

Die Flüssigkeitsmengen, die hierbei aus der Blutbahn verschwinden, sind immerhin so groß, daß sie eine Verminderung der
Diurese bedingen können. Es ist nun nicht anzunehmen, daß
die gesamte Menge in die Gewebe der unteren Extremitäten übertritt, das ist beim gesunden Menschen jedenfalls ganz unwahrscheinlich. Es ist zu berücksichtigen, daß es sich beim Stehen,
vor allem beim Stillstehen und Strammstehen, wie es in den Versuchen von THOMPSON geübt wurde, um eine erhebliche Arbeits-
leistung der Muskulatur handelt, wir haben aber oben schon ausführlich besprochen, daß es bei der Tätigkeit der Muskulatur stets
zu einer Wasserretention kommt. Es kommen also hier zwei verschiedene Momente zusammen: die Veränderung der Zirkulations-
bedingungen und die Muskeltätigkeit.

Besonders eindrucksvoll äußert sich die Bedeutung der Körperstellung für den Kreislauf beim Herzkranken, wo schon ein geringer
Neigungsunterschied von der horizontalen Lage zu starkem Hydrops
führen kann. Auch die Bevorzugung der abhängigen Partien durch
die Ödeme ist im selben Sinne zu deuten. Zum Nachweis von
latenten Ödemen bei Kreislaufkrankheiten hat KAUFFMANN den
Wasserversuch besonders abgeändert.

Der Patient erhält 4 Stunden lang je 150 ccm Wasser zu trinken
und soll dabei horizontal liegen. Dann wird das Fußende des
Bettes um 20—30 cm höher gestellt, so daß die Beine höher liegen
als der Rumpf. Wenn daraufhin eine Verstärkung der Diures einsetzt, so soll das ein Hinweis auf latente Ödeme des Patienten sein.

Gründliche Nachuntersuchungen aus jüngster Zeit (ZIMMERMANN
und v. PEIN) haben jedoch ergeben, daß die Voraussetzungen des
Versuches nicht ganz richtig sind. Zunächst kommt es schon beim
gesunden Menschen trotz der konstanten Einfuhr fast nie zu einer
konstant verlaufenden Harnausscheidung; die Diurese verläuft
hierbei vielmehr stets in einzelnen mehr oder weniger großen
Wellen, die die Beurteilung der Kurven sehr erschweren. Auf die
Gründe dieser Wellenbildung werden wir bei der Besprechung der
zentralen Regulation der Diurese zurückkommen. Außerdem läßt

sich auch bei völlig gesunden Menschen sehr häufig nach der Hochlagerung der unteren Extremitäten eine ansteigende Diurese beobachten, während andererseits zahlreiche Ödemkranke diese Reaktion vermissen lassen.

So fanden NATANSON und SULZBACH bei 30% der untersuchten Herzkranken einen negativen Ausfall, das gleiche gibt BRUCKE an.

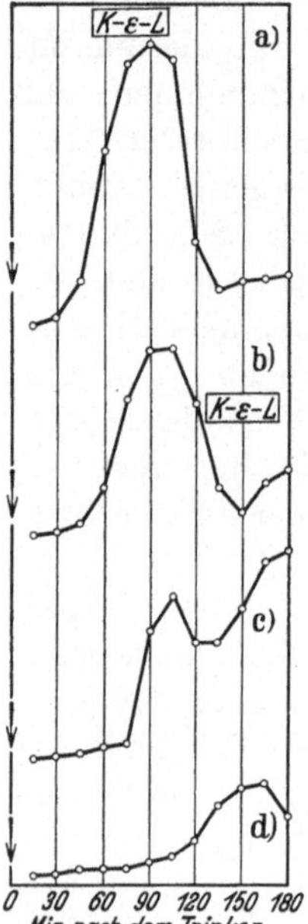

Abb. 19.
[Aus C. WENDT:
Arch. Heilk. 17, 527
(1876).]

Die Untersuchung der intermediären Vorgänge bei dem KAUFFMANNschen Versuch durch BRUCKE hat sehr komplizierte Verhältnisse ergeben. Die Beurteilung der Hämoglobinkurven und der Plasmamengenschwankungen ist dabei durch die häufigen kleinen Trinkmengen erschwert.

Auf die Störungen der Wasserausscheidung beim Herzkranken im allgemeinen kann hier nicht näher eingegangen werden. Wir verweisen dafür auf die zusammenfassende Arbeit von CLAUSSEN (vgl. auch MOSENTHAL, VAN VALZAH, McKINLEY, MIDDLETON).

Ein weiterer Kreislauffaktor, dessen Bedeutung für die Diurese vielfach untersucht wurde, ist der *Abdominaldruck*. WENDT beobachtete, daß die Knie-Ellenbogenlage des Körpers, bei der nach seinen Messungen der intraabdominale Druck geringer ist als bei Rückenlage, die Diurese förderte.

Die Abb. 19 gibt einige Trinkversuche aus den Arbeiten von WENDT wieder. Es wurden jedesmal 1200 ccm Wasser getrunken und der Harn $^{1}/_{4}$stündlich gemessen. Die Abb. 19a zeigt, wie die Harnmenge während der Knie-Ellenbogenlage stark steigt, um bei Seitenlage sofort wieder abzusinken. Die Abb. 19b gibt einen Trinkversuch im Sitzen wieder — bei gleicher Trinkmenge. Im Anschluß an diesen Versuch wurde die Knie-Ellenbogenlage wieder eingenommen, die Diurese steigt sofort erneut an.

Wird der intraabdominale Druck künstlich erhöht durch Einschnürung des Bauches beim Menschen oder durch künstlichen Ascites beim Tiere, so folgt regelmäßig eine starke Hemmung der Diurese, wobei die Höhe des intraabdominalen Druckes der Verminderung der Diurese parallel läuft (WENDT, THORRINGTON und SCHMIDT, GRIFFITH und HANSELL).

Die Abb. 19d gibt einen Tierversuch nach WENDT, wobei durch Einschnürung des Bauches der intraabdominale Druck — gemessen im Rectum — auf 18 ccm Wasser gesteigert war. Die Abb. 19c zeigt einen Kontrollversuch bei normalem Druck von 6 ccm Wasser. Wird der intraabdominale Druck bis auf 30 mm Hg gesteigert, so versiegt die Harnsekretion völlig (Thorrington und Schmidt). Bei sehr geringen Stauwerten kann es unter Umständen sogar für kurze Zeit zu einer verstärkten Diurese kommen (Griffith und Hansell).

Manche Beobachtungen bei Kranken mit Ascites entsprechen diesen experimentellen Befunden. So sehen wir nicht selten nach dem Ablassen eines großen Ascites eine plötzliche Harnflut auftreten. Zur Erklärung nehmen die meisten Autoren eine Übertragung der Druckänderung auf die Vena cava und Vena renalis an. Bei geringer Erhöhung des Druckes in der Nierenvene können wir unter Umständen eine vorübergehende Steigerung der Diurese, bei erhöhtem Druck dagegen eine Hemmung beobachten. Dieser Mechanismus dürfte auch bei den in der Schwangerschaft zu beobachtenden Diuresestörungen eine gewisse Rolle spielen.

h) Niere.

Wohl auf keinem Gebiete läßt sich die grundsätzliche Änderung der physiologischen und klinischen Betrachtungsweise der letzten Jahre mit solcher Deutlichkeit erkennen, wie in der Erforschung der Nierenfunktionen. Während man ursprünglich nur das Organ selbst betrachtete und all seine Funktionen als Ausdruck der ihm innewohnenden Strukturen und Kräfte erklären wollte, hat man jetzt in zunehmendem Maße die Beziehungsfülle, in der jedes Organ steht, zu würdigen gelernt und sich bemüht, gerade auch seine Einordnung in den Organismus für das Verständnis seiner Funktionen heranzuziehen. In der gleichen Weise, wie wir ursprünglich bei Herzkranken nur das Herz und seine speziellen Leistungen betrachteten, dann aber gelernt haben, auch den peripheren Kreislauf mit all seinen Funktionen in Rechnung zu setzen, hat sich auch das Verhältnis von „Nierenfunktion" zu „Wasserhaushalt" verschoben. Während man noch vor wenigen Jahren den größten Teil der physiologischen und pathologischen Abläufe im Wasserhaushalt auf die normale oder gestörte Nierenfunktion bezogen hat, sehen wir heute, daß die Niere nur *ein* Glied im großen System des Wasserhaushaltes darstellt und in ihren Funktionen zahlreichen anderen Organen koordiniert ist. Das sei an zwei Beispielen erläutert: Die akute Wasserbelastung, der Trinkversuch, wurde ursprünglich von Volhard in Deutschland, von Vaquez und Cottel in Frankreich als Nierenfunktionsprüfung eingeführt und ist auch heute noch zu diesem Zweck unentbehrlich. Wir haben aber in den vorangehenden Kapiteln bereits eine Fülle von extrarenalen Faktoren kennengelernt, die seinen Ablauf entscheidend beeinflussen können, so daß er uns heute mehr und mehr zu einem Hilfsmittel geworden ist, die gesamte Reaktionslage des Wasserhaushaltes zu erkennen. Eine ähnliche Wandlung hat sich in der Klinik der wichtigsten Nierenerkrankung, der akuten Nephritis, abgespielt. Auch hier wissen wir heute, daß das führende Symptom, das Ödem, keine einfache Folge der Nierenerkrankung darstellt, sondern vielmehr der Nierenkrankheit koordiniert ist; wir nehmen an, daß es sich bei der Nephritis um eine generelle Erkrankung des gesamten Gefäßsystems handelt, wobei die Störungen in der Niere freilich ihre besondere Bedeutung besitzen. Diese Feststellung enthebt uns nicht der Verpflichtung, auch die Funktionen der Niere selbst mit Sorgfalt zu betrachten. Wie wir einleitend betont haben, muß jede Forschung, die den Organismus und seine Korrelationen zum Gegenstand hat, immer wieder vom Organ und den einzelnen Funktionen ausgehen. So ist auch ein Verständnis der Abläufe des Wasserhaushaltes nur möglich, wenn wir die speziellen Leistungen und Reaktionen der Niere mit in die Betrachtung einbeziehen.

Nach dem bisher Gesagten scheint es nicht mehr nötig, im einzelnen darauf hinzuweisen, daß es nicht angängig ist, irgendwelche Änderungen der Diurese bei pharmakologischen oder anderen Eingriffen einfach auf die Funktionen des Nierenparenchyms oder der Nierengefäße zu beziehen. Andererseits sind aber auch alle Betrachtungen abzulehnen, die die Niere lediglich als einen mit toten Membranen ausgestatten Filterapparat auffassen und alle „ursächlichen Faktoren" im Blut oder in den Geweben suchen. Gerade der letztgenannte Fehler wird von zahlreichen Forschern immer wieder begangen, wobei man sich zum Teil gar nicht mehr die Mühe nimmt, die geforderten Veränderungen, etwa des Blutes, selbst zu untersuchen. Es muß hier mit Nachdruck gesagt werden, daß ein großer Teil der Voraussetzungen, wie sie z. B. der CUSHNYschen Lehre von der Nierenfunktion zugrunde liegen, einfach nicht gegeben sind. Wir sollen auch unsere Aufgabe nicht nur darin sehen, möglichst scharf zu unterscheiden, was renal, was extrarenal bedingt ist, sondern sollen vielmehr gerade das Zusammenspiel der verschiedenartigen Funktionen zum Gegenstand unserer Forschungen machen.

Unsere Kenntnisse von Physiologie und Pathologie der Niere haben im Laufe der letzten Jahre außerordentliche Fortschritte gemacht. Wir müssen uns hier auf kurze Andeutungen des Wesentlichen beschränken. So hat uns das geniale Werk RICHARDs einen Einblick in die Funktion der Nierenelemente gegeben; er hat uns die spezielle Funktion von Glomerulus und Tubulus zu unterscheiden gelehrt und damit auch die Grundlagen der Filtrations-Rückresorptionstheorie festgelegt. Es ist freilich auch jetzt noch nicht möglich, das Vorkommen von echten Sekretionsvorgängen in der Niere auszuschließen, worauf besonders HÖBER und PÜTTER hingewiesen haben. Der Streit um „Filtration" oder „Sekretion" ist heute durch eine Fülle von neuen und andersartigen Ergebnissen in den Hintergrund gedrängt worden.

Auf dem Wege der vergleichenden physiologischen Forschung haben weiterhin MARSHALL und seine Schüler die Funktionen von Glomerulus und Tubulus analysiert. Durch ELLINGER und HIRT sind wir jetzt über den Verlauf und die Funktionen der zu der Niere führenden Nerven unterrichtet; freilich ist es bis jetzt nur an wenigen Stellen möglich gewesen, diese Befunde auf die Vorgänge im intakten Organismus zu übertragen.

MARK u. a. haben in systematischen Arbeiten die Bedeutung der Nierenmasse, ihre Beziehungen zur Funktion und zum Gesamtkreislauf untersucht. Schließlich hat uns das große Werk von VOLHARD einen weiten Überblick und an vielen Stellen tiefe Einblicke in das pathologische Geschehen in der Niere gegeben.

Auf all diese Probleme einzugehen, ist hier nicht der Ort, wir haben uns vielmehr ausschließlich mit der Frage zu befassen, welche Beziehungen zwischen der Niere und den anderen am Wasserhaushalt beteiligten Organen bestehen, in welcher Weise ihre Funktionen in den gesamten Wasserhaushalt eingeordnet sind. Die Methoden zur Untersuchung der Nierenfunktion in ihren Beziehungen zum Gesamtorganismus sind recht verschiedenartig und verschiedenwertig. Man hat zunächst zu diesem Zweck die Reaktionen des Wasserhaushaltes nach Entfernung beider Nieren studiert (NONNENBRUCH, BECKMANN, BASS, DÜRR und DROSIHN). Als unmittelbare Folge dieses Eingriffes beobachtet man während der ersten 48 Stunden eine Eindickung des Blutes, auf die dann ein Einstrom von verdünntem Plasma folgt. Diese im ganzen recht typische, zweiphasige Reaktion bleibt aus, wenn das Capillarendothel und die Gewebe vorher durch Urethan oder andere

Gefäßgifte geschädigt wurde. Die Blutsalze verhalten sich hierbei verschieden. Während das K kontinuierlich ansteigt, sinken Na und Cl durch Abstrom in das Gewebe ab, auch diese Reaktion wird durch eine Urethanvergiftung verhindert. Infolge des Einstroms größerer Mengen von Alkali in die Blutbahn wird der Eintritt einer Azidose für längere Zeit vermieden. Der kolloidosmotische Druck des Plasmas schwankt dabei außerordentlich. Der Blut-Wasser-Spiegel reagiert auf die verschiedenen Eingriffe hin noch geraume Zeit nach der Nephrektomie in normaler Weise und Größe: nach peroraler und intravenöser Wasserzufuhr findet man die typische Hydrämie von ungefähr demselben Ausmaß und derselben zeitlichen Dauer wie bei Anwesenheit der Niere; wir können daraus schließen, daß die Regulation der Hydrämie allein durch die Gewebe erfolgen kann. Im ganzen hat diese Methode unsere Kenntnisse nur wenig gefördert; zu bedenken ist auch, daß wir es stets gleichzeitig noch mit den Folgen einer schweren Operation und einer großen Wunde zu tun haben, die die Reaktionen mit beeinflussen können.

Besser verwertbar erscheinen die Untersuchungen, in denen nur Teile des Nierengewebes entfernt wurden (HEINICKE und PÄSSLER, MARK, GEISENDÖRFER, FRIEDMANN und WACHSMUTH, NAKAMURA, KORTH). Nach dem Abklingen der akuten Folgen dieses Eingriffes (vgl. dazu BRADFORD, VERNEY), kommt es zu tiefgreifenden Veränderungen der Diurese, die offenbar auf eine Umstimmung der Gewebe im allgemeinen zu beziehen sind, die Wasserbindungsfähigkeit der Gewebe wird geringer, es tritt eine Neigung zu Polyurie auf (NAKAMURA). Auch die Reaktionen der Plasmamenge scheinen verändert. Während eine Harnstoffbelastung beim normalen Hunde nur zu geringen Veränderungen der Diurese und der Plasmamenge führt, kommt es bei Tieren, die nur noch $^1/_8$ ihres ursprünglichen Nierengewebes besitzen, daraufhin zu einer Abnahme der Plasmamenge, unter Umständen auf die Hälfte des normalen Wertes. Es scheint bislang noch nicht möglich, derartige Reaktionen mit den Begriffen „Ausscheidungsstörung" und „Speicherung" harnpflichtiger Substanzen zu erklären.

In Untersuchungen über das Verhalten der Nierengewebe selbst hat neuerdings v. FARKAS in Anlehnung an die älteren Versuche SIEBECKs die Quellbarkeit der Nierensubstanz untersucht. Er fand dabei eine besonders hohe Quellbarkeit, verglichen mit anderen Organen; so kann die Nierenrinde 60—70% ihres Anfangsgewichtes an Wasser aufnehmen, ohne dabei — unter Kontrolle mit der WARBURGschen Methode — ihre Vitalität einzubüßen. Durch Zufuhr großer Wassermengen wird die Quellbarkeit, zumal der Rinde, deutlich herabgesetzt. Das mag, mit dem schon von MARSHALL vermuteten Vorgang zusammenhängen, daß die Hydratation des Nierengewebes eine Vorbedingung für das Zustandekommen der Diurese darstellt. So ist nach MARSHALL auch die Latenzzeit, die zwischen der Zufuhr von Wasser oder von Diuretica und dem Eintritt der Diurese besteht, auf die zunächst einsetzende Quellung des Nierengewebes zu beziehen. Erwähnt seien hier noch Versuche über die Wirkung von Extrakten aus Nierengeweben. LINDBERG hat bei der Injektion alkoholischer und wäßriger Extrakte aus Rindenschicht eine harntreibende Wirkung beobachtet. Solange aber in derartigen Versuchen die Wirkung der Eiweißderivate, des Harnstoffes und der Salze nicht abgetrennt werden kann, sind sie nur schwer zu verwerten.

Eine Sonderstellung nehmen die nicht sehr zahlreichen Untersuchungen an der *transplantierten Niere* ein. Hierbei handelt es sich einmal um eine vollständige Unterbrechung der zur Niere führenden Nervenbahnen, die an den Reaktionen, zumal kurz nach dem Eingriff, beteiligt sein mögen. Auch die Zirkulationsverhältnisse sind gegenüber dem Normalen weitgehend abgeändert. In akuten Versuchen dieser Art konnte GOVAERTS eine Nierenwirkung der Quecksilberdiuretica demonstrieren: die Niere eines mit Salyrgan vorbehandelten Tieres sezernierte nach der Transplantation auf ein anderes Tier, das keine Diurese aufwies, in hohem Maße weiter. Es erscheint freilich nicht ganz gesichert, ob es sich dabei wirklich um einen spezifischen Salyrganeffekt handelt, denn FRANK MANN konnte zeigen, daß eine in die Carotis transplantierte Niere ihre Tätigkeit wenige Minuten nach der Herstellung der Zirkulation aufnimmt und entsprechend der Entnervung und dem relativ höheren Druck in der Carotis sofort erhebliche Harnmengen produziert, die die der anderen Niere desselben Tieres deutlich übersteigen. Möglicherweise kann uns in diesen Fragen die Methode von PAUZ weiterführen, dem es durch künstlich erzeugte Anastomosen mit den Netzgefäßen gelang, die Nierengefäße soweit zu ersetzen, daß die Niere auch nach Unterbindung von Nierenarterie und -vene Harn in normaler Weise weiter bildet.

Die größten Fortschritte haben die Untersuchungen an der isolierten, überlebenden Niere gebracht. Da infolge der einfachen

Gefäßversorgung der Niere eine künstliche Durchströmung leicht gelingt, sind von jeher zahlreiche Untersuchungen mit Durchströmungsgeräten angestellt worden. Dabei konnte man auch hier und da eine Flüssigkeit aus den Uretheren gewinnen, die man als „Harn" ansprechen zu können glaubte. Wir wissen aber heute, daß all diese Versuche, die Nieren mit Hilfe von Pumpen zu durchströmen, praktisch wertlos sind, daß die hierbei erhaltenen Ergebnisse jedenfalls nicht auf die normale Niere übertragen werden können. Erst durch das *Herz-Lungen-Nieren-Präparat* von Starling und Verney haben wir neuerdings die Möglichkeit gewonnen, eine Niere durch viele Stunden am Leben zu halten und ihre Funktionen, besonders die Harnbereitung, im einzelnen zu studieren.

Hiermit konnte dann zunächst die Bedeutung der Kreislaufvorgänge für die Diurese geklärt werden. Die Untersuchung der Kreislauffaktoren hat von jeher in der Diskussion über die Harnbereitung einen besonders breiten Raum eingenommen, weil man glaubte, hier die entscheidenden mechanischen Faktoren fassen zu können, die zumal die Filtrationstätigkeit der Niere beherrschen sollten. Immer wieder versuchte man durch Druckmessung in den Nierenarterien oder durch Rückschlüsse auf den Capillardruck in den Nieren — meist mit Zuhilfenahme des Uretherendruckes — Einblick in den Mechanismus der Diurese zu gewinnen.

Die Untersuchungen an der isolierten Niere — wir meinen damit im folgenden stets die Niere des Verney-Präparates — haben ergeben, daß zweifellos gewisse Beziehungen zwischen dem Druck in den Nierenarterien und der Größe der Harnbildung gegeben sind. Wird der Druck plötzlich um 20—30 mm Hg gesenkt, so läßt die Harnsekretion vorübergehend nach, sinkt er herab bis auf 40 mm Hg („der kritische Druck" Starlings), so erlischt sie völlig. Ähnliche Beziehungen bestehen auch zwischen der Durchströmungsmenge und der Harnbereitung, wenngleich die Druckschwankungen einen relativ höheren Einfluß zu haben scheinen (Dreyer und Verney). Aber auch hier führen erst grobe Ausschläge, Änderung der Werte um 20—30%, zur Beeinflussung der Diurese.

Es ist schwer verständlich, daß die Anhänger der Filtrationstheorie im Sinne Cushnys diese Versuche noch als Beweisstück anführen zu können glauben. Die Versuche mit der isolierten Niere haben nämlich mit aller Deutlichkeit vor allem das eine ergeben,

daß Schwankungen der Druckwerte und der Durchströmungsmenge,
wie sie in vivo vorkommen können, praktisch keinen Einfluß auf
die Harnbereitung besitzen; erst derart grobe Ausschläge, wie sie nur
die Anordnung des Experiments erlaubt, führen zu einer merklichen
Beeinflussung. Wir können unter Umständen auch gegenteilige
Bewegungen der Druckwerte und der Harnmenge beobachten. So
führt Adrenalin nach BUDELMANN an der isolierten Niere zu einem
Anstieg des Druckes im Präparat und gleichzeitig zu einer Minderung
der Diurese. In kleinen Mengen bewirkt es eine geringe Minderung

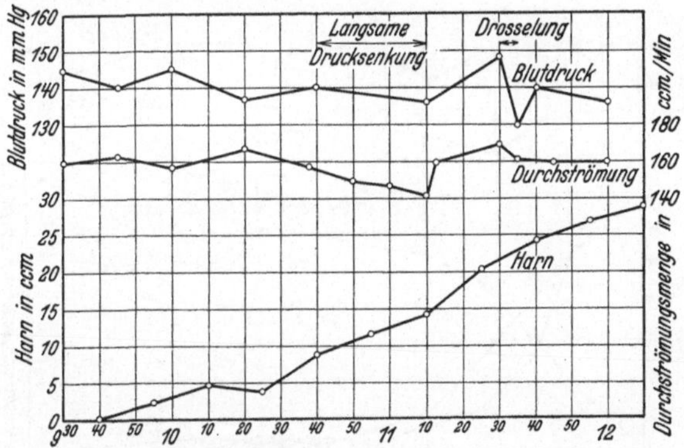

Abb. 20. Herz-Lungen-Nieren-Präparat. Von 10^{38}—11^{10} Drosselung der Durchströmungsmenge. Von 11^{30}—11^{35} Drucksenkung. (Beschriftung innerhalb der Abbildung unrichtig.)

der Durchströmungsmenge und gleichzeitig einen Anstieg der
Diurese.

Die Abb. 20 zeigt einen Versuch, bei dem wir uns bemühten, die Änderung
der Durchströmungsmenge und des Druckes in der Nierenarterie nicht zu
brüsk und mit zu starken, unphysiologischen Ausschlägen verlaufen zu lassen.
Man erkennt, daß eine Senkung des Druckes um 18 mm Hg innerhalb von
5 Minuten, die durch Ablassen der Luft im peripheren Widerstandsgefäß bewerkstelligt wurde, keine Minderung der Diurese zur Folge hatte. In der
gleichen Weise war eine Drosselung der Blutdurchströmung — mit Hilfe
einer Klemmschraube vor der Nierenarterie — um 15% des Wertes innerhalb
von 30 Minuten ohne einen merklichen Effekt. Dabei handelt es sich immer
noch um so große Ausschläge, wie sie im intakten Organismus unter
physiologischen Bedingungen kaum je verwirklicht sein dürften.

Wir können neuerdings mit Hilfe der Thermostromuhr REINs
im Organismus die Durchblutungsgröße in situ fortlaufend bestimmen. Auch mit dieser Methode hat sich eine weitgehende
Unabhängigkeit zwischen der Durchströmungsmenge und der

gebildeten Harnmenge ergeben. So fanden JANSSEN und REIN, daß bei der Wasserdiurese die Wärmeabfuhr und Durchblutung der Niere völlig konstant blieb, obwohl die Diurese auf das Sechsfache des Ausgangswertes anstieg. Damit stimmen die älteren Arbeiten von BARCROFT und STRAUB überein, die bei der Kochsalzdiurese keine gesetzmäßigen Änderungen des venösen Ausflusses der Niere und keine Steigerung des Sauerstoffverbrauches der Niere fanden. Auch für die Salyrganwirkung fand SCHLOSS keine eindeutigen Beziehungen zwischen Nierendurchblutung und Diurese.

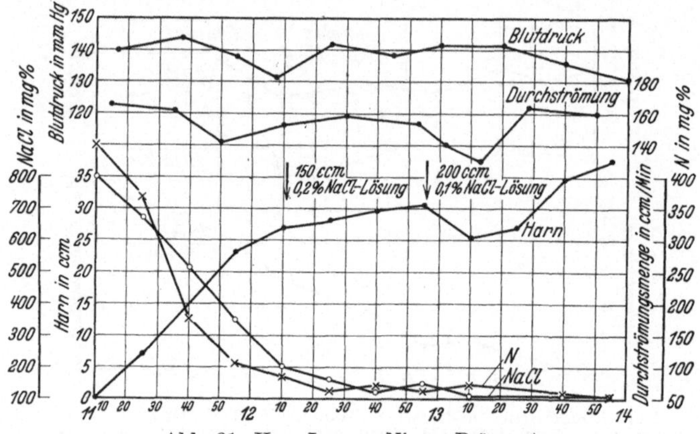

Abb. 21. Herz-Lungen-Nieren-Präparat.

Von Bedeutung scheint weiter die Feststellung REINs, daß sich das Gefäßgebiet der Niere in sehr viel geringerem Grade an den vasomotorischen Vorgängen, die die Druckregulierung begleiten, beteiligt, als das in anderen Gefäßgebieten geschieht. Sie zeigt vielmehr die Tendenz, auch bei wechselndem Druck ihre Durchblutungsgröße konstant zu erhalten (BARCROFT und REIN). Infolgedessen ändert sich auch bei thermischen vasomotorischen Reizen, wie Abkühlung und Erwärmung, die Durchblutungsgröße kaum. Diese am intakten Tier gewonnenen Befunde sind ein wichtiger Hinweis darauf, wie vorsichtig wir sein müssen, Beobachtungen an einem Gefäßgebiet, etwa an der Haut, unbedenklich auf ein anderes, wie das der Niere, zu übertragen.

Eine weitere, höchst bemerkenswerte Unabhängigkeit zwischen der Zusammensetzung des die Niere durchströmenden Blutes und der gleichzeitig gebildeten Harnmenge zeigt Abb. 21: eine Verdünnung des Blutes durch eine hypotonische Kochsalzlösung um

10—20% beeinflußt den Verlauf der Diurese ebensowenig wie eine Eindickung des Blutes um 5—10%. Erst wenn die Eindickung bis auf 20% des Ausgangswertes kommt, vermindert sich die Harnmenge, ohne daß die Harnkonzentration ansteigt. Stark verdünnte Salzlösungen haben eher einen geringen hemmenden Einfluß, der gleichzeitig die Durchströmungsmenge und die Harnmenge vermindert, was wohl auf die besprochenen vasomotorischen Wirkungen des Wassers zu beziehen ist (s. Abb. 21). Die beiden Abbildungen zeigen uns zugleich den typischen Ablauf der Diurese, wie er durch die Isolation der Niere bedingt ist. 10—30 Minuten nach Einschalten der Niere in den Herz-Lungen-Kreislauf setzt die Diurese ein und steigt innerhalb der nächsten Stunden steil an, gewöhnlich in linearer Kurve. Etwa 3 Stunden nach Einsetzen der Diurese ist zumeist der höchste Wert erreicht, der bei einem gut arbeitenden Präparat 3—5 ccm Harn pro Minute beträgt. Auf dieser Höhe bleibt die Diurese, solange genügend Flüssigkeit in dem Blutreservoir zur Verfügung steht und solange die Kreislaufverhältnisse konstant bleiben. Die Beendigung des Versuches ist durch ein beginnendes Lungenödem oder das Versiegen der Herzkraft bedingt; wir konnten einzelne Versuche bis auf 10 Stunden ausdehnen.

Die Konzentration des Harnes ist dabei der Harnmenge stets reziprok, auf dem höchsten Punkt der Diurese lassen sich Chlor und Stickstoff nur noch in Spuren nachweisen. (Auch mit anderen Durchströmungsmethoden, wobei das Herz durch eine Pumpe ersetzt, die Lunge aber mitverwendet ist, hat neuerdings JACOBJ den gleichen Diureseverlauf beobachtet.)

Es fragt sich, welche Vorgänge dem eigentümlichen Verhalten der Diurese bei der Isolation der Niere zugrunde liegen. Die Annahme von BAYLISS und FEE, wonach es sich lediglich um einen Effekt der Entnervung handele, ist dadurch widerlegt, daß die Entnervung der Niere in situ die Diurese sehr viel weniger beeinflußt; dabei geht die Änderung der Diurese stets der Durchströmungsgröße parallel, während wir sahen, daß die Diurese der isolierten Niere hiervon unabhängig verläuft. Wir müssen heute vielmehr mit VERNEY annehmen, daß es der Mangel an antidiuretischen Hormonen des Blutes ist, der diese Diurese bedingt. Es sind vorwiegend zwei Befunde, die diese Annahme stützen: einmal vermag kein Mittel die Diurese mit derartiger Intensität zu beeinflussen, wie die Extrakte aus dem Hinterlappen der Hypophyse. Setzt man dem durchströmenden Blut Hypophysin in kleinsten Mengen zu, so sistiert die Diurese in wenigen Minuten, die Konzentration von Chlor und Harnstoff steigt an, bis nach einiger Zeit der Hypophysenextrakt aufgebraucht ist — durch Ausscheidung oder Abbau —, erst dann steigt die Diurese wieder an. Dieser Versuch läßt sich so lange wiederholen, wie die Niere überhaupt in der Lage bleibt, Harn zu produzieren. Daß es sich bei diesen antidiuretischen Stoffen wirklich um das Inkret der Hypophyse handelt, hat VERNEY durch folgenden Versuch bewiesen:

Er stellte ein Herz-Lungen-Nieren-Präparat her und schaltete verschiedene Teile eines weiteren Tieres in die Zirkulation ein. Dabei hatte die Einschaltung etwa der hinteren Extremitäten keinen Einfluß auf die Diurese. Wurde jedoch der Kopfkreislauf eines anderen Tieres eingeschaltet, so zeigte sich sofort die typische Hypophysinreaktion, die Harnsekretion wurde gehemmt, die Konzentration des Harnes stieg an. Wurde jedoch die Hypophyse aus dem Kopf des Tieres entfernt, so blieb die Wirkung aus. Die Versuche VERNEYs sind von verschiedenen Seiten bestätigt worden (GREMELS, POULSSON, MARX u. a.). Es erscheint hiernach kein Zweifel mehr möglich, daß die Niere für gewöhnlich unter dem Einfluß des Hypophysenhormones steht. Die Polyurie bei der Isolation ist demnach auf den Wegfall der physiologischen Hemmungsmechanismen zu beziehen. VERNEY hat diesen Mechanismus dadurch gekennzeichnet, daß er sagt, die isolierte Niere verhält sich wie die Niere eines Menschen mit Diabetes insipidus nach Verlust der Hypophysenfunktion.

Bei Fortführung dieser Versuche konnten wir dann zeigen, daß das Blut des Menschen und der Tiere regelmäßig einen bestimmten Gehalt an antidiuretischen Substanzen besitzt, die wahrscheinlich mit dem Hinterlappenhormon identisch sind und ihren Angriffspunkt in der Niere haben. Nach Wasserzufuhr sinkt der Gehalt des Blutes an diesen Stoffen ab. Bei der Besprechung der neuro-endokrinen Regulation kommen wir hierauf zurück.

Bei dieser Lage der Lehre von der Physiologie der Nierenfunktion ist es verständlich, daß wir bei der Betrachtung der Funktion der *kranken Niere* auf größte Schwierigkeiten stoßen. Hinzu kommt, daß wir gelernt haben, den Nierenschaden immer mehr in das Gesamtbild der Erkrankung einzuordnen, daß wir zahlreiche Symptome, die früher nur auf die Niere bezogen wurden, heute als eine Folge extrarenaler Störungen verstehen oder als diesen koordiniert auffassen.

Diese Schwierigkeiten in der Beurteilung des Wasserhaushaltes der *Nierenkranken* kommen besonders deutlich bei der Anwendung unseres wichtigsten Hilfsmittels, des Wasserversuches, zum Ausdruck.

Vorwiegend unter dem Einfluß der Lehre VOLHARDs hat man geglaubt, auf dem Boden der pathologisch-anatomischen Erfahrung mit Hilfe des Wasserversuches eine „lokale Funktionsdiagnostik" treiben zu können. Man nahm an, daß eine Störung der Wasserbilanz durch Veränderung der Glomerulusfunktion, Veränderung in der Konzentrationsleistung durch Erkrankung der tubulären Anteile der Niere zu erklären seien. „Schlechte Konzentration und vollkommen erhaltenes Wasserausscheidungsvermögen" soll das Bild der „reinen Tubuliinsuffizienz" und „renale Störung der Wasserausscheidung bei erhaltener Konzentrationsfähigkeit" das Bild der „Glomeruliinsuffizienz" (VOLHARD, Handbuch, S. 174) ergeben. Dagegen erheben sich zahlreiche Bedenken. So schreibt VOLHARD selbst, daß Störungen der Wasserbilanz — in erster Linie ist die Wasserretention im Trinkversuch gemeint — „fast immer durch extrarenale Störungen" verursacht seien. Das dürfte heute allgemein anerkannt sein. Deshalb wird von der Mehrzahl der Autoren bei der Beurteilung der Nierenkranken ein besonderes Gewicht auf die Konzentrationsfunktion der Niere gelegt. Denn diese soll der Ausdruck eines „rein renalen Geschehens" sein (LICHTWITZ, Praxis, S. 75). Auch dieser Satz läßt sich heute nicht mehr aufrechterhalten. Die „Konzentrationsleistung" der Niere entspricht doch praktisch dem Ablauf ihrer Kochsalz- und Stickstoffausscheidung. Dieser hängt aber ebenfalls von einer Vielheit extrarenaler Faktoren ab, die das „Angebot" an die Nieren und damit die Ausscheidung beeinflussen. Zudem kennen wir bereits eine Reihe von Erkrankungen, bei denen die Nieren anatomisch intakt gefunden werden und bei denen das Verhalten der Harnkonzentrationen in der gleichen Weise von der Norm weicht, wie bei Nierenkranken (s. unter „Hypophysenerkrankungen").

Wichtig ist zur Beurteilung besonders ein Einblick in die *Variabilität der Nierenleistung,* und diese kann man durch eine starke Belastung der Niere mit Hilfe großer Wassermengen gut erkennen. VOLHARD selbst betont an anderer Stelle, daß die „Prüfung der Höchstleistung der Niere" noch keine „örtliche Diagnose der Erkrankung gestattet". Wir müssen uns also vor Augen halten, daß der Wasserversuch lediglich ein funktionelles Zustandsbild zu zeigen vermag.

Die Methodik des Wasserversuches ist zur Anwendung bei Nierenkranken vielfach abgeändert worden. VOLHARD gibt stets große Mengen, $1^1/_2$ Liter Wasser, zu trinken, untersucht halbstündlich und bewertet besonders die Größe und Konzentration der Harnportion auf dem Höhepunkt der Diurese. Im direkten Anschluß an den Trinkversuch läßt er den Durstversuch bei Trockenkost anstellen. STRAUSS gibt 1 Liter zu trinken, untersucht anfangs stündlich, später 3stündlich, neben dem spezifischen Gewicht bestimmt er Kochsalz und Stickstoff in den einzelnen Harnportionen. SCHLAYER und HEDINGER geben eine Probemahlzeit, bzw. 5 Probemahlzeiten den Tag über verteilt, die einer „leichten" Normalkost entspricht und neben Wasser Stickstoff, Salze, Purinkörper usw. enthält. Sie sammeln den Harn in 2-Stunden-Portionen und bestimmen darin das Kochsalz. In ganz ähnlicher Weise gibt LICHTWITZ zu der Flüssigkeit eine „Nierenprobekost". ROSENBERG läßt seine Patienten 2 Stunden vor der eigentlichen Wasserbelastung frühstücken. Es besteht kein Zweifel, daß man mit allen diesen verschiedenen Proben einen gewissen Einblick in die Nierenfunktion des Kranken gewinnen kann. Alle Autoren sind sich darin einig, daß man zunächst die Vorperiode beachten bzw. regeln muß, und daß man den Versuch lange, am besten 24 Stunden lang, ausdehnen soll.

Man hat weiterhin eine Kombination des Wasserversuches mit Diureticis und (LEBERMANN) zur Prüfung der Konzentrationsleistung der Niere mit Hypophysin vorgeschlagen.

Wir bevorzugen diesen komplizierten und dadurch schwer zu beurteilenden Versuchen gegenüber den einfachen Wasserversuch und möchten glauben, daß man mit seiner Anwendung ebensoweit kommt. Die Trinkmengen variieren wir je nach der Lage des Falles; bei nicht zu schweren geben wir schon aus therapeutischen Gründen — s. unten bei VOLHARD — größere Mengen, $1^1/_2$—2 Liter im Laufe einer halben Stunde. Wichtig ist, daß man lange genug beobachtet, oft ist die Diurese nur „träge und verzögert", nicht aber im ganzen „schlecht". Auch sollte man immer im Verlauf der folgenden 24 Stunden darauf achten, wieweit eine im akuten Versuch gestörte Wasserbilanz im Laufe der nächsten Stunden — etwa durch eine „Nykturie" — ausgeglichen wird.

Wir geben im folgenden eine Reihe von Beispielen des Ausfalles des Wasserversuches bei verschiedenen Formen von Nierenerkrankungen.

Abb. 22a stammt von einem 21jährigen Patienten mit einer frischen postanginösen, hämorrhagischen Nephritis. Blutdruck 170 mm Hg. Geringes Gesichtsödem. Harn: Albumin positiv. reichlich Erythrocyten, zum Teil in Zylindern gelagert. Hyaline, wenig granulierte Zylinder, Rest-N 32 mg-%. Es findet sich eine starke Retention, die Diurese verläuft etwas sprunghaft, das spezifische Gewicht ist trotz der geringen Ausscheidung sehr gut beweglich. Abb. 22b stammt von demselben Patienten 14 Tage später. Der Blutdruck war noch auf 150—160 mm Hg erhöht, der übrige Befund war mit Ausnahme einer leichten Anämie normal. Auffallend ist, daß das spezifische Gewicht trotz der überschießenden Ausscheidung relativ wenig veränderlich ist. Die nächste Kurve (Abb. 22c) stammt von einer 42jährigen Kranken mit einer etwa 8 Jahre lang bestehenden chronischen Nephritis. Nichts von einer akuten Infektion oder anderen Erkrankungen in der Vorgeschichte bekannt. Es bestehen starke Ödeme, besonders an Beinen und den Labien. Blutdruck 150 mm Hg, im Harn $^3/_4$ der Harnsäule Albumen, wenig hyaline und granulierte Zylinder, keine Erythrocyten, Rest-N normal. Starkes Durstgefühl. Man erkennt eine stark verzögerte, dann aber überschießende Diurese. Die Patientin hatte am nächsten Morgen 1,5 kg abgenommen. — Schließlich der Befund bei einem Kranken mit Niereninsuffizienz. Abb. 22d: 50jähriger Patient. Blutdruck 220—250 mm Hg. Spezifisches Gewicht des Harnes zwischen 1008 und 1018. Wenig Albumen, vereinzelte Zylinder und Erythrocyten, Rest-N zwischen 45 und 70 mg-%. Kochsalz-Serum 680, Harnsäure 8,5 mg-%, Blutungen im Augenhintergrund. Klagt vorwiegend Kopfschmerzen. In der Anamnese mit 18 Jahren Angina und Erysipel, danach

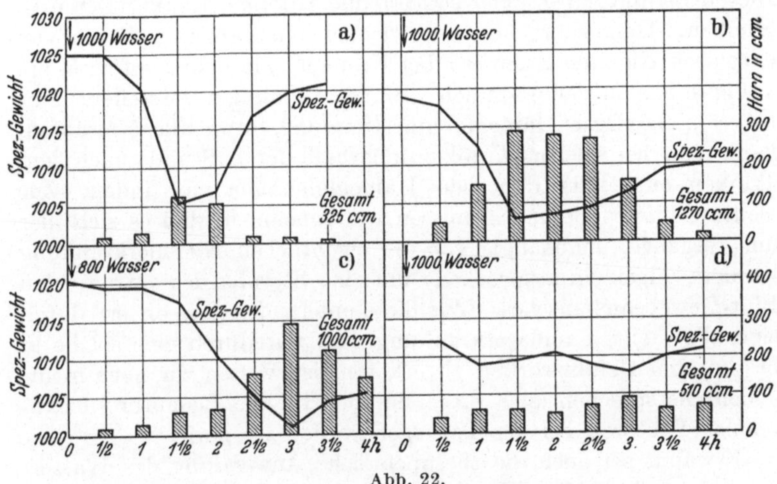

Abb. 22.

geschwollene Augenlider, spärlicher dunkler Harn. Wir sehen einmal neben der ungenügenden Mengenausscheidung die Unbeweglichkeit, die „Starre" des spezifischen Gewichtes. Daneben fällt die Gleichförmigkeit der Halbstundenmengen auf.

Von besonderem Interesse ist die Beobachtung der intermediären Verhältnisse während des Wasserversuches. Hierüber liegen nur vereinzelte Angaben in der Literatur vor und diese widersprechen sich sehr häufig. Das gilt besonders von den Angaben über das Verhalten des Kochsalzes im Blute der Nierenkranken. Die Ursache der Widersprüche liegt darin, daß die Verhältnisse außerordentlich labil sind; so ändert sich der Blutkochsalzspiegel bei Entwicklung und Ausschwemmung der Ödeme, er hängt weiter stark von der Ernährung ab. Wie beim Gesunden, so findet man beim Nierenkranken auf die Wasserbelastung hin ganz verschiedene Reaktionen, je nachdem der Patient mit oder ohne Kochsalz ernährt wurde.

Wir selbst haben mit Hilfe fortlaufender Hämoglobinbestimmungen den Verlauf der Plasmamengenbewegungen nach dem Trinken studiert (vgl. S. 95). Hierbei scheint ein Befund ziemlich konstant zu sein: Bei der akuten und subakuten Glomerulonephritis kommt es zu einer sehr viel länger dauernden und häufig auch stärkeren Hämoglobinsenkung als beim Normalen. Wir beobachteten starke Abnahmen bis zu 7 Stunden nach dem Trinken. Diesen Befund haben auch DANIEL und HÖGLER, LEBERMANN u. a. erhoben. Umgekehrt konnten wir bei einer anderen Reihe von chronisch Nierenkranken, so bei Kranken mit Schrumpfniere, ein völliges Fehlen der normalen „Blutverdünnung" feststellen. Nur bei sehr häufiger Hämoglobinbestimmung, etwa alle 5 Minuten, kann man bei solchen Kranken innerhalb der 1. Stunde nach dem Trinken eine kurz dauernde Hämoglobinabnahme finden. Zur Deutung dieses Befundes müssen wir annehmen, daß es sich hier um Vorgänge, unabhängig von der eigentlichen Nierenerkrankung handelt, allgemein gesprochen: um eine Störung des extrarenalen Blut-Gewebeaustausches. Wie diese entstanden ist, ob sie durch eine allgemeine Capillarerkrankung oder nur durch eine solche in bestimmten Gefäßbezirken zu erklären ist, wissen wir noch nicht. Jedenfalls sprechen auch diese Befunde für die Bedeutung extrarenaler Faktoren bei der Pathogenese der „Nephritis".

Erwähnt sei noch die therapeutische Anwendung des Wasserversuches als sog. „Wasserstoß" bei Nierenkranken. VOLHARD nimmt an, daß durch eine einmalige große Trinkmenge die „Glomerulusdurchblutung unblutig gefördert" und der „Gefäßverschluß der Niere gesprengt werden kann". Wie der Mechanismus im einzelnen auch sein mag, sicher ist, daß es besonders bei frischen Fällen von Glomerulonephritis im Wasserversuch zu einer stark überschießenden Ausscheidung kommen kann. Die so in Gang gekommene Diurese kann dann über Stunden hin anhalten und zur Anschwemmung von Ödemen und von großen Stickstoff- und Kochsalzmengen führen.

Harnwege. Daß Vorgänge an den abführenden Harnwegen den Verlauf der Wasserausscheidung beeinflussen können, wurde oben schon erwähnt. Besonders das Katheterisieren kann, falls es auf Widerstand stößt oder Schmerzen auslöst, die Diurese hemmen.

Daneben gehen auch diuresefördernde Einflüsse von den Harnwegen aus; wir haben beim Hunde die Blase mit Paraffin, das
etwas über Körpertemperatur (41—42°) erwärmt war, gefüllt und
dabei eine enorme Verstärkung der Diurese beobachtet. Man muß
hier wohl an eine nervös-reflektorische Beeinflussung der Nierendurchblutung denken. Bekannt ist schließlich die „reflektorische
Anurie" bei Steinerkrankungen der Harnwege. Hierbei ist von
besonderem Interesse die Tatsache, daß die Steinkolik in einer
Niere zur Anurie auch der anderen nicht erkrankten Niere führen
kann. Nach dem Steinanfall beobachten wir häufig eine Polyurie,
die „urina spastica".

i) Haut.

Der Wassergehalt der (vom Fettgewebe befreiten) Haut des
gesunden erwachsenen Menschen wird zwischen 56 und 71% ge-
gefunden. Der Mittelwert liegt bei etwa 63%; die Haut gehört
demnach zu den relativ wasserarmen Geweben des Körpers, wenn
wir bedenken, daß der Muskel 73%, die Hirnsubstanz sogar 77%
Wasser enthalten. Bei der großen Ausdehnung des Hautorganes
— das Gesamtgewicht der Haut nimmt man zumeist mit 16% des
Gesamtkörpergewichtes an — ist jedoch eine recht große absolute
Wassermenge in der Haut gespeichert. VOLKMANN fand in der
Leiche eines erwachsenen Mannes einen Gesamtwassergehalt von
40,6 kg, davon waren 20,6 kg in der Muskulatur, 2,7 kg in der
Haut vorhanden. Es sind demnach etwa 6—8% des gesamten
Wasserbestandes in der Haut deponiert. Beim Säugling liegt der
prozentuale Wassergehalt der meisten Gewebe und auch der Haut
wesentlich höher, er wird hier mit 80—83% angegeben. Mit zunehmendem Alter sinkt der Wassergehalt deutlich ab auf etwa
60%, um dann im Greisenalter wieder etwas, bis zu durchschnittlich
65%, anzusteigen (BROWN, BÜRGER, SCHLOMKA). Veränderungen
des Wassergehaltes finden sich zunächst bei zahlreichen Erkrankungen der Haut. So ist auffälligerweise die trocken scheinende
Haut bei Ichthyosis und Sklerodermie mit 70—80% besonders
wasserreich. Bei Ekzemkranken hat man die wichtige Beobachtung
gemacht, daß hier auch die nicht manifest erkrankte Haut einen
gegenüber dem Gesunden deutlich erhöhten Wassergehalt aufweist.
Es bestehen große regionäre Unterschiede an den verschiedenen
Körperstellen. Auch ist für die Methodik der Hautwasserbestim-
mung wichtig, daß die Haut gut präpariert, vor allem vom Fettgewebe befreit sein muß, da dessen sehr wechselnder Wassergehalt

die Werte stark verändern kann. Mit der URBACHschen Stanz-
methode bekommen wir heute leicht genügende Hautmengen zur
Untersuchung (vgl. ST. ROTHMANN). Die häufig anzutreffende Angabe, daß die Haut des Fettsüchtigen besonders wasserreich sei,
ist an sich unrichtig und bezieht sich lediglich auf den Wasser-
reichtum der subcutanen Fettdepots. Als eigentlichen Träger des
Hautwassers müssen wir jedoch das Bindegewebe der Cutis ansehen.

Schon die einfache klinische Beobachtung zeigt, daß der
Wassergehalt der Haut eines Menschen sehr großen Schwankungen
unterlegen ist. Der Turgor der Haut ist, zumal bei Kindern, ein
wichtiges klinisches Zeichen für den Zustand des Wasserhaushaltes
überhaupt. Es ist sehr eindrucksvoll, zu sehen, wie sich der Zustand
der faltigen und trockenen Haut etwa eines dystrophischen Säuglings oder eines ausgetrockneten Diabetikers in kürzester Zeit nach
peroraler oder parenteraler Flüssigkeitszufuhr verändert. Im Experiment haben ENGELS und MAGNUS die Rolle der Haut als
Wasserspeicher genau untersucht. Sie fanden, daß nach einer
großen Kochsalz- und Wasserinfusion die Haut nächst der Muskulatur den größten Teil des infundierten Wassers — bis zu
17% — speichert. Andererseits ist das Hautwasser auch bei Bedarf in erheblichem Maße disponibel, während der akute Wasserbedarf stets, wie wir sahen, vom Muskelwasser bestritten wird,
zeigt sich die Rolle der Haut deutlich bei länger anhaltenden
Wasserverlusten. Hierbei kann sie über 10% ihres Gehaltes abgeben. Auch auf die Zufuhr von Diuretica hin kommt es zunächst zu einem Verlust an Muskelwasser, danach tritt die Haut
in Tätigkeit.

Neben dem Wassergehalt ist der Chloridgehalt der Haut von
besonderem Interesse. Auch hier zeigt das Hautorgan einige
charakteristische Besonderheiten. Der Chloridgehalt beträgt bis
zu 3,7 g-$^0/_{00}$ und liegt damit höher als in allen anderen Organen.
Im Blut finden wir 3,08, in der Leber 1,27, in der Muskulatur
0,74 g-$^0/_{00}$. Infolgedessen findet sich ein großer Anteil — um
35% — des gesamten Körperchlorids in der Haut (in der Muskulatur finden sich 18%, im Blut 12%, im Skelett 17%). Auch diese
Werte unterliegen starken Schwankungen. Auf Trockensubstanz
gerechnet findet man beim gesunden Menschen 200—300 mg-%
(ROTHMANN), bei den meisten Versuchstieren liegen die Werte
wesentlich niedriger. So fanden NATHAN und STERN beim Kaninchen 100—200 mg-% (vgl. hierzu URBACH und KÖNIGSTEIN).

Die Bedeutung des Hautorgans zeigt sich auch hier besonders deutlich in Belastungsversuchen (WAHLGREEN, PADTBERG): bei einer Kochsalzinfusion nimmt die Haut sofort große Mengen des infundierten Chlors auf, die Zahlen schwanken bei den verschiedenen Tieren zwischen 30 und 70% der gesamten zugeführten Chlormenge. Andererseits können bei Chlorverlusten, wie sie etwa bei chlorarmer Ernährung entstehen, große Mengen aus der Haut rasch wieder abgeben werden. Wie PADTBERG zeigte, können bei derartigen Chlorverlusten 60—90% des Gesamtverlustes von der Haut gedeckt werden. Nach diesen Ergebnissen bezeichnen MAGNUS und seine Schüler die Haut als das wichtigste Chlordepot des Organismus.

Neben den Funktionen eines Wasser- und Salzspeichers erfüllt die Haut im Wasserhaushalt noch eine Reihe anderer wichtiger Aufgaben. Sie stellt zunächst ein wichtiges Schutzorgan dar für die Abdunstung des Wassers aus den Geweben. Diese Tätigkeit wird bei ausgedehnten Entzündungen der Haut, insbesonders bei Verbrennungen, bei Pemphiguspatienten, sehr deutlich. Solche Kranke mit großen Hautdefekten verlieren in kurzer Zeit enorme Wassermengen, man sieht manchmal direkt, wie das „Plasma" aus dem offen liegenden Corium abtropft. Wir konnten bei Pemphiguskranken extrarenale Gewichtsverluste von 750 g pro Stunde beobachten. Dadurch sind die Kranken stets von der Exsikkose bedroht; sie bedürfen zur Aufrechterhaltung ihres Wassergleichgewichtes unter Umständen einer sehr großen Flüssigkeitszufuhr.

Eine weitere bedeutungsvolle Aufgabe der Haut sehen wir darin, daß sie einen großen Teil der Umweltreize auffängt, umformt und dem Körperinnern zuleitet. Hierzu bedient sie sich in erster Linie ihres Vasomotorensystems. Wir haben die Einzelheiten oben bei der Besprechung des Kreislaufes schon erwähnt. Es sind besonders die Wärme- und Kältereize, die gesamten atmosphärischen Reize, auch die Bäder, deren Einfluß auf den Wasserhaushalt durch die Haut modifiziert wird. Bei der innigen humoralen und nervösen Verknüpfung des Hautorgans mit den inneren Organen läßt sich dabei in vielen Fällen nicht unterscheiden, wieweit der Speicherapparat der Haut selbst in Tätigkeit tritt oder wieweit von der Haut aus reflektorisch andere Wasserdepots in Tätigkeit gesetzt werden. So scheint vor allem zwischen den Wasserdepots der Muskulatur und denen der Haut eine enge regulatorische Verknüpfung zu bestehen, der Art, daß der Muskelspeicher besonders rasch disponibel ist, während der Hautspeicher erst bei einer länger währenden Beanspruchung der Wasservorräte in Funktion tritt und in hohem Maße die Chloridaufnahme und -abgabe beherrscht.

Es ist eine ausgedehnte Literatur über die Frage entstanden, ob die Haut befähigt sei, aus der Umgebung direkt — sei es aus der Atmosphäre oder aus Wasserbädern — Wasser in den Organismus aufzunehmen. (Der in der Literatur neuerdings auftauchende Ausdruck der „negativen Perspiratio insensibilis" scheint uns eine unmögliche Wortbildung zu sein.) Während diese Annahme früher als selbstverständlich galt und ohne weiteres zur Erklärung der Bäderwirkung diente, hat man in neuerer Zeit jede Möglichkeit einer Wasseraufnahme durch die Haut abgestritten.

Es bestehen hier große methodische Schwierigkeiten des Nachweises. Während die Sachlage für die Aufnahme von körperfremden Stoffen, etwa Medikamenten, relativ einfach ist — wir benutzen ihren Nachweis im Harn, wobei nur eine pulmonale Resorption ausgeschaltet werden muß —, liegen die Dinge für die Frage des Wassers viel schwieriger. Daß die Veränderung des Blutes und das Verhalten der Diurese als Beweismittel völlig ausscheiden, geht aus dem früher Gesagten zur Genüge hervor. Es bleibt in erster Linie die exakte Wägung des Körpers. Nun bedeutet freilich die einfache Zunahme des Körpergewichtes nach einem Bade noch keine echte Wasseraufnahme; dabei müssen selbstverständlich auch die weiterlaufende pulmonale Wasserabgabe, evtl. auch die Tätigkeit der Schweißdrüsen in Rechnung gesetzt werden. Auch bei sorgfältiger Abtrocknung bleiben auf der Haut und in den Poren kleine Wassermengen zurück, die eine Aufnahme vortäuschen können.

Wir sind deshalb in eigenen Versuchen, gemeinsam mit W. Burr, derart vorgegangen, daß wir das Verhalten des Körpergewichtes in Bädern verschiedener Wassertemperaturen verglichen. Die Versuche wurden so angestellt, daß die Versuchsperson bei einer Lufttemperatur von 25° 2 Stunden lang alle 15 Minuten auf einer für 1 g genauen Waage gewogen wurde. Dabei stellt sich die Wasserabgabe rasch auf eine konstante Höhe ein. Dann lag die Versuchsperson 15—30 Minuten lang in einem Wasserbade. Nach Beendigung des Bades wurde sie mit einem weichen, warmen Tuch rasch und sorgfältig abgetrocknet, in manchen Versuchen mit einem warmen Fön abgeblasen und danach weitere 1—2 Stunden lang gewogen. Es ergab sich nun in kühleren Bädern von 25—30° stets ein geringer Gewichtszuwachs, der 3 Minuten nach Beendigung des Bades 15—25 g betrug. Diese Gewichtszunahme wurde jedoch stets rasch im Verlauf von 5—7 Minuten wieder abgegeben. Hier handelt es sich zweifellos um Wasserreste auf der Haut; ganz anders war jedoch das Verhalten in Bädern von Körpertemperatur, d. h. 35—36°. Hier fand sich zunächst stets ein wesentlich höherer Gewichtsanstieg, der bei einer Badedauer von 30 Minuten 80—100 g betrug. Hiervon wurden wiederum in den ersten 5 Minuten nach dem Abtrocknen 15—25 g abgegeben. Ein Restzuwachs jedoch, dessen Anfangswert durchschnittlich 60—80 g betrug, blieb noch weiterhin 40—60 Minuten lang nachweisbar. Erst nach 1 Stunde etwa war das Ausgangsgewicht wie vor Beginn des Bades wieder erreicht. Wurde die Badetemperatur über 36° erhöht, so kam es schon bei 10 Minuten Badedauer zu einer Wärmestauung mit Schwitzen, so daß ein Gewichtszuwachs nicht mehr nachweisbar war. Da die Fehlerquelle der gesamten Prozedur in den kühlen und in den indifferenten Bädern die gleiche war, und sich trotzdem konstant beträchtliche Unterschiede im Verhalten des Körpergewichtes ergaben, so scheint uns damit bewiesen, daß jedenfalls in indifferenten Bädern Wasser in deutlich nachweisbarer Menge von der Haut aufgenommen wird. Die durch die Badetemperatur bedingten Unterschiede in der Wasseraufnahme erscheinen uns aber noch aus einem anderen Grunde bedeutungsvoll. Schon die einfache Betrachtung und Betastung der Haut läßt ja nach einem längeren Bade eine deutliche Änderung der Succulenz erkennen. Man hat diese Veränderung als eine rein physikalisch bedingte Quellung der Hornschichten bezeichnet und versucht, sie von einer echten Wasseraufnahme grundsätzlich zu trennen. Diese Unterscheidung scheint uns jedoch aus zwei Gründen nicht haltbar zu sein. Zunächst ist nicht einzusehen, warum die Hornschicht nur innerhalb eines so scharf begrenzten Temperaturbereiches quellen soll und in der Tat kann man auch in Bädern von 30—33° nach 15 Minuten ein deutliches Weicher- und Dickerwerden der obersten Hautschichten tasten. Der scharfe Umschlag der Reaktion scheint uns vielmehr eindeutig auf eine Mitwirkung der Hautvasomotoren hinzuweisen. Außerdem läßt es schon die anatomische Betrachtung der Haut wenig wahrscheinlich sein, daß sich hier in den obersten Schichten rein physikalische Vorgänge abspielen, an denen die tiefer liegenden Schichten gänzlich unbeteiligt sein sollen.

Wenn wir also grundsätzlich annehmen müssen, daß eine direkte Wasseraufnahme durch die Haut möglich ist, so muß doch gesagt werden, daß diese sich in sehr geringen Grenzen hält und praktisch selten in nennenswertem Maße in Erscheinung treten dürfte. Als die Hauptaufgabe der Haut ist vielmehr stets ihre Schutzfunktion, gerade gegenüber dem Eindringen des Wassers, anzusehen. Sonst müßte es bei länger dauerndem Aufenthalt des Körpers im Wasser — in neuerer Zeit sind derartige Dauerbadeversuche bis zu 20 Stunden ausgedehnt worden — zu schweren Störungen der Gesundheit kommen. Freilich sollten wir auch die kleinen Wassermengen, wie sie die Haut aufnehmen kann, nicht zu gering achten, da wir nach anderen experimentellen Erfahrungen wissen, daß die parenterale Zufuhr von 60—80 ccm Wasser zu erheblichen Reaktionen des Organismus führen kann.

Von speziellem Interesse ist die Frage, in welcher Schicht der Haut das Eindringen des Wassers — zumindestens weitgehend — gehemmt wird. Daß der Talgüberzug der Haut hierfür nicht in Frage kommt, bedarf keiner besonderen Begründung. Auch die

Hornschicht, die zumeist für diese Funktion herangezogen wird, hat im Gegenteil ein außerordentlich hohes Quellungsvermögen. Die Schranke muß also tiefer sitzen, wahrscheinlich in den oberen Lagen, der sog. „Übergangsschicht". Nun läßt die histologische Betrachtung dieser Zellen keine Besonderheiten erkennen, die sie zu solcher Aufgabe befähigen könnte. Hier haben neuere physiko-chemische Untersuchungen der Haut recht eigenartige Unterschiede in dem Verhalten der aktuellen Reaktion der verschiedenen Hautschichten ergeben. Bringt man frische Hautschnitte mit Indicatoren zusammen, deren Farbumschlagspunkt bei einer bestimmten Wasserstoffionenkonzentration bekannt ist, so erweisen sich die eben genannten obersten Lagen der Übergangsschicht als stark sauer reagierend (SCHMIDTMANN, STEPHAN ROTHMANN). Hier wurden Wasserstoffexponenten von 5,2—6,0 gemessen, während in den tieferen Lagen dieser Schicht nur schwach saure oder amphotere Reaktionen nachzuweisen waren. ROTHMANN sucht die Fähigkeit der Haut, Wasser abzuhalten, durch diese Reaktionsunterschiede zu erklären und meint, daß bei derart saurer Reaktion der isoelektrische Punkt der Eiweißkörper erreicht werde, es komme zu einer Entladung und Ausflockung des Eiweiß und damit zu einer Aufhebung der Quellfähigkeit, die als die eigentliche Ursache der Wasserschranke anzusehen sei. Wir können uns freilich nicht gut vorstellen, daß es im lebenden gesunden Organismus zu einer Ausflockung der Eiweißkörper kommen soll. Immerhin scheinen die Unterschiede der Reaktionen der beschriebenen Hautschichten beachtenswert und möglicherweise an dem eigenartigen Verhalten der Haut dem Wasser gegenüber beteiligt.

Hautwasserabgabe. Es sind zunächst einige Worte zur Nomenklatur notwendig. Die Hautwasserabgabe bildet den größten Teil der *extrarenalen Wasserabgabe,* zu der noch die Wasserabgabe im Kot und in der Atemluft hinzutritt. Die Gewichtsabnahme des Menschen wird durch die Abgabe der Exkremente — Kot, Harn, Sputum — und durch die Hautwasserabgabe und Lungenwasserabgabe bestimmt. Es scheint uns kein Anlaß zu bestehen, diesen Gewichtsverlust als „unmerklich" zu bezeichnen, wie es in der Literatur vorwiegend geschieht, da er doch mit dem adäquaten Instrument der Waage ohne weiteres merklich ist. Unter „*Perspiration*" verstehen wir heute einen Teil der Hautwasserabgabe, der nicht durch die Schweißsekretion bedingt ist, auch dieser Vorgang kann kaum als „insensibel" bezeichnet werden. Der Begriff

der Perspiration ist demnach weder mit dem der Hautwasserabgabe noch mit dem des extrarenalen Gewichtsverlustes identisch.
Die „*Gesamtwasserdampfabgabe*" umfaßt die Wasserverluste durch
die Lungen und den Teil der Hautwasserabgabe, der nicht durch
tropfbaren Schweiß gebildet wird. Es erscheint dringend wünschenswert, daß diese Begriffe sorgfältig auseinandergehalten werden:

Wir unterscheiden demnach als die verschiedenen Anteile der
extrarenalen Wasserabgabe die Haut-Lungen- und Darmwasser-
abgabe. Bei der Hautwasserabgabe trennen wir die Wasserabgabe
durch tropfbaren Schweiß von der Perspiration, die man als den
von der Cutis direkt abgegebenen Wasseranteil bezeichnet.

Die wichtigste und meist angewandte Methode zur Bestimmung
der Hautwasserabgabe ist die *Wägung* des Körpers. Es ist zu
bedenken, daß hierbei die Lungenwasserabgabe mitbestimmt wird.
Diese kann jedoch bei den meisten Untersuchungen vernachlässigt bzw. für kürzere Zeitabschnitte als konstant angesprochen
werden. In wenigen Ausnahmefällen und bei einer Beeinflussung
der Respirationsgröße muß sie besonders in Rechnung gesetzt
werden.

Die Größe der Hautwasserabgabe beträgt beim ruhenden, gesunden, erwachsenen Menschen durchschnittlich 500—900 g in
24 Stunden. Sie wird durch die verschiedensten Faktoren beeinflußt, in seltenen Fällen kann sie vermindert sein, unter den Bedingungen starker Temperaturerhöhungen oder starker Arbeit kann
sie bis auf das 10fache ansteigen.

Trotz zahlreicher Versuche ist es bislang nicht gelungen, eindeutig zu unterscheiden, wie groß der Anteil der Schweißsekretion
und der der eigentlichen Perspiration an der Hautwasserabgabe
ist. Man hat lange Zeit das Bestehen einer von der Schweißsekretion unabhängigen Perspiration bestritten. Sicherlich zu
Unrecht. Es sind eine Reihe von Kranken beschrieben worden,
bei denen die klinische Beobachtung und auch die autoptische
Kontrolle ein völliges Fehlen oder nur rudimentäre Entwicklung
der Schweißdrüsen zeigten, die aber trotzdem eine deutliche Hautwasserabgabe besaßen (GUITFORD, TENDLAU, LÖWY, WECHSEL-
BAUM, CHRIST und GOECKERMANN). Wir können weiter durch
Atropin die Tätigkeit der Schweißdrüsen hemmen und trotzdem
eine deutliche Hautwasserabgabe messen. Auch über stark öde-
matöser Haut läßt die genaue mikroskopische Kontrolle — auch

mit Hilfe der Jürgensschen Farbmethode — häufig keinerlei Schweißsekretion mehr erkennen, ohne daß darum die Hautwasserabgabe völlig eingestellt wäre. Man hat schließlich festgestellt, daß auch Leichen noch Wasser abdunsten; zwar sind die Mengen mit 40—50 g pro 24 Stunden sehr gering, doch kommt diesen Beobachtungen keinerlei Bedeutung für die Verhältnisse des lebenden Organismus zu. Wir müssen heute sagen, daß neben der Schweißsekretion eine echte Perspiration angenommen werden muß, quantitativ tritt sie jedoch in den Hintergrund.

Die Zusammensetzung des Hautwassers ist aus naheliegenden Gründen am *Schweiß* studiert worden. Dabei ist methodisch zu beachten, daß die meisten Untersuchungen bei künstlich provoziertem, profusem Schwitzen — also nicht unter ganz physiologischen Bedingungen — angestellt wurden. Auch haben sich in dem Schweiß verschiedener Hautbezirke starke regionäre Unterschiede, etwa in dem Säuregehalt, finden lassen. Der Schweiß besteht zu 99% aus Wasser, er hat etwa 1% Trockenrückstand. Das spezifische Gewicht beträgt 1000—1006, in seltenen Fällen bis 1010. Unter den Aschebestandteilen steht das Kochsalz im Vordergrund, seine Konzentration beträgt im Mittel 0,1%, bei Kranken sind Werte bis zu 0,4% gemessen worden. Dabei beträgt die Gesamtmenge des durch die Haut ausgeschiedenen Kochsalzes beim ruhenden gesunden Menschen 0,2—0,4 g pro 24 Stunden, bei vasolabilen, leicht schwitzenden Menschen bis 0,6 g, bei Tuberkulosekranken mit profusen Schweißen hat man bis zu 1,0 g am Tag gemessen. Die Mengen sind also im Verhältnis zur Kochsalzausscheidung im Harn nur gering. Genauer untersucht ist weiterhin der Stickstoffgehalt des Schweißes, man findet in 100 g etwa 0,1 g Stickstoff, wovon die Hälfte Harnstoff-Stickstoff sein soll. Auffällig ist die stark saure Reaktion des Schweißes, es sind p_H-Werte von 4,5—6,0 gemessen worden. Hiernach erscheint es nicht ganz unmöglich, daß der Schweißbildung auch in der Regulation des Säure-Basenhaushaltes des Organismus eine gewisse Bedeutung zukommen kann.

Welche Faktoren bestimmen die Größe der Hautwasserabgabe? Allgemein können wir sagen, daß jedenfalls beim Menschen die Regulation des Wasserhaushaltes selbst nur wenig daran beteiligt ist; es sind vielmehr in erster Linie die Vorgänge im *Wärmehaushalt* bedeutungsvoll, die dann unter Umständen wiederum stark auf den Wasserhaushalt zurückwirken.

Zu einem Teil freilich ist auch die Hautwasserabgabe in den allgemeinen Wasserhaushalt eingegliedert, auch sie kann — zumal bei seinen Störungen — mit zur Regulation herangezogen werden. So sehen wir nicht selten im Durstzustand eine geringe Verminderung der Hautwasserabgabe, beim Menschen jedoch nur um 10—20%.

In Selbstversuchen konnten wir bei 3tägigem Durst mit einer Gewichtsabnahme um 2,5 kg und einer erheblichen Bluteindickung (Anstieg des Hämoglobins um 20%) eine Verminderung der Hautwasserabgabe nur um 7% des Wertes beobachten. Die Werte lagen in einer Normalperiode in einem Vorversuch zwischen 35 und 38 g pro Stunde, am Ende der Durstperiode betrugen sie 33—35 g. Auch bei länger dauerndem, schwerem Durst spricht die Hautwasserabgabe noch lebhaft auf thermische Reize an. In dem erwähnten Selbstversuch stieg sie am 3. Tag auf den mäßig starken Reiz eines elektrischen Lichtbades prompt auf 120 g pro Stunde an.

Über die Wirkung *vermehrter Wasserzufuhr* finden sich in der Literatur stark widersprechende Angaben; in eigenen Versuchen konnten wir einen meßbaren Einfluß auch größerer Trinkmengen auf die Größe der Hautwasserabgabe nicht feststellen. Wir sehen bei gut eingeübten Versuchspersonen auch bei raschem Trinken von 2—3 Liter zimmerwarmen Wassers (innerhalb von 10 Minuten getrunken) keine Änderung der Hautwasserabgabewerte. Ein derartig großer und rascher Trunk bedeutet bei ungeübten Personen freilich eine sehr starke Belastung des Vasomotorensystems. Es kommt zu einer mehr oder weniger stark ausgeprägten Nausea und diese kann dann — auf nervösem Wege — zu einer erheblichen Steigerung der Hautwasserabgabe führen. Von ausschlaggebender Bedeutung ist weiterhin die Temperatur des getrunkenen Wassers (vgl. S. 144). Auch bei Kranken mit Diabetes insipidus beobachten wir trotz enormer Polyurien, bis zu 15 Liter pro Tag, zumeist normale Werte der Hautwasserabgabe; nicht selten sehen wir hier erniedrigte Werte, so fanden wir bei einem 16jährigen Jungen mit einer Trinkmenge von 6—8 Liter pro Tag nur 10—12 g pro Stunde. Wenn vermehrte Wasserzufuhr mit thermischen Reizen kombiniert wird, so kann es zu einer enormen Verstärkung der Hautwasserabgabe kommen.

Etwas anders liegen die Verhältnisse beim Tier. In einer Versuchsserie an Hunden, auf deren Einzelheiten wir noch zurückkommen, beobachteten wir im Durst ein sehr starkes Absinken der extrarenalen Wasserabgabe, berechnet aus der Differenz zwischen dem Gewicht der Einfuhr, dem Gewicht des Kotes und Harnes und den Änderungen des Körpergewichtes. Während sie bei einer durchschnittlichen Wasserzufuhr von 1200 g pro Tag bei diesen

Tieren 300—400 g betrug, sank sie bei Beschränkung der Zufuhr auf 500 g herab bis auf etwa die Hälfte des Wertes, 150—200 g. Besonders eindrucksvoll waren die Ergebnisse in einer zweiten strengen Durstperiode, in der die Trinkmenge von 1200 auf 300 g herabgesetzt wurde: wie gewöhnlich wurde zunächst die Harnmenge stark eingeschränkt, sie erreichte jedoch rasch einen unteren Grenzwert — er betrug bei unseren Tieren etwa 200 g pro Tag —, den wir als die „kritische" Harnmenge bezeichnen können, die offenbar zur Ausscheidung der harnpflichtigen Substanzen unbedingt notwendig ist und deshalb vom Organismus nur in der äußersten Not und unter deutlichen Krankheitserscheinungen unterschritten werden kann. In diesem Falle wird nun zur Aufrechterhaltung des Wassergleichgewichtes die extrarenale Abgabe in stärkstem Maße herangezogen. Sie sank in unseren Versuchen auf den Wert von 50—90 g pro 24 Stunden ab. Da der Wassergehalt des Kotes nur wenig verändert war und auch der Wasserverlust durch die Lungen nicht nennenswert vermindert sein dürfte, müssen wir annehmen, daß in diesem Falle die Abgabe von der Haut, vor allem aber die beim Hunde besonders wichtige Wasserabgabe von den Schleimhäuten des Rachens, auf ein Minimum reduziert war. Es ließ sich beim Hunde weiterhin zeigen, daß die extrarenale Abgabe auch bei einem Überangebot von Wasser deutlich regulierend eingreift: wurde die Trinkmenge der Tiere auf 2000 g erhöht, so stieg die extrarenale Abgabe von durchschnittlich 350 g auf 450 g an.

Die Beobachtung der Hautwasserabgabe bei Kranken hat sehr verschiedene Ergebnisse gebracht. Bei Ödemkranken wurde zumeist eine geringe Verminderung der Werte gemessen, andererseits kann beim Ausschwemmen der Ödeme die Hautwasserabgabe in besonderem Maße beteiligt werden. Mit Sicherheit läßt sich sagen, daß die starke Durchfeuchtung der Haut des Ödemkranken einen direkten Einfluß auf die Hautwasserabgabe nicht hat. Auch auf die Zufuhr von Diuretica hin kann es beim Ödematösen zu einem lebhaften Anstieg der Hautwasserabgabe kommen — derart, daß die Entwässerung vorwiegend auf dem extrarenalen Wege abläuft, während beim Gesunden auch das stärkste Diureticum, wie das Salyrgan, zumeist keinen meßbaren Einfluß hat. Wir haben in einer eigenen systematischen Untersuchungsreihe gemeinsam mit BURR die Wirkung verschiedener Stoffe auf die Hautwasserabgabe mit der Wägemethode bestimmt.

Besondere Beachtung wurde dabei den Fehlerquellen geschenkt. Die Versuchspersonen mußten mit den Temperaturverhältnissen und der gesamten Methodik vertraut sein; vor Beginn des eigentlichen Versuches mußten sie mindestens 1 Stunde unbekleidet im gleichen Raum zubringen, weiterhin mußte auf strenge Ruhe geachtet werden, schon leichte psychische Erregungen (Scham!) können zu falschen Ergebnissen führen. Wir fanden nun bei zahlreichen Stoffen, so bei Adrenalin, Ephetonin und Atropin, sowohl beim nüchternen Menschen als auch bei gleichzeitiger Wasserzufuhr keinerlei Wirkung auf die Hautwasserabgabe. Nach Hypophysenhinterlappenhormon (10 Einheiten subcutan) kommt es zumeist vorübergehend zu einer Abnahme,

die jedoch schon nach 10—15 Minuten durch einen Wiederanstieg ausgeglichen wird. Bei gleichzeitiger Zufuhr größerer Wassermengen (1—2 Liter),
dazu 10 Einheiten Pitressin, kam es auch dann nicht zu einer Steigerung
der Hautwasserabgabe, wenn eine Nausea eintrat (Abb. 23). Auf Pilocarpin
kommt es stets sofort zu einem lebhaften Anstieg, schon 3 Minuten nach
der Injektion ist eine deutliche Wirkung erkennbar. Sie klingt bei 1 cg
zumeist nach 1—1¹/₂ Stunden wieder ab. Wir haben besonders untersucht,
ob der Zustand der Wasserdepots von Bedeutung für die Pilocarpinwirkung
ist. Wir verglichen den Pilocarpineffekt nach einer wasserreichen Periode
mit Zulage von 2 Liter pro Tag zur Normalkost mit den Werten einer
Durstperiode. Dabei ergab sich, daß die Wirkung paradoxerweise am Ende
der Durstperiode stärker war als nach der Wasserperiode.

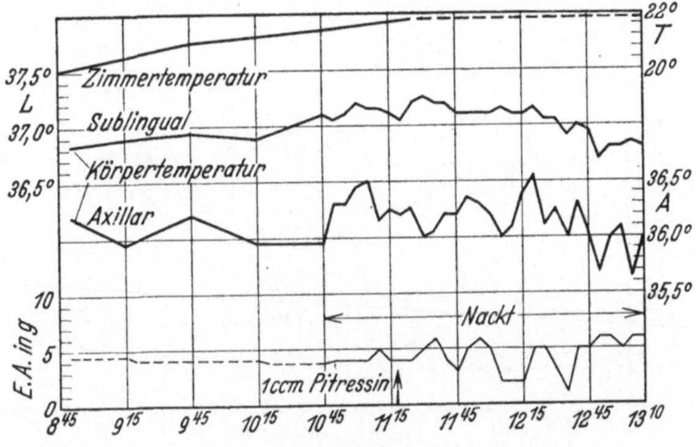

Abb. 23. W. B., 23 Jahre, ♂. gesund.

Die geringe Wirkung des Adrenalins und des Hypophysenhinterlappen-
hormons zeigt schon, daß die Hautwasserabgabe von den vasomotorischen
Vorgängen in der Haut weitgehend unabhängig ist, denn die Wirkung auf
die Vasomotoren war in diesem Versuche schon in der tiefen Blässe der Haut
deutlich erkennbar. Das gleiche Ergebnis hatten wir in Versuchen, bei
denen es zu einer Vasodilatation in der Haut kam, so hatte Coffein meist
keine Wirkung, auch Äthylalkohol — wir gaben 30 g absoluten Alkohol in 200 g
Wasser — war zumeist unwirksam, trotzdem es bei beiden Stoffen zu einer
lebhaften Röte kam. Erst wenn sich die Zeichen eines Rausches bemerkbar
machten, kam es mit der Zunahme muskulärer und psychischer Erregungen
auch zu einer Steigerung der Hautwasserabgabe. Die mechanische Reizung
größerer Hautflächen — wir bearbeiteten Brust oder Rücken 5 Minuten lang
mit einer Haarbürste — hatte zumeist eine gewisse Unruhe der Hautwasserabgabewerte zur Folge, wobei die Verminderung der Werte nach einer
kurzen anfänglichen Steigerung überwog (Abb. 24).

Wir haben in diesen Versuchen unser besonderes Augenmerk auf das Verhalten der Körpertemperatur gerichtet. Die
Abb. 23 u. 24 geben die fortlaufenden Messungen in der Axilla, unter

der Zunge und im Rectum an. Sie lassen deutlich erkennen, daß zwischen den Bewegungen der Körpertemperatur und der Hautwasserabgabe keine zwangsläufigen Beziehungen bestehen. Es kann bei Abnahme der Körpertemperatur, insbesondere an der Haut, zu einer starken Steigerung der Hautwasserabgabe kommen, ebenso können wir umgekehrt bei einer Steigerung der Hauttemperatur — s. Pitressin — eine Abnahme der Hautwasserabgabe beobachten.

Wenngleich eng mit dem Geschehen im Wasserhaushalt verbunden, so steht die Hautwasserabgabe doch in erster Linie im

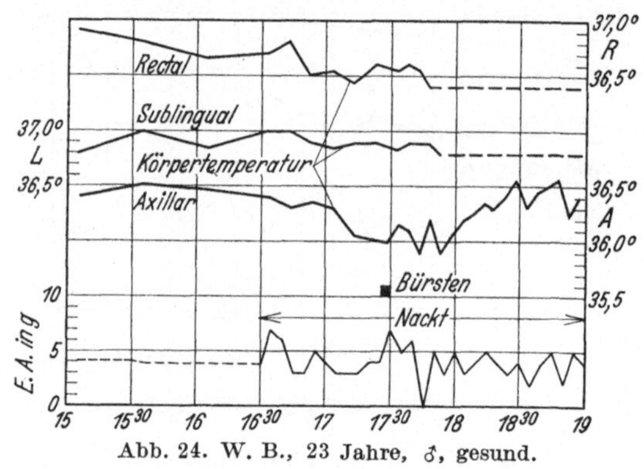

Abb. 24. W. B., 23 Jahre, ♂, gesund.

Dienst der *Wärmeregulation*. Es sind besonders die den Körper von außen treffenden thermischen Reize, die den stärksten Einfluß auf die Hautwasserabgabe haben. Diese Einflüsse sind bei niederer und indifferenter Temperatur gering; sie werden bei erhöhter Temperatur stärker bemerkbar, und zwar läßt sich allgemein sagen, daß bei Konstanz der übrigen Faktoren die Größe der Hautwasserabgabe der Höhe der umgebenden Temperatur proportional ansteigt. Die Einzelheiten der sehr zahlreichen Versuche, die seit RUBNERs und ZUNTZ' klassischen Studien zu diesem Problem gemacht wurden, können wir hier übergehen. Kurz genannt sei die Bedeutung der allgemeinen Klimafaktoren, zu denen neben der Temperatur und der Leuftfeuchtigkeit noch die Belüftung des Körpers, der Kleiderschutz usw. hinzutreten. Auch die Tages- und Nachtunterschiede, ebenso die jahreszeitlichen Rhythmen der Hautwasserabgabe sind zum Teil durch die Variationen dieser Klimafaktoren verursacht.

Die thermischen Verhältnisse sind auch bei der Flüssigkeits- und Nahrungszufuhr für das Verhalten der Hautwasserabgabe wichtig. Daß es bei einem großen heißen Trunk zu den Erscheinungen der Überhitzung und zum Schwitzen kommt, ist allgemein bekannt. Umgekehrt sinkt bei einem kalten Trunk die Hautwasserabgabe deutlich unter die Norm, gleichzeitig mit der Abnahme der Hauttemperatur und der Temperatur des Blutes.

In schönen Versuchen konnte HILL zeigen, daß die Temperatur des Blutes für die Regelung der Hautwasserabgabe wichtig ist. Wurde ein Mensch in einem Bade überhitzt, so konnte die Schweißsekretion — kontrolliert an der Stirnhaut — durch Abkühlen der Hände unterbunden werden. Wurde die Zirkulation der Arme gestaut, so blieb die Abkühlung der Hände wirkungslos, erst als die Staubinde gelöst wurde und nun das abgekühlte Blut in den allgemeinen Kreislauf gelangen konnte, zeigt sich wieder die hemmende Wirkung auf das Schwitzen.

Die Bedeutung der thermischen Reize läßt sich besonders gut in Wasserbädern untersuchen. In kühlen und indifferenten Bädern kommt es zu einer starken Hemmung, vielleicht zu einem völligen Sistieren der Hautwasserabgabe. Sowie jedoch der Indifferenzpunkt erreicht oder überschritten wird, kommt es, je höher die Temperatur desto rascher, zu einer Wärmestauung und dabei zu einer enormen Steigerung der Hautwasserabgabe. Hierbei läßt sich eine Mitbeteiligung des allgemeinen Wasserhaushaltes deutlich nachweisen. Wir konnten in systematischen Untersuchungen über die Wirkung kalter und warmer Bäder zeigen, daß die Größe des Wasserverlustes im warmen Bade weitgehend vom Funktionszustand des Wasserhaushaltes abhängig ist.

Ein gesunder junger Mann, der seit 12 Stunden ohne Essen und Trinken war, verlor in einem heißen Bad von 40° und 30 Minuten Dauer 410 g; in einem 2. Versuch trank er kurz vor dem Bad 1 Liter ziemlich warmes Wasser, Temperatur und Dauer des Bades blieben unverändert. Diesmal war die Hautwasserabgabe auf 1150 g — also fast das 3fache — erhöht. Die Lungen hatten — gemessen in einem Absorptionssystem mit Schwefelsäure — beidesmal ungefähr gleiche Mengen Wasser abgegeben. Von besonderem Interesse ist nun hierbei, daß nicht die Menge des zur Verfügung stehenden Wassers für die Steigerung der Hautwasserabgabe maßgeblich ist, vielmehr bewirken schon kleinste Trinkmengen eine erhebliche Steigerung. So maßen wir bei einer anderen Versuchsperson in einem Lichtbade von 1 Stunde Dauer eine Hautwasserabgabe von *150 g*. Trank die gleiche Versuchsperson zu Beginn des Lichtbades nur 150 g Wasser, so stieg sie auf 1000 g an. Es herrscht hier — wir werden das bei der Besprechung der zentralen Regulation genauer zu analysieren haben — ein Anstoßprinzip, schon kleinste Trinkmengen bilden den Anstoß für die Mobilisation großer Flüssigkeitsmengen, die dann von der Haut abgegeben werden.

Die von den thermischen Reizen ausgelösten Vorgänge stehen, wie gezeigt, vorwiegend im Dienste der Wärmeregulation des Organismus. Sie üben jedoch eine starke Rückwirkung auf den Organismus aus. So führen die Wasser- und Chlorverluste zu einer Mobilisation der Depots des Blutes und der Gewebe, die Harnausscheidung wird dabei unter dem Einfluß zentraler Regulationsmechanismen kompensatorisch gedrosselt. Auch die Hautwasserabgabe wird also im Rahmen des gesamten Wasserhaushaltes des Organismus in Rechnung gesetzt und reguliert.

IV. Ödem.

Die Erforschung der Wassersucht zeigt wiederum den Wandel an, der sich im Lauf der letzten Jahrzehnte in der klinischen Betrachtungsweise vollzogen hat. Nach der Entdeckung BRIGHTs schien es — fast ein Jahrhundert lang — festzustehen, daß die Wassersucht stets einfache *Folge* einer Nierenerkrankung sei; heute sehen wir dagegen die Koordination der verschiedenen Symptome und wissen, daß die Wassersucht auch des „Nierenkranken" weitgehend unabhängig von den eigentlichen Störungen der Nierenfunktion verlaufen kann. Nachdem die Einführung neuer physikalischer und physiko-chemischer Untersuchungsmethoden in der Klinik eine Reihe wohl charakterisierter Störungen bei den Ödemkranken ergab, sahen wir, wie fast jede dieser Störungen, sei es in der Zusammensetzung des Blutes oder in der Funktion der Capillaren, einmal als „die wahre Ursache" des Ödems angesprochen wurde. Demgegenüber betonen wir heute das lebendige Wechselspiel all der verschiedenen Faktoren, das innige Verflochtensein der einzelnen Elementarprozesse zu einer lebendigen funktionellen Einheit. Wir betrachten die Ordnung der Teile untereinander und halten eine Störung dieses Zusammenspieles, dieser lebendigen Ordnung für das eigentliche Wesen auch der Wassersucht. Die Bedeutung einer den Elementarvorgängen übergeordneten Regulation läßt sich besonders an dem Phänomen der „Einstellung" zeigen: das Ausmaß der wassersüchtigen Schwellungen ist zumeist begrenzt, nach kurzer oder längerer Zeit stellt sich ein neuer Gleichgewichtszustand bei verändertem Wasserbestande ein; trotz enormer Wasseransammlung in den Geweben kann der Wasserwechsel des Gesamtkörpers wieder in das normale Ausmaß zurückkehren. Diese Beobachtungen zu klären ist die Aufgabe der heutigen Klinik. Hierzu benötigen wir eine genaue Kenntnis der Einzelfaktoren, darüber hinaus aber die Betrachtung der Regulationsmechanismen.

Wir kennen zunächst alle Übergänge zwischen einer geringen Wasseranreicherung des Gewebes, die nur bei genauer Bestimmung des Trockenrückstandes zu erkennen ist, bis zu den sicht- und tastbaren Veränderungen der Organe mit dem Auftreten von frei tropfbarer Flüssigkeit bei Anschneiden des Gewebes. Man hat versucht, zwischen dem „Präödem" und dem ausgebildeten „Ödem" grundsätzliche Unterschiede aufzuzeigen. Die Übergänge sind jedoch durchaus fließend, und die gleichen pathogenetischen Gesetze gelten hier wie dort.

Die klinischen Bilder des Ödems sind zunächst je nach dem betroffenen Organ verschiedenartig. Über das Ödem der inneren Organe sind unsere Kenntnisse noch recht gering. Es muß hier zuvor auf Eigenheiten des klinischen Sprachgebrauches aufmerksam gemacht werden: So sprechen wir in der Klinik bei dem Ödem der parenchymatösen Organe wie Lunge und Leber zu Beginn der Störung und bei geringgradigen Veränderungen häufig nur von „Stauungsorganen" und bezeichnen erst den äußersten Grad der Bilanzstörung als Ödem. Ebenso wenden wir diesen Begriff häufiger bei den akuten Formen der Störung an.

In der klinischen und pathologisch-physiologischen Betrachtung nimmt von jeher das Ödem der Haut, das *Anasarka*, eine besondere Stellung ein. Das hat seinen Grund darin, daß die Störung hier für den Arzt am leichtesten und am frühesten erkennbar wird und daß die meisten Untersuchungen über die Natur des Ödems an dem leicht zugänglichen Hautorgan angestellt wurden. Die Klinik lehrt, daß auch bei gleicher Grundkrankheit — etwa einer bestimmten Ventilstörung des Herzens — die Störung der Wasserbilanz in den einzelnen Organen ganz verschieden sein kann. So kennen wir Herzkranke, die bei jeder Dekompensation ein schweres Hautödem, andere, die stets eine Leberschwellung bekommen; die Gründe dieser Verschiedenheit sind Gegenstand der speziellen klinischen Forschung. Kurz sei die alte klinische Regel erwähnt, daß ein erwachsener Mensch bis zu 6 kg Wasser retinieren kann, bevor Ödeme auftreten. Dieser Satz gilt natürlich nur für das Hautödem und die äußere Betrachtung und Betastung des Kranken.

Es hat nicht an Versuchen gefehlt, die *Diagnose* des Ödems von der äußeren Betrachtung unabhängig zu machen und vor allem eine frühere Diagnose zu ermöglichen. So hat KAUFFMANN eine

Abänderung des Trinkversuches beschrieben, die es ermöglichen soll, das latente Ödem zu erkennen (s. oben).

Man hat weiterhin zur Untersuchung zahlreicher pathogenetischer Fragen die *Hautquaddelprobe* nach ALDRICH verwandt. Diese wird so angestellt, daß man eine kleine Menge Kochsalzlösung intradermal einspritzt und durch Betrachten und Betastung die Dauer des Verweilens der Quaddel feststellt; die Werte werden dann mit denen an gesunden Menschen erhaltenen verglichen. Erschwerend ist, daß die Verweildauer an verschiedenen Hautstellen des gleichen Menschen und bei verschiedenen Gesunden sehr großen Schwankungen unterliegt, ohne daß die Gründe dafür immer klar zu erkennen sind. Man findet zweifellos zwischen der gesunden und ödematösen Haut oft beträchtliche Unterschiede in der Verweildauer. Es hat sich jedoch gezeigt, daß hierfür in erster Linie nur der physikalische Zustand der Haut maßgebend ist. VOLHARD hat gefunden, daß die mit einer „unresorbierbaren" Paraffinlösung erzeugte Quaddel praktisch die gleichen Unterschiede zeigt, wie eine Kochsalzquaddel. Deshalb geht es nicht an, vom Ausfall der Quaddelprobe Schlüsse auf die „Wasserbindungsfähigkeit der Gewebskolloide" oder gar auf die „Funktion der Hautcapillaren" zu ziehen.

Die histologische Untersuchung der ödematösen Gewebe hat bislang nicht wesentlich zur Aufklärung des Ödemproblems beitragen können; es bestehen hier noch zahlreiche Widersprüche und Unklarheiten. HÜLSE hat aus seinen histologischen Studien den Schluß gezogen, daß zunächst stets ein *intracelluläres* Ödem — also eine Quellung der Zelle selbst — bestehe, während DIETRICH vorwiegend die Zellücken verändert und mit freier Flüssigkeit gefüllt beschreibt. Für die Annahme präformierter Spalträume in den Geweben der Haut sprechen deutlich die klinischen Beobachtungen bei dem Luftemphysem der Haut; ob es freilich die gleichen Lücken und Spalten sind, die hierbei und bei der Ödementstehung in Erscheinung treten, ist noch ungeklärt. Auch die wichtige Frage, ob sich den verschiedenen Ödemformen eigene anatomische Bilder zuordnen lassen, steht noch völlig offen. Die Schwierigkeiten sind hier vorwiegend methodischer Art. Es ist zu bedenken, daß diejenigen Methoden, die ein Gewebe schnittfähig machen, wie Gefrieren oder Einbetten in Paraffin, gleichzeitig die Art und den Ort der Wasserbildung tiefgreifend verändern können. Vielleicht führen hier die neuen röntgenspektroskopischen Untersuchungen von KATZ, auf die OEHME nachdrücklichst hingewiesen hat, weiter. Es scheint möglich zu sein, hiermit die verschiedenen Arten des Quellungszustandes auch bei tierischen Geweben festzustellen und insbesondere zu unterscheiden, ob die Wasseraufnahme intermicellar oder intermolekular geschieht. Auch die neue Kathodenstrahlen-Ultra-Mikroskopie nach RUSKA kann hier vielleicht weitere Aufschlüsse bringen.

Bei der Bearbeitung des Ödemproblems werden besonders häufig Modellversuche an einzelnen Organen und an toten Geweben zur Hilfe herangezogen. Dabei muß jedoch gefordert werden, daß stets auch die Verhältnisse des gesunden und kranken Menschen mit berücksichtigt werden, zumal, wenn man mit solchen „Modellversuchen" „das" Ödemproblem allgemein angehen will. Gegen diesen Grundsatz wird zweifellos in diesem Forschungsgebiet häufig verstoßen. Man baute sich in autistischer Weise eine „Theorie des Ödems" zurecht, die vielleicht an Gelatineklümpchen oder an einem Stück Froschhaut anwendbar war, bei Anwendung in der menschlichen Physiologie und Pathologie jedoch sofort versagen mußte. So geht es nicht an, zu sagen, „Menge und Ausscheidung des Kochsalzes sind für die Ödementstehung bedeutungslos", wenn wir wissen (durch STRAUSS und WIDAL), daß der Entzug des Kochsalzes aus der Nahrung das wirksamste Mittel zur Beseitigung des Ödems darstellt. Ebenso ist es von vornherein unrichtig, zu behaupten, daß „die Ansäuerung der Gewebe der wichtigste Faktor für die Ödementstehung sei", wenn (wie KEITH, OEHME u. a. gezeigt haben) die Ansäuerung des Organismus mit Salmiak und anderen Salzen regelmäßig zu einer starken Entwässerung gerade des ödematösen Organismus führt.

Die vollständige Aufklärung des Mechanismus der Ödementstehung setzt eine vollständige Kenntnis der Physiologie des Blut-Gewebeaustausches einschließlich der vielen hierbei beteiligten Elementarprozesse, wie Quellung und Diffusion, voraus; von diesem Ziel sind wir jedoch noch weit entfernt. Trotzdem können wir heute schon in zahlreichen Phasen die Ödemgenese gut verfolgen und gewisse Gesetzmäßigkeiten aufzeigen.

Wir können uns das Substrat des Blut-Gewebeaustausches schematisch als ein dreiteiliges System vorstellen, bestehend aus *Blut, Capillarwand* und *Gewebe,* wobei jedoch von vornherein betont werden muß, daß wir es in der Capillarwand keinesfalls mit einer einfachen Membran zu tun haben. Wir werden die Besprechung der einzelnen Ödemfaktoren nach diesem Schema einteilen.

Welche Vorgänge sind es zunächst, die von der Seite des *Blutes* her zu Ödemen, d. h. zu vermehrtem Austritt von Flüssigkeit in das Gewebe, führen können? Hier ist zuerst der *hydrostatische Druck* des Blutes in den Capillaren, der sog. *Capillardruck,* zu nennen. Trotz zahlreicher Versuche sind wir über seine Größe und seine Bedeutung für den Flüssigkeitstransport noch nicht genügend unterrichtet.

Man hat zunächst unblutige Methoden angewandt und nach dem Gegendruckprinzip den Druck bestimmt, den man von außen anwenden muß, bis die Blutströmung in der Capillare — beobachtet am Erblassen der Haut oder bei der mikroskopischen Betrachtung der Hautcapillare — verschwindet. Die Werte, die mit den neueren Methoden gefunden wurden, schwanken für den gesunden Menschen zwischen 80 und 200 mm Wasser, sie liegen zumeist um 100 mm. Es sind gegen diese Methode zahlreiche Einwendungen erhoben worden. So können Form und Eigenbewegung des Capillarrohres, ebenso Konsistenz und Struktur der übrigen Gewebsschichten der Haut die Werte stark beeinflussen. Man hat deshalb allgemein den vorsichtigeren Terminus des „capillären Kompressionsdruckes" gewählt. Dieses indirekte Verfahren scheint uns, zumal für die in Frage stehenden Verhältnisse bei dem Ödem, recht wenig brauchbar zu sein, denn hier ist das Gewebe selbst, seine Spannung und Kompressibilität verändert und diese Änderung allein kann zweifellos den Kompressionsdruck beeinflussen, ohne daß der Blutdruck in den Capillaren geändert zu sein braucht. Deshalb verdienen die direkten Methoden der „blutigen Messung" besondere Beachtung. Sie wurden zuerst am KROGHschen Institut von CARRIER und REHBERG ausgeführt. Man punktiert unter Leitung des Mikroskops mit einer feinsten wassergefüllten Glaspipette, in der ein bestimmter Druck herrscht, eine Capillare der Haut an und reguliert den Gegendruck in der Glaspipette so lange, bis zwischen der Blutsäule der Capillare und dem Wasser der Pipette ein Druckgleichgewicht — kenntlich am Stehenbleiben der beiden Säulen — herrscht. Die mit dieser Methode gefundenen Werte liegen, wie zu erwarten stand, wesentlich tiefer als die mit der indirekten Methode erhaltenen Werte. Sie betragen durchschnittlich 45—75 mm Wasser. Auch gegen den Eingriff der blutigen Punktion der Capillare sind Einwände möglich; es handelt sich hier um äußerst labile Gebilde mit einer ausgedehnten nervösen Versorgung und einer ausgeprägten Kontraktilität. Es ist also fraglich, ob man bei der Verletzung der Capillare noch die normalen Werte erhält. Trotzdem werden wir die mit dieser Methode gewonnenen Werte besonders beachten müssen.

Es fragt sich, wodurch die Höhe des Capillardruckes bestimmt ist. Beteiligt ist zunächst der arterielle Blutdruck, freilich wird sein Einfluß nur beschränkt sein, da wir wissen, daß die den Capillaren vorgeschalteten Arteriolen den Hauptanteil des Druckes und der Druckschwankungen auffangen und dämpfen. Die Erfahrungen der Klinik lehren, daß durch Jahre bestehende stärkste Erhöhungen des arteriellen Druckes nicht von Ödemen begleitet zu sein brauchen. Andererseits hat man freilich auch — so KYLIN bei akuter Nephritis, bestätigt von BECKMANN — gleichzeitig mit der arteriellen Hypertension hohe Capillardruckwerte von 300—400—700 mm Wasser gemessen.

Engste Zusammenhänge bestehen zwischen dem *Venendruck* und dem Druck in den Capillaren derart, daß wir in vielen Fällen aus der Höhe des Venendruckes direkt auf den Capillardruck schließen können. Krogh und seine Schüler haben diese Beziehungen besonders studiert. So konnten z. B. Carrier und Rehberg zeigen, daß der Druck in den Capillaren der Hand, die auf Schulterhöhe gehoben war, 45 mm Wasser betrug und daß er bei Senkung des Armes bis auf 33 cm unterhalb der Schulterhöhe dem Venendruck parallel anstieg bis zur Höhe von 320 mm Wasser.

Wir müssen deshalb die Vorgänge, die zu einer Erhöhung des Venendruckes führen, bei der Betrachtung der Ödementstehung besonders berücksichtigen. Hierzu gehört zunächst die venöse Stauung. Wie aus dem eben genannten Beispiel schon hervorgeht, spielen diese Vorgänge schon unter physiologischen Bedingungen eine wichtige Rolle. Zumal in den unteren Extremitäten des Menschen kommt es im Stehen und bei jeder Ruhigstellung, die zu einem Wegfall des normalen Muskel-Venen-Klappen-Pumpmechanismus führt, zu einer venösen Stauung, und, wie wir schon bei der Besprechung der Versuche Thompsons anführten, auch beim gesunden Menschen nicht selten zu deutlich meßbarem Ödem. Bei zahlreichen pathologischen Prozessen — Tumor, Entzündung — kann es zu einer mechanischen Kompression der abführenden Gefäßabschnitte und dabei zu Ödemen kommen.

Die genaue Untersuchung der sich bei der venösen Stauung abspielenden Vorgänge hat aber gezeigt, daß die Verhältnisse keineswegs so einfach gelagert sind, wie sie sich bei der ersten Betrachtung darzustellen scheinen. Wir müssen heute annehmen, daß die Erhöhung des hydrostatischen Druckes in Venen und Capillaren allein auch bei dem Stauungsödem nicht den entscheidenden Faktor darstellt.

Untersucht man das Blut eines akut gestauten Capillarbezirkes fortlaufend (Engel und Marx), so findet man auffälligerweise zunächst stets eine deutliche Verdünnung des Blutes, kenntlich an der Abnahme der Hämoglobin- und Eiweißwerte, also ein Einstrom aus den Geweben in das Blut des gestauten Bezirkes. Erst bei sehr langer Dauer und sehr hohen Druckwerten, die gleichzeitig auch die arterielle Blutzufuhr mit abdrosseln, findet man einen Abstrom aus dem Blut in die Gewebe und Ödembildung. Besonders interessante Befunde ergeben sich, wenn man während der Stauung einer Extremität gleichzeitig das Blut in anderen nichtgestauten Capillarbezirken untersucht. Dabei zeigt sich nämlich, daß auch hier bald nach Beginn der Stauung der gleiche Vorgang stattfindet: Verdünnung des Blutes, Einstrom von Plasma in die Blutbahn. Diese Reaktion tritt besonders rasch und intensiv auf, wenn die Stauung aufgehoben wird und nun das „Stauungsblut" in den allgemeinen Kreislauf kommt. Der hämodynamische Druck des Blutes kann hierbei keine Rolle mehr spielen. Es muß sich vielmehr um die Wirkung bestimmter Stoffe handeln, die bei der Stauung entstehen und den Stoffaustausch durch die Capillarwände beeinflussen können. Man wird in erster Linie an den Kohlensäuregehalt des asphyktischen Blutes denken, die Verschiebung der Wasserstoffionenkonzentration ist wohl zu gering, um eine solche intensive Fernwirkung auszuüben. Die Annahme von SCHLOMKA, daß es sich dabei um spezifische Toxine handele, ist zunächst noch hypothetisch.

Bei der venösen Stauung tritt als ein weiterer mechanischer Faktor zu der Erhöhung des hydrostatischen Druckes die Strömungsverlangsamung hinzu. Einmal ist der für die Diffusion maßgebende Seitenwanddruck von der Strömungsgeschwindigkeit abhängig, und weiterhin ist bei einem inhomogenen Flüssigkeitssystem, wie es das Blut darstellt, die Verweildauer der Lösung an der Membran für die Durchtrittsgeschwindigkeit und für den Konzentrationsausgleich der Lösungen von Bedeutung. In diesem Zusammenhang hat LEWIS auf die Bedeutung der anatomischen Form und des Verlaufes der Capillaren für den Flüssigkeitsaustausch hingewiesen. Geringe Beachtung haben bislang die *Temperaturen* des Blutes und ihre Schwankungen im Zusammenhang mit dem Austauschproblem erfahren. Durch neuere Untersuchungen wissen wir, daß die Temperatur, zumal in den peripheren Capillargebieten, größten Schwankungen unterworfen ist. Einmal durch die äußere Abkühlung und Erwärmung der Haut, andererseits auch durch Vorgänge im Innern des Körpers. So konnten KORTH und ALDENHOVEN an unserer Klinik zeigen, daß die Temperatur des Blutes in der Cubitalvene nach dem Trinken von 1 Liter kalten Wassers um 2—3⁰ absinkt. Andererseits können wir im Fieber und bei lokal entzündlichen Prozessen beträchtliche Erhöhungen der Bluttemperatur beobachten. Da die Temperatur der Lösung allgemein die Diffusionsgeschwindigkeit erheblich beeinflußt, könnten auch die Schwankungen der Bluttemperatur für den Flüssigkeitsaustausch und die Ödementstehung von Bedeutung sein. Über die Bedeutung anderer physikalischer Größen, deren Rolle an Modellversuchen genauer dargestellt wurde, wie etwa der Oberflächenaktivität oder der mit ihr in Zusammenhang stehenden Dielektrizitätskonstante (R. KELLER, HAFNER) ist bislang Sicheres nicht bekanntgeworden.

Als die stärkste wasseranziehende Kraft auf der Seite des Blutes kennen wir den kolloid-osmotischen Druck des Plasmas. Darum stellt die Erniedrigung dieses Druckes einen wichtigen Faktor dar, der den Übertritt des Wassers von der Blut- nach der Gewebsseite hin erleichtert. Wir haben oben bereits von den

Faktoren, die seine Größe und seine Veränderungen bestimmen, ausführlich gesprochen. Es sind dies besonders der absolute Eiweißgehalt des Plasmas und das Verhältnis der verschieden dispersen Eiweißfraktionen untereinander. Auch die Schwankungen der Krystalloid- und der Wasserstoffionenkonzentration des Plasmas haben einen Einfluß auf den Kolloidzustand der Eiweißteilchen und damit auf ihre Wasserbindung. Man hat bei manchen Ödemkranken in der Tat starke Erniedrigungen des kolloid-osmotischen Druckes gemessen und geglaubt, das Ödem hierdurch erklären zu können. KYLIN gibt an, daß man bei sämtlichen Ödemformen eine Erniedrigung, die freilich ganz verschieden groß sein kann, findet, und mißt dem eine besondere Bedeutung zu. Gegenüber normalen Druckwerten von 300—400 mm Wasser konnte er z. B. bei Nephrosekranken Werte herab bis zu 100 mm Wasser beobachten. Ähnliche Beobachtungen sind auch von anderer Seite wiederholt angestellt worden. In Tierversuchen zeigte LEITNER, daß eine starke Eiweißverarmung des Plasmas, die er durch große Aderlässe mit Reinjektionen der Erythrocyten erzielte, von hochgradigen Ödemen gefolgt sein kann. Es handelt sich in seinen Versuchen freilich um exzessive Werte. Verminderung des Eiweißgehaltes bis auf 3 g-% findet man bei Ödemkranken nur in sehr seltenen Ausnahmefällen. Für die menschliche Pathologie können wir die Ergebnisse der zahlreichen vorliegenden Arbeiten wohl dahin zusammenfassen, daß in der Tat nicht selten, zumal bei Nephrosen, eine Erniedrigung des kolloid-osmotischen Druckes gemessen wird und daß diese Veränderung einen wichtigen Faktor in der Ödementstehung darstellen kann.

KROGH und seine Schule und manche Forscher nach ihm haben den kolloid-osmotischen Druck des Plasmas als den physiologischen „Antagonisten" des hydrostatischen Capillardruckes bezeichnet und bewertet. Diese Auffassung geht auf STARLING zurück, der in den berühmten Versuchen an der isolierten Niere zeigen konnte, daß die Harnsekretion bei einer Erniedrigung des arteriellen Druckes bis auf Werte von 300—350 mm Wasser versiegt, also bei einer Druckhöhe, die dem kolloid-osmotischen Druck entspricht. Deshalb nahm STARLING an, daß sich an diesem Punkte die wasser-austreibenden Kräfte des hydrostatischen Druckes und die wasser-anziehenden Kräfte des Plasmas die Waage halten. Nun scheinen uns die an der Niere gewonnenen Ergebnisse doch nicht ohne weiteres auf andere Gewebe und andere Capillarbezirke übertragbar

zu sein. Wir wissen aus vielen physiologischen und pathologischen
Beobachtungen, daß die Nierencapillaren Besonderheiten aufweisen. In Modellversuchen haben Schade und seine Mitarbeiter,
besonders Claussen, zu zeigen versucht, daß durch dieses Anta-
gonistensystem ein eigentümlicher Flüssigkeitskreislauf durch die
Gewebe geschaffen wird; es soll im Beginn der Capillarstrecke bei
Überwiegen des hydrostatischen Druckes zu einem Wasserausstrom
und am Ende der Capillare, dort wo der Druck wesentlich abgefallen
ist, zu einem Überwiegen des kolloid-osmotischen Druckes und
dadurch zu einem Wassereinstrom in die Blutbahn kommen. Gegen
diese sehr instruktiven und eleganten Versuche erheben sich jedoch
einige Bedenken. Einmal muß der Wasserausstrom zu Beginn
der Capillare schon automatisch zu einer Veränderung des kolloid-
osmotischen Druckes im Blute führen. Dann ist von Krogh eingewandt worden, daß diejenige Gefäßstrecke, in der ein solcher Druckantagonismus herrschen könnte, noch innerhalb der Arteriolen liegt,
also an einer Stelle, an der die Gefäßwände einen nennenswerten
Flüssigkeitsaustausch nicht zulassen. In der Capillare selbst — das
geht aus sehr zahlreichen Messungen verschiedener Forscher mit
Sicherheit hervor — besteht ein wesentlich niedrigerer Druck von
etwa 75 mm Wasser. Hiernach müßte also — die Möglichkeit
des Druckantagonismus vorausgesetzt — ein fortdauernder Einstrom stattfinden. Dieser Einwand scheint uns für die meisten
physiologischen Zustände in der Tat entscheidend zu sein. Andererseits muß zugegeben werden, daß unsere Kenntnisse über die in
den Capillaren herrschenden Drucke noch nicht restlos befriedigen
und daß wir in pathologischen Zuständen nicht selten eine Erniedrigung des kolloid-osmotischen Druckes und gleichzeitig eine
Erhöhung des hydrostatischen Druckes bis zu einer Annäherung der beiden Werte aneinander beobachten können. So hat
Krogh in den Capillaren des hängenden Armes Werte bis zu
320 mm Wasser — Zahlen also, die denen des kolloid-osmotischen
Druckes gleichkommen — gemessen. Auch ist darauf hinzuweisen,
daß die Untersuchungen Langes einen intensiven Flüssigkeitsaustausch durch die Wände der Arteriolen, ja, selbst der größeren
Arterien wahrscheinlich gemacht haben.

Mit einer Erniedrigung des Eiweißgehaltes im Plasma geht
zumeist eine Zunahme des Wassergehaltes Hand in Hand, und
hierin ist ein weiterer Faktor zu sehen, der die Diffusionsfähigkeit
der Lösung steigern, d. h. den Wasseraustritt aus dem Blut in die

Gewebe erleichtern kann. An diesem Punkt setzen zahlreiche ältere Ödemtheorien an, indem sie die Störung der Wasserausscheidung infolge der Nierenerkrankung als den primären Faktor der Ödementstehung ansahen. Heute wissen wir, daß die Dinge so einfach nicht liegen, daß die Oligurie vielmehr häufig nicht Ursache, sondern Folge des Ödems darstellt. Daß der Ausfall der Wasserausscheidungsfähigkeit der Nieren allein kein Ödem macht, lehrt die bekannte Erfahrung, daß die doppelseitige Nephrektomie nur in seltenen Ausnahmefälle — bei weißen Ratten manchmal — zu Ödem führt.

Wohl beobachten wir nicht selten im Beginn einer akuten Nephritis eine relative Hydrämie. THANNHAUSER hat das an frischen Fällen von Feldnephritis gezeigt; aber ebensooft vermissen wir auch in diesem Zustand die Hydrämie, selbst bei stärksten Ödemen. Wir haben von der Problematik des Hydrämiebegriffes bei der Besprechung der Diurese ausführlich gehandelt und können hier wie dort sagen, daß Hydrämie und Ödem keineswegs zwangsläufig und einfach untereinander verbunden erscheinen. Wir beobachten ebenso häufig Hydrämie ohne Ödeme wie Ödeme ohne Hydrämie.

Über die Rolle der *Blutsalze* bei der Ödementstehung wissen wir nur wenig Zuverlässiges. Man hat lange angenommen, daß die Capillarwand für Krystalloide stets völlig durchlässig sei, daß infolgedessen ein eigentliches osmotisches Ungleichgewicht bei dem Blut-Gewebeaustausch nicht entstehen könne. In dieser Verallgemeinerung trifft das jedoch wohl kaum zu. Wie sich freilich die Permeabilität der Capillaren den Salzen gegenüber verhält, davon wissen wir praktisch noch nichts. Im Beginn der Ödementstehung hat man wiederholt hohe Plasma-Chlorwerte gefunden, es haben sich jedoch bislang keine Gesetzmäßigkeiten zwischen der Höhe des Blutsalzspiegels und der Ödembildung erkennen lassen.

Bevor wir den wichtigsten Anteil des Systems, die Capillarwand, betrachten, müssen wir kurz einen Blick auf das Verhalten der *Gewebsseite* werfen.

Welche Vorgänge auf der Gewebsseite führen zur Wasseranreicherung, können das Ödem begünstigen? Hier ist zunächst die *Hemmung des Lymphabflusses* zu nennen. Ein Teil der die Blutbahn verlassenden Flüssigkeit strömt wahrscheinlich innerhalb des venösen Anteiles wieder in die Capillaren zurück. Vergleichende Untersuchungen von arteriellem und venösem Blut eines

Capillarbezirkes zeigen mit Sicherheit, daß eine Reihe von Stoffen
aus den Geweben direkt in das venöse Blut gelangen. Ob
dieser Einstrom an einer präformierten Stelle der Capillare erfolgt oder ob hierfür nur bestimmte Druckverhältnisse, wie sie
SCHADE in seinen Modellversuchen demonstriert, maßgeblich sind,
wissen wir nicht mit Sicherheit. Ein anderer, sicherlich nicht
unbeträchtlicher Teil der Flüssigkeit nimmt jedoch seinen Weg
durch die Gewebszellen hindurch, erreicht hier die Lymphspalten
und fließt auf dem Wege der Lymphgefäße in den venösen Kreislauf zurück. Eine Verlegung dieses Weges führt sofort zu stärkster
Wasseranreicherung des Gewebes, die wir zunächst nicht von den
Ödemen anderer Genese trennen können. Wenn auch im späteren
Verlauf solche Lymphstauungen häufig gewisse Eigenheiten erkennen lassen, so scheint es uns doch unumgänglich, diesen
Zustand den Ödemen zuzurechnen. Wir beobachten so besonders bei Drüsentumoren der Achselhöhle und Leiste mit
Druck auf die Lymphwege stärkste Ödeme der Extremitäten; den
gleichen Mechanismus sehen wir bei entzündlichen Veränderungen,
besonders bei Erysipel oder Lymphangitis. Interessanterweise
kommt es auch hier bald zur Ausbildung eines Flüssigkeitsgleich-
gewichtes, entweder indem die Lymphbildung eingeschränkt wird
oder aber indem der Lymphstrom sich neue Wege in das Capillargebiet zurück sucht. Die Verlegung der Lymphwege spielt bei
dem Entzündungsödem eine wichtige Rolle, doch kann sie auch
bei dem Anasarka der hydropischen Herz- und Nierenkranken
eine erhebliche Bedeutung bekommen. Dafür spricht unseres
Erachtens der oft schlagartige Erfolg, den eine lokale Drainage
mit Hilfe von CURSCHMANNschen Nadeln, von Schröpfköpfen und
Blutegeln hat. Hierbei werden die Lymphwege durch die lokale
Druckentlastung wieder geöffnet und das Ödem kann — nicht
selten vollständig und endgültig — abfließen. Bei lang dauernden
Störungen des Lymphabflusses kann es sekundär zu ausgedehnten
Gewebsveränderungen, etwa zum Symptombild der Elephantiasis,
kommen, die ihrerseits wieder veränderte Bedingungen für den
Wasseraustausch schaffen. Auch eine — der Capillarerkrankung
entsprechende — entzündliche oder toxische Schädigung der
Lymphcapillaren hat man bei manchen Ödemformen diskutiert.

In der älteren Literatur ist seit LANDERER häufig auf die
Bedeutung des *mechanischen Gewebsdruckes* und seiner Erniedrigung
hingewiesen worden, während seine Bedeutung neuerdings —

vielleicht nicht ganz zu Recht — sehr gering veranschlagt wird. Es bestehen hier große methodische Schwierigkeiten der Messung, beim lebenden Menschen ist die exakte Trennung zwischen Spannung und Elastizität der Gewebe kaum möglich. Diese Schwierigkeit macht sich besonders bei der ödematös veränderten Haut bemerkbar. Auch die neueren elastometrischen Messungen SCHADEs haben hier nur wenig weitergeführt. Erniedrigter Gewebsdruck — wie er etwa in der Greisenhaut ohne weiteres erkennbar ist — führt allein sicher nie zu Ödemen, doch kann auch er einen Faktor darstellen, der Lokalisation und Grad der Ödembildung mit beeinflußt. Dafür spricht das Auftreten etwa der nephritischen Ödeme, gerade in den lockeren Geweben der Conjunctiva oder des Scrotums. Doch wird man sich auch hier hüten müssen, Ursache und Folge zu verwechseln, da das Ödem sekundär natürlich eine deutliche Wirkung auf die mechanische Wirkung des Gewebes hat. Sehr eindrucksvoll erscheint uns in diesem Zusammenhang die Wirkung der Erhöhung des Gewebsdruckes im Wasserbade zu sein. Die unter Umständen enorme Entwässerung im Bad ist sicher durch den Druck des Wassers auf die Gewebe mit bedingt.

Von einem Teil der Forscher wird die „eigentliche Ursache" des Ödems in einer Veränderung der Wasseravidität der Gewebskolloide gesehen. Das Problem ist zunächst dadurch sehr kompliziert, daß es sich bei dem Begriff „Gewebe" um ganz verschiedenartige Strukturen handelt. Selbst wenn wir — wiederum vom Beispiel der Anasarka ausgehend — nur die Gewebe der Haut betrachten, so haben wir es mit mehr oder weniger zellreichem Bindegewebe, den kollagenen, elastischen Fasern der Grundsubstanz, mit den Epithelien der eigentlichen Cutis, mit eingesprengtem Fettgewebe usw. zu tun. Schon die Modellversuche, wie SCHADE sie zahlreich angestellt hat, haben ergeben, daß die Quellbarkeit der verschiedenen Gewebsanteile ganz divergent sein kann. SCHADE nimmt sogar an, daß sich die kollagenen Fasern und die Grundsubstanz, geprüft an der Quellbarkeit in Alkali- und Säurelösung, antagonistisch verhalten sollen. Freilich erscheint es noch fraglich, ob diese zumeist an den toten Geweben der Nabelschnur angestellten Experimente ohne weiteres auf die lebenden Gewebe der Haut übertragen werden können.

Nach der klassischen Osmoselehre muß jede Anreicherung der Zellen mit Salzen zu einer erhöhten Quellung führen. Hierin hat denn auch J. Löb einen Hauptfaktor der Ödementstehung gesehen. Demgegenüber hat Overton eingewandt, daß der osmotische Druck in den Geweben nie derart hoch werden kann, daß die gesamte Wasserbindung damit erklärt werden könnte. Wie wir jedoch schon wiederholt betont haben, müssen die solchen Theorien und auch solcher Kritik zugrunde liegenden Annahmen, daß die Capillaren für Krystalloide weitgehend permeabel seien, heute als problematisch bezeichnet werden. Die Tatsache jedenfalls, daß in der Haut beträchtliche Mengen von Salzen ohne äquivalente Wassermengen gespeichert werden können — rétention sèc — scheint uns doch mit der bevorzugten Stellung der Haut bei der Ödementstehung in Zusammenhang zu stehen. Auch die Befunde Thannhausers, daß bei einer Chlorzulage die Ödemflüssigkeit in besonderem Maße Chlor speichert, müssen in diesem Zusammenhang genannt werden. Auf die Bedeutung des Salzentzuges für die Ödemtherapie haben wir oben hingewiesen. Wenn diese klinische Beobachtung auch keineswegs durch die Vorstellung einfacher osmotischer Verhältnisse zwischen Gewebe und Blut befriedigend erklärt wird, so kann doch andererseits zweifellos ein Teil der Erscheinungen auf die an einfachen Modellen beobachteten Regeln zurückgeführt werden. Ein gutes Beispiel hierfür ist die Anwendbarkeit der Donnan-Regel für Membrangleichgewicht, die J. Löb zuerst auf das Ödem angewandt hat. In Fortführung dieser Ideen hat Gollwitzer-Meier zeigen können, daß die Verteilungsverhältnisse einzelner Salze und Ionen — so des Chlorids und Carbonats, möglicherweise auch der H-Ionen (nicht der Na-Ionen) — zwischen Ödemflüssigkeit und Plasma durch die Donnan-Regel befriedigend erklärt werden können. Mit der Anwendbarkeit eines solchen Prinzipes ist freilich keine ,,Erklärung der Ödementstehung'' gegeben, wie man wohl gemeint hat, vielmehr ist dadurch nur das selektive Verhalten der Capillarmembranen den Krystalloiden und Kolloiden gegenüber mit einem Beispiel belegt.

Bei diesen und weiter zu besprechenden Befunden ergeben sich Schwierigkeiten durch die Unmöglichkeit zwischen den Vorgängen in der Gewebszelle selbst und der umgebenden Gewebsflüssigkeit zu unterscheiden. Wenn aus der Analyse des umgebenden Mediums — die meisten hier einsetzenden Untersuchungen sind an der unschwer zu gewinnenden Ödemflüssigkeit angestellt — auf Reaktion, Salzgehalt, Quellbarkeit der

Gewebe Rückschlüsse gezogen werden, so setzen wir hiermit eine Homogenität zwischen Gewebe und Gewebsflüssigkeit voraus, die in dem lebenden Organismus kaum verwirklicht sein dürfte.

Unsere Kenntnisse über den elementaren Aufbau der Gewebe in ihrer funktionellen Bedeutung sind leider noch äußerst spärlich. HUECKs Studien über das lebende Gewebe scheinen dem Kliniker ein besonders verheißungsvoller Anfang. Jedenfalls müssen wir stets mit Vorgängen in einem inhomogenen Substrat rechnen und bedenken, daß auch innerhalb der Gewebe auf Grund des ganz verschiedenen physiko-chemischen Verhaltens der einzelnen Gewebsteile wiederum neue physiko-chemische Gleichgewichte entstehen können. Wir wissen heute schon, daß z. B. zwischen Kern- und Protoplasma der Zellen beträchtliche Unterschiede der elektrischen Ladung und der Reaktion bestehen. Auch die Gesetze der Capillarität spielen in den Geweben eine große, im einzelnen noch nicht übersehbare Rolle.

Die Wasseravidität der Zellen und Gewebe kann weiterhin durch die Schwankungen des *Eiweißgehaltes* verändert werden. Dieser Möglichkeit mißt EPPINGER eine besondere Bedeutung bei. Er spricht davon, daß es bei manchen Ödemformen zu einer „Albuminurie in das Gewebe" komme, die das eigentliche pathogenetische Moment darstellen soll. Hier scheint allerdings der Einwand VOLHARDs berechtigt, daß wir gerade bei den stärksten Ödemen zumeist den niedrigsten Eiweißgehalt der Ödemflüssigkeit beobachten.

Auch der *Lipoidgehalt* der Gewebe kann von Bedeutung für die Wasserbindung werden. Nach MAYER und SCHAEFFER ist es besonders das Verhältnis zwischen Cholesterin und Fettsäuren auf der einen Seite und zwischen Cholesterin und Lipoid-Phosphorsäure auf der anderen, das das Wasseradsorptionsvermögen der Gewebe beeinflußt. Bei Zunahme des Cholesterins soll der Wassergehalt steigen. Neuerdings hat DEGKWITZ zu diesen Fragen systematische Untersuchungen angestellt, auch er spricht den verschiedenen Lipoidfraktionen eine wichtige Rolle bei der Regulation des Gewebswassergehaltes zu.

Einen besonders breiten Raum nimmt in der modernen Ödemliteratur die Theorie M. H. FISCHERs ein. Nach ihm soll „die Ursache" des Ödems vorwiegend in einer Säurequellung der Gewebskolloide bestehen. Er geht dabei von Modellversuchen an der Froschhaut und an toten Kolloiden, etwa Gelatine, aus, verallgemeinert jedoch dann seine Befunde in einer oft verblüffenden Weise. Von den zahlreichen Einwänden, die gegen ihn erhoben wurden, greifen wir nur einige heraus. So bleibt Fischer zweifellos den wichtigsten Beweis seiner Behauptungen, daß die ödematösen Gewebe besonders angesäuert seien, schuldig. Wohl entsteht bei der Arbeit und bei lebhaftem Stoffwechsel durch die Bildung von Kohlen- und Milchsäure, Ketonsäure und Phosphorsäure usw. theoretisch ein gewisser Säureüberschuß. Eine „Anhäufung" im Gewebe entzieht sich jedoch bislang unserem Nachweis. Weiterhin wurden schon die klinischen Erfahrungen erwähnt, wonach Ansäuerung des Organismus, besonders mit Salmiak, im Gegensatz zu Fischers Theorie, stets zu einer Entwässerung führt. Auch die Wasserverluste des diabetischen Organismus beziehen wir heute vorwiegend auf die Azidose. Wenn Fischer demgegenüber sagt, daß eine starke Ansäuerung zur Entquellung, die schwache dagegen zur Quellung führe, so ist zu sagen, daß auch „die schwache Ansäuerung" noch nicht erwiesen ist. Wegen solcher Schwierigkeiten hat er selbst dann später seine Theorie dahin erweitert, daß auch Alkali, ja sogar Harnstoff und Amine die Quellbarkeit der Gewebe beeinflussen können. In Fortführung dieser Gedanken, hat Munk dann schließlich das Ödem als eine „kolloid-chemische Abartung aller Kolloide des Organismus" definiert.

Es muß zugegeben werden, daß durch zahlreiche Noxen eine Beeinflussung der Quellbarkeit der Gewebskolloide möglich ist, und daß solche Noxen gerade bei der Ödemkrankheit wirksam sein können; Lichtwitz denkt hierbei besonders an die proteinogenen Amine. Starke Verschiebung der Reaktion in Gewebe und Gewebsflüssigkeit sind bislang nur im Falle des entzündlichen Ödems bekanntgeworden. Hier hat Gaza — z. B. im Eiter von akut entzündeten Herden — p_H-Werte bis herab zu 5,0—6,0 gemessen. Dabei kann es dann dazu kommen, daß der isoelektrische Punkt der Plasma-Eiweißkörper erreicht oder unterschritten wird, wobei es zu einer Ausflockung und damit zu einer starken Verminderung der Wasserbindungsfähigkeit der Eiweißkörper kommen muß. Gleichzeitig wurden zumeist enorm hohe Elektrolytkonzentrationen bis zu einem Werte von $\triangle = -1,4$ im Entzündungsödem gemessen.

Schließlich sind die *Hormone* zu nennen, die einen Angriffspunkt in den Geweben selbst haben können. So ist es vom Hormon des Hypophysenhinterlappens wahrscheinlich, daß es die Wasseravidität der Gewebe direkt steigern kann. Das ist von Barbour am Zentralnervensystem gezeigt worden, aber auch für die Hautgewebe ist eine solche Wirkung wahrscheinlich. Eine entgegengesetzte, entquellende Wirkung nehmen wir für die Hormone der Schilddrüse an, die sowohl an der pathologisch veränderten Haut des Myxödempatienten als auch an toten Kolloiden in vitro einen entquellenden Effekt zeigen.

Wir haben zahlreiche Faktoren kennengelernt, die den Wasseraustausch zwischen Blut und Gewebe beeinflussen und zu der
Bilanzstörung des Ödems führen können, ohne daß dabei zunächst
eine Veränderung an den trennenden Membranen, an der Capillarwand selbst angenommen werden müßte. Diese kann jedoch nicht
als unabänderliche, tote Membran angesprochen werden. Wir
haben heute, vorwiegend auf Grund klinischer Beobachtungen,
Gründe für die Annahme, daß die *Schädigung der Capillarwand*
den wichtigsten Faktor bei der Ödementstehung darstellt.

Es ist zunächst zu beachten, daß schon die anatomische
Betrachtung einer Capillare keine einfache Membran zeigt, sondern
mindestens zwei Membranflächen, die zu einer lebenden Zelle
gehören. Um so erstaunlicher mutet es an, daß sich — wie
wir sahen — in einzelnen Fällen die Erfahrungen an unbelebten
Modellmembranen hier überhaupt anwenden lassen. Als Methode
zur Untersuchung der Permeabilität der Capillare wird heute
vorwiegend die direkte mikroskopische Betrachtung der Capillare
und ihres Inhaltes verwendet; durch Anfärben des Plasmas
mit Hilfe von Farbstoffen wird diese Beobachtung wesentlich
erleichtert. Diese direkten Methoden besitzen zweifellos große
Vorzüge vor einer anderen Gruppe, die aus den Veränderungen
des Blutes in einem bestimmten Capillarbezirk indirekt Schlüsse
auf das Verhalten der Capillarwände ziehen. Solche Untersuchungen
sind in ausgedehntem Maße von MORAWITZ und DENECKE, YAMA-
GUCHI u. a. angestellt worden. Diese Autoren zogen ihre Schlüsse
zumeist aus den Veränderungen der Plasma-Eiweißkonzentration
bei venöser Stauung und bei völliger Blutleere des Gefäßgebietes.
Bei derartigen Untersuchungen ist zu beachten, daß es eine „allgemeine" Permeabilität nicht gibt, daß vielmehr die Regeln für den
Durchtritt verschiedenartiger Substanzen durch die Membranen
außerordentlich wechselvoll sind und keineswegs nur durch die
Teilchengröße der diffundierenden Substanzen bestimmt sind. Auch
die elektrische Ladung, die Reaktion, die chemische Natur sowohl
der Teilchen als der Membranen müssen mit in Betracht gezogen
werden. Deshalb ist es auch nicht möglich, die Beobachtungen,
die mit Hilfe von grobdispersen, kolloidalen Farbstoffen — Tusche,
Trypanfarben, Kongorot — gewonnen wurden, ohne weiteres auf
das Plasmaeiweiß oder andere Stoffe zu übertragen. Hinzu kommt,
daß die Mehrzahl dieser Versuche am Frosch angestellt wurden
und daß demnach alle die Bedenken gelten müssen, die Kalt-

blüterversuchen gegenüber notwendig sind. Ebenso können z. B. die im Peritoneum beobachteten Verhältnisse nicht ohne weiteres auf andere Gewebe übertragen werden. Wir wissen, daß vasomotorische Reaktionen in verschiedenen Capillargebieten auch innerhalb des gleichen Organismus ganz verschieden ablaufen, und haben Anhaltspunkte dafür, daß diese Verschiedenheit auch die Permeabilität miteinbezieht. Schon die anatomische Betrachtung und noch mehr die Erwägung der funktionellen Aufgaben läßt es von vornherein unwahrscheinlich sein, daß sich etwa die Lebercapillaren in gleicher Weise verhalten, wie die Muskelcapillaren. Die Capillaren der Körperdecke scheinen am wenigstens permeabel zu sein. Trotz solcher grundsätzlicher Bedenken, die wir uns stets vor Augen halten müssen, ist es unbestreitbar, daß uns die tierexperimentellen Untersuchungen, wie sie besonders die KROGHsche Schule ausgeführt hat, wertvolle Ergebnisse brachten.

Als wichtigstes grundsätzliches Ergebnis experimenteller Capillarforschung müssen zunächst die Befunde angesehen werden, daß die Permeabilität der Capillarwände in besonderem Maße von dem Kontraktionszustand, von der Weite der Capillare abhängig ist (KROGH). Die Erweiterung der Capillaren scheint zwangsläufig mit einer erhöhten Durchlässigkeit sowohl für Farbstoff als auch für Plasma verbunden zu sein, während umgekehrt die Verengerung mit einer relativen „Abdichtung" verknüpft ist. Ob es sich dabei um ein rein mechanisches Geschehen handelt, etwa der Art, daß sich bei der Dilatation präformierte Gewebslücken öffnen, ist noch unsicher, nach KROGH jedoch wenig wahrscheinlich. Die hohe Permeabilität gehört vielmehr zu den Eigenschaften der gestreckten und schlaffen Zelle überhaupt. Hiernach ist es wahrscheinlich, daß alle Faktoren, die einen Einfluß auf die Gefäßweite haben, zugleich auch den Austausch zwischen Blut und Gewebe beeinflussen können. Dies läßt sich für zahlreiche physikalische Vorgänge in der Tat beweisen; wir haben oben bei der Besprechung der Veränderung der Plasmamenge auf vasomotorische Reize hin darauf hingewiesen. Welche Faktoren kommen in Betracht? Wir müssen zunächst an die Regulation der Gefäßweite durch das vegetative Nervensystem denken. Unter physiologischen Bedingungen dürften die nervösen Reize weitgehend für den Kontraktionszustand maßgebend sein. Durch neuere Untersuchungen, so von SCHILF u. a., ist es freilich durchaus problematisch geworden, ob es spezifisch vasodilatatorische und vasokonstriktorische Nerven gibt, die dem sympathischen oder parasympathischen System angehören, getrennt verlaufen und prinzipiell getrennt werden können. Auch die lange Zeit herrschende Vorstellung von einem antagonistisch eingestellten Wirkungsmechanismus zweier getrennter Systeme läßt sich heute — zumal auf Grund neuerer pharmakologischer Versuche—nicht länger aufrechterhalten. Die anatomischen Untersuchungen STÖHRs aus der jüngsten Zeit haben hier ganz andere Fragestellungen gebracht. Durch diese Arbeiten wurden die Ausdehnung und Bedeutung der nervösen Versorgung der Gefäße erneut unter Beweis gestellt; er konnte zeigen, daß jede einzelne Endothelzelle in Arterie und Vene sowohl wie in der Capillare mit nervösem Element reichlich versorgt ist. Dabei erwiesen sich die Nervenfasern als Glieder eines dichten, syncytial gebauten Maschennetzes; demnach bedarf auch die Lehre von der segmentalen Innervation der Gefäße einer Revision. Zu den nervösen Mechanismen, die uns interessieren, gehören die Axonreflexe, die bei den durch mechanische Reize bedingten Ödemformen und bei den allergischen Reaktionen der Haut deutlich erkennbar sind (EBBECKE). Ob die zu den Capillaren hinziehenden Nervenfasern außer dem motorischen Effekt auf das Lumen noch eine spezielle Wirkung auf die Permeabilität der Capillarmembranen haben, wissen wir nicht; die Möglichkeit besteht jedenfalls. Unter den Stoffen mit gefäßerweiternder Wirkung ist in erster Linie die Kohlensäure zu nennen. Sie tritt bei der Kohlensäureüberladung des Blutes in Kraft und stellt, wie wir schon sahen, zumal bei den Stauungsödemen, einen wirksamen Faktor dar.

Die Wirkung ist wohl zu einem Teil auf die Änderung der *Reaktion*, will heißen auf die Erhöhung der H-Ionenkonzentration, zurückzuführen. ATZLER und seine Schüler zeigten, daß den H-Ionen allgemein eine starke capillarerweiternde Wirkung zukommt, während alkalische Reaktion mehr zu Vasokonstriktion führt. Änderungen der Reaktion scheinen besonders bei den entzündlichen, lokalisierten Ödemen eine Rolle zu spielen. Man hat ja neuerdings durch zahlreiche diätetische und medikamentöse Maßnahmen versucht, eine „Umstimmung" der Reaktionslage des Organismus zu erreichen und dadurch die Entzündung mit ihrem Ödem, zu beeinflussen.

Als besonders stark wirksame Mittel — wir bezeichnen sie deshalb als „spezifisch" — müssen wir die sog. H-Substanzen von

Lewis mit ihrem wichtigsten Vertreter, dem *Histamin,* nennen. Aus der großen Ähnlichkeit zwischen dem Verhalten der Haut bei mechanischen Reizen und der Reaktion von Histamin schließt Lewis, daß bei Schädigung der Gewebe H-Substanzen frei werden, die der eigentliche Träger der Reaktion seien. In eleganter Weise hat es später Kalk wahrscheinlich machen können, daß bei der Reizung größerer Hautflächen Histamin frei .wird, in die Zirkulation kommt und hier neben anderen Wirkungen auch eine starke Erregung der salzsäurebildenden Zellen des Magens zur Folge hat.

Unter den körpereigenen Substanzen hat weiterhin das Hormon des *Hypophysenhinterlappens* noch eine besonders starke vasomotorische Wirkung. Krogh konnte zeigen, daß bei stärkster Verdünnung die Wirkung auf die Arterien und Arteriolen verschwinden kann, während sich die Capillaren noch bis zu völligem Verschluß kontrahieren. Wir kommen auf die vielfältige Wirkung des Hinterlappenhormons im Wasserhaushalt zurück und möchten nur an diesem Punkt schon darauf hinweisen, daß ihm auch der Austausch zwischen Blut und Gewebe unterstellt sein kann. Ob es — wie Krogh meint — notwendig ist, außerdem ein spezielles X-Hormon für die Regulation der Capillardurchlässigkeit anzunehmen, erscheint noch unsicher.

Viel diskutiert wurde die pharmakologische Wirkung mancher *Salze,* insbesondere der Calcium- und Kaliumsalze. Bei der Calciumwirkung ist es heute wahrscheinlich, daß es sich nicht um eine „spezifisch abdichtende Membranwirkung" handelt, sondern vielmehr um die Folge der Vasokonstriktion, wie wir sie bei der Zufuhr von Calciumsalzen sehen.

Neben diesen Stoffen, die vorwiegend auf den Kontraktionszustand der Capillare wirken, kennen wir noch eine Reihe von weiteren Substanzen, die offenbar eine besonders starke Wirkung auf die Durchlässigkeit der Endothelzellen ausüben, ohne — zumindestens dauernd — die Weite der Strombahn zu beeinflussen. Hierher gehört die große Reihe der gefäßgiftigen Schwermetallsalze des Arsen, Uran, Blei usw. Seit den berühmten Untersuchungen von Cohnheim und Lichtheim, die später von Magnus weitergeführt worden sind, kennen wir außerdem die Bedeutung der Narkotica für die Capillardurchlässigkeit. Während eine einfache Hydrämie — durch Kochsalzinfusion erzeugt — bei den Versuchstieren keine Wirkung hat, kommt es zum Ödem der Haut und der inneren Organe, wenn gleichzeitig Narkotica, wie Chloroform, Äther und Urethan, hinzugegeben werden. Manche der Narkoseschäden, wie sie der Chirurg fürchten gelernt hat, mögen darauf beruhen. Auch die Zufuhr von Phanodorm, Amytal kann, wenn zugleich eine Störung des Wasserhaushaltes besteht, zu stärksten Ödemen führen. Bei diesen Mitteln ist gleichzeitig die Beeinflussung der zentralen Regulationsmechanismen zu bedenken, zum Teil muß aber ihre Wirkung auf eine direkte Schädigung der Capillarendothelien bezogen werden.

In der Klinik der Ödemkrankheiten kommt den zahlreichen *Toxinen* eine beherrschende Rolle zu. Hier sind die Stoffe wichtig, die bei infektiösen Prozessen entstehen, sei es, daß sie durch die Erreger selbst gebildet werden — wie die Streptokokkentoxine, das Scharlachgift, die Sepsine — oder daß es durch infektiöse Entzündung und Einschmelzung der Gewebe zum Auftreten toxischer Substanzen — etwa der proteinogenen Amine — kommt. Zu dieser Gruppe gehören wohl auch die sog. Nephrotoxine und Blaptine, Stoffe, die bei der akuten Nephritis und beim Abbau des Nierengewebes selbst entstehen sollen und denen BIEDEL, auch VOLHARD, eine Bedeutung für das Zustandekommen des Ödems zuerkennen. Die gleiche Wirkung können auch endogen entstehende Giftstoffe ausüben, wie wir sie bei Hunger, Vitaminmangel, diabetischem Koma und bei anderen Stoffwechselstörungen annehmen müssen.

Alle die Noxen, denen eine Schädigung der Gewebe zugeschrieben werden, können gleichzeitig auch zu einer Capillarschädigung führen; FODOR und FISCHER haben besonders auf die enge Verbundenheit zwischen Gewebe und Capillaren hingewiesen und gezeigt, daß die Capillaren häufig in der gleichen Weise wie die umgebenden Gewebe — etwa durch Verquellung — geschädigt werden können.

Angesichts der Vielgestaltigkeit des Ödems hat man nach allgemeinen Einteilungsprinzipien gesucht und so z. B. zwischen Filtrations- und Diffusionsödem unterschieden oder zwischen Ödem aus „osmotischer" oder anderer Ursache. Derartige schematische Einteilungen scheinen uns jedoch bei dem heutigen Stand der Forschung nicht möglich zu sein. Wie wir eingangs schon betont haben, sehen wir die Aufgabe heute vielmehr darin, die verschiedenartigen Faktoren, besonders ihre Verknüpfung untereinander zu

analysieren und so die Struktur der verschiedenen Ödemformen
zu erforschen. Für die klinische Praxis wird man dabei einige
einfache Einteilungsprinzipien, wie etwa akut-chronisch, um-
schrieben-generalisiert, Ödem der Haut, Ödem der inneren Organe,
nicht entbehren können. Schon die Betrachtung des experimentellen Ödems läßt die Notwendigkeit, stets mehrere Faktoren
zu berücksichtigen, klar erkennen. So sehen wir, wie die Hydrämie erst in Verbindung mit einer Capillarschädigung zu einem
Ödemfaktor werden kann. Das gleiche gilt für die Herabsetzung
des kolloid-osmotischen Druckes, für die Erhöhung des Wassergehaltes im Blut. Doppelseitige Nephrektomie allein führt — mit
seltenen Ausnahmen — nicht, bei gleichzeitiger Hautschädigung
sehr rasch zu Ödemen. Die Unterbindung der abführenden
Venen bewirkt erst nach gleichzeitiger Durchtrennung der sympathischen Nerven eine Ödementstehung. Bei der Wasservergiftung sehen wir Ödem erst dann auftreten, wenn gleichzeitig
große Mengen von Hinterlappenhormon gegeben werden oder wenn
die Haut mechanisch gereizt ist. Nur bei sehr schweren Giften,
wie bei dem Toluol-Diamin, sehen wir ohne erkennbare Hilfsfaktoren
sofort Ödementstehung, aber auch hier ist eine komplexe Wirkung
sicher.

Sehr viel schwieriger ist die Analyse der verschiedenen Ödemformen des kranken Menschen, da hier regelmäßig eine Fülle der
verschiedenartigen Faktoren am Werk sind.

Es seien nur einige Beispiele herausgegriffen: Bei dem *Fraktur-
ödem*, das lange Zeit als Beispiel für ein einfach mechanisch be-
dingtes Ödem galt, konnte SHOEMAKER in sorgfältigen Analysen
zeigen, daß hier gleichzeitig ein genereller Capillarschaden des
gesamten Gefäßsystems vorliegt, entstanden durch Wundtoxine,
Peptone und ähnliche Stoffe, die erst in Verbindung mit der
mechanischen Gewebsstörung zu manifesten Ödemen führen. Bei
dem venösen *Stauungsödem* sehen wir mehrere hämodynamische
Faktoren — Erhöhung des Capillardruckes, Strömungsverlangsamung — am Werk, gleichzeitig ist aber die Überladung des
Blutes mit Kohlensäure und anderen Stoffwechselschlacken
wesentlich mitbeteiligt. Ähnlich liegen die Verhältnisse bei dem
Ödem der Herzkranken. Hier kommt die Endothelschädigung — die
wohl durch die gleiche Noxe hervorgerufen wird, die auch den
Klappenfehler erzeugt — hinzu. Am *Entzündungsödem* sind
Capillarschaden, Gewebsveränderungen, Kreislaufveränderungen

und Erschwerung des Lymphabflusses mitbeteiligt. Bei dem einfach erscheinenden *Lymphstauungsödem* gibt uns die Herstellung des neuen Gleichgewichtes schwierigste Fragen auf. Bei dem *Hungerödem* nehmen wir eine Schädigung der Capillaren und der Gewebe an, bedingt durch Stoffwechselprodukte oder durch Vitamin- und Hormonmangel; zugleich besteht hier häufig Hydrämie und eine Herabsetzung des kolloid-osmotischen Druckes, auch der Kreislauf ist zumeist dabei geschädigt. Ähnlich vielgestaltig treten uns die *angioneurotischen* Ödeme entgegen. Zur Störung der venösen Versorgung kommen hier die Veränderungen der Kreislaufbedingungen, das Freiwerden von H-Substanzen und anderes hinzu.

Die Analyse der Ödempathogenese kann durch die Beobachtung der Wirkung therapeutischer Maßnahmen erleichtert werden. So sehen wir bei Anregung der Herzkraft und Verbesserung der peripheren Durchblutung, bei Behebung der Asphyxie und Erleichterung des venösen Abflusses das Verschwinden von Stauungsödemen. Jedoch muß man sich auch hier vor voreiligen Trugschlüssen hüten. So besagt der Erfolg einer Säuretherapie noch nicht, daß hier eine Alkalose „die Ursache" des Ödems war. Ebenso liegen den therapeutischen Erfolgen der Quecksilberbehandlung und der Digitalistherapie sehr komplexe Vorgänge zugrunde; es ist dabei nicht möglich, ex juvantibis auf die eine oder andere Entstehungsart des Ödems zu schließen. Stets werden wir uns die enge Verknüpfung der verschiedenartigsten Abläufe untereinander, die große Labilität und Beeinflußbarkeit dieser subtilen Vorgänge vor Augen halten müssen.

V. Energiehaushalt.

Die Abhängigkeit der Hautwasserabgabe von der Thermoregulation des Organismus zeigt uns bereits eine wichtige Verbindung zwischen Wasserhaushalt und Wärmehaushalt bzw. Energiehaushalt an. Die Hautwasserabgabe hat einen erheblichen Anteil an dem Gesamtwärme-, will heißen: Energieverlust des Körpers. Nach BOHNENKAMP können wir die Energiebilanz des Organismus folgendermaßen aufstellen:

$$E_{gesamt} = W_{str} + W_{L+C}\, H_2O + 0{,}02\, E_{gesamt}.$$

Das bedeutet: Die gesamte Energiebildung des Körpers pro 24 Stunden in Calorien entspricht dem Wärmeverlust durch

Strahlung plus Wärmeverlust durch Leitung und Konvektion (d. h. Wärmeabfuhr durch strömende Luft) plus Wärmeverlust durch Wasserdampfabgabe von Haut und Lungen plus einem kleinen Rest (etwa 2%), der durch die Erwärmung der Einatmungsluft, der Speisen und Getränke und durch die Wärmeverluste mit der Harn- und Kotausscheidung entsteht.

Mit der direkten Calorimetrie fand LUSK, daß zur Erwärmung von 210 g Wasser von 18° auf 38°, also von Zimmer- auf Körpertemperatur, 4,2 Calorien notwendig sind, also ebensoviel wie außerhalb des Körpers. Bei sehr großen Trinkmengen — man denke an Kranke mit Diabetes insipidus — kann dieser Anteil erheblich ansteigen (TALLQUIST, ROWNTREE).

Die Größe der einzelnen Faktoren läßt sich nur annäherungsweise und nur für bestimmte Bedingungen abschätzen. Für den nackten, in einem warmen Raum stehenden Menschen können wir folgende Zahlen annehmen: der größte Anteil von etwa 60% kommt auf den Wärmeverlust durch Strahlung, etwa 20% sind durch Leitung und Konvektion bedingt, für den Wärmeverlust durch Wasserdampfabgabe sind Werte von 17—24% des Gesamtwärmeverlustes errechnet worden (DU BOIS, SODERSTROM, JORES). Es bedarf keiner besonderen Ausführung, daß die Bewärmung, Belüftung und Bekleidung des Körpers das Verhältnis der einzelnen Faktoren erheblich verschieben kann. Für die Wärmeabgabe durch das Hautwasser (W H_2O) ist es Vorbedingung, daß das Wasser in Dampfform — nicht als tropfbarer Schweiß, der vom Körper abtropft oder von den Kleidern aufgesogen werden kann — die Körperoberfläche verläßt. Es ist deshalb nicht ohne weiteres angängig, ein calorisches Äquivalent der Hautwasserabgabe zu berechnen, wie man wiederholt getan hat, und anzugeben, daß etwa 105 g Hautwasser 56 Calorien entsprechen sollen oder 3 Liter Hautwasser gleich 1600 Calorien seien.

Neuere Untersuchungen haben gezeigt, daß beim ruhenden Menschen unter Grundumsatzbedingungen ein klares, quantitatives Verhältnis zwischen Hautwasserabgabe und Energieverlust besteht. Es lagen zunächst ältere Beobachtungen am Tiere vor; so hat RITZMANN am Stier gemessen, daß bei einem Gesamtcalorienverlust von 16 000 Calorien gleichzeitig 16 kg Hautwasser abgegeben wurden, während unter anderen Bedingungen, ebenfalls beim Stier, bei einem Verlust von 8000 Calorien 6—8 kg Hautwasser abgegeben wurden. In der Folge haben dann BENEDICT und ROOT diese

Frage am Menschen systematisch untersucht und genaue Zahlenwerte gewonnen. Abb. 25 stammt aus der ersten Mitteilung von BENEDICT und ROOT. Die Abszisse gibt die Werte für den im Respirationsapparat gewonnenen Grundumsatz, die Ordinate für die Hautwasserabgabe an. Man erkennt, daß, von einer gewissen Streuung abgesehen, die Mittelwerte ein klares lineares Verhältnis der beiden Faktoren zeigen. Diese Angaben sind inzwischen vielfach, in Deutschland besonders durch HELLER, JORES u. a., bestätigt worden. Wir selbst haben uns in zahlreichen Versuchen an

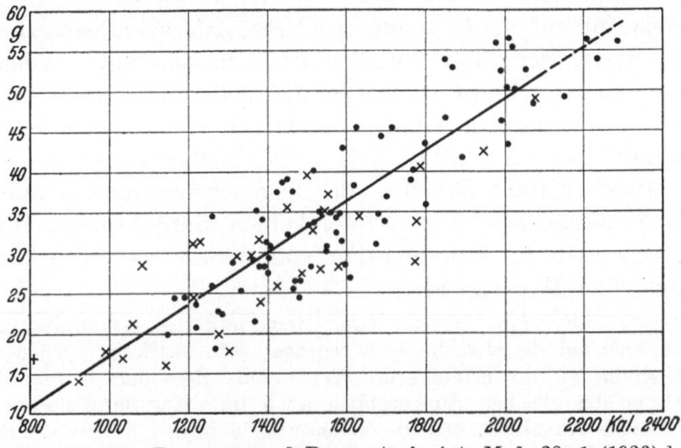

Abb. 25. [Aus BENEDICT and ROOT: Arch. int. Med. 38, 1 (1926).]

Gesunden und Schilddrüsenkranken davon überzeugt, daß die BENEDICT-Tabellen durchaus zuverlässig sind. Man ist soweit gegangen, sogar für klinische Zwecke zu empfehlen, die Grundumsatzbestimmung durch die Bestimmung der Hautwasserabgabe zu ersetzen. Das scheint uns jedoch gerade für die Untersuchung an Kranken unmöglich zu sein. Wohl ergeben sich bei manchen Krankheiten, wie Diabetes und Basedow, brauchbare Übereinstimmungen; bei anderen Patienten, insbesondere Kranken mit endokriner Fettsucht fallen die Werte jedoch weit auseinander. Aus dem früher Gesagten geht hervor, daß hier die Beschaffenheit der Haut, die Neigung zum Schwitzen der Patienten usw. ernsthafte Fehlerquellen bilden. Eine Übereinstimmung zwischen Grundumsatzwerten und Hautwasserabgabewerten ist weiterhin nur in der Ruhe zu beobachten. Bei der Arbeit, und zwar sowohl bei leichter wie bei lang dauernder Schwerarbeit, ist keine lineare

Beziehung mehr zu erkennen. Ebenso verläuft die Steigerung des Grundumsatzes nach Nahrungs- und insbesondere Eiweißzufuhr der Hautwasserabgabe beim Gesunden und bei den meisten Kranken nicht parallel (Jores, Laszlò, Schirmer, eigene Untersuchungen). Bei Basedowpatienten soll nach den Angaben von Dieckhoff auch die spezifisch-dynamische Wirkung von einer Steigerung der Hautwasserabgabe begleitet sein. Freilich ist auch hier die Berechnung des einen Wertes aus dem anderen nicht möglich.

Man hat vielfach untersucht, ob die Wasserzufuhr als solche einen Einfluß auf den Grundumsatz habe. Hierbei müssen zunächst wieder die thermischen Verhältnisse berücksichtigt werden. So fanden Benedict und Carpenter, daß 500 ccm kaltes Wasser den Grundumsatz steigern konnte, während Wasser von Kammertemperatur keinen Einfluß hatte. Wir selbst konnten — nach dem entsprechenden Training der Versuchspersonen — auch bei großen Trinkmengen bis zu 2 Liter keinen Einfluß finden. Hachen fand, daß auch die Kombination von Wasser und Hinterlappenhormon ohne Wirkung sei.

Demgegenüber gibt Lublin eine Steigerung des Grundumsatzes im Trinkversuch an, die etwa 8—10% betragen soll. Auffällig ist jedoch zunächst schon, wie inkonstant seine Werte sind. Besonders befremdlich ist es, daß er die gleichen Steigerungen auch im „Konzentrationsversuch" findet. Seine Annahme, daß die Steigerung in beiden Fällen auf die Erhöhung der „Nierenarbeit" zurückzuführen sei, ist mit der heutigen Vorstellung von dem Mechanismus der Diurese nicht mehr vereinbar. Auch die Angaben von Pollitzer und Stolz, daß es bei zahlreichen Leberkranken auf Wasserzufuhr hin zu einer starken Erniedrigung des Sauerstoffverbrauches komme, sind zunächst schwer verständlich und bedürfen weiterer Nachprüfung. Wir selbst haben in mehreren Trinkversuchen bei Kranken mit Hepatitis keine Beeinflussung der Grundumsatzwerte sehen können.

Auf die Frage, ob Wasserzufuhr einen direkten Einfluß auf den Ablauf der oxydativen Prozesse hat, kommen wir im folgenden bei der Besprechung der eigentlichen Stoffwechselfragen zurück (vgl. Bidder und Schmidt, Latschtschenko).

Stoffwechsel. Wir haben einleitend darauf hingewiesen, daß Wasserhaushalt und Stoffwechsel untrennbar miteinander verbunden sind. Jeder Stoffumsatz im Organismus ist mit einer Wasserverschiebung verbunden. Stoffumsatz führt zwangsläufig zu Wasserumsatz, Stoffabbau zu Wasserverlust; Schlackenausscheidung und Diurese sind eng verknüpft. Eine exakte Wasserbilanz des Organismus muß stets die allgemeine Stoffbilanz mit-

berücksichtigen. So haben wir zunächst bei den Werten der
Einfuhr das *Oxydationswasser*, d. h. die bei der Verbrennung der
Stoffe entstehende Wassermenge, in Rechnung zu setzen. Es
läßt sich berechnen, daß die Verbrennung von 100 g Eiweiß
41 g Wasser liefert, 100 g Fett 107 g Wasser, 100 g Kohlehydrat
60 g Wasser, 100 g Alkohol 117 g Wasser. Durchschnittlich, d. h.
bei gemischter Nahrung, können wir auf 100 Calorien Einfuhr
etwa 12 g Oxydationswasser rechnen; bei einer Tageseinfuhr von
2000 Calorien hätten wir also etwa 240 g Oxydationswasser anzunehmen (MAGNUS-LEVY, DUBOIS). Das Oxydationswasser hat
offenbar bei den trocken lebenden Tieren — so bei den Tieren
der Wüste — eine besondere Bedeutung. Für die in sehr trockenem
Milieu lebenden Motten hat BABCOCK gezeigt, daß sie ihren Wasserbedarf ganz vorwiegend aus dem Oxydationswasser stellen. Er
beobachtete, daß die Tiere, deren Futter durchschnittlich nur
5—10% Wasser enthält, Larven mit einem Wassergehalt von
50—80% zur Welt brachten.

Von besonderem Interesse sind die Wassermengen, die bei
Stoffansatz im Organismus gebunden werden; leider sind unsere
Kenntnisse hier noch sehr gering. Für Bildung von Protoplasmaeiweiß aus Aminosäuren nimmt man eine gleichzeitige Bindung
etwa der vierfachen Wassermenge an (THANNHAUSER, MAGNUS-
LEVY, GRAFE, LUSK). Das Fett soll angeblich ohne jede Wasseraufnahme gespeichert werden. Das mag rechnerisch richtig sein,
ist jedoch für den Kliniker, der die Bedeutung der Fettdepots als
Wasserdepots kennt, sehr problematisch. Für die quantitativ wohl
besonders bedeutungsvolle Glykogenspeicherung nehmen wir an,
daß 1 g Glykogen mit 3,8 g Wasser gespeichert wird. Wird Körpersubstanz eingeschmolzen, so kommt es zum Freiwerden von Wasser,
das man als „*Destruktionswasser*", auch „Gewebswasser", in einigen
Arbeiten als „Stoffwechselwasser" bezeichnet hat; in der englischen
Literatur hat sich hierfür der Begriff des „preformed water" eingebürgert. NEWBURGH, JOHNSTON, FALKON-LESSEP haben versucht,
diese Werte mit einzukalkulieren. Sie legten der Berechnung die
Stickstoffverluste zugrunde und nehmen für 1 g eingeschmolzenes
Eiweiß 3 g Destruktionswasser an. Für das Fett kann man etwa
10% seines Gewichtes rechnen. In der Tageswasserbilanz können
wir diese Werte wohl in der Regel vernachlässigen. NEWBURGH
fand in seinen Bilanzen 10—15 g pro Tag. Der Betrag entspricht
also nur etwa 1% des Gesamtwasserverlustes.

Die Frage, ob zwischen der Stoffbilanz und der Diurese ein quantitativer Zusammenhang in der Art besteht, daß eine bestimmte Menge von Stoffwechselschlacken stets mit einer bestimmten Minimalmenge von Wasser ausgeschieden werden muß, ist noch nicht gelöst. AMBARD und PAPIN haben versucht, unter Zugrundelegung der höchstmöglichen Konzentrationswerte des Harnes eine solche „obligate Harnmenge" zu berechnen. Wir haben oben bei der Besprechung der Durstversuche bereits auf die Beobachtung einer „kritischen Harnmenge" hingewiesen, die beim Tier auch im schwersten Durst nicht unterschritten wird. Wenn wir die dort beobachteten Werte und das Verhältnis zwischen der Menge der Schlacken und der Konzentrationsfähigkeit der Niere den einzelnen Schlackenstoffen gegenüber umrechnen, finden wir jedoch die Harnmenge viel zu groß.

Wir können das Problem des Zusammenhanges zwischen Stoffwechsel und Wasserhaushalt von zwei verschiedenen Seiten angehen; einmal, indem wir die Frage stellen, welche Bedeutung haben bestimmte Vorgänge im Wasserhaushalt — etwa Durst oder Vieltrinken — für die Reaktion des Stoffwechsels, und auf der anderen Seite, welche Wirkung haben die eigentlichen Stoffwechselvorgänge — etwa Hunger oder Mast — auf den Wasserhaushalt.

Wir beginnen mit dem Durst und handeln hierbei nur von den objektiven *Wasserverlusten* und nicht von dem subjektiven Phänomen „Durst". Die klinische Beobachtung der Stoffwechselvorgänge im Durstzustand ist dadurch erschwert, daß wir es zumeist nicht mit einem primären Durst, einer einfachen Wasserverarmung, zu tun haben, sondern mit Erkrankungen, die zur Wasserverarmung führen, gleichzeitig aber auch von sich aus den Stoffwechsel zu beeinflussen vermögen. Dies gilt insbesondere für die Exsikkose des Diabetikers, zumal im diabetischen Koma. Hier können wir nicht mehr unterscheiden, ob die Stickstoffverluste und die negative Stickstoffbilanz Folge der Exsikkose oder des allgemeinen Stoffwechselaufruhrs ist, wie ihn das Koma darstellt. Auch für die Azidose beim Diabetes nehmen wir heute eher an, daß sie die Ursache und nicht die Folge der Exsikkose sei. In ähnlicher Weise ist die Beurteilung der Durstfolgen bei den Kranken mit Ruhr oder mit Cholera durch das gleichzeitige Bestehen des schweren Infektes erschwert oder unmöglich gemacht.

Eine besondere Rolle spielt das Exsikkoseproblem von jeher in der Kinderheilkunde. Hier ließen sich auch eine Reihe von wichtigen

Daten über die Beziehung zwischen Exsikkose und Stoffwechsel gewinnen. Wichtig sind einmal die Beziehungen zum *Eiweißstoffwechsel*. SCHIFF hat in ausgedehnten Versuchen gezeigt, daß die Mehrzahl der Krankheitserscheinungen bei der Exsikkose nur während gleichzeitiger Eiweißfütterung der Kinder auftreten. Wurde mit der Flüssigkeit auch die Eiweißzufuhr eingeschränkt, so blieben die schweren Symptome aus oder waren nur abgeschwächt nachweisbar. Als ein konstantes Ergebnis können wir die Vermehrung der Stickstoffausfuhr im schweren Durstzustand bis zum Negativwerden der Stickstoffbilanz betrachten. Dies wurde übereinstimmend bei Kindern und bei den Erwachsenen — auch bei Versuchstieren — beobachtet (STRAUB, SCHIFF, KRAMER, FRANKENTHAL). Zugrunde liegt dieser Erscheinung wahrscheinlich ein vermehrter Abbau von Protoplasmaeiweiß, daneben eine verminderte Assimilation von Nahrungseiweiß. Diese Beobachtungen wurden lange Zeit als wissenschaftliche Grundlage der früher in ausgedehntem Maß geübten *Durstkuren* als Entfettungsmaßnahmen angesehen (OERTEL, SCHWENNINGER, SALOMON, DENNIG, MORAWITZ, SPIEGLER). Heute haben wir derart strenge Durstkuren in der Behandlung der Fettsucht völlig aufgegeben, da hierbei offenbar nicht so sehr das gespeicherte Fett als vielmehr Muskelprotoplasma herangezogen wird. Deshalb erscheint der schwere Durst nicht unbedenklich. Auch haben sich die dabei beobachteten Gewichtsverluste zumeist als trügerisch erwiesen und die Wasserverluste waren rasch wieder aufgefüllt. Die Ammoniakausscheidung ist auch im schweren Durst und selbst dann, wenn es zur Entwicklung einer Azidose gekommen ist, nicht vermehrt. Die Aminostickstoffwerte im Harn sinken zumeist ab. Ihre Ausscheidung verläuft oft der Größe der Wasserausscheidung parallel: sie steigt mit zunehmender Diurese an. Der häufig diskutierte Anstieg des Reststickstoffes im Blut hängt nur zu einem Teil von der Gewebseinschmelzung ab; zum größeren Teil ist er als Ausdruck einer durch die Exsikkose bedingten renalen Funktionsstörung aufzufassen. Die Konzentrationsänderung des Blutes bzw. des Plasmas ist dabei viel zu gering, um die zum Teil enormen Steigerungen zu erklären. Die höchsten Steigerungen bis zu 600 mg-% sehen wir bei Kranken mit Breslau-Enteritis; hier mag die Darmerkrankung als solche mitbeteiligt sein, vielleicht durch eine Steigerung der Durchlässigkeit des Darmes stickstoffhaltigen Substanzen gegenüber; für diese Möglichkeit sprechen Beobachtungen aus der Kinderheilkunde.

Auf das *Durstfieber* kommen wir bei der Besprechung der zentralen Regulation zurück. Hier sei nur die Ansicht RIETSCHLs genannt, der einmal eine Steigerung der Wärmebildung durch die Eiweißkörper im Durst annimmt, wobei er besonders die spezifisch-dynamische Wirkung betont, und gleichzeitig eine Minderung der Wärmeabgabe durch Störung der Hautwasserabgabe vermutet. Diese Theorie läßt sich nicht ohne weiteres auf den Erwachsenen übertragen; wir sehen hier ja das Durstfieber ungleich seltener, als bei kranken Kindern.

Beim Kleinkind, zumal beim Säugling, haben sich weiterhin enge Beziehungen zwischen *Exsikkose und Kohlehydrathaushalt* nachweisen lassen. Während der gesunde Säugling nach einer 24stündigen Hungerperiode regelmäßig eine deutliche Hypoglykämie erkennen läßt — die Blutzuckerwerte sinken nach den Angaben von SCHIFF von durchschnittlich 86 auf etwa 42 mg-% —, so blieben die Werte bei gleichzeitiger Wassereinschränkung unverändert: die Hungerhypoglykämie wird durch Wasserverarmung verhütet. In Versuchen an jungen Tieren fand SCHIFF, daß der Glykogengehalt der Leber bei Einschränkung der Wasserzufuhr und gleichzeitiger Weiterfütterung von Eiweiß stark abnahm. Wurden die Tiere jedoch eiweißfrei ernährt, so fand sich kein Glykogenschwund.

Die Beziehungen zwischen Exsikkose und den *Störungen des Säure-Basenhaushaltes* sind noch nicht restlos geklärt. Die Toxikose des menschlichen Säuglings erlaubt aus den oben erwähnten Gründen nur bedingte Schlüsse. Bei der experimentellen Exsikkose junger Tiere findet man regelmäßig eine mehr oder minder kompensierte Azidose; die Alkalireserve sinkt ab, die Kationenkonzentration steigt an, von den Anionen ist besonders das Chlorid und das Lactat vermehrt. Im Harn findet sich die Titrationsacidität erhöht. Die aktuelle Reaktion verschiebt sich ebenfalls stark nach der sauren Seite. Auch hierbei spielt, wie SCHIFF gezeigt hat, die gleichzeitige Eiweißzufuhr eine wichtige Rolle. Wieweit dabei die Zufuhr der sauren Valenzen des Eiweißes selbst, wieweit bestimmte Organstörungen — etwa der Leber — beteiligt sind, wissen wir nicht. Da die Azidose von sich aus wieder zu einer stärkeren Entwässerung führt, kann ein deletärer Circulus entstehen. Wenig wissen wir schließlich über die Rolle des *Kochsalzes* bei derartigen Stoffwechselvorgängen. W. STRAUB nimmt an, daß das Kochsalz an sich eine Hemmung der Eiweißzersetzung bewirke, daß jedoch die zumeist gleichzeitig einsetzende Diurese und Wasserverarmung diesen Effekt verdecke. BELLI hat das Kochsalz als einen „Sparstoff“ für Stickstoff erklärt. Hier scheinen weitere Untersuchungen dringend wünschenswert. Genannt sei in diesem Zusammenhang noch kurz die von der französischen Klinik stets besonders betonte Beziehung zwischen den Erniedrigungen der Blutchlorwerte und den Krankheitsbildern mit Reststickstofferhöhungen (Urèmie hypochlorique).

Die systematische Bearbeitung dieser Frage im Tierversuch stößt zunächst auf technische Schwierigkeiten. Es muß von länger dauernden Normalperioden ausgegangen werden, in denen die normale Variabilität des Wasser- und Stoffhaushaltes der Tiere festzulegen ist. Wichtig ist, daß in allen derartigen Versuchen möglichst immer nur ein Faktor zur Zeit abgeändert wird. Die Untersuchung der Wirkung des Wasserentzuges ergibt ganz verschiedene Resultate, je nachdem wir die Wirkung bei gleichbleibender Nahrungszufuhr oder bei gleichzeitigem Hungern betrachten. Wird die Wassereinfuhr brüsk von einem Tag auf den andern herabgesetzt, so dienen die ersten Tage danach noch der Umstellung des Stoffwechsels. Die Verminderung der Diurese, der Anstieg der Harnkonzentration benötigen 1—2 Tage, bevor sich ein neuer mehr oder weniger labiler Gleichgewichtszustand eingestellt hat. Die Vorgänge bei dieser Umstellung sind zum Teil Ausdruck der Trägheit der Funktionen und können nicht ohne weiteres als Stoffwechselwirkung bezeichnet werden.

Wir beobachteten bei Hunden von etwa 20 kg Gewicht, die auf eine durchschnittliche tägliche Flüssigkeitszufuhr von 1200 ccm eingestellt waren, bei einer Minderung der Einfuhr auf 500 ccm und konstanter Nahrungszufuhr nur sehr geringe Reaktionen. Charakteristisch ist eine Stickstoffretention, die etwa 1 Woche anhält und sich in der 2. Woche zumeist wieder ausgleicht. In einer zweiten Versuchsperiode — einige Monate später — wurde bei denselben Tieren die Flüssigkeit auf 300 ccm pro Tag herabgesetzt. Auch hierbei waren nur sehr geringe Ausschläge zu beobachten. Soweit es gelang, die Stickstoffzufuhr gegenüber der Vorperiode konstant zu halten, fand sich auch hier eine beträchtliche Stickstoffretention. Gelang das nicht, verloren die Tiere ihre Freßlust, so wurde die Stickstoffbilanz sofort stark negativ, wenigstens für einige Tage. Diese Erscheinung müssen wir jedoch zunächst als Trägheit der Umstellung des Stoffwechsels auffassen. Wir können hier noch nicht von einer eigentlichen „Stoffwechselstörung“ sprechen, wie das in der Literatur häufig geschieht.

Unter bestimmten Bedingungen kann jedoch der Ablauf dieser Reaktion völlig verändert werden; auch bei genau den gleichen quantitativen Verhältnissen kann es zum Zusammenbruch der Regulation, zum Bild der schweren Exsikkose, kommen. Das beobachtet man einmal bei manchen Tieren, bei denen wir eine individuell und konstitutionell bedingte Labilität des Wasserhaushaltes annehmen. Wir beobachten es weiterhin stets bei trächtigen Tieren. Dabei kann die Labilität noch mehrere Monate über das Werfen der Jungen hinaus andauern. Auch jahreszeitliche Unterschiede

— vielleicht in Verbindung mit der Umstellung des endokrinen Systems —
können eine Rolle spielen. So sehen wir bei den gleichen Tieren, die im Winter
eine normale Durstreaktion gezeigt hatten, unter sonst unveränderten Bedingungen bei der gleichen Wasserentziehung in den Frühjahrsmonaten
rasch eine schwere Exsikkose auftreten. Diese äußert sich in ernsten All-
gemeinerscheinungen, Muskelschwäche bis Muskelkrämpfe, Steigerung der
Sehnenreflexe, Erhöhung der Körpertemperatur; besonders charakteristisch
ist das Verhalten der Plasmamenge: bei einem unserer Tiere von 20 kg Gewicht sank die Plasmamenge während des ersten Durstversuches im Winter
im Lauf von 8 Tagen von 1120 auf 1010 ccm ab; 6 Monate später, im Früh-
jahr, und zu Beginn der Tracht hingegen fand sich bei sonst gleichen Bedingungen eine Abnahme von 1050 auf 350 ccm, wobei das Hämoglobin
von 14 auf 27 g-% anstieg. Zugleich kam es zu schwersten Stoffwechselstörungen: die Stickstoffbilanz wurde stark negativ. Der Blutharnstoffgehalt
stieg steil an. Diese Veränderungen dauerten auch nach Wiederherstellung
der normalen Wasserbilanz noch bis zu 12 Tagen an. Hier muß es sich also
um eine tiefgreifende und ausgedehnte Gewebseinschmelzung gehandelt
haben. Auch die Kochsalzbilanz wurde dabei meist negativ, der Blutchlorgehalt stieg steil an. Wir beobachteten Werte bis zu 950 mg-%
Chlorid.

Welche Wirkung hat die *vermehrte Wasserzufuhr* auf den
Stoffwechsel? Zunächst ist die Beeinflussung des Eiweiß- bzw.
Stickstoffwechsels der Gegenstand eingehender Untersuchung geworden. Über die Frage, wie sich die Stickstoffbilanz bei erhöhter
Wasserzufuhr verhält, ist gegen Ende des vorigen Jahrhunderts
unter Vorantritt der großen Stoffwechselphysiologen RUBNER
und VOIT eine ausgedehnte Literatur entstanden. In neuerer Zeit
hat HAWK mit seinen Schülern diese Frage eingehend untersucht
(HAWK, ROULON, WREATH, FAIRHALL, BLATHERWICK, WILSON).

Die Mehrzahl der Forscher hat übereinstimmend gefunden, daß
nach vermehrter Wasserzufuhr die Stickstoffausscheidung erhöht
ist. Die Diskussion geht darum, wie groß diese Ausschläge sind und
wie sie zu erklären seien. Entscheidend ist dabei die Versuchsanordnung, d. h. die Länge der Vorperiode, der Eiweißgehalt der
Nahrung, die Größe der Wasserzufuhr usw. Unter Berücksichtigung dieser Fehlerquellen läßt sich heute sagen: wenn nach
einer sorgfältigen Einstellung und nach einer Vorperiode mit
mäßiger Stickstoff- und normaler Wasserzufuhr die Trinkmenge
plötzlich auf das Doppelte bis Dreifache erhöht wird, kommt es
regelmäßig für einige Tage zu einer deutlichen Steigerung der
Stickstoffausscheidung bis um 20% des Ausgangswertes und zu
einer negativen Stickstoffbilanz (BECHER, DUBELIR, FALCK, FEDER,
GENTH, HAWK, HEILNER, MEYER, NEUMANN, OPPENHEIM, PANUM,
FORSTER, SALKOWSKI, SCHÖNDORFF, TER-GRIGORIANZ, VOIT).

Nach stickstoffreicher Vorperiode sind die Ausschläge merkwürdigerweise geringer (SEEGEN). Nach einer wasserarmen Vorperiode ist der Umschlag der Bilanz besonders deutlich; sie gleicht
sich jedoch nach wenigen Tagen auch bei fortgesetzter maximaler
Wasserzufuhr wieder aus. Diese Beobachtungen wurden übereinstimmend am Menschen und am Tier gemacht (RUBNER am
Kaninchen, WEISKE, KENNEPOHL, SCHULZE am Schaf, STROH-
MANN, ROST und FRÜHLING an der Ziege, HENNEBERG am Ochsen).
Für den Mechanismus der Steigerung sind diejenigen Versuche besonders aufschlußreich, die unter veränderten Stoffwechselbe-
dingungen angestellt wurden. So ist die Wirkung der Wasserzufuhr nach Körperarbeit (WEIGELIN) und im Fieber (GRUZDIEF)
besonders deutlich.

Zur Erklärung dieses Effektes stehen zwei Theorien zur Verfügung. VOIT, HEILNER u. a. nehmen einen gesteigerten Eiweiß-
abbau als Ursache an, wobei sie besonders auf die starke Wirkung
des Wassers am Hungertier hinweisen. Im Gegensatz dazu nimmt
die Mehrzahl der Forscher (NEUMANN, NOORDEN, MEYER, OPPEN-
HEIM, SEEGEN) an, daß es sich nur um eine Entleerung der Stick-
stoffdepots, um ein „Auswaschen“ oder „Auslaugen“ der Gewebe
durch den plötzlichen Wasserstoß handle. HAWK hält beide Möglichkeiten für gegeben. Ihm deutet der starke Effekt am Hungertier im Gegensatz zu VOIT mehr auf eine Auswaschung hin, während
er die Steigerung am normal ernährten Organismus als Folge einer
echten „Stoffwechselstimulierung“ auffaßt.

In eigenen Tierversuchen haben wir zunächst eine Vielwasserperiode
direkt an eine Durstperiode angeschlossen, um so ein Maximum an Beanspruchung der Regulation zu erhalten. Die Umstellung des Organismus
erfolgt hierbei mit einer gewissen Verzögerung, die Diurese stieg erst am
2. Tage deutlich an. Als eine typische Reaktionsform war weiter eine Verschiebung der Wasserausscheidungsverhältnisse zugunsten der Nieren zu
beobachten. Während die Harnmenge in den Normalperioden 65—70% der
Gesamtwasserausscheidung betrug, stieg sie bei Erhöhung der Trinkmenge
auch relativ an, sie betrug bei einer Trinkmenge von 2 Liter pro Tag 80
bis 90% der Gesamtausfuhr. Mit dieser Umstellung des Ausscheidungs-
mechanismus mögen auch manche Reaktionen des Stoffwechsels und das
Verhalten der Blutsubstanzen erklärt werden, denn die Niere besitzt für
zahlreiche Stoffe ja ganz andere Eliminationsmöglichkeit als Lunge, Haut
und Darm. Auch erscheint es möglich, daß ebenso wie die Stoffwechselschlacken zwangsläufig gewisse Wassermengen zur Ausscheidung mit heran-
ziehen, große Wassermengen andere Stoffe mit sich fortreißen; für das
Kochsalz z. B. ist eine derartige Ausscheidungsstörung sehr wahrscheinlich. — Das Verhalten der Stickstoffbilanz war weitgehend von der

Vorperiode abhängig. Bei den Tieren, bei denen es während des Durstes zu einer Stickstoffretention gekommen war, setzte eine erhebliche Mehrausscheidung ein, die, auf eine 7tägige Frist berechnet, der in der Vorperiode retinierten Menge entsprach. Bei jenen Tieren hingegen, die während des Durstes eine echte Exsikkose mit negativer Stickstoffbilanz gezeigt hatten, sank die Ausscheidung sofort ab, die Bilanz wurde positiv. Dies Ergebnis scheint uns doch deutlich darauf hinzuweisen, daß es sich hierbei in erster Linie um Vorgänge der Depotfüllung und Depotentleerung handelt; bei unseren Versuchsbedingungen hat sich kein Anhalt dafür ergeben, daß die großen Wassermengen tiefer in den Eiweißstoffwechsel selbst eingreifen.

Eine Reihe anderer Stoffwechselendprodukte verhalten sich ebenso wie der Stickstoff. So steigt das Sulfat stets parallel dem Stickstoff an (HAWK); die Ausscheidung von P_2O_5 ist in den ersten Tagen nach der Wasserzulage um 10—20% höher, was HAWK auf einen vermehrten Abbau von Nuclein- und Lecithinkörpern zurückführt. Ähnliche Resultate hatte schon GENTH erhalten. Für die Harnsäure beschreibt HAWK eine Senkung der Werte, was er jedoch zunächst durch die Schwierigkeit der Anwendung colorimetrischer Methoden in dem stark verdünnten Harn erklärt. SCHÖNDORFF, LAQUER und SCHREIBER sahen hingegen eine erhebliche Steigerung der Harnsäureausfuhr. Als Beweis für eine echte Stoffwechselwirkung großer Wassermengen führt HAWK schließlich noch seine Beobachtung über die Allantoinausscheidung an: In langfristigen Versuchen an Hunden, die konstant ernährt und getränkt wurden, sah er bei einer plötzlichen Steigerung der Trinkmenge auf das Dreifache eine erhebliche Steigerung der Allantoin-Stickstoffwerte, während gleichzeitig die Purin-Stickstoffwerte absanken. Daraus zieht er den Schluß, daß es unter dem Einfluß des Wassers zu einer Erhöhung der Oxydationsprozesse komme und nunmehr Purin in Allantoin umgewandelt werde. Mit dieser Erklärung scheint uns freilich nicht ohne weiteres in Einklang zu stehen, daß auch der Gesamtstickstoff und der Gesamt-Purin-Stickstoff (die Summe des Allantoin- und Purinstickstoffes) deutlich erhöht waren. Die Kreatininausfuhr ist nach CARR während der Vielwasserperiode nicht deutlich gesteigert, während er die Werte von Harnstoff, Sulfat und Carbonat stets, Chlorid und Phosphat meist erhöht fand. Die Untersuchung der Fett- und Kohlehydratverwertung durch BLATHERWICK ließ keine Beeinflussung durch große Trinkmengen erkennen.

Die geschilderten Veränderungen sind, wie schon betont, fast alle nur vorübergehend bei einer akuten Steigerung der Wasserzufuhr zu erkennen. Bei lang dauernder, übermäßiger Zufuhr gleichen sich die Stoffwechselvorgänge rasch wieder aus. So beobachten wir in der Regel auch bei Diabetes insipidus-Kranken trotz enormer Wasserzufuhr keine deutliche Störung des allgemeinen Stoffwechsels.

Anders liegen die Verhältnisse, wenn es bei der Zufuhr exzessiver Wassermengen zu einer echten *Wasservergiftung* (water intoxication) kommt. ROWNTREE und seine Schüler (GREENE, WEIR, LARSON) haben die Verhältnisse in Tierversuchen eingehend studiert. Bei sehr großen Wassermengen (100 ccm pro Kilogramm Körpergewicht und Stunde) kommt es bei Hund, Katze und Meerschweinchen in wenigen Stunden zu Koma und heftigen Krämpfen, die meist tödlich enden. Hierbei müssen schwerste Störungen des allgemeinen Stoffwechsels mit Wahrscheinlichkeit angenommen werden. Auch bei Diabetes insipidus-Kranken konnte bei gleichzeitiger Zufuhr von Hinterlappenhormon der Zustand der Wasservergiftung beobachtet werden.

Welche Wirkung haben andererseits die Vorgänge des eigentlichen *Nahrungsstoffwechsels* auf den Wasserhaushalt? Wir betrachten zuerst *Hunger und Mast,* dann die Wirkung der speziellen Nährstoffe. — Wenn wir bei einem gesunden Menschen die Nahrungszufuhr *plötzlich* für 1—3 Tage unterbrechen, während die Flüssigkeitszufuhr konstant gehalten wird, so beobachten wir ein erhebliches Ansteigen der Diurese, die Wasserbilanz wird negativ. Auch beim gesunden Menschen können die Wasserverluste dabei 600—800 g pro Tag betragen. Bei Fettsüchtigen können sie auf 1—1,5 Liter gesteigert sein. Diese Verluste müssen bei der Beurteilung einer Entfettungskur in Rechnung gesetzt werden; sie pflegen bei Wiederzufuhr von Nahrung in kürzester Frist wieder ausgeglichen zu sein. Auch in der Klinik der hydrophischen Erkrankungen zeigt sich eindringlich die diuretische Wirkung des kurz dauernden Hungers. Milch- und Obsttage — mit einer Calorienzufuhr von 100—200 Calorien, — sind praktisch Hungertage und gehören zu unseren wichtigsten Hilfsmitteln. Besonders wirkungsvoll ist hierbei stets die stoßartige plötzliche Unterbrechung der Zufuhr; bei langsamer Einschränkung ist die Wirkung auf den Wasserhaushalt wesentlich geringer.

Grundsätzlich das gleiche zeigen die Tierversuche. Wir beobachteten bei unseren Hunden auf die plötzliche Verminderung der Calorienzufuhr von 1000 auf 100 Calorien pro Tag hin (bei unveränderter Wasserzufuhr) ein steiles Ansteigen sowohl der Diurese als auch der extrarenalen Ausfuhr, so daß die Wasserbilanz stark negativ wurde. Auch die Stickstoff- und

Kochsalzbilanz wurde dabei in den ersten Tagen stark negativ, was wohl
vorwiegend als eine Trägheit in der Umstellung der Exkretionsorgane aufzufassen ist. Schwer deutbar ist der — auch beim Menschen von uns er-
hobene — Befund, daß die zirkulierende Plasmamenge im Hunger regelmäßig ansteigt, bis um 20% des Wertes; dabei war die Zusammensetzung
des Plasmas meist unverändert, lediglich die Eiweißwerte zeigten eine geringe
Abnahme, um etwa 5% des Wertes. Eine Azidose konnte als Ursache der
Reaktion in unseren Versuchen mit Sicherheit ausgeschlossen werden. Die
Alkalireserve des Plasmas war vielmehr bei den meisten Tieren nach
6 Hungertagen deutlich angestiegen.

Ganz anderen Verhältnissen begegnen wir beim *länger dauernden
Hunger*. Hierbei handelt es sich freilich — und das ist wichtig —
zumeist nicht um eine einfache Unterernährung, sondern gleichzeitig
um eine einseitige Ernährung. Bei zahlreichen Inanitionszuständen,
wie sie der Arzt bei Phthise und der Krebskachexie beobachtet,
ist die Beurteilung der Verhältnisse durch die Grundkrankheit
erschwert. Die Folgen einer lang dauernden Unterernährung mit
starker Verschiebung der Nährstoffverteilung zwischen Fett, Eiweiß
und Kohlehydrat haben wir in Deutschland während der Kriegs-
jahre 1916—1917 und später 1919—1920 beobachten können.
Ähnliche Beobachtungen wurden früher schon aus russischen Ge-
fängnissen mitgeteilt. Die Kost war hierbei äußerst arm an
Fett und Eiweiß, enthielt relativ viel Kohlehydrat, dazu reichlich Wasser und Salze. Unter diesen Bedingungen kam es zum
gehäuften Auftreten der sog. Ödemkrankheit, besser gesagt: des
Hungerödems. Die Kranken werden langsam blaß und gedunsen,
die Ödeme entsprechen zu Beginn häufig dem Typ des kardialen
Hydrops, zweifellos ist eine Schädigung des Herzens und des
Kreislaufes durch den Hunger mitbeteiligt; in späteren Stadien
besteht zumeist ein genereller Hydrops. Wie SCHITTENHELM und
SCHLECHT, JANSSEN u. a. gezeigt haben, arbeitet dabei die
Niere meist ungestört. Sowohl Wasser allein als auch Kochsalz
werden prompt und quantitativ ausgeschieden. Erst bei Belastung
mit Wasser und Kochsalz gemeinsam wird die Störung manifest.
Die Faktoren, die das Krankheitsbild bestimmen, sind verschieden:
neben der Störung des Kreislaufes und der Unterfunktion der
endokrinen Drüsen (Eiweißmangel), der Veränderung der Gewebs-
zusammensetzung, nehmen SCHITTENHELM und SCHLECHT als wichtigsten Faktor eine allgemeine Schädigung der Capillaren an.

Bei Kranken mit Magersucht sind bislang Störungen des Wasserhaushaltes nicht gefunden worden, soweit es sich nicht um endo-
krine Störungen, etwa der Schilddrüsenfunktion, handelt.

Während kurz dauernder *Hunger* zu Wasserverlusten führt, hat die *Mast* im Gegenteil eine Wasserretention zur Folge. Das läßt sich besonders deutlich in kurzfristigen Stoffwechselversuchen zeigen. Dabei ist für den Ausfall der Reaktion die Art der Mast wichtig, es bestehen beträchtliche Unterschiede etwa zwischen der Kohlehydrat- und der Fettmast.

In eigenen Versuchen waren die Kostverhältnisse derart, daß die Tiere mehrere Monate hindurch bei einer Standardkost gehalten wurden, die, aus Milch, Biskuit und Schmalz bestehend, 22% Eiweiß, 20% Fett, 54% Kohlehydrat, dazu 2,0—2,5 g Kochsalz enthielt. Die Calorienmenge war dem Gewicht der Tiere angepaßt. Sie betrug bei Hunden von 20 kg 1050 Calorien. In diese Standardkost wurden zwei Mastperioden eingeschaltet, in denen die Calorienzufuhr einmal durch Kohlehydrat (mit Hilfe von Malzsyrup) erhöht wurde, so daß die Kohlehydratmenge je Tag von 115 auf 190 g erhöht wurde; in einer zweiten Mastperiode, nach Einschalten mehrerer Wochen mit Standardkost, wurde nur der Fettgehalt der Nahrung — von täglich 44 g auf 114 g — erhöht. Die Calorienzunahme betrug dabei beide Male zwischen 500 und 600 Calorien, also etwa 50% des Normalwertes. Hierbei wurde die Wasserzufuhr, vor allem aber auch die Zufuhr von Stickstoff und Kochsalz, unverändert weitergeführt. (In zahlreichen Stoffwechselarbeiten ist dieser wichtige Punkt außer acht gelassen worden.) Unter diesen Bedingungen kommt es während der Kohlehydratmast bei allen Tieren sofort zu einer starken Abnahme der Wasserabgabe, es sinken sowohl Diurese wie extrarenale Abgabe steil ab, die Wasserbilanz wird positiv. Die Stickstoff- und Kochsalzbilanz ist dabei unverändert ausgeglichen. Der Durst der Tiere ist deutlich erhöht: wir haben ihn bei gleichbleibender Tageswasserzufuhr derart bestimmt, daß wir die Trinkmenge maßen, die die Tiere nach zwölfstündigem Nüchternsein morgens zu sich nehmen; während diese Menge bei unserer Standardkost 200—250 g Wasser betrug, stieg sie bei der Kohlehydratmast auf 420 g im Durchschnitt, also fast das Doppelte, an. Die Wasserausscheidung war auch im akuten Versuch deutlich herabgesetzt. Während die Tiere unter Standardbedingungen innerhalb von 3 Stunden nach dem morgendlichen Trinken 100—120 g, also 45—50% der Einfuhr, wieder im Harn ausschieden, waren es während der Kohlehydratmast, trotz der großen Trinkmengen, nur etwa 30%. Im Blute waren dabei keine deutlichen Veränderungen nachweisbar. Grundsätzlich ähnliche Verhältnisse ergaben sich während der zweiten Mastperiode. Auch bei der Fettmast kam es zu einer, freilich etwas geringeren Wasserretention, die durch Verminderung von Diurese plus extrarenaler Abgabe bewerkstelligt wurde. Der Durst war ebenfalls weniger gesteigert, die Tiere tranken spontan im Durchschnitt 320 ccm gegenüber 200—250 bei Standardkost. Davon schieden sie in 3 Stunden 40% im Harn aus, gegenüber 45—50%. Im Blut befand sich bei den meisten Tieren eine schon makroskopisch sichtbare Lipämie, die unter anderem zu einer deutlichen Erhöhung des Plasmatrockenrückstandes führte. Die zirkulierenden Plasma- und Erythrocytenmengen waren deutlich um 10—15% gegenüber den Werten bei Standardkost erhöht.

Die *Störungen des Wasserhaushaltes bei der Fettsucht des Menschen*
sind, entsprechend der verschiedenen Entstehungsweise der Krankheit, recht verschiedenartig. Die Fettsucht des Hypophysenkranken, des Hypogenitalen, des Hypothyreotischen und der
klimakterischen Frau weisen Merkmale auf, die wir zunächst auf
das Grundleiden, nicht so sehr auf die Fettsucht selbst, beziehen
müssen. Es lassen sich immerhin einige Eigenheiten beschrei-
ben, wie wir sie vorwiegend bei Kranken mit Mastfettsucht,
zugleich aber auch bei Kranken mit endokrinen Störungen,
beobachten.

Die Angaben über den Wassergehalt des menschlichen Fett-
gewebes gehen weit auseinander. Das reine Fettgewebe ist äußerst
wasserarm: Wenn man das SPRANGERsche Verfahren anwendet,
im Zupfpräparat das Fett mit Benzol extrahiert und die Stützgewebe abzentrifugiert, gelangt man zu sehr niedrigen Werten von
1—7%. Bestimmt man jedoch das Stützgewebe mit — und es ist
anzunehmen, daß die beiden Gewebsarten im Leben funktionell
eng miteinander verbunden sind —, so findet man Werte von
7—46% (BOZENRAND, WAGNER, SCHIRMER, HEIDUSCHKA und
HANDRITSCHEK, EPPINGER und KISCH).

Man kann generell von einer vermehrten Neigung zur Wasserretention bei der Fettsucht sprechen (LAUTER, J. BAUER). Diese
zeigt sich zunächst bei der akuten Wasserbelastung im Trinkversuch. Die Mengenausscheidung beträgt in 4 Stunden oft weniger
als die Hälfte der Einfuhr, dementsprechend bleibt das spezifische
Gewicht des Harnes hoch. Die einzelnen Harnportionen sind meist
gleichförmig klein, es fehlt das typische Anschwellen und Ab-
schwellen der Diurese des Gesunden. Daneben beobachten wir
nicht selten ein unvermitteltes starkes Ansteigen, das oft nur
eine einzelne Halbstundenportion erhöht und rasch wieder abklingt. Derartige plötzliche Harnstöße beobachten wir bei fetten
Menschen, auch unter anderen Bedingungen nicht selten, so bei
mäßiger körperlicher Arbeit, auch bei vasomotorischen Reizen,
etwa im warmen Bad. Die Wasserbilanz, in 24-Stunden-Perioden
betrachtet, ist zumeist voll ausgeglichen, die Retention nach der
akuten Wasserbelastung wird in 6—8 Stunden, nicht selten während
der Nacht, wieder ausgeglichen; hierzu wird oft in besonderem
Maße die extrarenale Abgabe, etwa die Hautwasserabgabe,
hinzugezogen. Wird mit Wasser zugleich Kochsalz in größeren
Mengen angeboten, so kommt es bei den meisten Fettsucht-

kranken zu erheblichen Retentionen, die zu wochenlang dauernden Störungen des Wassergleichgewichtes führen können. ZONDEK hat versucht, ein eigenes Krankheitsbild der *Salzwasserfettsucht* aufzustellen, bei der diese Reaktion besonders ausgeprägt ist. Ähnliche Beobachtungen sind auch von zahlreichen anderen Autoren, so neuerdings wieder von ROWNTREE, mitgeteilt worden. Wenn diese Kranken auch zweifellos einige Besonderheiten aufweisen, so ist doch zu betonen, daß wir grundsätzlich die gleiche Störung bei sehr vielen Fettsuchtsformen beobachten können; häufig wird sie erst bei einer Belastung manifest.

In der *Therapie der Fettsucht* hat die Entwässerung zunehmend an Bedeutung gewonnen. Zwar empfehlen wir heute nicht mehr die strengen Durstkuren, wir schränken jedoch die Wasser- und Salzzufuhr regelmäßig ein. (Die Furcht der Fetten vor den Suppen ist bekannt.) Wir unterstützen die Entfettung mit Diureticis. Hier hat sich das Salyrgan — am besten in Kombination mit Ansäuerung des Organismus, etwa mit Salmiak — besonders bewährt. So gelingt es, die Entfettung wesentlich zu unterstützen und Gewichtsabnahmen zu erzielen, die nicht wieder sofort durch Wasser aufgefüllt werden können. Vielleicht führt die Entwässerung der Fettgewebe zu einer besseren Durchblutung und so zu einem rascheren Abbau.

Die genauere Betrachtung der akuten Salyrganwirkung — die wir gemeinsam mit STORCH-DE-GRACIA durchgeführt haben — ergab dabei eine Reihe interessanter Einblicke in das Verhalten des *intermediären Wasserwechsels bei der Fettsucht.* Während es beim Gesunden auf das Diureticum allein hin zumeist sofort zu einer lebhaften Diurese kommt, die rasch wieder abklingt und die von einer kurz dauernden Bluteindickung begleitet ist, so ist der Eintritt der Diurese beim Fetten zunächst verzögert, die Bluteindickung, der Anstieg des Hämoglobins setzt später ein und ist zumeist sehr beträchtlich; wir sahen Steigerungen von 25% über den Ausgangswert. Daß es sich dabei wirklich um eine Bluteindickung handelt, konnten wir durch gleichzeitige Messungen der Plasmamengen beweisen. Wir glauben aus diesem Verhalten auf eine Verzögerung des Flüssigkeitseinstromes aus den Geweben in die Blutbahn schließen zu können, eine Hemmung des normalerweise sehr lebhaft ablaufenden Blut-Gewebeaustausches. Ist das Salyrgan mit Salmiak kombiniert, so ergab sich eine enorme Verstärkung der Ausscheidung; sie verlief jedoch beim Fetten im Gegensatz zu dem Gesunden sehr unregelmäßig: große Halbstundenportionen von 400 ccm wechselten mit kleinen Mengen, ohne daß das spezifische Gewicht des Harnes diesen Mengenveränderungen reziprok verlief.

Bei der Betrachtung der Wirkung *einseitiger Ernährung* auf den Wasserhaushalt muß stets berücksichtigt werden, ob sie mit Hunger oder Mast verbunden ist. Nur, wenn der Caloriengehalt gegenüber der Vorperiode nicht verändert ist, können Aussagen über die Wirkung eines Nährstoffes gemacht werden. So sind z. B. die verschiedenen Ergebnisse in der Reaktion des Wasserhaushaltes, die Moraczewski und Skowronski jeweils bei Haferkost und Rübenkost beobachtet haben, in erster Linie durch den verschiedenen Caloriengehalt der Kostarten (bei Rüben 120, bei Hafer 200 Calorien) bedingt. Danach ist der Gehalt der Kost an Salzen zu bedenken. Falls bei einem Kostwechsel der Salzgehalt erheblich verändert wird, werden wir die Ausschläge des Wasserhaushaltes stets notwendigerweise zuerst damit in Zusammenhang bringen müssen. So zeigten Eimer und Voigt, daß die Wirkung der Rohkost auf den Wasserhaushalt vorwiegend durch die Kochsalzarmut (2 g pro die gegenüber 13 g einer Standardkost) bedingt ist. Auch die Veränderung des Stickstoffgehaltes kann bei der großen Bedeutung, die der Harnstoff für die Wasserausscheidung der Niere besitzt, von sich aus einschneidende Veränderungen bedingen. Schließlich ist bei der Erprobung einer Kostart wiederum die *Vorperiode* bedeutungsvoll. Adlersberg und Porges betonen, daß der Wechsel von einer fettreichen, kohlehydratarmen Kost zu einer fettarmen, kohlehydratreichen besonders deutliche Ausschläge ergibt; nach Onahara ist das Verhalten der Tiere auf Fleischfütterung hin ganz verschieden, je nachdem sie vorher wasser- und kochsalzreich, oder wasser- und kochsalzarm ernährt wurden.

Für die *Fettkost* gibt Moraczewski eine vorwiegend wasserretinierende Wirkung an; freilich hat er in einigen seiner Untersuchungen die obengenannten Forderungen nach konstantem Calorien- und Salzgehalt der Kost nicht erfüllt. Bei streng isocalorisch ernährten Hunden beobachtete er dagegen eine gesteigerte Diurese verbunden mit Blutverdünnung. Im akuten Trinkversuch des Menschen sah er bei fettreicher Kost stets eine Wasserretention, die er auf die Anwesenheit organischer Säuren zurückführt. Später hat er eine vermehrte Quellung der Gewebs- und Blutkolloide durch die Fettkost angenommen. Barbour, Hunter, Richey schrieben der Fettkost eine „dämpfende" Wirkung auf den Wasserhaushalt zu; sie soll, zumal im Gegensatz zur Kohlehydratkost, gleichzeitig Aufnahme, Transport, Speicherung und Ausscheidung des Wassers hemmen. Nach Elek und Roth soll Lipämie regelmäßig mit einer Verminderung der Diurese verbunden sein. Wie kompliziert die Dinge liegen, zeigen besonders die sorgsamen Unter-

suchungen von DEGKWITZ über die Rolle der Lipoide im Wasserhaushalt. Er fand, daß das Cholesterin bei *intravenöser* Zufuhr
die Diurese steigert; dabei steigt das Plasmachlorid an. Bei
peroraler Zufuhr hingegen führte das Cholesterin zu einer vermehrten Wasser- und Chlorspeicherung in den Geweben, Lecithin
zu einer vermehrten Wasserausfuhr.

In eigenen Versuchen an Hunden sahen wir bei isocalorisch ernährten
Tieren, jedoch bei Verminderung der Kochsalz- und Stickstoffzufuhr, auf
die Fettkost hin eine Steigerung der Wasserausfuhr. Hierbei war in besonderem Maße die extrarenale Abgabe beteiligt. Trotz der konstanten Calorienzufuhr verloren die Tiere in 7 Tagen erheblich an Gewicht, 500—900 g. Im
Blut befand sich dabei eine verstärkte Lipämie und eine geringe Abnahme
der Rest-N-Werte, ein deutliches Absinken von Blut- und Plasmamenge.
In einer zweiten Versuchsreihe haben wir dann beobachtet, welche Wirkung
die Fettkost hat, wenn Kochsalz- und Stickstoff entsprechend der Vorperiode zugelegt werden. Wir gaben dazu Schmalz, gemischt mit Kochsalz
und Harnstoff; dabei ist freilich zu bedenken, daß der rein zugeführte Harnstoff eine andere Wirkung haben kann als der im Organismus beim Eiweiß-
abbau entstehende. Unter diesen Bedingungen waren die Wasserverluste der
Tiere und damit die Gewichtsabnahmen wesentlich geringer. Die Diurese
stieg bei den einzelnen Tieren nur mäßig an, die extrarenale Abgabe blieb
unverändert.

Weiter haben wir die Wirkung überwiegender *Fleischkost* untersucht,
die eine besonders eiweißreiche Nahrung darstellt. Die Kost enthielt
gegenüber der Vorperiode die doppelte Stickstoffmenge, 15 g statt 7 g
pro die. Die Wasser- und Salzzufuhr blieb unverändert. Daraufhin
trat rasch eine erhebliche Steigerung der Diurese ein, der Harn wurde gleichzeitig stark sauer. Die extrarenale Wasserabgabe sank ab, und zwar um so
stärker, je größer der Diureseanstieg war. Einzelne Tiere erreichten dabei
so niedere Werte, wie wir sie nur während schweren Durstes beobachtet
hatten. Hierdurch war es möglich, daß es bei allen Tieren, trotz der gesteigerten Diurese, zu einer Wasserretention kam, die die Hauptursache
eines erheblichen Gewichtsanstieges bildete. Im Blut fand sich ein Anstieg
der Reststickstoffwerte um 12—20 mg-%, ebenso war der Trockenrückstand
des Serums erhöht. Blut- und Plasmamengen blieben unverändert. Die
Tiere hatten außerordentlich starken Durst; sie tranken spontan mehr als
das Doppelte im Vergleich mit der normalen Periode bei Standardkost, die
Werte lagen noch etwas höher als bei der Kohlehydratmast. Die Wasserausscheidung im Trinkversuch war stark herabgesetzt und betrug innerhalb
von 3 Stunden nach dem Trinken nur 25—28% der Einfuhr. Bei Fleischkost ist stets auch an die Möglichkeit einer Wirkung der Extraktivstoffe zu
denken.

Ein *Überwiegen der Kohlehydrate in der Kost* hat beim Menschen
zumeist eine Wasserretention zur Folge (ADLERSBERG und PORGES).
Diese äußert sich besonders deutlich, wenn, wie schon erwähnt,
von einer fettreichen, kohlehydratarmen Kost auf eine fettarme,

kohlehydratreiche Kost übergegangen wird. Die Wasserbilanz im Trinkversuch ist dabei nicht verändert. (ADLERSBERG und PORGES ziehen daraus den Schluß, daß die Nieren an der Reaktion nicht beteiligt seien.) Das Körpergewicht nimmt deutlich zu, auch wenn die Calorien-, ebenso Eiweiß-, Salz- und Säurezufuhr unverändert bleiben. Gleichzeitig war die Hautquaddelzeit verkürzt, woraus eine Wasserretention in der Haut erschlossen wird. Bei Gelenkkranken nahm die Schwellung der Gelenke zu, Kranke mit Bronchiektasen hatten vermehrte Sputummengen. Kohlehydratarme Kost führt umgekehrt zur Entwässerung, nach FÖLDES besonders dann, wenn man gleichzeitig eiweißreich und fettarm, nach ADLERSBERG und PORGES, wenn zugleich fettreich ernährt wird. Die kohlehydratarme Kost kann dabei eine deutliche antiphlogistische Wirkung zeigen, die Gelenkschwellungen bei Arthritiskranken können zurückgehen; FÖLDES empfiehlt diese Kostform besonders zur Bekämpfung der Wasserretention bei Kranken mit Epilepsie und Migräne („antiretentional diet").

Dem Mechanismus dieser Vorgänge kommen wir etwas näher, wenn wir die Wirkung der Kohlehydratzufuhr im *akuten Versuch* betrachten. Gibt man im Trinkversuch mit dem Wasser zusammen reinen Zucker, so beobachtet man eine Diuresehemmung, deren Größe von der Konzentration des Zuckers abhängt. Die Hemmung ist bei Werten von etwa 8% am größten; an diesem Punkte wird die Blutisotonie erreicht; damit fällt, wie wir bereits beim Kochsalz sahen, ein wichtiger Diuresereiz fort. Die Diuresehemmung ist bei Rohrzucker und Traubenzucker in gleichem Maße nachweisbar, auch bei Lävulose und Maltose ist sie beobachtet worden (MEYER-BISCH, WOHLENBERG, DEPISCH und HASENÖHRL). Eine Voraussetzung für die hemmende Wirkung ist die perorale Applikation. Gibt man Zucker in größeren Mengen intravenös, so kommt es umgekehrt zu einer Diuresesteigerung. Auch hierbei ist die Konzentration wichtig. Lösungen bis zu 5% haben meist keinen deutlichen Effekt; je höher die Konzentration, desto stärker die Wirkung. Es scheint sich dabei vorwiegend um einen direkten Angriff des Zuckers an der Nierenzelle zu handeln; genaue Untersuchungen zu dieser Frage stehen noch aus. Bei manchen Tieren läßt sich auch nach großen peroralen Zuckergaben eine Entwässerung finden (CORI). Man hat nun die intravenöse Zuckerinjektion auch als Diureticum verwendet und damit, zumal bei Nephrosen, prompte und ausgiebige Entwässerung erzielt.

(Unerfreulich ist dabei nur die Schädigung der gegen Zucker hochempfindlichen Venenwand, die zu einer völligen Thrombosierung führen kann.) Wegen der gut dosierbaren und intensiven Wirkung sind die Zuckerinjektionen von KEITH und seinen Mitarbeitern zu den Untersuchungen über experimentelle Exsikkose herangezogen worden. Es gelingt mit der kontinuierlichen Injektion von Glucose und Saccharose (mit Hilfe der WOODYATT-Pumpe) im akuten Versuch schwerste Dehydrierung des Organismus zu erzielen. Im klinischen Bild ist dabei das Fieber von besonderem Interesse, die höchste bisher beim Tiere beobachtete Temperatur betrug 45° C. Dabei handelt es sich einmal um ein „Durstfieber", daneben ist an eine direkte Beeinflussung der thermo-regulatorischen Zentren durch den Zucker selbst zu denken. Wir wissen aus manchen Beobachtungen (FREUND und MARCHAND, GEIGER, BINGEL), daß die blutzuckerregulierenden Zentren mit den thermoregulierenden eng verknüpft sind.

Eine besondere Betrachtung erfordern die *intermediären Vorgänge*, die sich bei der Zuckerzufuhr im Wasserhaushalt abspielen. Bei der intravenösen Zufuhr größerer Mengen kommt es rasch zu einer starken Bluteindickung, kenntlich an einem Anstieg des Hämoglobins und des Plasmatrockenrückstandes. Bei kleinen Mengen beobachten wir zumeist im Gegenteil eine Hydrämie, die auch hier keinerlei direkte Beziehungen zu dem Verhalten der Diurese erkennen läßt (GOLDBERG, GAMEROW, BINCHASSIK). Bei peroraler Zuckerzufuhr kommt es beim gesunden Erwachsenen regelmäßig zu einer beträchtlichen Blutverdünnung, kenntlich an der Abnahme des Hämoglobins (MARX, MEYER-BÖRNECKE, OBRASZOW, KALLINIKOWA und MINKER-BOGDANOWA). Bei Kindern ist die Erscheinung weniger deutlich. Hier verlaufen freilich auch die Blutzuckerkurven anders als beim Erwachsenen. In Versuchen mit kolloidalen Farbstoffen konnten wir zeigen, daß es sich um eine echte Vermehrung der zirkulierenden Plasmamenge handelt. Der Trockenrückstand des Plasmas ist zumeist nicht deutlich vermehrt. Die Bewegungen des Hämoglobins verlaufen den Blutzuckerkurven reziprok; bei mehrphasig verlaufenden Kurven kommt es jedesmal beim Anstieg des Blutzuckers zu einem Abfall der Hämoglobinwerte (Abb. 26). Die Größe des Ausschlages ist dabei deutlich von dem Ausgangswert abhängig (Abb. 27). Auch die Nüchternwerte von Plasmamenge und Blutzucker lassen beim gesunden Menschen häufig ein reziprokes Verhalten erkennen,

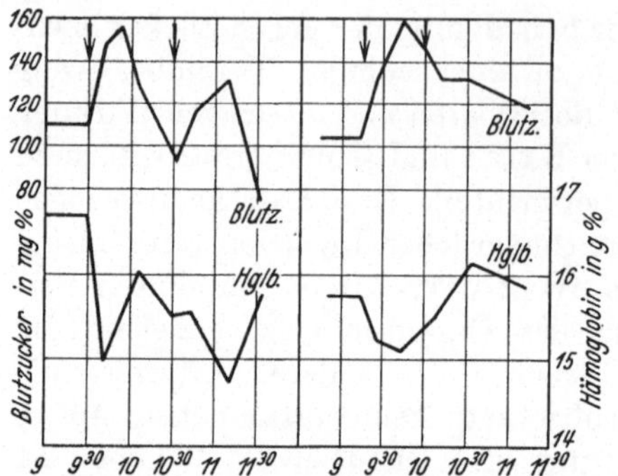

Abb. 26. H. M., 26 Jahre, ♂, 72,0 kg. Bei ↓ wurden jedesmal 50 g Zucker gelöst in 100 g Wasser gegeben. Die beiden Versuche sind durch 3 Tage getrennt. (Aus Klin. Wschr. 1927 II, 1750.)

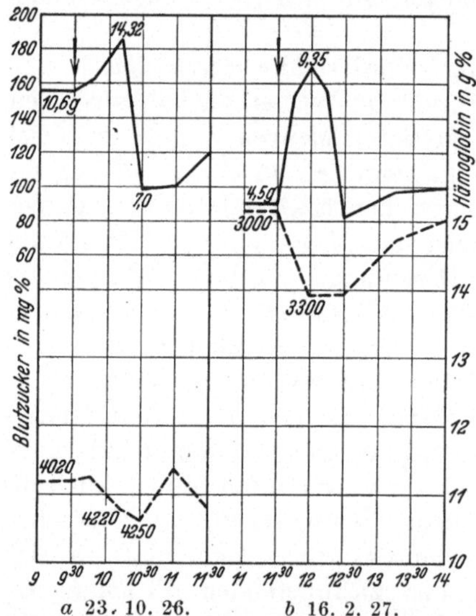

Abb. 27. H. M., 26 Jahre, ♂, 71,8 kg. Bei ↓ wurden 50 g Zucker gelöst in 100 g Wasser gegeben. Die Zahlen innerhalb der Kurven geben die Zucker- und Plasmamengenwerte absolut an (vgl. Text). (Aus Klin. Wschr. 1927 II, 1750.)

derart, daß wir bei hohen Blutzuckerwerten niedere Hämoglobinwerte und umgekehrt, bei hohen Hämoglobinwerten niedere Blutzuckerwerte beobachten (Abb. 27). Dies eben beschriebene typische Verhalten beobachteten wir bei Belastung mit Traubenzucker, Fruchtzucker und Malzzucker. Bei Lävulose beschrieb MEYER-BISCH ein Ansteigen der Blutkonzentration. Die enge Verknüpfung mit den Wasserverschiebungen zwischen Blut und Gewebe zeigt sich noch in den Beobachtungen, die ROSENBERG an Nierenkranken angestellt hat. Er konnte zeigen, daß es bei Kranken mit Nephrosklerose, bei denen wir eine schwere Störung der Endothelfunktionen der Gefäße annehmen müssen (SIEBECK, MARX), auch zu Veränderungen des Zuckeraustausches zwischen Blut und Gewebe kommt. Bei Kranken mit „Sekretionsstarre" war ein völliges Verschwinden der normalen Hyperglykämie auf Zuckerbelastung hin festzustellen.

Während also der Blutwassergehalt deutlich vom Zuckerspiegel abhängig erscheint, ändert andererseits die Hydrämie allein (etwa nach Wasserzufuhr oder im warmen Bad) beim gesunden Menschen die Blutzuckerwerte nicht (STRAUB, eigene Versuche). (Erinnert sei hier an die Beobachtungen von ENDRES und LUCKE, wonach Verschiebungen des Blutzuckers die Reaktion des Blutes nicht beeinflussen, während umgekehrt Änderungen der Reaktion des Blutes eine starke Wirkung auf den Blutzucker haben.) Dies Verhalten ändert sich jedoch bei Störungen der Blutzuckerregulation. Wir konnten zeigen, daß es beim Diabetiker auf Wassertrinken hin regelmäßig zu einem Anstieg des Blutzuckers kommt, dabei kann nach großen Trinkmengen auch eine Glykosurie auftreten. In ähnlicher Weise sehen wir bei manchen Tieren auf dem Höhepunkt der Diurese eine Glykosurie auftreten (BOCK und HOFFMANN, SABATOWSKI und GOERTZ).

Weitere wichtigere Einzelheiten über die Verknüpfung von Wasser- und Zuckerhaushalt ergeben sich aus den Beobachtungen der *Insulinwirkung*. Hierbei erhalten wir auch näheren Aufschluß über den Mechanismus der intermediären Vorgänge.

VI. Die Regulationen.

a) Innere Sekretion.

Zur Untersuchung der Frage, welche Rolle die Hormone im Wasserhaushalt spielen, stehen uns zwei verschiedene Wege zur Verfügung. Einmal können wir im akuten oder länger ausgedehnten Versuch die Wirkung der Hormonkörper, die wir heute in Händen haben, verfolgen; wir können dabei am gesunden oder kranken Menschen den Ablauf der Diurese oder der intermediären Vorgänge nach der Injektion der Präparate beobachten. Hierbei sind jedoch einige grundsätzliche Erwägungen notwendig: Zunächst erlaubt uns die in solchen Versuchen stets *zusätzliche* Zufuhr von Hormonen keine direkten Schlüsse, welche Wirkung das von der Drüse dauernd bereitete körpereigene Hormon im Organismus hat. Es ist mit großer Wahrscheinlichkeit anzunehmen — für einzelne Stoffe sichergestellt —, daß die zusätzliche Zufuhr von außen ganz wirkungslos sein kann, obwohl an der Bedeutung der Stoffe im unversehrten Organismus kein Zweifel besteht. Offenbar sind die Organfunktionen im Organismus und die Abgabe der für sie benötigten Hormonmengen sehr fein aufeinander abgestimmt, eine Mehrzufuhr von außen *kann* unter Umständen in dieses Wechselspiel eingreifen, sie muß es aber keineswegs immer. Weiterhin müssen wir bedenken, daß wir zwar heute eine Reihe hochwirksamer Hormonstoffe in mehr oder weniger reiner Form besitzen, daß es aber in vielen Fällen noch durchaus unwahrscheinlich ist, ob wir wirklich „das Hormon" der betreffenden Drüse, ihr spezifisch-aktives Prinzip, in Händen haben. So geht es nicht an, aus dem Effekt einer Adrenalinspritze auf die Bedeutung der Nebenniere im Wasserhaushalt zu schließen. Auch für das uns am meisten interessierende Hormon des Hypophysenhinterlappens ist es noch ganz ungewiß, ob Präparate wie das „Pitressin" oder „Tonephin" den von der Drüse abgegebenen Stoffen entsprechen, ob sie dieselbe Wirkung haben, wie sie das Hormon unter den physiologischen Bedingungen im Körper besitzt. Als allgemeiner Einwand gegen manche Schlüsse aus den Hormonversuchen ist schließlich zu sagen, daß wir oft nicht unterscheiden können, ob der entsprechende Körper direkt an einer der Funktionen des Wasserhaushaltes angreift oder ob er seine Wirkung indirekt — etwa über die Beeinflussung des Kreislaufes oder des Stoffwechsels — übt. So ist die Wirkung des Adrenalins auf den Diureseablauf vorwiegend als eine Folge der Beeinflussung der Nierengefäße aufzufassen; die Wirkung des Insulins kann ihren Weg über die Zuckerpolymerisation und ähnliche Vorgänge nehmen.

Der zweite Weg, der uns zum Studium der Hormone gegeben ist, ist die Untersuchung der *Kranken* mit Störungen der endokrinen Drüsen. Jeder, der einmal endokrin gestörte Menschen auf ihren Wasserhaushalt untersucht hat, kennt die enormen Schwierigkeiten, die Fragwürdigkeit dieses Verfahrens. Bei kaum einem Kranken können wir mit Sicherheit sagen, ob hier nur diese oder jene Drüse gestört sei. Bei jedem Kranken müssen wir mit sekundären Störungen am Kreislauf, im Stoffwechsel usw. rechnen. Und immer mehr lernen wir die einzelnen Drüsen als Glieder eines lebendigen Systems kennen, immer weniger sehen wir die Möglichkeit gegeben, einzelne Glieder für die Beobachtung herauszugreifen. Trotzdem besteht eine der Aufgaben der Forschung zweifellos darin, weiterhin analytisch zu arbeiten und vor allem zu suchen, die beiden Stücke: Ausfallserscheinung und Hormonsubstitution in Verbindung zu bringen, um so zu einer zuverlässigen Therapie zu kommen.

1. Insulin.

Injiziert man einem gesunden Menschen eine nicht zu große Menge Insulin intravenös oder subcutan und gibt gleichzeitig

Wasser zu trinken, so beobachtet man eine starke Hemmung der Diurese, die oft nach kurzer Zeit in eine übermäßige Wasserausscheidung umschlägt (Klein und Rischawy). Das gleiche findet man am Säugling (Vollmer und Serebrijski); auch beim Hunde (Collazo und Dobreff).

Als Ursache der Diuresehemmung hat man zunächst an eine Beeinflussung der Wasserresorption gedacht. Koref und Mautner fanden jedoch, daß die Resorptionsgeschwindigkeit durch Insulin gesteigert wird, zugleich soll die Aufnahmefähigkeit des Magendarmkanales allgemein gesteigert sein. Sie schließen das daraus, daß Curare unter Insulinwirkung auch peroral giftig wirkt. Man hat auch an eine Einwirkung des Insulins an der Nierenzelle gedacht, eine Beeinflussung der Glykogenbildung in der Nierenzelle könnte beteiligt sein. Versuche an der isolierten Niere, die hier zur Klärung notwendig wären, liegen jedoch bislang nicht vor.

Was spielt sich nun bei der Insulinzufuhr *im Blut* ab? Als wichtigster Effekt ist zunächst eine Eindickung des Blutes, kenntlich am Ansteigen des Plasmatrockenrückstandes und der Hämoglobinwerte, zu nennen (Jaksch-Wartenhorst, Klein, Villa). In eigenen Versuchen konnten wir mit Hilfe der Farbplasmamethode zeigen, daß es sich dabei um eine starke Verminderung der zirkulierenden Plasmamenge handelt. Diese Wirkung, vor allem die Größe des Ausschlages, ist von zahlreichen Bedingungen abhängig. Sie ist zunächst bei Zuckerkranken zumeist stärker ausgeprägt als bei Gesunden. Es kann hier zu einem Anstieg des Hämoglobins bis um 40% des Ausgangswertes kommen und damit, zumal bei ausgetrockneten Kranken mit veringerter zirkulierender Plasmamenge, zu einer erheblichen Gefährdung des Kreislaufes, wenn nicht zugleich Flüssigkeit zugeführt wird (Drabkin). Die Wirkung ist weiter verschieden, je nachdem es sich um eine erstmalige oder eine wiederholte Injektion handelt, weiter nach der Schwere der Erkrankung, nach der Stoffwechsellage, vor allem auch der Vorperiode. Die Wasser- und Salzzufuhr in der Vorperiode, der Füllungszustand der Glykogendepots ist wichtig. Auch läuft die Reaktion verschieden ab, je nachdem, ob man gleichzeitig Kohlehydrat zuführt oder nicht.

Am Versuchstier sind die Ergebnisse widerspruchsvoll. Beim Kaninchen beobachtet man zumeist eine Blutverdünnung, wobei das Chlorid im Gesamtblut ansteigt (Vollmer, Serebijrski,

Hamilton, Barbour und Warner). Beim Hund ist der Effekt zumeist der gleiche wie beim Menschen (Drabkin, Page und Edwards); ebenso bei der decerebrierten Katze (Ohmstedt und Taylor). Nach Kay und Smith soll besonders gereinigtes Insulin weniger wirksam sein. Doch ist es nicht möglich, die ganze Wirkung auf eine Verunreinigung des Präparates zurückzuführen. Für die Größe des Effektes ist schließlich die Dosis maßgebend. Während Insulin in sehr kleinen Dosen sogar diuretisch wirken kann, läuft bei größeren Dosen die Steigerung der Blutkonzentration der Menge des Insulins parallel. So sahen wir bei einem gesunden, ruhenden Menschen, der konstant ernährt wurde, bei 10 Einheiten eine Zunahme des Hämoglobins um 8% bei 20 Einheiten um 18% des Ausgangswertes.

Wie ist diese Wirkung zu erklären? Es liegt zunächst nahe, sie mit der glykogenbildenden Wirkung des Insulins in Zusammenhang zu bringen. Reines Glykogen hat 1 Molekül Wasser weniger als Zucker, im Organismus ist es jedoch als Monohydrat gespeichert, hat also den gleichen Wassergehalt wie das Ausgangsmaterial. Demnach braucht bei einer Umwandlung von Zucker in Glykogen kein Wasser zu verschwinden. Wir wissen jedoch, daß das Glykogenmolekül von einem großen Hydratmantel umgeben ist, dessen Ausmaß freilich unbekannt ist. Die Bestimmung des Lösungsraumes, wie sie Hill am Muskel durchgeführt hat, ergibt neben dem freien erhebliche Mengen gebundenen Wassers; mit großer Wahrscheinlichkeit ist ein Großteil dieses Wassers an das Glykogen des Muskels gebunden. Betrachten wir kurz die quantitativen Verhältnisse: Wenn auf die Injektion von 10 Einheiten Insulin der Blutzucker des Diabetikers von 200 auf 100 mg-% absinkt, so bedeutet das bei einer Plasmamenge von 3 Liter, daß hierbei insgesamt 3 g Zucker aus der Blutbahn verschwinden. Gleichzeitig beobachten wir einen Hämoglobinanstieg um etwa 15% des Wertes. Dieser entspricht einem Wasserabstrom um mehr als 200 g. Es besteht also ein außerordentliches Mißverhältnis zwischen der Größe der Zucker- und der Wasserabwanderung. Freilich wissen wir, daß der Organismus zur Erleichterung der Reaktionen große Mengen im Überschuß bereitstellen kann. Die Wirkung des Insulins erschöpft sich nun keineswegs mit der Glykogenbildung; wir können jedoch keinen der bisher beobachteten Effekte mit Sicherheit für die Wirkung auf den Wasserhaushalt verantwortlich machen. Neben dem Wasser- und Eiweißgehalt des Plasmas ändert sich weiterhin der *Kochsalzgehalt*. Es kommt zu Beginn der Reaktion meist zu einer Abnahme, es wandert also Wasser und Kochsalz in die Gewebe ab, etwas später kommt es zum Ausgleich, unter Umständen zu einem beträchtlichen Anstieg (KLEIN u. a.). Auch die lebhafte Reaktion des anorganischen Phosphates (TRENDELENBURG, KRAYER), das zu Beginn der Insulinwirkung stark absinkt, kann das Verhalten des Wasserhaushaltes mitbestimmen.

Es sei in diesem Zusammenhang kurz darauf hingewiesen, daß die Insulinproduktion des Pankreas von *osmotischen Reizen* abhängig zu sein scheint (GEIGER, GLASS, BEILESS). Im Widerspruch gegen Versuche von GRAFE und MEYTHALER hat GEIGER darauf hingewiesen, daß die fortlaufende Injektion einer hypertonischen Salzlösung (11% NaCl oder 18% Harnstoff) in die Arteria pancreatica einen Reiz für die Insulinproduktion darstelle, der in einer prompt eintretenden Hypoglykämie sichtbar wird. GLASS und BEILESS sahen auch bei intravenöser Injektion von hypertonischen Kochsalzlösungen beim Gesunden und noch stärker beim Diabetiker einen Abfall der Blutzuckerwerte, den sie ebenfalls auf eine direkte Beeinflussung der Pankreasfunktion zurückführen möchten. Man hat versucht, diese Vorgänge als eine kompensatorische Regulation zur Aufrechterhaltung der Isosmie des Blutes zu erklären. Wenn man jedoch die Zahlenwerte betrachtet, erscheint diese Annahme hinfällig.

Es ist vielfältig untersucht worden, ob das Insulin einen Antagonismus anderen Hormonen gegenüber besitzt. Sehr wahrscheinlich sind enge Beziehungen zwischen Inselapparat und Nebennieren; das Bild der Hypoglykämie entspricht in vielen Punkten einer Hyperadrenalinämie. Beherrschend ist hierbei das vasomotorische Syndrom, der Kollaps, die Hautblässe; das heftige Schwitzen ist als Sympathicuserregung aufzufassen. Die Diurese ist in der Hypoglykämie gehemmt, was vorwiegend auf die vasomotorischen Erscheinungen zurückzuführen sein dürfte. Die Konzentration des Kochsalzes im Harn steigt deutlich an. Weiterhin ist wiederholt ein Antagonismus zwischen Insulin und Hypophysenhinterlappenhormon angenommen worden, so in bezug auf den Kohlehydratstoffwechsel, von DALE und BURN. KOREF und MAUTNER konnten bei der Prüfung des Verhaltens der Diurese nichts von einem solchen Antagonismus wahrnehmen. KLEIN nimmt sogar einen Synergismus der beiden Hormone an.

Für diese Frage sind die Beobachtungen wichtig, die VILLA, KLEIN und HOLZER über die Wirkung des Insulins bei Kranken mit Diabetes insipidus angestellt haben. VILLA berichtete zunächst über einen günstigen therapeutischen Erfolg mit Insulin bei solchen Kranken; die Harnmengen sanken während der Behandlung von 10 auf 0,6 Liter pro Tag ab; demgegenüber konnten KLEIN und HOLZER bei einem anderen Patienten keinen Nutzen von der Insulinbehandlung sehen. Zur Erklärung dieses Widerspruches nimmt VILLA an, daß die Verschiedenheit der Typen des Diabetes insipidus die verschiedenen Reaktionen gegenüber dem Insulin erkläre. Jedenfalls scheint die Wirkung des Insulins bei den Diabetes insipidus-Kranken recht inkonstant zu sein.

Diabetes mellitus.

Die Störungen des Wasserhaushaltes, Durst und Polyurie, bilden bei etwa der Hälfte aller Zuckerkranken das beherrschende Frühsymptom. Der Durst setzt oft schlagartig ein, so daß der Kranke noch nach Jahren den Tag des Beginnes angeben kann; in anderen Fällen entwickelt er sich schleichend. Die Trinkmengen können die von Diabetes insipidus-Kranken übertreffen und 10—14 Liter pro Tag betragen. Zu den übrigen Frühsymptomen wie Polyphagie, Adynamie usw. bestehen keine festen Beziehungen. Der Durst des Zuckerkranken hört im Gegensatz zum Durst des Diabetes insipidus-Kranken meist nachts, bzw. im Schlafe, auf. Die Hautwasserabgabe ist gleichzeitig stark eingeschränkt. Es entsteht so das typische Bild des ausgetrockneten Zuckerkranken mit der faltigen, schilfernden Haut. Die Wasserverluste können sich im Koma bis zu einer tödlichen Exsikkose steigern. Ein großer Teil der Komapatienten stirbt zweifellos an dem Versagen des Kreislaufes infolge der Verminderung der Blutmenge und der starken Bluteindickung (STROTHMANN). Deshalb gehört auch die sofortige intravenöse Flüssigkeitszufuhr zu unseren wichtigsten therapeutischen Hilfsmitteln bei den Komakranken. Der Erfolg tritt schon in wenigen Minuten ein: Der Puls füllt sich, der Turgor der Haut nimmt zu, auch das Sensorium wird oft günstig beeinflußt. Bestimmt man hierbei die zirkulierende Plasmamenge, so kann man enorme Schwankungen beobachten.

Wir selbst sahen bei einem mittelschweren Koma — keine Bewußtseinstrübung, Blutzucker 480 mg-%, Alkalireserve 18 Vol.-%, Hämoglobin 135% — eine „zirkulierende" Plasmamenge von 800 ccm; 1 Stunde nach der Kochsalzinfusion war sie auf 3600 ccm angestiegen.

Die Polyurie des Zuckerkranken ist für gewöhnlich diätetisch gut beeinflußbar; bei schweren Fällen wird sie meist durch die Insulintherapie ausgeglichen. Auch die Polyurie des pankreasexstirpierten Hundes wird durch Insulin regularisiert. Kranke, bei denen die Polyurie nach der Ausgleichung der Stoffwechsellage unbeeinflußbar weitergeht, scheinen eine relativ schlechte Prognose zu haben.

Die *Wirkung des Insulins auf das Blut* des Diabetikers läßt sich nach KLEIN in drei Stadien einteilen: zuerst kommt es zu einem Anstieg der Erythrocytenzahl, des Trockenrückstandes und des Serumeiweißes; dabei nimmt das Serumkochsalz ab; in der zweiten Phase sinken die erstgenannten Werte ab, während das Chlorid erheblich ansteigt; in der dritten Phase gleichen sich diese Änderungen wieder aus.

Zur Erklärung der Polyurie hat man zunächst an eine direkte Beeinflussung der Nierenfunktion gedacht, wie wir sie in ähnlicher Weise bei der Diurese nach der Zuckerinjektion annehmen. Man nahm weiter an, daß die Niere die großen Wassermengen für die Zuckerelimination benötigt; dagegen spricht jedoch, daß zwischen der Größe der Polyurie und der Glykosurie keine festen Beziehungen erkennbar sind. Die Polyurie kann das Stadium der Zuckerausscheidung um Wochen überdauern. Die schweren Wasserverluste im Koma sind sicherlich zum Teil durch die Azidose bedingt; davon haben wir oben gehandelt.

Wird ein Diabetiker längere Zeit mit Insulin behandelt und werden ihm gleichzeitig größere Mengen von Alkali — etwa zur Azidosebekämpfung — zugeführt, so kann die Wasserhaushaltstörung in das Gegenteil umschlagen; es kommt zu *Ödem,* unter Umständen zum schwersten generalisierten Hydrops. Bei einem Teil der Kranken ist hierbei eine Schädigung des Herzens und des Kreislaufes (TATERKA) oder eine Nierenerkrankung beteiligt; bei anderen Kranken sind jedoch Nieren- und Kreislauffunktionen völlig intakt. Die Wasserretention dieser Kranken ist auch im akuten Belastungsversuch deutlich erweisbar. Nach KLEIN wird die Wasserretention bei Kohlehydratzufuhr geringer; wird jedoch gleichzeitig Insulin und Kohlehydrat zugegeben, so erscheint sie verstärkt. Freilich sind diese Ergebnisse des akuten Versuches je nach der Stoffwechsellage sehr wechselvoll. Dementsprechend finden wir auch im Blut starke Schwankungen der Kochsalz- und Wasserwerte, ohne daß sich dabei bestimmte

Gesetzmäßigkeiten bislang erkennen ließen. Der kolloid-osmotische Druck des Plasmas, der bei dem ödematösen Diabetiker oft erhöht ist, sinkt nach Kylin während der Insulinbehandlung stark ab. Die Untersuchung der Chlorbilanz zeigt (Meyer-Bisch, Wohlenberg, Klein, Rowntree, Beard), daß beim schweren Diabetiker starke Kochsalzretentionen ohne entsprechende Wasserspeicherung — sog. trockene Kochsalzspeicherung — möglich sind. Bei dem Zustandekommen dieser Ödeme des Diabetikers spielt die Alkalizufuhr eine besondere Rolle. Während Natriumbicarbonat z. B. beim Gesunden selbst in größten Mengen keinen Hydrops erzeugt, können beim Diabetiker schon kleine Mengen von 10—20 g zu einem ausgedehnten Ödem führen. Dabei ändern sich die Werte der Alkalireserve des Plasmas, auch die Chlorid- und Natriumwerte meist nicht in nennenswertem Maße; das Alkali wandert demnach offenbar sehr rasch in die Gewebe ab und bildet hier einen Ödemfaktor. Neben der Umstellung der Diät ist das wichtigste Hilfsmittel zur Bekämpfung der „Alkali"- oder „Insulin"-Ödeme das Atophan. Man hat diese Wirkung als rein renal bedingt aufgefaßt; das ist jedoch wenig wahrscheinlich, wenn man bedenkt, daß meist jede Nierenfunktionsstörung fehlt und wenn man den komplexen Entstehungsmechanismus dieser Ödeme berücksichtigt.

Es wurde oben bereits darauf hingewiesen, daß es beim Diabetiker auf Wasserzufuhr hin zu einem *Anstieg der Blutzuckerwerte* kommen kann, während dies beim Gesunden nicht der Fall ist. Nach 1 Liter Wasser kann die Steigerung 60—80 mg-% im Laufe einer Stunde betragen; die Größe der Steigerung ist dabei vom Ausgangswerte abhängig, d. h. je höher der Nüchternblutzucker, desto geringer ist der Effekt. Bei sehr hohen Werten von über 300 mg-% kann es sogar zu einer Senkung kommen (Marx). Wir haben versucht, diesen Effekt als Zeichen einer Leberfunktionsstörung zu erklären. Nach Lesser können wir annehmen, daß der Zucker in der Leberzelle des Diabetikers nur ungenügend an das Zellprotoplasma fixiert ist. Es könnte demnach bei der vermehrten Durchströmung der Leber mit Wasser nach dem Trinken sozusagen zu einem „Auswaschen" des Zuckers aus der Leber kommen. Eine ganz ähnliche Erscheinung haben wir bei den Leberkranken mit Ikterus besprochen. Hier sahen wir die Bilirubinwerte des Plasmas nach dem Wassertrinken in gleicher Weise ansteigen wie beim Diabetiker die Blutzuckerwerte. Wie beim Ikterus besteht ein streng reziprokes Verhältnis zwischen den Bewegungen der

Hämoglobin- und der Blutzuckerwerte; wir können also ein Parallel-
gehen der Blutwasser- und der Blutzuckerwerte annehmen. Wenn
die Steigerung der Blutzuckerwerte beträchtlich ist, so kann es
hierbei zu einer vorübergehenden Glykosurie oder zur Verstärkung einer schon bestehenden Glykosurie kommen. Dies Verhalten war in gleicher Weise bei dem eigentlichen Pankreasdiabetes
als auch beim Hypophysendiabetes, nämlich bei Kranken mit
Akromegalie und Diabetes, zu beobachten. Unsere Befunde wurden
von KEMPMANN und CLAUDNITZ bestätigt.

2. Nebennieren.

Wir haben einleitend darauf hingewiesen, daß gerade bei
den Nebennieren unsere Kenntnisse über die eigentlich hormonale
Leistung des Organs noch sehr lückenhaft sind. Von den Substanzen
der Rinde haben wir neuerdings das — offenbar zur Erhaltung des
Lebens notwendige — Cortin kennengelernt. Aus dem Mark
wurden von KENDALL in jüngster Zeit neue Körper dargestellt,
deren genaue Analyse noch aussteht. SZENT-GYÖRGY fand die
Askorbinsäure, die dem Vitamin C entspricht. Von der Wirkung
dieser Körper auf Stoffwechsel und Wasserhaushalt wissen wir
bislang noch nichts.

Nach den vorliegenden sehr zahlreichen Untersuchungen
über das Adrenalin ist es durchaus zweifelhaft, ob dieser Körper
eine „spezifische" Wirkung auf den Wasserhaushalt hat. Es scheint
uns zunächst noch möglich zu sein, all die bisher beobachteten
Erscheinungen zwanglos durch seine starke Wirkung auf das
Gefäßsystem zu erklären. Wir haben bei der Besprechung
der Vasomotoren, den Schwankungen von Erythrocyten- und
Plasmamenge, der extrarenalen Wasserabgabe und der Nierenfunktion bereits ausführlich davon gehandelt. So scheint die ver-
zögernde Wirkung des Adrenalins auf die Resorption einer Haut-
quaddel durch die Kontraktion der Arteriolen und Capillaren erklärlich. Die Wirkung des Adrenalins auf die Nierengefäße zeigt
manche Besonderheiten, die vor allem RICHARDS erklärt hat. Er
konnte zeigen, daß es sowohl an der Frosch- als auch an der Säugetier-
niere, je nach der Höhe der Dosis, zu einer verschieden starken
Konstriktion der Vasa afferentia und der Vasa efferentia des Glomerulus kommt. Überwiegt die Wirkung auf das Vas afferens, so wird
der Glomerulus blutleer, es kommt zu einer Diuresehemmung. Überwiegt dagegen die Wirkung auf die Vasa efferentia, so steigt der

Druck im Glomerulus an, die Filtration wird erhöht, es kommt zu einer vermehrten Harnbildung. Darüber hinaus ist eine direkte Beeinflussung der Nierenzelle durch das Adrenalin möglich; auch auf dem Wege über die sympathische Nervenversorgung der Niere könnte es einen Einfluß ausüben; Beweise für derartige Annahmen haben wir jedoch noch nicht. Auch zwischen der glykogenolytischen Wirkung des Adrenalins und der Beeinflussung des Wasserhaushaltes sind bislang keine Beziehungen greifbar.

Die Wirkung des Adrenalins auf Blutdruck, Blutzucker und weißes Blutbild ist bekanntlich schon beim gesunden Menschen außerordentlich wechselvoll (SCHRÖDER). Selbst die Wiederholung des Versuches bei gleicher Anordnung am selben Menschen ergibt oft ganz widersprechende Resultate. Das gleiche gilt von der Beeinflussung des Wasserhaushaltes. Gibt man einer Reihe von Menschen nüchtern 1 mg Adrenalin subcutan, so kommt es bei einer Anzahl zu einer mäßigen Spontandiurese, bei anderen wieder, und bei demselben Menschen ein paar Tage später kann diese Wirkung fehlen, ohne daß wir wüßten, warum. Geben wir Wasser zusammen mit Adrenalin, so beobachten wir zumeist eine Hemmung der Ausscheidung. Im Tierversuch beobachten wir bei fortlaufender Wasserzufuhr stets eine deutliche Diuresehemmung, die von einem Anstieg der Kochsalzwerte und einem geringeren Ansteigen der Stickstoffkonzentration begleitet ist. Bei sehr vasolabilen Patienten, z. B. solchen mit Ulcus ventriculi oder Thyreotoxikose, kann es bei der Kombination von Adrenalin mit Wassertrinken zu einer verstärkten Harnausscheidung kommen.

Bei Addisonkranken haben wir wiederholt im Trinkversuch eine ungenügende Wasserausscheidung beobachten können; es ist jedoch dabei zu bedenken, daß Addisonkranke stets auch Kreislaufkranke sind.

Über die Rolle der *Thymus* im Wasserhaushalt ist bislang nichts bekanntgeworden. Kinder mit dem Status thymico-lymphaticus scheinen gewisse Wasserhaushaltstörungen aufzuweisen und zu Ödemen zu neigen.

Nach der Exstirpation der *Epiphyse* soll es beim Frosch regelmäßig zur Ödembildung kommen. Bei Hunden hat die Exstirpation nach den sehr sorgfältigen Untersuchungen DANDYs keine gröberen Störungen zur Folge.

Nach der Exstirpation der *Epithelkörperchen* sinkt der Durst der Versuchstiere parallel der Nahrungszufuhr ab, es kommt zur Oligurie.

Kurz vor dem tetanischen Tode hat man ein völliges Versiegen der Harnsekretion beobachtet. Die Untersuchung des Wassergehaltes im Muskel (DAVENPORT) ergab dabei keine Veränderungen.

3. Schilddrüse.

Über die Wirkung der Schilddrüse auf den Wasserhaushalt sind wir relativ gut unterrichtet. Hier stimmen auch in selten klarer Weise die am Tier und Menschen erhaltenen experimentellen Ergebnisse mit den Beobachtungen der Klinik überein. Wenn wir auch noch nicht mit Sicherheit sagen können, das wirksame Hormon selbst in Händen zu haben — wir erinnern daran, daß man jetzt die spezifische Stoffwechselwirkung auch mit dem jodfreien Präparat Thyronin erhalten kann —, so scheint doch die Beeinflussung des Wasserhaushaltes durch die native Drüsentätigkeit prinzipiell die gleiche zu sein, wie wir sie bei der peroralen oder parenteralen Verabreichung der getrockneten Drüse und des Thyroxins beobachten.

Diese Wirkungen sind zweifellos zu einem guten Teil mit der Beeinflussung des allgemeinen Stoffwechsels durch die Schilddrüsenstoffe verbunden (BOOTHBY, LICHTWITZ, CONITZER). Auch der Weg über das vegetative Nervensystem ist möglich. Wir wissen, zumal aus den Untersuchungen von BOHNENKAMP und ENDERLEN, wie eng Sympathicus- und Schilddrüsenwirkung gekoppelt sind. Schließlich ist die Beeinflussung von Herz und Kreislauf stets zu bedenken. Eine direkte Beeinflussung der Nierentätigkeit hat sich jedoch bislang nicht nachweisen lassen (EPPINGER, eigene Versuche). Wir betrachten zunächst die Vorgänge im Wasserhaushalt nach *Exstirpation der Drüse*. Die Erscheinungen entsprechen in allen wesentlichen Punkten dem, was uns das klinische Bild der Myxödemkrankheit zeigt. Allgemein kann man zunächst sagen, daß nach Entfernung der Schilddrüse der gesamte Wasserwechsel verringert und verlangsamt erscheint. Der Durst wird geringer, Trinkmenge und Harnmenge sinken auf niedere Werte ab, auch extrarenal wird sehr viel weniger Wasser abgegeben. Dabei ändert sich die Größe des Wasserwechsels parallel der Senkung des Grundumsatzes. Zugleich ändert sich die Wasserbilanz. Es kommt zur Wasserretention, bis ein neuer Gleichgewichtszustand bei einem erhöhten Wassergehalt des Körpers erreicht ist. Aber auch dann läßt sich die Neigung des Organismus zu Retentionen jederzeit im akuten Wasserversuch

zeigen, Kochsalz- und Wasserausscheidung im Trinkversuch sind
stark reduziert (EPPINGER, SCHAAL). Zugleich verschieben sich die
erhöhten Wasserbestände innerhalb des Organismus derart, daß
der Wassergehalt von Haut und Subcutis zunimmt (KUSA-
KARI, TAKEDA), während er im Blut und Nervengewebe geringer
wird (HAMMETT, OGAWA). Der Wasseraustausch zwischen Gewebe
und Blut erscheint schwer gestört. Die Resorption einer Haut-
quaddel ist verzögert (THOMPSON, MORA); größere Mengen subcutan injizierter Kochsalzlösung bleiben tagelang am Ort der
Injektion liegen oder sie verschieben sich nur der Schwere folgend
(EPPINGER). Der Flüssigkeitseinstrom in die Blutbahn, der bei
einem Aderlaß oder auf osmotische Reize wie Zuckerinjektion hin
erfolgt, ist verlangsamt; auch die Diurese nach Zuckerinjektion ist
verringert. Die Quellbarkeit der Muskulatur in hypotonischen
Medien ist herabgesetzt (SATO). Die zirkulierende Plasmamenge
findet man bis auf die Hälfte vermindert. Unter Thyroxinbehandlung
kann sie dann wieder um 25—60% ansteigen; dabei verläuft der Anstieg parallel den Bewegungen des Grundumsatzes; wird das Thyroxin abgesetzt, so kehrt die Plasmamenge innerhalb von 10 Tagen
zu dem erniedrigten Ausgangspunkt zurück (THOMPSON). Unter
den qualitativen Änderungen des Blutplasmas steht im Vordergrund die Erhöhung der Eiweißwerte, die zu einer erhöhten Viscosität (HAMMETT, NEUSCHLOSS, GARDELLA, PALADINO) und zu einer
vermehrten Oberflächenspannung (WILHELMY und FLEISCHER)
führen. Die Blutsalze sinken zumeist etwas ab, die Leitfähigkeit
des Plasmas wird geringer (GARDELLA). All diese Erscheinungen
sind bei der Behandlung mit Schilddrüsensubstanz sowohl beim
thyreoektomierten Tier als auch bei den Myxödemkranken in
wenigen Tagen reversibel. Zwischen den Präparaten mit ge-
trockneter Drüse und dem Thyroxin haben sich bislang in der
therapeutischen Wirksamkeit den Störungen des Wasserhaushaltes
gegenüber keine grundsätzlichen Unterschiede finden lassen.

Die Folge einer *vermehrten Zufuhr von Schilddrüsensubstanz*
ist in den wesentlichen Punkten eine genaue Umkehr der bei Mangel
zu beobachtenden Erscheinungen. Der Wasserwechsel ist zunächst
insgesamt gesteigert (FENWICK 1861, SCHITTENHELM, EPPINGER,
FALTA, HÖGLER, ISENSCHMIDT, SCHIFF, PEIPER). Werden Tiere
längere Zeit mit großen Dosen von Drüse und Thyroxin behandelt,
so wird der Durst nach wenigen Tagen stärker, die Trinkmenge kann
auf das 2—3fache der Norm ansteigen (BARRON). Zugleich steigen

sowohl die Harnmenge als auch die extrarenale Wasserabgabe
(Löhr, Heller), so daß das Wassergleichgewicht zumeist gewahrt
wird. Die Diurese geht dabei der Grundumsatzsteigerung, in
manchen Fällen auch dem Stickstoffverlust, parallel (Boothby,
Lichtwitz, Conitzer). Schon diese Beobachtungen sprechen gegen
eine direkte Beeinflussung der Nierenfunktion. In eigenen Versuchen konnten wir an der im Herz-Lungen-Nieren-Präparat
isolierten Niere keine Wirkung des Thyroxins auf die Diurese
finden. Eppinger erklärt das Thyroxin für den Prototyp eines
extrarenalen Diureticums. Nach Epstein wird der Schilddrüsen-
effekt auf die Diurese durch Luminal und Chloreton in mittleren
Dosen gehemmt, durch Paraldehyd und Chloreton in großen
Dosen gesteigert; er schließt daraus auf einen zentralen Angriffspunkt des Schilddrüsenhormons. Die Umstellung des Wasserhaushaltes durch Thyroxin kommt auch bei der akuten Wasserbelastung zum Ausdruck. Im Trinkversuch ist die Harnausscheidung
gesteigert, die Bilanz wird häufig negativ (Gollwitzer-Meier,
Bröcker, Löhr, Schaal, Epstein). Manche Widersprüche in
der Literatur über diesen Punkt lassen sich dadurch erklären, daß
einzelne Autoren die zeitlich sehr träge Wirkung des Thyroxins
nicht bedenken. Auch bei intravenöser Zufuhr ist es erst nach
mehreren Stunden voll wirksam; die Stoffwechselsteigerung ist
erst nach 24 Stunden maximal.

Die Wasserdepots der Gewebe vermindern sich allgemein,
zugleich erleiden sie eine gewisse Verschiebung. So nimmt der
Wassergehalt der Haut beträchtlich ab, die Quaddelzeit wird
verkürzt (Mora); der Wassergehalt von Leber und Niere steigt
hingegen etwas an. Die Quellbarkeit der Muskulatur in hypotonischen Lösungen ist erhöht, die zirkulierende Plasma- und
Blutmenge ist stark vermehrt (Thompson, Marx). Gleichzeitig
steigt das Minutenvolumen an (Grollman). Im Blut findet sich
als typischer Befund eine Hydrämie, die freilich, soweit sie durch
Hämoglobinbestimmungen (Löhr, Hildebrandt, Fuyimaki) oder
durch Messungen der Sauerstoffkapazität (Gollwitzer-Meier)
gewonnen wurde, allein durch die Zunahme der Plasmamenge erklärt sein kann. Es nehmen jedoch zugleich auch die Eiweißwerte
ab, Oberflächenspannung und Viscosität des Plasmas sinken
(Wilhelmy und Fleischer). Die Veränderung des osmotischen
Druckes wird nicht konstant gefunden (Oelkers, Meyer). Das
Verhalten der Blutsalze ist weitgehend von der Vorperiode

abhängig. Zumeist steigen Natrium und Chlorid an (HILDEBRANDT);
in anderen Fällen wird nur die nach Wasserzufuhr stets zu be-
achtende Abnahme der Werte während der Schilddrüsenbehandlung
vermißt (GOLLWITZER-MEIER).

Eigene Stoffwechselversuche an Hunden ergaben uns folgendes: Wir
gaben in einer ersten Versuchsperiode 4 Tieren am 1. Tag je 10 g und am
2. und 4. Tag je 5 g Thyreoidea siccata (Merck). Einige Wochen später
bekamen dieselben Tiere je einmal 10 mg Thyroxin (Schering) intravenös.
Die Tiere verhielten sich in beiden Perioden grundsätzlich gleich: etwa
7 Tage lang waren zunächst Diurese und extrarenale Abgabe gesteigert,
so daß es zu Wasserverlusten mit beträchtlicher Gewichtsabnahme kam.
Diese betrug bei den Tieren, die 18—20 kg wogen, innerhalb von 7 Tagen
300—900 g. Es ließ sich berechnen, daß bei dieser Gewichtsabnahme kein
wesentlicher Verlust an Körpersubstanz beteiligt war. Dabei zeigten Diurese
und extrarenale Abgabe ein eigentümlich gegensätzliches Verhalten. Häufig
stieg zunächst nur die extrarenale Abgabe an, während einige Tage später
die Diuresesteigerung überwog, wobei die extrarenale Abgabe entsprechend
eingeschränkt wurde. Die beiden Mechanismen scheinen demnach von einer
übergeordneten Stelle reguliert zu werden. Neben der Wasser- war bei allen
Tieren die Kochsalzabgabe stark erhöht, so daß es zu einer negativen Bilanz
kam. Diese Wirkung überdauerte die Diuresesteigerung, sie hielt 10—14 Tage
an, während die Diuresesteigerung nach 6—9 Tagen abgeklungen war. Auch
die Stickstoffausscheidung im Harn stieg etwas an, es verliefen jedoch Wasser-
und Stickstoffverlust keineswegs parallel. Zirkulierende Plasma- und Blutmenge waren vermehrt, zugleich waren Pulszahl und Körpertemperatur
sowie der Blutdruck leicht erhöht. Der Chlorgehalt des Serums blieb unverändert. Der Eiweißgehalt, gemessen am Serumtrockenrückstand, sank
regelmäßig ab.

Die Beobachtung der Störungen des Wasser- und Mineralhaushaltes bei *Basedowkranken* entspricht weitgehend dem, was wir
bei Mensch und Tier im Experiment mit erhöhter Zufuhr von
Schilddrüsenstoffen beobachten können. Wir können sagen, daß
wir bei keiner anderen endokrinen Störung mit solcher Sicherheit
eine Hypo- und Hyperfunktion der Drüsen unterscheiden können,
wie bei Myxödem und Basedow. Die Einzelheiten brauchen deshalb nicht wiederholt zu werden; es kann auf die ausführlichen
klinischen Studien von FALTA und seinen Schülern, auch ZONDEK,
verwiesen werden. Erwähnt sei noch der therapeutische Versuch
KLEINs, die Wasserverluste der Basedowkranken mit Hilfe der
wasserretinierenden Wirkung des Insulins zu behandeln.

Es lag nahe, die Schilddrüsenpräparate auch therapeutisch zur
Beseitigung pathologischer Wasseransammlungen heranzuziehen.
Nachdem man schon früh derartige Effekte bei Myxödemkranken
beobachtet hatte, hat man dann die Anwendung bei Hydrops der

Herz- und Nierenkranken empfohlen (HEINSHEIMER 1891, EPPINGER). Es scheint insbesondere eine bestimmte Gruppe von Kranken mit eigentümlich schwer mobilisierbaren Wasserdepots zu sein — vielleicht ist bei ihnen eine leichte Hypofunktion der Schilddrüse mit im Spiel, forme fruste des Myxödems —, bei denen man ausgezeichnete Erfolge erzielen kann. Auch bei manchen therapieresistenten Fällen von nephritischen Ödemen sehen wir gute Erfolge. DANZER empfahl die Präparate zur Beseitigung von Höhlenergüssen. Zur Erklärung der Wirkung nimmt man, den Theorien EPPINGERs folgend, zumeist eine primäre Beeinflussung der Eiweißkörper an, deren verstärkter Abbau das Wasser dann freigeben soll. DIEBALLO und ILLYÉS, MEYER-BISCH sahen unter Thyroxinbehandlung den Sulfatgehalt der Ödemflüssigkeit eines Kranken ansteigen und schließt daraus ebenfalls auf eine verstärkte Einschmelzung von Eiweiß. Wir wiesen jedoch darauf hin, daß Wasser- und Stickstoffausscheidung auch unabhängig voneinander verlaufen können; daß also wohl noch andere Mechanismen, vielleicht zentralnervöser Art, an der „Schilddrüsendiurese" beteiligt sein müssen.

4. Keimdrüsen.

Über die Bedeutung der *männlichen* Keimdrüsen für den Wasserhaushalt ist wenig bekannt. Wir konnten bei zwei Kranken von 28 und 36 Jahren, bei denen die Hoden, einmal wegen eines Tumors, im anderen Fall wegen einer Kriegsverletzung entfernt waren, untersuchen; in dem ersten Fall hatte sich ein typischer Eunuchoidismus entwickelt, beide waren fett geworden. Es fand sich bei beiden im Trinkversuch eine verzögerte Wasserausscheidung mit einer sehr trägen Bewegung der Harnkonzentration. Die Abweichungen waren jedoch nicht wesentlich verschieden von dem, was wir bei anderen Fettsuchtsformen beobachten.

Nach ZWYER soll das Euphyllin bei Kaninchen nach der Kastration einen verminderten diuretischen Effekt zeigen.

Unsere Kenntnisse der weiblichen Sexualhormone haben sich in den letzten Jahren außerordentlich vermehrt; eingehende Untersuchungen über ihre Wirkung auf den Wasserhaushalt stehen jedoch noch aus.

Im Verlauf unserer systematischen Stoffwechselversuche an Hunden haben wir auch die Wirkung des Sexualhormons verfolgt. Wir verwendeten das Menformon, das uns von Prof. LAQUEUR-Amsterdam zur Verfügung gestellt wurde (1929). Wir gaben 4 Tieren 14 Tage lang täglich je 4000 Einheiten in öliger Lösung subcutan und beobachteten dabei die Wasser-,

Kochsalz- und Stickstoffbilanz. Es kam nach 2—3 Tagen regelmäßig zur deutlichen Wasserretention, die vorwiegend durch Verminderung der Diurese bedingt war; die extrarenale Abgabe stieg gleichzeitig etwas an; die dabei gespeicherten Wassermengen waren, je nach der allgemeinen Labilität der Tiere, verschieden und betrugen innerhalb von 14 Tagen 300—1200 g. Sehr auffällig war, daß die Kochsalzausscheidung im Harn zu gleichen Zeit erhöht war, so daß es zur negativen Kochsalzbilanz kam. Eine derartige Wirkung: Wasserretention bei Kochsalzausscheidung ist uns von keinem anderen Hormon bekannt. Die Stickstoffbilanz war dabei unverändert. Plasma- und Blutmenge stiegen in der 1. Woche deutlich an; am Ende der 2. Woche waren sie jedoch wieder zum Ausgangspunkt zurückgekehrt. Eiweiß- und Chlorgehalt des Plasmas waren ebenso unverändert. Diese Ergebnisse können bislang noch nicht in einen Zusammenhang mit dem gebracht werden, was wir während der physiologischen Überfunktion der Keimdrüsen, zumal bei Brunst und Tracht der Tiere, beobachteten. Dies zeigen schon die Beobachtungen, die wir an denselben Tieren, die auch mit Menformon behandelt waren, machen konnten. Der Nachweis der Brunst ist bei Hunden, die im Laboratorium gehalten werden, sehr schwierig, zumal die Blutungen auch bei gesunden Tieren sehr gering sind oder fehlen. Ebenso ist es eine bekannte Erfahrung, daß solche Tiere nur selten mit Erfolg gedeckt werden können. Bei 3 Tieren konnten wir jedoch an der gesteigerten sexuellen Erregbarkeit und der Schwellung des Genitaltraktes, die das Katheterisieren erschwerte, die Brunst erkennen; zur selben Zeit zeigten die Tiere — bei konstanter Nahrungs- und Wassereinfuhr — starke Gewichtszunahmen um 500—700 g, die nach 6—7 Tagen wieder ausgeschwemmt wurden. Wir ließen die Tiere decken und bei einem Tier kam es zur Tracht. Sie war zunächst durch eine erhebliche Gewichtszunahme charakterisiert die bei dem Tier von 19 kg Gewicht über 4 kg betrug. Dabei wogen die 3 Jungen bei der Geburt zusammen nur 1100 g, die Amnionflüssigkeit, die durch einen Zufall aufgefangen werden konnte, betrug 420 g. Demnach wären also über 2,5 Liter Wasser, entsprechend 15% des Körpergewichtes, gespeichert worden. Die Retention erfolgte vorwiegend auf renalem Wege; die extrarenale Abgabe war, zumal in den letzten Wochen vor dem Werfen der Jungen, stark erhöht. Dabei war der Wasserwechsel des Tieres im ganzen gesteigert, der Durst war so lebhaft, daß das Tier 2—3 Liter Wasser täglich trank, die Harnmenge betrug 1—1,5 Liter, also 50% der Einfuhr, während sie bei demselben Tier sonst bei Standardkost etwa 65% der Einfuhr ausmachte. Stickstoff- und Kochsalzbilanz wurden gegen Ende der Tracht stark positiv. Von dem zugeführten Kochsalz wurden pro Tag nur 26—28% im Harn ausgeschieden, während dasselbe Tiere sonst 90% der Einfuhr ausschied. Von besonderem Interesse scheint uns, daß die Ausschwemmung des Wassers dem Werfen der Jungen deutlich vorangeht. Sie setzte in unserer Beobachtung 28 Stunden vor der Geburt ein, bis zu dem Werfen der Jungen selbst hatte das Tier schon 2,5 Liter Harn ausgeschieden; im ganzen kam es innerhalb von 5 Tagen zu einem Gewichtssturz um 5,4 kg, also um mehr als 25% des Körpergewichtes. Zweifellos handelte es sich hierbei — was auch aus dem sonstigen Verhalten hervorging — um ein besonders hydrolabiles Tier (schottischer Schäferhund). Die zirkulierenden Plasma- und Blutmengen waren stark erhöht. In den nächsten Tagen nach dem Werfen stieg Kochsalz- und Stickstoffausscheidung rasch an und besonders dadurch, daß das Tier zunächst jede Nahrung verweigerte, wurde die Bilanz stark negativ, so daß der Organismus die aufgestapelten Mengen rasch wieder herausbefördern konnte. Von Tierversuchen nennen wir noch die Beobachtungen von ALLEN, SCHAAF und LUNDIN, die bei trächtigen Schafen auf Kochsalzfütterung hin enorme Wasserretentionen von 10—13 kg beobachteten, während dieselben Tiere außerhalb der Tracht dabei nur 4—5 kg retinierten.

Auch bei der Frau finden wir während der *Menstruation* und *Gestation* eine tiefgreifende Umstellung des Wasserhaushaltes. Es ist seit langem bekannt, daß Frauen während der Menstruation zu Wasserretentionen neigen; auch bei Gesunden kann es zu einem Gewichtsanstieg bis zu 1 kg kommen. Diese Retention kann eine Ödementstehung begünstigen. So kennen wir Herzkranke, die an der Grenze der Kompensation stehend, nur während der Menses Ödeme bekommen. Die Retentionsbereitschaft des Organismus wird auch im akuten Wasserbelastungsversuch manifest. HEILIG sah während der beiden ersten Tage der Menstruation bei einer Belastung mit 1000 g Wasser oder mit 15 g Kochsalz eine Herabsetzung der Ausscheidung auf fast die Hälfte gegenüber dem Ausfall der Probe im Intervall. Der KAUFFMANNsche Versuch wurde von EUFINGER und SPIEGLER bei der Hälfte der menstruierenden Frauen positiv gefunden. Die Hautquaddelzeit ist nach HORSCH verkürzt. In sorgfältigen Versuchen hat RUPP weiterhin gezeigt, daß auch die Vorgänge des intermediären Wasseraustausches während der Menstruation verändert ablaufen. Während es, wie wir sahen, bei Gesunden und ebenso bei Frauen im Intervall auf Wassertrinken hin zu einer deutlichen Hydrämie, kenntlich an der Abnahme der Hämoglobinwerte, kommt, verläuft diese bei der menstruierenden Frau oft verzögert, sie setzt zumeist erst 1—2 Stunden nach dem Wassertrinken ein, ebenso dauert die Rückkehr der Hämoglobinwerte zum Ausgangswert bis zu 6 Stunden. Diese Abweichungen sind denen ähnlich, die wir bei leichten Formen von akuter hämorrhagischer Nephritis beobachten.

Auf die Zusammenhänge zwischen Menstruation und eigenartigen Ödembildungen haben neuerdings MOLNAR und GRUBER wieder aufmerksam gemacht. Ähnliche Beobachtungen sind früher schon ausführlich von VEIL und BOHN mitgeteilt worden.

In der *Schwangerschaft* finden sich nun die während der Menstruation noch vereinzelt und in geringem Grade zu beobachtenden Veränderungen häufiger und in stärkerem Maße

wieder: Wir beobachten die gleiche Anreicherung und Verschiebung der Wasserdepots der Gewebe, die Wasser- und Mineral-
retention bis zur Ödembildung; eine Störung der Bilanz ist auch
im Trinkversuch deutlich nachweisbar. Hier beginnt eine Reihe
von klinisch wichtigen Störungen, vom Hydrops gravidarum
und der Albuminurie der Graviden (17% aller Schwangeren
zeigen Eiweiß im Harn) über die Schwangerschaftsniere bis zur
Schwangerschaftstoxikose und ihrer schwersten Form, der Eklampsie. Die Veränderungen des Wasserhaushaltes lassen in all diesen
Störungen keine grundsätzlichen, sondern nur graduelle Unterschiede erkennen. Der Mechanismus der Störung ist in den letzten
Jahren eingehend untersucht worden. Die Ergebnisse lassen sich
kurz folgendermaßen zusammenfassen: Die im ganzen vermehrte
Plasma- und Blutmenge zeigt häufig eine ,,Hydrämie'', die an einer
Abnahme der Hämoglobinwerte, in geringerem Maß auch einer
Verminderung der Serumeiweißwerte, kenntlich ist. Die Oberflächenspannung des Plasmas ist dabei wenig verändert (v. OET-
TINGEN). Der kolloid-osmotische Druck ist vom 4. Monat an bis
gegen Ende zunehmend vermindert, 8 Tage nach der Geburt zeigt
er wieder den Ausgangswert. Wichtiger als diese geringfügigen
quantitativen Veränderungen scheint besonders die Verschiebung
innerhalb der Eiweißkörper zu sein. Man findet hier regelmäßig
eine Verschiebung des Eiweißes nach der grobdispersen Seite hin,
wobei der Fibrinanteil erhöht ist, während das Albumin absinkt.
Zugleich läßt sich eine größere Labilität der Eiweißkolloide beobachten, die Ausflockbarkeit bei Erwärmen und Aussalzen ist
gesteigert (EUFINGER, ,,Dyskolloidose''; SEITZ). Auch die Lipoidwerte steigen etwas an. Wenig charakteristisch scheint die Veränderung des Ionenmilieus zu sein. Δ wurde wiederholt erniedrigt
gefunden. Das Kochsalz soll nach ZANGEMEISTER und v. OETTIN-
GEN erniedrigt sein. Die Reaktion des Plasmas zeigt eine leichte
Verschiebung nach der sauren Seite.

Da diese Blutveränderungen allein die Hydropsietendenz des
Organismus noch nicht erklären — die Verschiebung der Eiweiß-
kolloide und die Azidose ließen eher das Gegenteil erwarten — hat
man die Ursache in die Gewebe verlegt. Man nimmt eine allgemeine
Umwandlung, zumal der Zellen des Bindegewebes, an (ZANGE-
MEISTER), eine Rückbildung in Richtung auf den embryonalen
Typus zu (STIEVE), die klinisch zu einer vermehrten Turgeszens,
Vollsaftigkeit bis zur Schwellung und Verquellung führen kann.

Zugleich scheint die Permeabilität der Capillaren wesentlich erhöht zu sein, man hat dieses am Plexus chorioideus nachzuweisen versucht, auch an der Niere, wo man erhöhte Neigung zur Glykosurie und Albuminurie, in einer vielleicht zu einfachen Weise, auf eine erhöhte Permeabilität zurückzuführen suchte.

Die Untersuchungen über den Wasser- und Mineralaustausch zwischen mütterlichem und kindlichem Blut sind naturgemäß mit größten Schwierigkeiten verbunden. v. OETTINGEN fand die Chloride des kindlichen Blutes gegenüber dem mütterlichen erhöht. Ebenso lagen die Werte der Phosphatide im embryonalen Blut bis zu 50% höher.

Es sei schließlich noch auf die Umstellung des Wasserhaushaltes hingewiesen, die im *Wochenbett* durch das Säugen des Kindes erforderlich wird. Menschliche Ammen können bis zu 4 Liter Milch pro Tag geben, in der Regel freilich nur 1,5—2 Liter. Bei Kühen hat man bei einem Gewicht von 5—6 Doppelzentner Milchmengen bis zu einem Maximum von 65 Liter pro Tag beobachtet, also mehr als 10% des Körpergewichtes. Dabei ist zumeist eine wesentliche Einschränkung der Diurese nicht zu beobachten, die Flüssigkeit wird durch das vermehrte Trinken bereitgestellt. Will man eine Amme abstillen, so läßt man sie dursten; ebenso kann man bei einer Frau, die ein totes Kind geboren hat, die Milchstauung vermeiden. Dazu werden an manchen Kliniken noch Laxantien gegeben, um den Flüssigkeitsstrom nach dem Darm hin abzulenken.

Bei den *Erkrankungen der Schwangeren* treten zu der physiologischen Umwandlung noch weitere Faktoren hinzu. So hat man für die Entstehung der Schwangerschaftsniere besonders das Auftreten niederen Eiweißspaltprodukte angenommen. Ebenso kann die mechanische Einwirkung des Uterus auf die Zirkulation des Splanchnicus und der Nierengefäße mitbeteiligt sein. Davon haben wir oben bei der Besprechung der Kreislauffaktoren schon gehandelt. Bei der Eklampsie tritt als neuer Faktor die Krampfbereitschaft auf. Diese dürfte auch für die Schwere der Nierenfunktionsstörung in erster Linie verantwortlich sein. Es ist wenig wahrscheinlich, daß die Bildung der Krampfstoffe von der Nierenerkrankung abhängig ist, wie man lange Zeit angenommen hat; vielmehr ist es durch neuere Untersuchungen (HOFBAUER, ANSELMINO, HOFFMANN) wahrscheinlich geworden, daß hier zentralnervöse und hormonale Einflüsse eine wichtige Rolle spielen, zumal solche, die vom Hinterlappen der Hypophyse ausgehen. In eigenen Untersuchungen, gemeinsam mit SCHNEIDER, fanden wir regelmäßig im Blut von Hochschwangeren sehr reichlich antidiuretische Substanzen; durchschnittlich lag der Gehalt etwa 50% höher als bei nichtschwangeren Frauen. Wir kommen darauf im nächsten Kapitel zurück (Tabelle 27, S. 282).

Es ist bislang nicht möglich, die zahlreichen während der verschiedenen Tätigkeitsphasen der Keimdrüsen zu beobachtenden Erscheinungen auf die Wirkung bestimmter Hormone zurückzuführen. Dies mag zum Teil noch durch die eigenartige Stellung der Keimdrüsen im endokrinen System, durch ihre enge Verknüpfung mit anderen Drüsen, zumal mit den Hypophysenvorderlappen, verbunden sein. Wir kennen ja heute „Sexualhormone“, die nicht in der Keimdrüse, sondern in der Hypophyse gebildet werden. Bei der zentralen Stellung, die die Hypophyse in der Regulation des Wasserhaushaltes einnimmt, ergibt sich die Möglichkeit, manche der eben besprochenen Erscheinungen im Wasserhaushalt durch die enge hormonale Verknüpfung zwischen Hypophyse und Keimdrüsen zu erklären.

b) Hypophysen-Zwischenhirnsystem.

Die Hypophyse steht in engster anatomischer und funktioneller Verbindung mit dem Zwischenhirn, derart, daß wir gezwungen sind, von einem einheitlichen „Hypophysen-Zwischenhirnsystem“ zu reden. Dieses System stellt den wichtigsten Regulationsapparat des Wasserhaushaltes dar. Die Aufgabe einer eingehenden Darstellung dieses Gebietes ist vielfältig erschwert. Es gibt kaum ein Gebiet, an dem die heutige Forschung mit solcher Intensität an der Arbeit ist, die Flut der Literatur ist schier unübersehbar. Die Durchsicht dieser Arbeiten zeigt uns eine Fülle von Widersprüchen und Unklarheiten, die zum Teil durch die eigenartige Zwischenstellung, die das System zwischen einem nervösen und einem hormonalen Apparat einnimmt, bedingt sind. Es stoßen hier — man könnte sagen zwischen Vorder- und Hinterlappen — zwei Systeme zusammen, die ihre eigenen Gesetzlichkeiten in sich tragen, für deren Bearbeitung die Forschung ganz verschiedene Betrachtungsweisen anwendet. Schon unsere Nomenklatur ist eine andere bei der Beschreibung der nervösen Reize, eine andere bei der Beobachtung der hormonalen Impulse. Wir sehen hier eine der wichtigsten Umschlagstellen im Organismus, wo heterogene

Reize ineinander umgewandelt, umgeschaltet werden. Die Problematik der psycho-somatischen Wechselwirkung tritt hinzu.

Daher kann im Rahmen dieser Arbeit keine erschöpfende Darstellung des Gebietes gegeben werden. Wir können nur die heutige Situation des Problems schildern; hierbei mußten wir notwendigerweise — soll die Übersichtlichkeit, über das ganze Gebiet nicht verlorengehen — eine Ordnung der Befunde in bestimmter Richtung, auf Grund bestimmter Grundthesen vornehmen; dabei ist eine gewisse Subjektivität der Darstellung nicht zu vermeiden.

Von einem Einfluß des *Vorderlappens* auf den Wasserhaushalt ist wenig bekannt. Die Prolane haben nach SCHERINGER keine Wirkung auf den Wasser- und Salzhaushalt. Auch die sehr sorgfältigen Untersuchungen PUTNAMs über das Wachstumshormon des Vorderlappens enthalten keine verwertbaren Daten. Lediglich TEEL gibt an, mit Vorderlappenextrakten eine diuretische Wirkung erzielt zu haben. Jedoch scheinen seine Auszüge, nach den Protokollen zu schließen, sehr ungleichmäßig gewirkt zu haben. Es kann dabei der Salz- und Stickstoffgehalt der Extrakte beteiligt gewesen sein, die Versuche bedürfen jedenfalls der Nachprüfung. Das gleiche gilt für die merkwürdigen Angaben von GOLDZIEHER und KALDOR, die nach der Injektion diuretisch wirkender Mittel histologische Veränderungen im Vorderlappen — Abnahme der Eosinophilen, Zunahme der basophilen Zellen — gesehen haben. Die Störung des Wasserhaushaltes, die wir bei Kranken mit Akromegalie finden (MARX, VOIGT), können nicht ohne weiteres auf den Vorderlappen bezogen werden, sondern sind durch eine sekundäre Beeinflussung des Hinterlappens und benachbarter Hirnteile erklärbar. Die Verhältnisse bei der eigenartigen CUSHING-Krankheit des Vorderlappens scheinen noch nicht genügend erforscht. Von Interesse sind die klinischen Beobachtungen über das Zusammentreffen von Diabetes mellitus und Diabetes insipidus nach der Gravidität (LAUTER und HILLER). Auch bei Diabetes insipidus wurde wiederholt ein Zusammenhang mit Gravidität beobachtet (eigene Beobachtungen). Bei derartigen Störungen kann zwar der Vorderlappen entscheidend beteiligt sein, sichere Beweise für eine solche Annahme haben wir jedoch nicht.

Ob zwischen Vorder- und Hinterlappen funktionelle Beziehungen bestehen, ist noch Gegenstand der Forschung. Die enge anatomische Verknüpfung der beiden zu einem nach außen hin einheitlichen Organ kann dabei nicht als ein Argument herangezogen werden; so kennen wir bislang auch für die Nebenniere keine Verbindung von Rinden- und Markfunktion.

CUSHING hat neuerdings auf eine Möglichkeit der funktionellen Verbindung von Vorder- und Hinterlappen hingewiesen. Er geht von Beobachtungen bei der CUSHING-Krankheit aus und beschreibt im histologischen Bild die Invasion von basophilen Elementen, die aus dem Vorderlappen ihren Weg durch den Mittellappen in den Hinterlappen nehmen sollen — hier scheinen sie den „hyalinen Körpern" HERINGs zu entsprechen — und die er für die Muttersubstanz des Hinterlappenhormons hält. Von hier aus sollen die Substanzen dann durch das Gewebe des Tuber cinereum in das Lumen des 3. Ventrikels diffundieren. Bei der Eklampsie und Hypertonie sollen die basophilen Zellen und ihre Einwanderung in den Hinterlappen vermehrt sein. Eine derartige Hypothese könnte dazu verhelfen, einige der Rätsel des Hinterlappens zu klären, so den Mangel an Zellen drüsiger Natur, die wir als Hormonquelle ansprechen könnten.

Der Zusammenhang zwischen Hypophysenfunktion und Wasserhaushalt wurde 1883 von VASSALE und SACCHI entdeckt, als sie nach Exstirpation des Organs eine starke Harnflut auftreten sahen. SHARPEY, SCHÄFER und OLIVER stellten 1894 die ersten kreislaufwirksamen Hinterlappenextrakte dar, MAGNUS und SCHÄFER beobachteten 1901 ihre Wirkung auf die Wasserausscheidung. 1910 sprach FRANK als erster die Vermutung aus, daß der Diabetes insipidus auf einen Ausfall der Hinterlappenfunktion zurückzuführen sei, und 3 Jahre später sahen VON DEN VELDEN und FARINI, daß das Hinterlappenhormon sowohl am gesunden Menschen als auch beim Diabetes insipidus-Patienten stark antidiuretisch wirkte.

In der Folgezeit entstand über diese Fragen eine Flut von Literatur, die heute zum großen Teil nur noch historische Bedeutung besitzt. Manche der früher erbitterten Diskussionen sind heute als abgeschlossen zu betrachten; so können wir die Frage ob das Hinterlappenhormon diuretisch oder antidiuretisch wirke, heute dahin beantworten, daß es unter bestimmten Bedingungen, die später näher zu formulieren sind, auf Säugetier und Mensch stets antidiuretisch wirkt. Einen wesentlichen Fortschritt erzielte die Forschung erst wieder im Jahre 1929, als von KAMM und seinen Mitarbeitern das Hinterlappenhormon in wesentlich reinerer und konzentrierterer Form hergestellt wurde — seine Präparate waren

80mal stärker als das gewöhnliche Voegtlin-Pulver — und
als es ihm gelang, den uteruswirksamen Anteil des Hormons
von dem vasoaktiven und antidiuretischen Anteil zu trennen. Er
nannte die Präparate α- und β- Hypophamin. Die Patentnamen
(Parke & Davis) lauten: „Oxytocin" für das Uterusprinzip und
„Pitressin" für den antidiuretischen und blutdrucksteigernden Anteil. Auf das allgemeine Problem, wieweit die Hormone im Organismus einheitlich gebildet werden und vielleicht nur durch unsere
präparativen Maßnahmen und durch die Reihe der verschiedenartigen Testobjekte in scheinbare Einzelhormone aufgespalten
werden, können wir hier nicht weiter eingehen. Es sei nur gesagt,
daß der Widerspruch von Abel, der die Einheitlichkeit des Hinterlappenhormons betonte, heute überstimmt zu sein scheint, ebenso
wie Abels ursprüngliche Ansicht (Abel und Macht), es handele
sich bei dem wirksamen Prinzip um Histamin. Ein besonders
aktuelles Problem stellt heute die Frage dar, wieweit der antidiuretische und der vasoaktive Körper identisch sind. Kamm
hat neuerdings in einer kurzen vorläufigen Mitteilung angegeben,
daß ihm auf chemischem Wege eine Umwandlung des vasoaktiven
Prinzips in das antidiuretische und auf diesem Wege die Herstellung
rein antidiuretischer Stoffe gelungen sei. Eine Bestätigung dieser
Versuche bleibt abzuwarten. Auch die Angaben von Draper,
der zwischen antidiuretischen und vasoaktiven Körpern Unterschiede gefunden haben will, bedürfen einer gründlichen Nachprüfung. Auf die biologischen Fragen, die mit diesen Problemen
verknüpft sind, kommen wir weiter unten zu sprechen.

Die Frage, ob die uteruswirksame Fraktion des Hinterlappenhormons einen Einfluß auf die Diurese hat, wird von manchen
Untersuchern bejaht: So fanden Hemmingway und Peterson das
Oxytocin stark antidiuretisch wirksam. Gorgle, Gilligan und
Blumgart, ebenso Robert fanden einen relativ geringen Effekt
(vgl. auch Gruber). Nach Heller läßt sich die Aufquellung der
Froschhaut sowohl mit Oxytocin als auch mit Vasopressin erreichen. Es besteht bei diesen Versuchen jedoch die Möglichkeit, daß die Präparate verunreinigt, bzw. unvollständig fraktioniert sind.

Die Herstellung der wirksamen Hinterlappenhormonextrakte geschieht
nach Kamm folgendermaßen: Die Drüsensubstanz wird mit verdünnter
Essigsäure ausgezogen, eingedampft und mit Ammonsulfat ausgesalzen. Die
Fällung wird wieder mit Essigsäure ausgezogen und darauf fraktioniert
mit verschiedenen organischen Lösungsmitteln versetzt. Auf einem anderen

Wege ist es den Chemikern der I. G. Farben-A.-G. — Schaumann und seinen
Mitarbeitern — gelungen, die Reindarstellung und Fraktionierung des
Hormons zu erreichen. Sie absorbieren das Hormon aus der Lösung mit
Hilfe von Silicaten; dann wird zunächst das uteruswirksame Prinzip mit
Hilfe von schwach sauren, und danach das antidiuretische Prinzip mit verdünntem Alkali aus dem Adsorbat eluiert. Die so gewonnenen Präparate
der I. G. heißen: „Orasthin" und „Tonephin". Gewisse Unterschiede in der
klinischen Wirksamkeit zwischen den amerikanischen und den deutschen
Präparaten — so zeigte sich uns das Pitressin in dem McQuarrie-*Test*
zur Provokation eines epileptischen Anfalles wirksamer — sind möglicherweise auf die verschiedenen Konzentrationen der Lösungen bzw. dem Kon-
servierungszusatz von Chloreton zurückzuführen. Im Interesse der Forschung
erscheint es dringend wünschenswert, in Zukunft in erster Linie stets mit
diesen reinen Präparaten zu arbeiten. Wenn man aus besonderen Gründen
die aus der Gesamtdrüse hergestellten Präparate wie „Hypophysin", „Pituitrin", „Pituglandol" usw. anwendet, so sollte ihre Wirkung mit einem der
obengenannten Präparate in Vergleich gesetzt werden.

Die chemische Konstitution des Hinterlappenhormons ist noch
ganz ungeklärt; es handelt sich offenbar um kompliziert gebaute
Amine. Das reine „Tonephin" stellt ein amorphes, weißes Pulver
dar, das sich in Wasser, verdünnten Säuren und Alkohol gut
löst. Die Präparate werden bislang nach dem Vorschlag Voegtlins
am Blutdruck der Tiere ausgewertet. [Aus den mit Hilfe des
Uterustestes gewonnenen Werten direkt auf die Stärke der antidiuretischen Wirksamkeit zu schließen, geht heute nicht mehr an
(vgl. Hoff und Wermer).] Die Wirkung von 0,5 g des Voegtlin-
Trockenpulvers wird als „1 Einheit" bezeichnet. Erwähnt sei
hierbei, daß der Hinterlappen der menschlichen Hypophyse nur
0,1 g wiegt und daß 1 g des Trockenpulvers 7 g frischer Hinterlappensubstanz entspricht. Der Schwellenwert für eine antidiuretische Wirkung des Hormons liegt am Hunde bei etwa
0,02 mg frischer Hinterlappensubstanz. Beim Menschen erweist
sich 1 mg Voegtlin-Pulver = 6,4—7 mg Frischsubstanz noch unwirksam, während die 10fache Menge — die also schon etwa dem
halben Gewicht der Hypophyse selbst entsprechen würde — stark
wirksam ist.

Da es durchaus fraglich ist, ob das antidiuretische und das
Blutdruckprinzip wirklich identisch sind, scheint es uns dringend
wünschenswert, für die Fragen des Wasserhaushaltes Auswertungs-
methoden heranzuziehen, die die antidiuretische Wirkung direkt
bestimmen.

Solche Versuche wurden bereits von Kamm, Pick und seinen Mitarbeitern, Gibbs u. a. gemacht, ohne daß diese Methoden befriedigen

könnten. Von Burn ist neuerdings eine Methode angegeben worden, die bei Ratten den Zeitpunkt zwischen der Tränkung der Tiere und den Höhepunkt der Diurese bestimmt. Dieses Verfahren hat den Nachteil, daß die Resultate weitgehend von der Spontanmiktion der Tiere beeinflußt werden; auch erfordert sie eine fortlaufende mühsame Kontrolle der Tiere. Wir haben deshalb selbst eine Auswertungsmethode ausgearbeitet, die bei Kleintieren vorwiegend die Steigerung der Kochsalzkonzentration des Harnes zur Grundlage nimmt. Die Einzelheiten der Methode sind früher dargestellt (vgl. Kapitel Methodik). Es gelingt mit ihr, kleinste Mengen bis zu 0,0025 Einheiten = 0,000125 ccm der üblichen Pitressinlösung = 0,3 γ der Pitressinsubstanz noch mit Sicherheit nachzuweisen.

Die Methode hat den Nachteil, daß die Stoffe subcutan injiziert werden müssen, was zumal bei der Reaktion von Extrakten, die auf Antidiurese geprüft werden sollen und zugleich noch andere Körper enthalten, störend einwirken kann. Auch ist die Methode für manche Fragestellung nicht genügend empfindlich.

Wir haben deshalb gemeinsam mit Bentz und Schneider eine Methode besonderer Empfindlichkeit mit intravenöser Injektion bei Hunden ausgearbeitet. Sie hat den Vorzug, daß sie es zugleich erlaubt, mit Sicherheit sowohl diuretische als auch antidiuretische Wirkung quantitativ zu erfassen.

Mit ihrer Hilfe haben wir einige der chemischen und physikalischen Eigenschaften des Hinterlappenhormons direkt an der Antidiurese geprüft, während die bisher vorliegenden Untersuchungen zumeist nur die Uterus- und Blutdruckwirksamkeit beobachten. Es ergab sich dabei zunächst eine weitgehende Widerstandsfähigkeit der Lösung gegen Hitze. Nach zweistündigem Kochen bei normalem Atmosphärendruck büßten die Lösungen nur 10—20% ihrer Wirksamkeit ein. Schwache Säuren von p_H 4—5 greifen die Substanzen nicht an, stärkere Mineralsäuren zerstören sie bald. Stark empfindlich ist die Substanz gegen Alkali. Bei mehrstündigem Stehen mit n/100-Lauge wird die Wirksamkeit völlig aufgehoben, kurzes Aufkochen mit Normallauge zerstört 20—30% der wirksamen Menge. Da die Substanz von zahlreichen Stoffen leicht adsorbiert wird, ist ihre Darstellung erheblich erschwert. Besonders wirksam sind Silicatadsorbentien wie Silikagel, Frankonit, Bentonit. Eine Menge von 50 mg Frankonit adsorbiert 20 Einheiten beim Schütteln der Lösung in wenigen Minuten. Die Elution ist offenbar nur mit Alkali möglich, sie gelingt mit Phosphatgemischen und Sodalösung. Eine besonders interessante Eigenschaft ist die Empfindlichkeit gegen ultraviolette Strahlen. Die Adsorptionskurve des Tonephins hat ein Maximum bei 275 mμ. Die Bestrahlung einer Lösung mit 20 Einheiten in 10 ccm Wasser in 20 cm Abstand durch eine Hanauer Quarzlampe vernichtet in 15 Minuten jede Wirksamkeit.

Zur Frage der Identität zwischen Blutdruck- und Antidiureseprinzip im Hinterlappenhormon läßt sich heute folgendes sagen: Mit kleinen Mengen von Hinterlappenhormon, etwa 0,1 Einheiten intravenös bei einem Hunde von 20 kg Gewicht, findet man wohl noch eine starke antidiuretische Wirkung, jedoch auch bei sorgfältigster Kontrolle — direkte Blutdruckschreibung am unnarkoti-

sierten Tier — keine Blutdruckwirkung mehr (MARX und WEIN-
BERG). Umgekehrt sehen wir dann, wenn es zu einer Blutdruckwirkung kommt, stets auch einen starken antidiuretischen
Effekt. Es könnte sich demnach um eine Frage der Dosis handeln,
derart, daß kleine Mengen nur die Diurese, größere Diurese plus
Blutdruck beeinflussen. Dabei ist zu bedenken, daß wir es bei
der Antidiurese in erster Linie nur mit der Beeinflussung eines
einzelnen Organs, der Niere, mit einem relativ kleinen Gefäßgebiet
zu tun haben, während das relativ große Gebiet der arteriellen
Strombahn beeinflußt werden muß, bis es zu einer meßbaren
Reaktion des Blutdruckes kommt. Wir kennen weiter eine selt-
same Eigenart des Hinterlappenhormons, die darin besteht, daß
nach einer einmaligen Injektion das betreffende Organ oder der
Organismus lange Zeit refraktär gegen eine erneute Injektion
bleiben. Man hat dieses Phänomen, das sowohl am Blutdruck
(TRENDELENBURG) als an der Atmung und auch am Uterus
(HOWELL) nachweisbar ist, als „Immunisierung" bezeichnet, ob-
gleich sicherlich keine Antikörperwirkung dabei beteiligt ist. An
der Diurese ist diese Erscheinung kaum merkbar, nach unseren
eigenen Erfahrungen überhaupt nicht nachweisbar. In besonders
angelegten Versuchen konnten wir bei gleichzeitiger Registrierung
von Blutdruck und Diurese zeigen, daß bei einer Reinjektion die
Blutdruckwirkung fehlt, während die Diuresewirkung unverändert
deutlich ist. Diese Beobachtungen scheinen uns zu einem gewissen
Grade gegen eine Identität der beiden Prinzipien zu sprechen.
Eine Entscheidung der Frage ist beim heutigen Stand der Forschung
noch nicht möglich.

Die überragende Rolle des Hinterlappenhormons in der Regulation des Wasserhaushaltes kommt schon darin deutlich zum Ausdruck, daß wir schlechterdings keinen einzigen Vorgang im Wasserhaushalt nennen können, in den das Hinterlappenhormon nicht
eingreifen könne. Wir haben bereits in früheren Kapiteln auf seine
Bedeutung für die Resorption, für die Tätigkeit der Capillaren und
ihren Stoffaustausch (POULSSON), für die Regulation des Lymph-
flusses (PETERSEN, HUGHES), bis schließlich zur Funktion der
Harnwege (MACFARLANE) gehandelt. Die wichtigste Wirkung ist
jedoch in der *Beeinflussung der Diurese* zu sehen, deren Mechanismus wir näher zu betrachten haben.

Als Methode haben wir dabei zunächst die Beobachtung der
Wirkung einer Mehrzufuhr des Hormons durch Injektion zur Ver-

fügung; peroral ist das Hormon nicht in nennenswerter Weise wirksam. Zunächst interessiert uns die Wirkung am *Menschen* und am *Säugetier*. Zwar läßt sich bei den Amphibien auch die gleiche Wirkung beobachten (TANGL und HAZAY); solche Ergebnisse sind jedoch immer schwer auf den Menschen übertragbar (vgl. FROMHERZ). Bei bestimmten Fischarten fehlt hingegen jeder Effekt des Hinterlappenhormons (MARSHALL). Weiter ist eine Kenntnis der Vorgänge im *gesunden* Organismus notwendig. Versuche an vergifteten Tieren (Urannephritis und Cantharidinnephritis) — MOLITOR und PICK — oder am kranken Menschen (LEBERMANN) schließen so viele Variable in sich, daß die Grundfragen dadurch nicht geklärt werden können. Schon die Narkose während eines Versuches kann den Effekt des Hormons verwischen, ja umkehren. Wir kommen darauf noch zu sprechen. Auch die *Art der Zufuhr*, die Geschwindigkeit der Injektion z. B. (OEHME) ist für die Beurteilung der Ergebnisse wichtig. Für den quantitativen Ausfall der Wirkung ist schließlich stets der Wasser- und Salzgehalt der Gewebe, der weitgehend von der Vorperiode abhängig ist, bedeutungsvoll (FROMHERZ).

Injizieren wir einem nüchternen Menschen oder einem Tier, das längere Zeit keine Flüssigkeit bekommen hat, Hinterlappenhormon, so beobachten wir keinerlei Beeinflussung der Diurese. Die „Grunddiurese", die beim erwachsenen Menschen etwa 2—4 ccm in der Stunde beträgt, wird nicht beeinflußt (eigene Beobachtungen), eine Spontandiurese sahen wir bei Verwendung der reinen Präparate nie auftreten. Ganz anders nun, wenn wir gleichzeitig Wasser geben oder wenn der Organismus sich schon vorher im Zustand der Diurese befindet. Bei zahlreichen Substanzen, die in das dynamische Geschehen eingreifen, ist es notwendig, erst die Funktion, auf die der Körper abgestimmt ist, in Gang zu setzen, wenn man die Wirkung sehen will (STEHLE, BOURNE).

Wir geben ein Beispiel, das mit Hilfe eines Trinkwasserversuches am Hunde nach der oben beschriebenen Methode (BENTZ, MARX, SCHNEIDER) gewonnen wurde (Abb. 28). Auf die intravenöse Injektion von 0,01 Einheiten Pitressin sinkt die Harnmenge sofort von 50 auf 10 ccm ab, nach 30 Minuten ist der tiefste Punkt, nach 70 Minuten der Ausgangswert wieder erreicht. Die Kochsalzkonzentration bleibt während der ersten 15 Minuten, während derer die Antidiurese schon deutlich ausgeprägt ist, unverändert. Danach steigt sie steil an, ebenso verhält sich die Harnstoffkonzentration; mit dem Wiederanstieg der Harnmenge kehren auch die Kochsalz- und Stickstoffwerte zum Ausgangswert zurück. Nach Ablauf der Wirkung tritt zumeist eine verstärkte Diurese auf, die in den meisten Fällen, wie in unseren Versuchen, zwanglos durch eine kompensatorische Entfernung des

inzwischen gespeicherten Wassers — die Einfuhr wurde ja konstant weitergeführt — erklärt werden kann. In anderen Fällen versagt diese Erklärung;
man hat angenommen, daß dann vielleicht eine Beeinflussung der Nierengefäße beteiligt sei (OEHME). Die Antidiurese läßt sich, wie gesagt, beliebig
wiederholen. Eine Ermüdung der Funktion oder „Immunisierung" ließ sich
nicht beobachten.

Zur Erklärung der antidiuretischen Wirkung haben wir 3 Theorien:
PICK und seine Mitarbeiter, wie MOLITOR, vertreten den Standpunkt, daß vorwiegend das *Zentralnervensystem* beeinflußt werde.

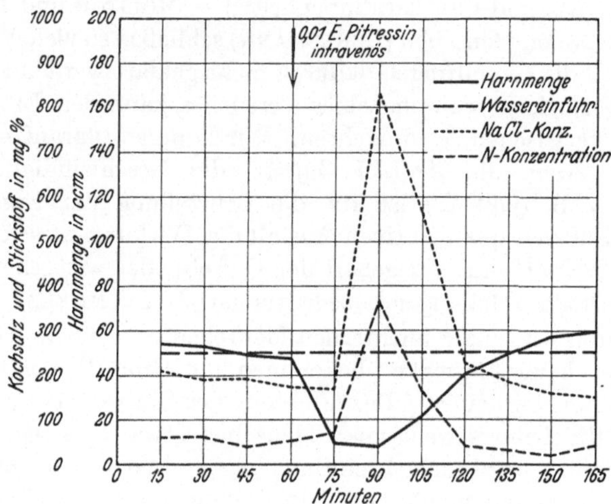

Abb. 28. [Aus BENTZ, MARX, SCHNEIDER: Arch. f. exper. Path. **175**, 167 (1934).]

Dabei sind ihre wichtigsten Argumente, daß 1. die intralumbale
Injektion von Hinterlappenhormon stärker wirksam ist, als die
intravenöse, und daß diese Wirkung durch Narkose aufgehoben
werden kann. (Die Versuche von MOLITOR und NIKOLOFF, die das
Hinterlappenhormon direkt in die Nierensubstanz einspritzten
und dabei wenig wirksam fanden, können wegen der unphysiologischen Verhältnisse hierbei wohl kaum mit herangezogen
werden.) Bevor wir auf die wichtigen Beobachtungen von PICK
und MOLITOR selbst eingehen, seien kurz die Argumente genannt,
die gegen die primäre Bedeutung des Nervensystems für die Hinterlappenhormonwirkung sprechen: sowohl die Hormoninjektion als
auch die Hypophysenexstirpation wirken an der vollständig entnervten Niere genau so, wie bei intakter Nervenversorgung. Auch
die Durchschneidung des Rückenmarkes, selbst in solcher Höhe,

daß die Wärmeregulation aufgehoben wird, hat keinen deutlichen
Einfluß (JANSSEN). Danach ist es ganz sicher, daß zwischen
Nervensystem und dem Erfolgsorgan, der Niere, noch ein humorales
Schaltstück bestehen muß, daß die Wirkung nicht ausschließ-
lich auf dem Nervenwege erfolgen kann.

Die 2. Theorie stellt die *Gewebswirkung* der Hinterlappen-
hormone in den Vordergrund und hält diese für die eigentliche
Ursache der Diuresehemmung. Hier bestehen zunächst große
methodische Schwierigkeiten, die wir früher bei der Besprechung
des Austausches zwischen Blut und Gewebe besprochen haben.
Man kann die Wirkung des Hormons am nephrektomierten Tier
(NONNENBRUCH), und seine Fähigkeit Froschorgane zur *Quellung* zu bringen, nur schwer auf den normalen Organismus
des Menschen übertragen; den Blutwassergehalt beeinflußt das
Hinterlappenhormon in sehr wechselvoller (ROBOZ, LEBERMANN)
und vieldeutiger Weise. Der kolloid-osmotische Druck des Plasmas
wird nicht gesetzmäßig verändert (BONSMANN). Auf den Mineralgehalt des Blutes wirkt es nur gering: GOLLWITZER-MEIER, der
wir hier sorgfältige Untersuchungen verdanken, fand bei intravenöser Injektion von Pituitrin eine Abnahme der gebundenen
Kohlensäure, eine Basenabwanderung aus dem Blut, die durch
den Abfall der Natriumwerte mitbedingt scheint. Der anorganische
Phosphor und das Kalium steigen etwas an, Calcium sinkt; es
finden sich also zweifellos gewisse Veränderungen des Mineralstoff-
austausches. Diese können jedoch als sekundär von der Nieren-
beeinflussung abhängig verstanden werden. Ob das Salzbindungs-
vermögen der Gewebe durch das Hormon direkt geändert wird,
ist noch ganz hypothetisch.

Die 3. Theorie schließlich, die unseres Erachtens heute am
besten begründet ist, sieht den Hauptangriffspunkt des Hinterlappenhormons *in der Niere selbst*. Das ist zuerst von O. SCHÄFER
ausgesprochen und von OEHME experimentell belegt worden, andere,
wie FROMHERZ, STEHLE und BOURNE, haben sich angeschlossen;
die Versuche von STARLING und VERNEY haben die klarsten Beweise für diese Annahme geliefert. Es ist zunächst von grundsätzlicher Bedeutung, daß der Effekt des Hinterlappenhormons in
allen wesentlichen Punkten an der isolierten Niere der gleiche ist
wie im intakten Organismus (STARLING, VERNEY, POULSSON,
GREMELS, MARX). Der Einfluß des Hinterlappenhormons ist
dabei wesentlich stärker als der der anderen Faktoren, wie

Durchströmungsgröße, Blutdruck und Temperatur des Blutes. Dabei ist wichtig, daß das Organ nicht geschädigt wird, daß die Wirkung vielmehr auch an der isolierten Niere bald wieder ausgeglichen wird, und nach Belieben wiederholbar ist. Der Sauerstoffverbrauch der Niere ist unter der Einwirkung des Hormons etwas vermindert. Für den direkten Angriff des Hormons in der Niere sprechen auch die Versuche von MIURA, der bei der Einleitung in die Arterien *einer* Niere die Wirkung hier einige Minuten früher auftreten sah, als in der anderen. Wenn die Substanzen ihren Weg erst über das Nervensystem oder über die Gewebe nähmen, so müßte der Effekt gleichzeitig eintreten. Fragen wir, an welcher Stelle der Niere das Hinterlappenhormon angreift, so ist wichtig zu wissen, daß die Hemmung der Diurese ohne jede Beeinflussung des Kreislaufes der Niere, ohne Änderung der Durchströmungsmenge bei konstant bleibendem Druck möglich ist; damit ist eine primäre Beeinflussung des Gefäßapparates sehr unwahrscheinlich. Vielmehr müssen wir annehmen, daß das wirksame Hormon vorwiegend an den Tubuli angreift und hier durch Rückresorption des Wassers die Antidiurese bedingt.

Wir glauben, neuerdings auch anatomische Beweise für diese Annahme beigebracht zu haben. Gibt man einem Tier mit entsprechend großen Wassermengen zugleich Hinterlappenhormon, so kann es unter gewissen Bedingungen neben der Diuresehemmung zu einer vorübergehenden Hämaturie kommen. Untersucht man in diesem Stadium die Nieren, so findet man die postglomerulären und tubulären Capillaren prall mit Blut gefüllt, zum Teil geborsten, während der Gefäßapparat der Glomeruli dabei kaum beteiligt scheint.

In origineller Weise hat MARSHALL die Frage nach dem Angriffspunkte in der Niere angegangen. Er fand das Hinterlappenhormon bei einer bestimmten Reihe von Fischen unwirksam, und er stellte fest, daß gerade diese Tiere keine engen Schenkel der HENLEschen Schleife besitzen. In diesem Zusammenhange ist von Interesse, daß die Mehrzahl der Fische keine Neurohypophyse besitzt; es wäre eine reizvolle Aufgabe, zu untersuchen, ob solche Tiere, denen eine Neurohypophyse fehlt, gleichzeitig auch Veränderungen im Aufbau der Niere erkennen lassen.

Über das endgültige Schicksal des Hinterlappenhormons im Organismus wissen wir nichts Sicheres. Vielleicht wird es zum Teil im Harn ausgeschieden.

Das Hinterlappenhormon hat weiter eine Wirkung auf die *Mineralausfuhr.* Es wird besonders die Kochsalzausscheidung erhöht, auch Mg, Ca, P, K (STEHLE) werden vermehrt ausgeschieden. Zur Erklärung müssen wir zwei verschiedene Mechanismen in Betracht ziehen: einmal führt die Rückresorption von Wasser in den Tubuli zwangsläufig zu einem reziproken Anstieg der Harnkonzentration. Darüber hinaus ist jedoch auch die *absolute* Kochsalzausscheidung, und zwar ebenso im intakten Organismus wie an der isolierten Niere, erhöht. Zudem ist die erhöhte Kochsalzausscheidung auch dann zu finden, wenn es unter besonderen Umständen auf Hinterlappenhormon hin zu einer Diurese kommt. Wir

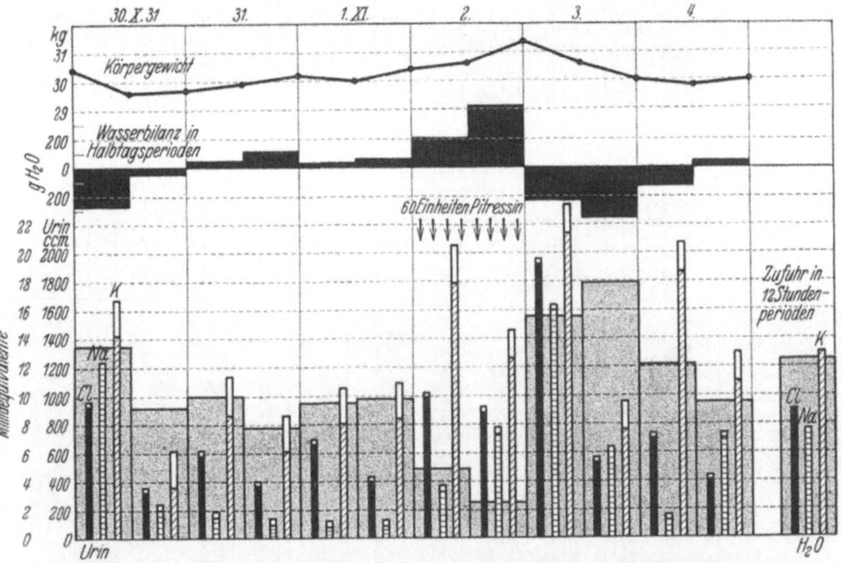

Abb. 29. D. S., Normalfall. Wasserbilanz, Harn-, Chlor-, Natrium- und Kaliumausscheidung unter dem Einfluß von Pitressin (60 Einheiten) auf Halbtagsperioden berechnet. Innerhalb der 12-Stunden-Harnportionen in Säulenform dargestellt die Cl-, Na- und K-Werte mit einem Aufsatz, der die Ausscheidung im Stuhl wiedergibt. [Aus ENGEL: Arch. f. exper. Path. **173** (1933).]

müssen demnach annehmen, daß das Hinterlappenhormon einen Reiz für die Sekretion des Kochsalzes und der Mineralien bilden kann (vgl. PÜTTER).

Dieser Reiz kann so stark sein, daß die Mineralbilanz des Organismus dadurch erheblich gestört wird. Wir verdanken McQUARRIE und ENGEL eingehende Untersuchungen der Mineralbilanz bei gesunden und epileptischen Kindern, wobei strengste Bedingungen, wie völlig konstante Mineraleinfuhr, eingehalten werden konnten (Abb. 29). Die Abbildung zeigt die Bilanz von

Wasser, Cl, Na, K; man sieht, wie es auf das Pitressin hin zu
einer positiven Wasserbilanz und negativen Cl-, K- und Na-Bilanz
kommt. Abb. 30, der gleichen Arbeit entstammend, gibt die

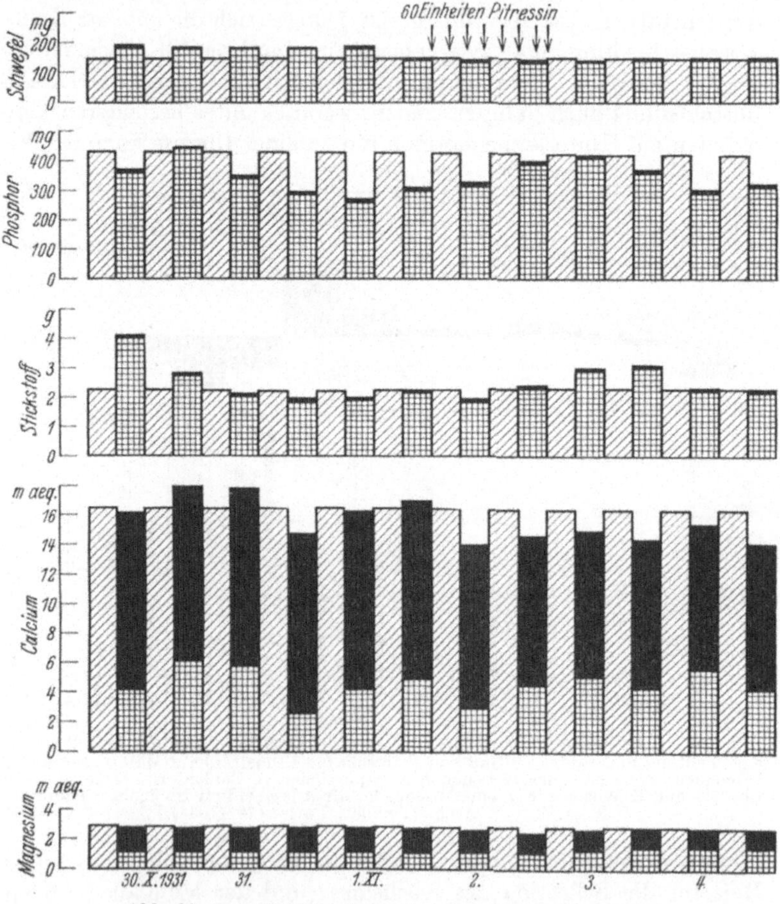

Abb. 30. [Aus ENGEL: Arch. f. exper. Path. **173** (1933).]

Bilanzen für S, P, Ca, Mg und H. Hier ist die Wirkung wesentlich geringer, die Bilanz auch der Stickstoffwerte ist zumeist
ausgeglichen.

Diese charakteristischen Störungen der Mineral- und Wasserbilanz, als deren wesentlichstes Kennzeichen Wasseranreicherung bei

gleichzeitigen Kochsalzverlusten anzusehen ist, stellt nach den Untersuchungen von ENGEL und McQUARRIE einen wichtigen Faktor in der Genese des epileptischen Anfalles dar. Abb. 31 zeigt deutlich das Zusammentreffen der epileptischen Anfälle mit der Verschiebung der Bilanz nach der Zufuhr von Hinterlappenhormon; wir kommen darauf zurück.

Von besonderem Interesse ist die Frage, *ob das Hinterlappenhormon im Blut des Menschen nachweisbar sei.* Soweit wir sehen, ist diese Frage bislang nicht genauer untersucht worden. Wir haben es deshalb gemeinsam mit SCHNEIDER und BENTZ unternommen, das Problem anzugehen.

Der nächstliegende Weg, mit Plasma-Ultrafiltration zu arbeiten, erwies sich durch die leichte Adsorbierbarkeit der Substanz als versperrt. Wir arbeiteten deshalb später mit alkoholischen Auszügen, haben jedoch auch zahlreiche andere Extraktionsmittel verwandt. Die Hauptschwierigkeit, die Extrakte frei von Salz, insbesondere von Kochsalz zu bekommen, konnte dadurch überbrückt werden, daß wir zweimal zur Trockene eindampften und den Rückstand mit absolutem Alkohol aufnahmen. So gelang es uns schließlich, äußerst salzarme Extrakte zu bekommen. Der Chloridgehalt betrug 10—20 mg-%, der Stickstoff 10—30 mg-%. Die Extrakte waren durch Reste von Lipoiden und Farbstoffen gelblich gefärbt.

Derartige Extrakte erwiesen sich, sowohl an der Ratte als am Hund, als stark *antidiuretisch* wirksam. Es ist uns mit keinem

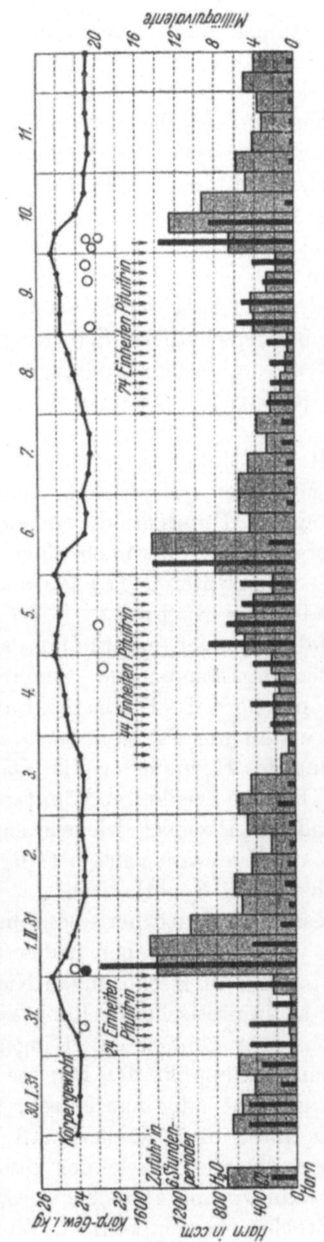

Abb. 31. I. B., Epilepsie. Urin- und Chlormengen unter dem Einfluß von Pituitrin bei ungewöhnlich mineralarmer Ernährung. Innerhalb der 6-Stunden-Urimportion sind in Säulenform die Chlorwerte in Milliäquivalenten dargestellt. ● Epileptischer Anfall. ○ Petit-Mal-Absence. [Aus ENGEL: Arch. f. exper. Path. 178 (1933).]

Extraktionsverfahren gelungen, salzfreie Extrakte zu bekommen, die eine diuresefördernde Wirkung gezeigt hätten. Mit den früher beschriebenen Eichmethoden geprüft, fanden wir bei dem gesunden erwachsenen Menschen pro 100 ccm Blut Mengen von antidiuretischer Substanz, die 0,01—0,05 Einheiten Pitressin entsprechen. Das sind überraschend große Mengen, die zweifellos im Organismus eine starke Wirkung ausüben können. Die Substanz ist vorwiegend im Plasma enthalten; in den nicht ausgewaschenen Erythrocyten fanden sich nur 10—20% der im Plasma befindlichen Mengen. Der Identifizierung der Substanzen mit Hinterlappenhormon stehen noch unüberwindliche Schwierigkeiten entgegen. Einige Eigenschaften, wie Kochbeständigkeit, Alkaliempfindlichkeit und leichte Adsorbierbarkeit, scheinen sie mit dem Pitressin gemeinsam zu haben. Zusammenhänge zwischen der Größe der Diurese und dem Gehalt des Blutes an antidiuretischen Stoffen haben sich bislang beim Menschen nur spärlich finden lassen. Blut, das nach einer mehrtägigen Durstperiode entnommen wurde, wirkte nur wenig stärker als Blut, das nach einer 2tägigen Wasserperiode mit einer Zulage von 2 Liter je Tag gewonnen war. Es scheint, daß unsere Methoden des Nachweises bislang nicht empfindlich genug sind, jedenfalls weniger empfindlich als es die Nieren innerhalb des intakten Organismus sind. Auch ist es möglich, daß die absoluten Hormonmengen des Blutes nicht akuten Schwankungen unterliegen, sondern daß der *Funktionszustand* des aktiven Prinzips, etwa die Bindung des Hormons an die Kolloide des Plasmas, mitverändert wird. Hierbei wiederum könnten die zahlreichen Änderungen im Zustand des Plasmas, wie wir sie nach dem Trinken beschrieben haben, die Hydrämie usw., beteiligt sein. Doch sind diese Annahmen zunächst noch hypothetisch.

Wesentlich deutlicher erkennbar liegen die Verhältnisse am isolierten Organ. Wir haben früher beschrieben, daß das „Nüchternblut" auf die im Herz-Lungen-Nieren-Präparat isolierte Niere eine starke antidiuretische Wirkung ausübt, die der des Hinterlappenhormons sehr ähnlich ist. Hingegen zeigte Blut, das den Tieren auf dem Höhepunkt der Diurese entnommen war, eine derartige Wirkung nicht oder nur in sehr geringem Maße (Abb. 32).

Wir haben oben gesehen, daß die zahlreichen früheren Diuresetheorien, die die Ursache der Diurese in der Hydrämie, den Salzschwankungen und ähnlichem gesucht haben, heute als gescheitert angesprochen werden können. Wir haben es deshalb unternommen,

auf Grund der beschriebenen Versuche folgende Theorie der Diurese
als Arbeitshypothese aufzustellen: *Die Niere steht unter der Einwirkung eines antidiuretisch wirkenden, im Blute kreisenden Hormons.
Kommt es durch Senkung des Hormonspiegels zu einer Verminderung
des physiologischen Antidiuresereizes, so entsteht Diurese. An der
Regulation der Antidiurese ist in erster Linie das Hypophysen-
Zwischenhirnsystem beteiligt, in diesem Sinne kann das Hinterlappenhormon als das „Hormon der Nierenfunktion" angesprochen werden.*

*Die einfache Wasserdiurese zeigt demnach im
kleinen die gleichen Verhältnisse, wie wir sie
im großen bei dem Diabetes insipidus beobachten.* (Von anderen
Voraussetzungen ausgehend, ist dies bereits
früher von FEE ausgesprochen worden.) *Neben dem beherrschenden
hormonalen Mechanismus können zahlreiche
andere Faktoren in den
Ablauf der Diurese eingreifen, zumal solche, die
die physiologischen Bedingungen für Filtration und Rückresorption in der Niere verändern.*
Diese Theorie ist zunächst nur auf die Wasser- oder Trinkdiurese
anwendbar. Bei anderen Diureseformen — etwa der Quecksilber-
oder Purindiurese — können andere Faktoren hinzutreten.

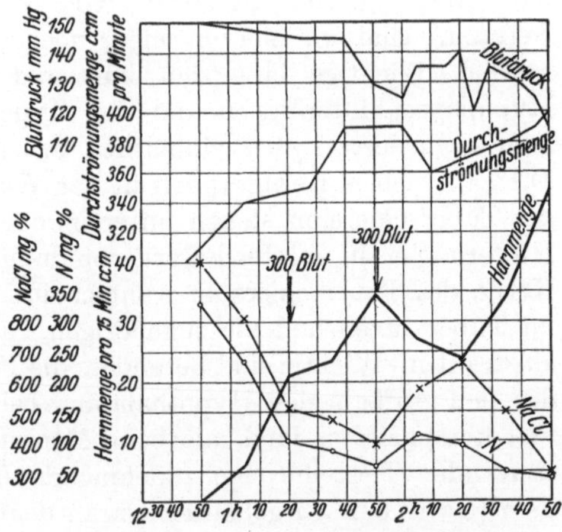

Abb. 32. Herz-Lungen-Nieren-Präparat.
(Aus Klin. Wschr. **1930** II, 2384.)

Es erhebt sich die Frage, auf welche Weise wird der Hinterlappenhormonspiegel des Blutes reguliert, welches sind die *adäquaten Reize für das Hypophysensystem?* Wir halten es für
wahrscheinlich, daß *die Gesamtheit der nach dem Trinken ablaufenden Vorgänge* den eigentlichen „Reiz" darstellt. Bevor wir
das näher begründen, müssen wir etwas weiter ausholen.

Zur Erforschung des Problems stehen uns drei verschiedene
Wege offen: Zunächst die Beobachtungen bei der *Exstirpation* der
Hypophyse im Tierversuch; dann die Untersuchung der Folgen
einer *Reizung* des Hypophysen-Zwischenhirnsystems mit Hilfe von

Stich- und Schnittverletzungen oder durch Injektion von Reizlösungen in den Lumbalkanal und Hirnventrikel, und schließlich
die *klinischen Beobachtungen* von Kranken mit Veränderungen des
Mittelhirns.

Voraussetzung für eine erfolgreiche Erforschung dieser Probleme
ist eine genaue Kenntnis der anatomischen Verhältnisse der zugrunde liegenden Substrate. Trotz einer ausgedehnten Literatur,
die, zumal in den letzten Jahren, zahlreiche Ergebnisse gefördert
hat (BERBLINGER, CUSHING, GREVING, GRÜNTHAL, KARPUS,
SPIEGEL), sind wir hiervon leider noch weit entfernt. Das grundsätzlich Wichtige läßt sich kurz dahin zusammenfassen: Der
Hypophysenhinterlappen und der Hypothalamus bilden ein vielfach gegliedertes, aber einheitlich arbeitendes Organ (CUSHING).
Die zahlreichen Kerngruppen in der Wand des 3. Ventrikels und
des Tuber cinereum stehen untereinander und wiederum mit dem
Hinterlappen in engster Faserverbindung (GRALL). So ist es für die
Kerne des Tuber cinereum wahrscheinlich, daß hier die Ganglien
im Tuber sitzen und die zugehörigen Fasern in den Hinterlappen
einstrahlen. Wichtig sind besonders die Feststellungen GRÜNTHALs,
der den Aufbau des Hypothalamus bei zahlreichen Tieren sehr
viel komplizierter fand, als beim Menschen. Er sieht in der auf-
steigenden Tierreihe eine zunehmende Entdifferenzierung bis zu
dem relativ einfach gebauten Organ des Menschen. Schon daraus
geht hervor, wie schwer Tierversuche mit Eingriffen an dieser
Stelle auf den menschlichen Organismus übertragen werden können.

Es kommt hinzu, daß der Begriff der „nervösen" Zentren
heute sehr problematisch geworden ist. Die ursprüngliche Vorstellung, daß im Zentralnervensystem gewisse Zellgruppen sitzen,
die, mit einer hierarchischen Macht begabt, die „peripheren Vorgänge" ordnen und bestimmen, haben wir aufgeben müssen, ohne
daß wir heute schon ein besseres Bild an ihre Stelle setzen könnten.
Gerade die zunehmenden Erkenntnisse auf dem Gebiet der Hormon-
forschung haben die Trennung Zentrum = Peripherie stark erschüttert. Wir stellen uns heute die Zentren des Mittelhirns vor
als Schaltstellen zwischen nervösem und humoralem Geschehen,
wobei nervöse Reize der verschiedensten Art in Wirkung treten
können, wie ebenso das humorale Geschehen sehr vielfältig gedacht
werden muß. Erinnert sei nur an das Zusammenwirken von Salz-
und Ionenwirkung mit dem hormonalen Ablauf. Zwischen all diesen
Mechanismen bestehen die innigsten Verbindungen. Sie wirken

gegenseitig aufeinander ein, und was wir schließlich im Erfolgsorgan
— etwa an den Vasomotoren oder an der Niere — beobachten,
ist nur das letzte Glied einer langen Reihe mannigfaltiger Reaktionen (vgl. hierzu MARX, MOORE).

Die *Exstirpation der Hypophyse* führt bei Tieren in den meisten
Fällen zu einer Polyurie (CAMUS, ROUSSAY). Der Zeitraum zwischen
der Operation und dem Einsetzen der Diurese ist verschieden; diese
bedeutet einen sehr tiefen Eingriff. Der Operationsshock, die Narkose
usw. müssen in Rechnung gesetzt werden. Eine Unterscheidung,
ob hierbei zuerst die Polydipsie oder die Polyurie auftritt — wie
das RICHTER versucht hat —, scheint uns mit Sicherheit nicht
durchführbar. Die Polyurie dauert verschieden lang; manchmal
hält sie nur wenige Tage, manchmal viele Monate hindurch an.
In besonders klarer Weise hat VERNEY den Erfolg der Hypophysenexstirpation im akuten Versuch zeigen können. Er isolierte die
Niere mit Hilfe des Herz-Lungen-Präparates und wartete, bis sich
nach wenigen Stunden die für das Präparat typische Polyurie entwickelt hatte; dann schaltete er den intakten Kopf eines anderen
Tieres in die Zirkulation ein, die Polyurie sistierte sofort, die Konzentration des Harnes stieg an, man beobachtete den typischen
Hinterlappenhormoneffekt. Ganz anders jedoch, wenn in dem Kopf
kurz vorher die Hypophyse durch Abklemmen mit einer Schlinge
unter sorgfältigster Schonung der umliegenden Hirnteile entfernt
wurde: diesmal blieb nach der Einschaltung jede antidiuretische
Wirkung aus. Wir haben es hier freilich mit den besonders gelagerten Verhältnissen des akuten Versuches zu tun.

Andererseits kann die Polyurie nach der Exstirpation fehlen,
auch wenn sorgfältigste Technik und histologische Kontrolle angewendet wurden (HASHIMOTO, CAMUS, ROUSSAY, BOURQUIN, KAR-
LIK, DANDY). Die Gründe für diese „Versager" können zweierlei
sein: Einmal findet man bei Tieren häufig Nebenhypophysen, die im
Os sphenoidale und am Rachendach gelegen sind (KÖSTER). Diese
können vielleicht rasch die Funktion des Hinterlappens übernehmen.
Eine andere Möglichkeit haben SATO und TRENDELENBURG gezeigt.
Sie fanden zunächst, daß man, außer im Hinterlappen, auch in den
umliegenden Gewebsteilen des Tuber cinereum bis hinauf zu den
Corpora mamillaria antidiuretisch wirksames Hormon gewinnen
kann. Man könnte das mit CUSHING so erklären, daß das im Hinterlappen produzierte Hormon durch diese Hirnteile diffundiert, und so
in die Wandgebiete des 3. Ventrikels gelangt. Es fand sich jedoch,

daß der Gehalt der Hirnteile an uterus- und antidiuretisch wirksamer
Substanz nach der Hypophysenexstirpation stark zunahmen. Dem
entspricht, daß auch anatomisch die Zellgruppen des Tuber
cinereum nach der Hypophysenentfernung stark hypertrophieren.
Damit ist die grundsätzlich wichtige Tatsache gefunden, daß andere
Hirnteile neben dem Hinterlappen in der Lage sind, antidiuretische
Hormone zu produzieren.

Die diesen entgegenstehenden Versuchen von BOURQUIN, die aus den
Teilen der Corpora mamillaria diuretisch fördernde Extrakte dargestellt hat,
können nicht als Einwand gelten. Einmal ist es unsicher, wieweit der Koch-
salz- und Stickstoffgehalt ihrer Extrakte beteiligt ist. Zu bedenken gibt
weiter, daß sie in den sehr komplizierten Versuchen mit gekreuzter Zirkulation zwischen 2 Tieren in dem Kreuzungstier eine Diurese von nur wenigen
Minuten Dauer sah.

Die Polyurie nach Hypophysenentfernung ist nach der Ent-
nervung der Nieren unverändert nachweisbar (HOUSSAY und
RUBIO). Das besagt, daß die Wirkung unmöglich auf dem nervösen
Wege zur Niere geleitet werden kann.

Bei der Exstirpation der Hypophyse wird sehr häufig das
Tuber cinereum mit verletzt und man hat versucht, die diuretische
Wirkung des Eingriffes auf solche sekundäre Störungen zurückzuführen (KARLIK). Nach den Versuchen von CUSHING und VERNEY
ist das wenig wahrscheinlich; jedoch erfordern die Versuche mit
Verletzungen der verschiedenen Anteile des Mittelhirns unsere
besondere Aufmerksamkeit.

Hier müssen einige kritische Bemerkungen vorausgeschickt
werden.

Die sehr zahlreichen Untersuchungen über die Wirkung der
Mittelhirnreizung oder -verletzung auf den Wasserhaushalt gehen
fast ausnahmslos von der Voraussetzung aus, daß hier Zentren
gelegen seien, deren ,,Reizung“ eine Diurese mache. — Es wird deshalb stets nur darauf geachtet, ob bei den operierten Tieren Diurese
oder Polyurie auftritt; ist das nicht der Fall, so gilt der Versuch
als ,,mißglückt“ oder ,,negativ“. Es ist aber bei dem heutigen
Stand unserer Kenntnisse sehr zweifelhaft, ob derartige Zentren
überhaupt existieren, es erscheint sehr viel aussichtsvoller, nach
einem *Antidiuresemechanismus* zu suchen. Wir stoßen hier zugleich
auf die Problematik der Begriffe ,,Reizung“ und ,,Lähmung“,
Begriffe, die wir schlecht entbehren können, deren Vieldeutigkeit
wir aber gerade bei den vegetativen Zentren nicht vergessen
sollten.

Man hat in diesen Versuchen die verschiedensten „Reize" angewandt, wie Stechen, Schneiden, Brennen, Ätzen, faradische Ströme usw. Es ist zu bedenken, daß keiner dieser Eingriffe mit den physiologischen und adäquaten Reizen, die wir für dieses Gebiet annehmen müssen, verglichen werden kann. Die verschiedenen Eingriffe können ganz verschiedene Wirkungen haben: so zerstören die Stich- und Schnittverletzungen einmal die Kerne und Bahnen, sie führen zugleich zur Bildung von Wundstoffen, zur entzündlichen Reaktion der Umgebung, zu Ödem, zu vermehrter Liquorbildung usw. Hierdurch sind schon manche Widersprüche erklärbar.

Die *Stichpolyurie* wurde vor 100 Jahren (1835) von CLAUDE BERNARD entdeckt. Er beobachtete beim Einstechen in den 4. Ventrikel zwischen Vagus- und Acusticuskern, eine Glykosurie und Polyurie, bei etwas höher gelegenem Einstich konnte er später auch eine isolierte Polyurie — die manchmal von Eiweißausscheidung begleitet war — erhalten. Die Versuche wurden durch die bekannten Arbeiten von ECKARD weitergeführt, der mit mechanischer und elektrischer Reizung von verschiedenen Bezirken im 4. Ventrikel aus Polyurie erzielen konnte. Er nahm an, daß die Reize auf dem Nervenwege zur Niere hin verlaufen. Diese Annahme läßt sich heute nicht mehr aufrechterhalten, da wir durch BAILEY und BREMER wissen, daß auch die Stichpolyurie durch die *Entnervung der Niere* nicht beeinflußt wird. Von den zahlreichen Versuchen zu dieser Frage — wir verweisen auf das Referat ELLINGERs — nennen wir noch die von JUNGMANN und MEYER, die im Gegensatz zu ECKARD fanden, daß die Verletzung nur einer Seite der Medulla oblongata zu einer gleichmäßigen Beeinflussung beider Nieren führte, und die von einzelnen Stellen aus eine besonders starke Beeinflussung der *Kochsalzausscheidung* erzielen konnten. In ähnlichen Versuchen unterschied VEIL zwischen einem Zwischenhirnzentrum, dessen Reizung nur geringe Kochsalzausscheidung, und einem Medullarzentrum, das eine starke Kochsalzausscheidung bewirken soll. Seine Angaben über ein gesetzmäßiges Verhalten des Blutchlorgehaltes konnten von MEYER und JUNGMANN, BRUGSCH, DRESEL und LEVY nicht bestätigt werden. Aus neuerer Zeit sind besonders die Versuche RICHTERs zu nennen, der bei Ratten durch Punktion des Hirnstammes in einem relativ hohen Prozentsatz der Tiere eine starke Polyurie auftreten sah; einzelne Tiere tranken pro Tag 2mal das Gewicht ihres eigenen

Körpers. (Uns selbst ist eine Wiederholung der RICHTERschen Versuche an über 30 operierten Tieren nicht gelungen.)

Bei den Versuchen mit Durchschneidung und Verletzung des Zentralnervensystems sind sekundäre Störungsmöglichkeiten zu bedenken. So können die Vasomotoren- und Muskellähmungen sekundär den Kreislauf und damit den Wasserhaushalt beeinflussen. Die Durchschneidung des Rückenmarkes in verschiedener Höhe ließ bei Berücksichtigung aller Kautelen keine sichere Beeinflussung der Diurese erkennen (JANSSEN). Über die Bedeutung des vegetativen Nervensystems und der Funktion der Nieren sind in den letzten Jahren ausgedehnte Untersuchungen durch ELLINGER und HIRT angestellt worden. Es scheint uns bislang nicht möglich, diese Befunde in befriedigender Weise in das Geschehen im Wasserhaushalt einordnen zu können. Die Frage nach dem Antagonismus oder dem Synergismus im vegetativen Nervensystem ist neuerdings grundsätzlich wieder aufgerollt worden (SCHILF). Es geht jedenfalls nicht an, in vereinfachender Weise zu sagen, daß sympathische Reizung stets diuretisch, parasympathische Reizung antidiuretisch wirke. Gerade die sehr sorgsamen Untersuchungen ELLINGERs und HIRTs zeigen, wie sehr man sich hier vor Verallgemeinerungen hüten muß. Gegen eine große Bedeutung der Nierennerven spricht ganz allgemein die Tatsache, daß die völlig entnervte Niere sich raschestens in allen wesentlichen Punkten den Bedürfnissen des Wasserhaushaltes einfügt.

Zusammenfassend können wir sagen, daß alle die Verletzungsversuche am Mittelhirn bislang die Existenz eines vom Hypophysensystem getrennten selbständigen Diuresezentrums nicht beweisen können. Die beobachteten Erscheinungen lassen sich vielmehr bisher zwanglos durch eine Rückwirkung auf die Hypophyse erklären, sei es, daß je nach dem Eingriff die nervöse Versorgung des Hinterlappens gestört wird, oder daß die Sekretions- und Resorptionsbedingungen des Hormons anderweitig verändert werden. Die Beobachtungen von CAMUS und ROUSSAY, auch CURTIS', daß die Hypothalamus-Stichpolyurie auch dann wirksam bleibt, wenn die Hypophyse exstirpiert ist, bedeutet nach den Befunden von TRENDELENBURG und SATO keinen Einwand gegen diese Auffassung.

Bei dieser Sachlage haben wir es gemeinsam mit WEINBERG unternommen, die Wirkung von weniger eingreifenden Reizen auf das Mittelhirn mit Hilfe der intraventrikulären Injektion -von

Reizlösungen unter Einhaltung möglichst physiologischer Bedingungen zu untersuchen; wir berücksichtigten dabei in gleicher Weise sowohl die Möglichkeit von Diurese- als auch Antidiuresemechanismen.

Die Tiere wurden in einer Vorperiode trepaniert, die Haut des Schädels über der Trepanationsstelle entnervt, so daß es nach dem entsprechenden Training der Tiere möglich war, ohne Narkose und ohne jede Schmerzreaktion der Tiere Lösungen beliebig in die Hirnventrikel zu injizieren. Die Resultate sind kurz folgende:

Während die Injektion von Liquor und von indifferenten, isosmotischen und isohydrischen Lösungen keinerlei Einwirkung auf die Diurese erkennen läßt, führen zahlreiche Reizlösungen zu einer Diuresehemmung. Eine Spontandiurese beim nüchternen Tiere oder eine Steigerung der Diurese bei laufender Flüssigkeitszufuhr konnten wir bei keinem der von uns angewendeten Reize beobachten. Wirksam waren zunächst osmotische Reize; destilliertes Wasser sowohl als auch hypertone Lösungen von einem Kochsalzgehalt von 3—20% waren stark wirksam, während Normosal und Lösungen bis zu 3% Kochsalz keine Wirkung zeigten. Auch eine Abänderung der Wasserstoffionenkonzentration erwies sich als starker Reiz. Ebenso waren bestimmte Gifte, Alkaloide, wie Yohimbin und andere Toxine, von starker Wirkung. Liquor gesunder Menschen war unwirksam. Auf die Ergebnisse mit pathologischem Liquor kommen wir zurück. Dieselben Reizlösungen, auch in größeren Mengen, denselben Tieren intravenös injiziert,

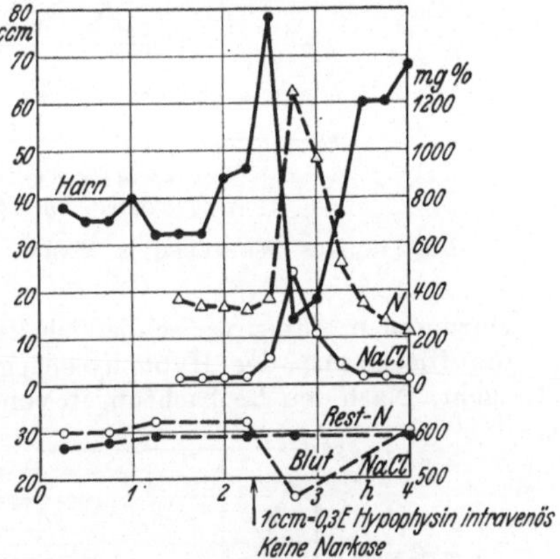

Abb. 33. [Aus WEINBERG u. MARX: Arch. f. exper. Path. 176, 303 (1934).]

hatten sehr viel geringere oder keine Wirkung. Der Effekt der intracerebralen Injektion der Reizlösungen entsprach in den meisten Fällen dem, was wir bei der intravenösen Injektion von Hinterlappenhormon sehen. Wurde Hinterlappenhormon selbst in die Ventrikel injiziert, so war es stärker wirksam als bei der intravenösen Applikation (Abb. 33, 34). Dabei stellt die Hinterlappenhormoninjektion vielleicht einen direkten Reiz für die Mehrproduktion von Hormon dar, wie das DIXON angenommen hat (vgl. den Widerspruch von DE BOER). Wir bringen als Beispiel einen Versuch mit 20%iger NaCl-Lösung (Abb. 35). Der Verlauf ist grundsätzlich der gleiche wie nach der Injektion von Hinterlappenhormon. Schwer deutbar ist zunächst das Verhalten der Stickstoff- und Kochsalzwerte des Harnes. Sie verlaufen unabhängig von den Blutwerten, die zumeist nur eine geringe Senkung des Harnstoffes und Chlorides erkennen ließen. Alle diese Effekte waren durch die Entnervung der Niere nicht zu beeinflussen. Narkotisierung der Tiere mit Phanodorm hob hingegen die meisten Effekte auf (Abb. 36).

Auf der Suche nach einem möglichst schonenden und den physiologischen
Verhältnissen eng angepaßten Verfahren, in das Geschehen im Mittelhirn

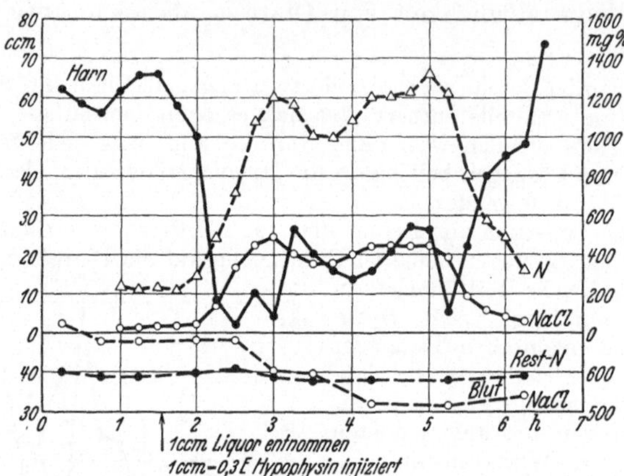

Abb. 34. [Aus WEINBERG u. MARX: Arch. f. exper. Path. **176**, 302 (1934).]

einzugreifen, haben wir schließlich (in Versuchen gemeinsam mit W. BENTZ)
die Diathermie der Hypophysengegend am intakten Organismus untersucht. Nach den Beobachtungen von HOFF, SCHILDER und LIBESNY scheint

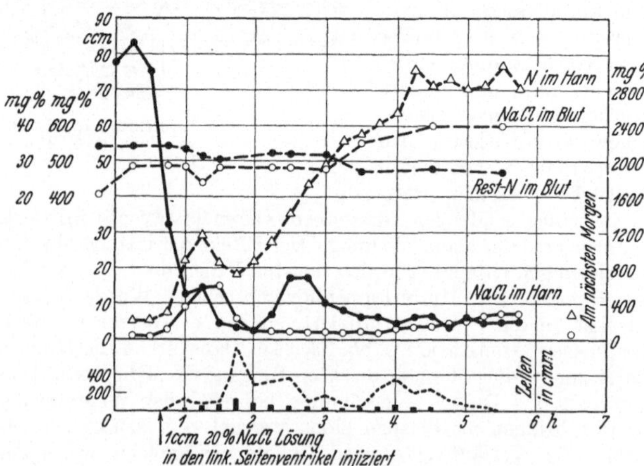

Abb. 35. [Aus WEINBERG u. MARX: Arch. f. exper. Path. **176**, 298 (1934).]

es durchaus möglich, mit Hilfe der Diathermie Wärmemengen in das Innere
der Schädelkapsel zu bringen, die hier zur Reaktion der nervösen Substanz — wohl auf dem Weg über vasomotorische Mechanismen — führen.

Wir verwendeten gut dressierte Hunde; die Elektroden wurden dem rasierten Schädel bitemporal aufgelegt. Die Durchwärmung dauerte 15 bis 45 Minuten bei einer Stromstärke von 0,1 bis 0,5 Ampere. Hiermit konnten wir beim nüchternen Tier keinerlei Reaktion und nie eine Spontandiurese erzielen. Gaben wir jedoch gleichzeitig Wasser in der Form des fortlaufenden Trinkversuches, so beobachteten wir gesetzmäßig eine starke Antidiurese, deren Dauer und Stärke von der Dauer und Intensität der Durchwärmung abhängig war. Neben der Verminderung der Harnmenge sahen wir die Konzentration von Stickstoff und Kochsalz steil ansteigen, die Reaktion ähnelt in allen Teilen dem für das Hinterlappenhormon typischen Verlauf (Abb. 37). Vgl. hierzu Abb. 28.

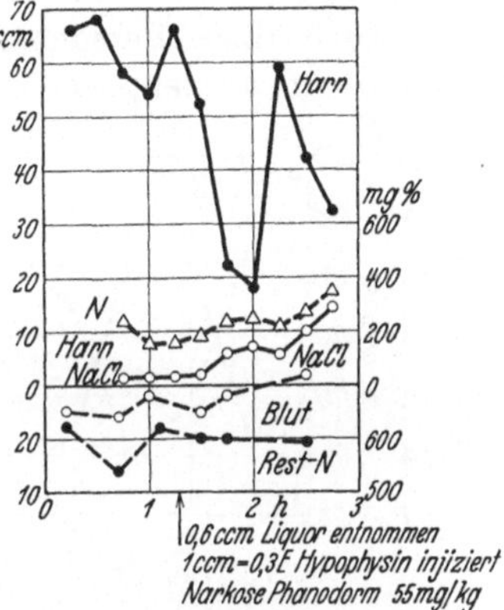

Abb. 36. [Aus Weinberg u. Marx: Arch. f. exper. Path. 176, 303 (1934).]

Nach unserem Auswertungsverfahren, für antidiuretische Substanzen, entspricht der Diathermieeffekt von 45 Minuten Dauer bei 0,4 Ampere etwa einer Pitressinwirkung von 0,01 Einheiten. In einer weiteren Versuchsreihe gelang es uns; nach Abänderung der Methode auch beim Menschen regelmäßig durch Hypophysendiathermie Antidiurese zu erzielen. Die Abb. 38a, b zeigt

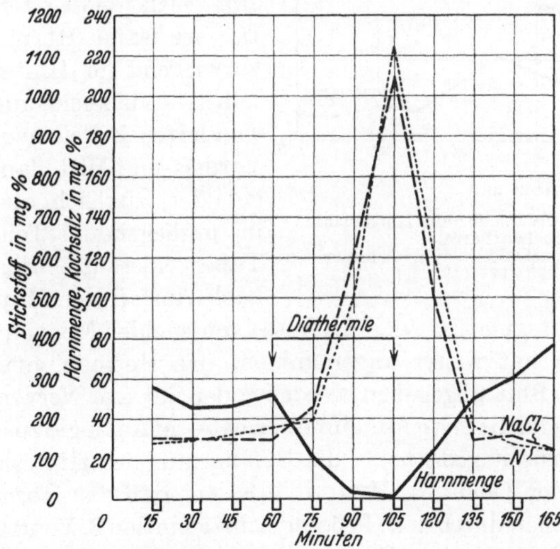

Abb. 37 (vgl. Abb. 28 !). [Aus Bentz u. Marx: Arch. f. exper. Path. 175, 172 (1934)].

zwei Trinkversuche bei einem gesunden, konstant ernährten Menschen; der erste Kontrollversuch zeigt auf das Trinken hin einen normalen Diureseverlauf mit lebhafter Reaktion des spezifischen Harngewichtes; im zweiten Versuch wurde während und sofort nach dem Trinken der Schädel diathermiert; der Erfolg ist eine starke Hemmung der Diurese.

Auch diese Versuche, die unter physiologischen Bedingungen angestellt wurden, scheinen uns dafür zu sprechen, daß der antidiuretische Mechanismus im Mittelhirn vorherrscht und leichter anspricht. Der Effekt läßt sich zwanglos mit einer Mehrproduktion von Hinterlappenhormon erklären, die durch vasomotorische Reaktionen ausgelöst wird.

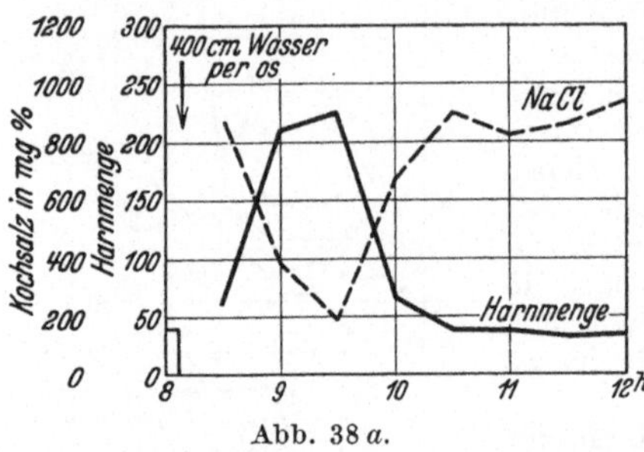

Abb. 38 a.

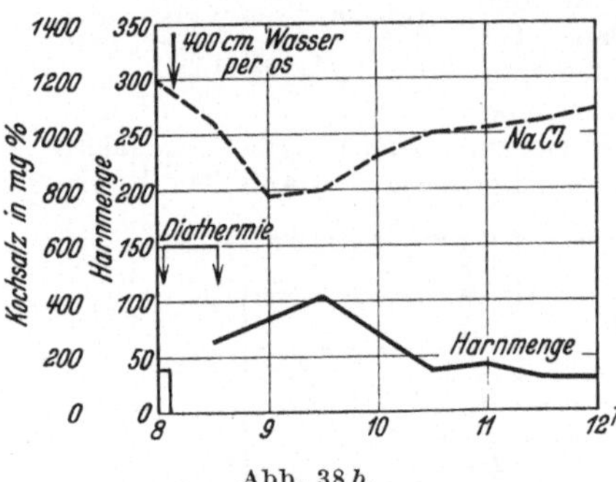

Abb. 38 b.

Abb. 38. a Kontrollversuch ohne Diathermie. b mit Diathermie.
[Aus BENTZ u. MARX: Arch. f. exper. Path. 175, 174 (1934).]

Versuchen wir, uns nach den bislang gewonnenen Ergebnissen eine Vorstellung von der Bildung des Hinterlappenhormons und seinem Weg von der Quelle zum Erfolgsorgan zu machen, so ergibt sich etwa folgendes: Das wirksame Hormon wird vorwiegend im Hinterlappen selbst — vielleicht aus eingewanderten Zellelementen des Vorder- und Mittellappens — gebildet, zugleich aber auch in umliegenden Teilen des Tuber cinereum, die, zumal nach Ausfall der Hypophyse selbst, zur Regulation der Diurese genügende Mengen bilden können. Man hat weiter angenommen, das Hormon müsse entweder in das Blut abgegeben werden, oder auf das Nervensystem einwirken. Gegen die erste Annahme spricht — in Analogie zu anderen endokrinen Drüsen gedacht — die Gefäßarmut des Hinterlappens. Deshalb nahmen CUSHING, HERING u. a. an, daß das Hormon aus dem Hinterlappen durch den Hypophysenstiel in den 3. Ventrikel und hier zur Wirkung gelange. Fragen wir, ob das Hinterlappenhormon im Liquor nachweisbar sei, so widersprechen sich die Antworten; auch ist die Mehrzahl der diesbezüglichen Untersuchungen nur mit Hilfe des Uterustestes angestellt worden. So fanden DIXON, RAUH,

TRENDELENBURG und MIURA nur wenig aktive Substanz; MOLITOR
und PICK konnten sie nachweisen. Nach BARBOUR, HAMBOURGER
soll der Gehalt des Liquors an Uterussubstanz nach Erwärmung der
Tiere (Katzen) erheblich vermehrt sein. Der Lumballiquor soll
schwächer wirksam sein als Cisternenliquor. Wir konnten mit Hilfe
unserer eigenen Methode auch im Liquor des Gesunden regelmäßig
kleine Mengen antidiuretischer Stoffe nachweisen. Uns scheint
die alternative Fragestellung: Blut- oder Nervenweg falsch
zu sein. Es kann heute wohl als sicher angenommen werden,
daß das Hormon zwar in der Nervensubstanz gebildet wird,
daß es die Erfolgsorgane jedoch ganz vorwiegend auf dem
Blutwege erreicht. An welcher Stelle das Hormon aus dem
Nervengewebe oder aus dem Liquor in das Blut übertritt, wissen
wir nicht; es ist wenig wahrscheinlich, daß das nur im Hinterlappen
möglich ist. An der spezifischen Wirkung des Hinterlappenhormons
sind zweifellos die übrigen Organe des Hypothalamus auf das
engste mitbeteiligt, sei es durch Mitsekretion, oder Aktivierung des
Hormons, oder Lenkung der Wirkung in einer bestimmten Richtung.
Hier harren noch zahlreiche Probleme der Lösung.

Als 3. Methode zur Erforschung der Bedeutung des Hypophysen-Zwischenhirnsystems für die Regulation des Wasserhaushaltes nannten wir die *klinische Beobachtung von Kranken*, bei
denen Veränderungen dieser Organe bestehen. Wir finden dabei
eine Reihe der Schwierigkeiten, die uns schon bei den bisherigen
Betrachtungen begegnet sind, in verstärktem Maße wieder. Eine
genaue anatomische Lokalisation der Schädigung ist nur in seltenen
Fällen möglich. Schwer lösbar ist zumal die Frage, was als
direkte Folge des Prozesses — eines Tumors oder Entzündungs-
herdes — zu gelten hat, was als sekundär durch Druckwirkung,
Leitungsunterbrechung usw. zu verstehen ist.

Als wichtigste Störung ist hier zunächst der *Diabetes insipidus*
zu nennen. Eine erschöpfende Darstellung seiner Pathologie kann
hier nicht gegeben werden; wir greifen die für die allgemeinen
Fragen wichtigsten Ergebnisse heraus und verweisen im übrigen
auf die ausführlichen Darstellungen von E. MEYER, BAUR und
VILLA. Der Diabetes insipidus gehört zu den seltenen Krankheiten;
die Literatur wird noch von der Kasuistik beherrscht. Wir
selbst konnten im Laufe von 10 Jahren unter 160 Patienten mit
Erkrankungen der Hypophyse 22 Fälle von Diabetes insipidus
beobachten. Die *Pathogenese* zunächst ist sehr mannigfaltig.

Neben Veränderungen im Hinterlappen selbst (Geschwülste, Cysten, Embolien, Nekrosen, entzündliche Veränderungen) finden wir die gleichen Prozesse auch in den umliegenden Teilen des Tuber cinereum und in der Wand des 3. Ventrikels. In den meisten Fällen sind die anatomischen Befunde sehr gering. Einmal finden wir eine umschriebene Meningitis der Schädelbasis; in anderen Fällen faustgroße Tumoren des Mittelhirns. Bei einer letzten Gruppe von Kranken schließlich vermissen wir jede anatomisch nachweisbare Veränderung. Hier kann die Vorgeschichte Störungen im endokrinen System anzeigen, Schwangerschaft, Pubertät können die Erkrankung auslösen, wir hören von einer Commotio cerebri (EPSTEIN), oder wir nehmen psychische Traumen, neurotische Reaktionen, als Ursache an.

Es ist eine ausgedehnte Literatur über die Frage entstanden, wieweit man eine *primäre Polydipsie* von einer *primären Polyurie* unterscheiden kann. Man hat die Blutchlorwerte, das Verhalten der Harnkonzentration im Trinkversuch, die Veränderungen des Blutes im Durst als Kriterium herangezogen (vgl. VEIL, MAINZER). Wir stehen heute auf dem Standpunkt, daß eine derartige Trennung grundsätzlich nicht möglich ist. Die Frage muß vielmehr lauten: Wieweit sind im einzelnen Falle der Erkrankung psychische Faktoren, wieweit organische Veränderungen beteiligt. Wir kennen Fälle mit Mittelhirntumoren, bei denen im Durst keinerlei Bluteindickung auftritt und die Blutchlorwerte normal sind, auf der anderen Seite beobachten wir Kranke, die aus einer psychischen Verstimmung heraus das Trinken beginnen, die psychotherapeutisch geheilt werden können, und die große Schwankungen der Chlor- und Hämoglobinwerte des Blutes erkennen lassen. Zugleich findet man bei fast allen Diabetes insipidus-Kranken, einerlei, auf welcher Basis das Leiden entstanden ist, psychische Abwegigkeiten. Unter unseren eigenen 22 Kranken waren 4 Landstreicher mit zum Teil schweren psychopathischen Veränderungen, 5 weitere Kranke waren anstaltspflichtig geworden. Besonders instruktiv ist in dieser Beziehung ein Fall aus der CUSHING-Klinik: Bei einem 14jährigen Knaben konnte ein schwerer Diabetes insipidus durch psychoanalytische Behandlung „geheilt" werden. Die Trinkmengen sanken von 11 auf 1,5 Liter ab. Er starb plötzlich, die Obduktion ergab einen großen Tumor des Mittelhirns. Deutlicher scheint mir die untrennbare Verknüpfung zwischen „organischen" und „funktionellen" Faktoren in der Entstehung des Diabetes insipidus nicht demonstrierbar. Dieser Standpunkt einer einheitlichen Betrachtung enthebt uns freilich nicht der Aufgabe, im Einzelfalle die Faktoren genauestens zu analysieren, zumal sich die Therapie des Leidens danach zu richten hat.

Der Vielgestaltigkeit der Pathogenese entspricht die Vielfalt des *Krankheitsbildes* und der *Verläufe*. Von einer geringen vorübergehenden Durststeigerung, die unter Umständen dem Kranken selbst gar nicht zum Bewußtsein kommt und nur der Umgebung auffällt, bis zum hemmungslosen Trinken ungeheurer Wassermengen — bis zu 40 Liter pro Tag wurden beobachtet —, sehen wir alle Übergänge. Der Beginn der Störung kann in einer Verschiebung des Durstes vom Tage auf die Nacht bestehen, der Durst kann im Laufe von Monaten langsam zunehmen; in anderen Fällen geben die Kranken den Tag, ja die Stunde an, in der der Durst begonnen habe. Bei schweren Fällen beobachten wir auf die Wasserentziehung hin die verschiedensten Erscheinungen: Manche Kranken werden apathisch, schlaff, klagen Kopfschmerz und Drehschwindel, andere klagen über heiße Wallungen, Herzklopfen und innere Unruhe; die Lippen werden meist rasch trocken und rissig, manche jammern und betteln um Wasser, andere geraten in schwerste Erregungszustände, trinken ihren eigenen Harn und werden suicidgefährdet. Dabei scheint es uns, auch bei der Durchsicht der Literatur, bislang nicht möglich zu sein, einzelne derartige Verlaufsformen bestimmten anatomischen Befunden zuzuordnen (vgl. ZADEK). W. H. VEIL hat versucht, mit Hilfe der Bestimmung des Blutchlorgehaltes zwei verschiedene Typen des Diabetes insipidus — eine hypo- und eine hyperchlorämische Form — aufzustellen (vgl. hierzu HOLZER und KLEIN, BLOCH und HILSNITZ, RIZZO). Nach den Untersuchungen von E. MEYER, MEYER-BISCH, BAUER, DANIEL und HÖGLER kann das Blutchlorid jedoch nicht als ein zuverlässiges Unterscheidungsmerkmal für bestimmte Typen der Krankheit angesehen werden. Wir selbst haben eine Reihe von schweren Fällen gesehen, bei denen die NaCl-Werte völlig normal waren (vgl. hierzu auch KOROWNIKOW, HAYMANN, FANCONI). Bei anderen Kranken wieder waren die NaCl-Werte äußerst labil und schwankten bei ein und denselben Kranken zwischen „hyper-‘‘ und „hypochlorämischen‘‘ Werten. Von den Veränderungen in den verschiedenen Organsystemen haben wir früher gehandelt.

Die *Behandlung* wird zunächst möglichst die Grundkrankheit zu beseitigen suchen, durch operative Entfernung oder Bestrahlung eines

Tumors, spezifische Behandlung einer luischen Meningitis, Psychotherapie. Ist dies nicht möglich oder versagt die Therapie, so können wir einen großen Teil der Kranken durch Zufuhr von Hinterlappenhormon von ihrem Durst befreien. Wir geben es nach dem Vorschlag von BLUMGART und CAMPBELL am besten in Form des Schnupfpulvers und können damit den Patienten in der gleichen Weise mit Hinterlappenhormon einstellen wie einen Diabetes mellitus-Patienten mit Insulin. Es scheint, daß viele Diabetes insipidus-Kranke auf diese Weise symptomatisch „geheilt" werden können (vgl. ISAAC, SIEGEL). Aber es bleibt zweifellos eine Gruppe von Kranken, bei denen das nicht möglich ist, bei denen das Hinterlappenhormon den Durst nicht beeinflußt. Wohl wird auch bei diesen Kranken die Diurese gehemmt — die Behauptung, daß es Fälle gäbe, bei denen dann auch die Diuresehemmung wegfiele, ist unzuverlässig —, aber der Durst bleibt bestehen. Die Kranken trinken weiter. Dabei kann es zu schweren Störungen und den gefährlichen Zeichen der „Waterintoxikation" kommen (ROWNTREE, WEIR, LARSON, GREEN).

Es scheint mir nicht möglich zu sein, derartige Beobachtungen damit abzutun, daß es ja auch insulinresistente Diabetesfälle gäbe. Diese Beobachtungen scheinen uns vielmehr von grundsätzlicher Bedeutung zu sein und darauf hinzuweisen, daß eine Dissoziation zwischen Polyurie und Polydipsie möglich ist. Wir müssen annehmen, daß sich im Mittelhirn ein Durstzentrum befindet, das für gewöhnlich fest in dem Antidiuresesystem verankert ist. Gewisse klinische Beobachtungen zeigen jedoch, daß diese Verbindung gestört werden kann. Es ist von Interesse, daß das Pyramidon, dem wir nach anderen Erfahrungen eine zentrale erregungsdämpfende Wirkung zusprechen müssen, bei den zuletzt besprochenen Kranken rasch und gründlich helfen kann.

Die enge Verbindung zwischen Antidiurese und Durstzentrum geht daraus hervor, daß das Pyramidon neben der durststillenden zugleich eine echte Antidiuresewirkung hat, die z. B. im akuten Versuch nachweisbar ist (Abb. 39) (SCHERFF, SOCHACZEWSKA). Die *Theorie* des Diabetes insipidus ist nach wie vor umstritten; jedoch neigt die Mehrzahl der Forscher heute zu der Annahme, daß es sich um eine Hypofunktion des Hypophysenhinterlappens handelt. Wir konnten in Versuchen mit SCHNEIDER zeigen, daß das Blut von Diabetes insipidus-Patienten auffallend wenig antidiuretische Substanzen enthält; insbesondere waren Extrakte aus solchem Blut nicht fähig,

die Kochsalzkonzentration des Harnes im Tierversuch zu steigern.
Daneben können andere zentrale Störungen, so eine erhöhte Erregung des Durstzentrums, *beteiligt sein.*

Welche Veränderungen im Wasserhaushalt beobachten wir
nun bei *anderen Erkrankungen der Hypophyse* und ihrer Umgebung? Außer einigen kasuistischen Mitteilungen ist in der
Literatur hierüber nichts zu finden. Wir haben deshalb seit
10 Jahren alle Patienten unserer Klinik mit Hypophysenerkrankungen systematisch auf Störungen im Wasserhaushalt hin untersucht. Dabei ergaben sich in einem sehr hohen Prozentsatz der
Fälle deutliche, zum Teil schwerste Störungen. Unter 160 Kranken

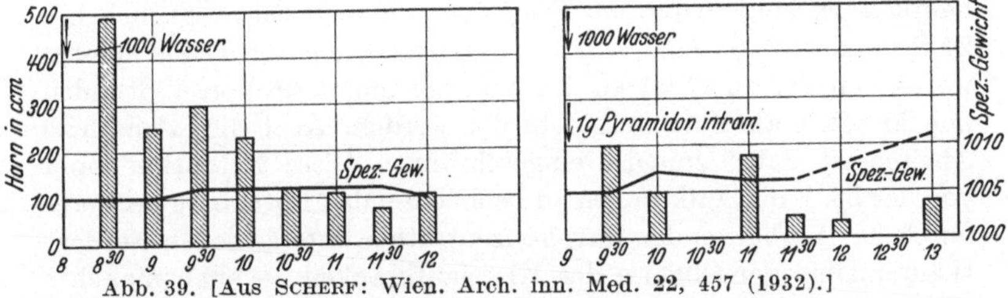

Abb. 39. [Aus SCHERF: Wien. Arch. inn. Med. 22, 457 (1932).]

— davon fallen 22 Kranke mit Diabetes insipidus weg — waren
bei 82 deutliche Abweichungen erkennbar.

Diese sind zum Teil schon aus der Anamnese des Kranken
ersichtlich. Wir hören nicht selten von vorübergehenden Durst-
steigerungen, auch von auffälliger Minderung des Durstes. Manche
der Kranken — z. B. mit SIMMONDS-Kachexie — vermeiden
ängstlich jede Flüssigkeit und leben monatelang von strengster
Trockenkost. Wir beobachteten einen Kranken dieser Art, der
durch Monate hindurch, bei konstantem Körpergewicht, eine tägliche Harnmenge von 120—160 ccm hatte; dabei wurde gleichzeitig
durch die Haut sehr viel weniger Wasser abgegeben. Weiter sehen
wir bei Kranken mit Dystrophia adiposo-genitalis nicht selten
enorme Gewichtsschwankungen; Zunahmen um 2—5 kg können
in wenigen Tagen auftreten. Sie werden oft den Kranken nicht
bewußt, zumeist klagen sie während dieser Tage nur über vermehrte
Kopfschmerzen. Doch kann es auch zum manifesten universellen
Ödem kommen.

Wir hatten Gelegenheit, eine Patientin dieser Art 5 Jahre lang zu
beobachten. Es handelte sich um eine typische Dystrophie, die sich im
Anschluß an eine Encephalitis entwickelt hatte. Sie bekam alle 2—3 Monate

— häufig während der Menstruation, manchmal aber auch im Intervall —
starke Schwellungen der Lider und der Beine, wobei das Gewicht um 3 bis
4 kg sprunghaft anstieg. Während dieser Tage hatte sie heftigste, oft halb-
seitige Kopfschmerzen. Die Lumbalpunktion ergab dabei regelmäßig einen
stark erhöhten Liquordruck. Nach der Punktion verschwanden Kopfschmerzen und Ödeme meist in wenigen Stunden. Wir haben sie im ganzen
12mal mit Erfolg punktiert.

Einen ähnlich gelagerten Fall haben HOLZER und KLEIN ausführlich
veröffentlicht. Es kam bei einem Encephalitiskranken periodisch zu An-
fällen mit Oligurie mit schwerem universellem Hydrops.

Bei der Mehrzahl der Kranken läßt jedoch erst die genaue
Prüfung des Wasserhaushaltes Störungen erkennen. Hier ist der
Trinkversuch das wichtigste Hilfsmittel. Zunächst beobachten wir
häufig auch bei konstantem Körpergewicht und bei ausgeglichener
24-Stunden-Bilanz eine starke Wasserretention im Trinkversuch,
wobei von der zugeführten Trinkmenge innerhalb von 4 Stunden
nur 20—30% als Harn ausgeschieden werden. Auch die extrarenale
Abgabe ist dabei zumeist eingeschränkt. Diese Retention kann
von der bei Kreislaufkranken zu beobachtenden Form ohne weiteres
durch das Verhalten der Harnkonzentration unterschieden werden.
Während bei der Oligurie der Kreislaufkranken — auch mancher
Fettsuchtspatienten — das spezifische Gewicht der Diurese reziprok
verläuft, also während der Oligurie hoch bleibt, begegnen wir
hier bei den Hypophysenkranken einer auffälligen Dissoziation
der beiden Werte; wir sehen kleine Harnmengen mit niederem
spezifischem Gewicht und große mit hohem Gewicht. Zugleich
kann es zu einer starken Einschränkung in der Beweglichkeit der
Harnkonzentration überhaupt kommen; wir fanden bei einzelnen
Kranken das typische Bild der Isostenurie, der Sekretionsstarre
der Niere mit Fixierung des spezifischen Gewichtes zwischen 1008
und 1012. Dabei ist die Fähigkeit der Niere, die harnpflichtigen
Stoffe auszuscheiden, meist ungestört. Über Erkrankungen der
Niere selbst bei Veränderungen der Hypophyse vgl. S. 285.

Ein weiteres charakteristisches Symptom, wie wir es bislang
nur bei Hypophysenkranken beobachten konnten, besteht in einer
Mehrphasigkeit des Diureseablaufes nach Wasserbelastung. Während
wir beim Gesunden nach einem großen Trunk eine einheitliche
Diuresewelle von 2—3 Stunden Dauer mit einer reziproken Senkung
der Harnkonzentration finden, sehen wir, daß hier die Diurese in
mehreren Wellen abläuft. Die Harnportionen sind in 2—3 Gruppen
eingeteilt. Man hat den Eindruck, daß der einmalige Trinkimpuls
in mehrere Diureseimpulse zerlegt ist; noch 4 Stunden nach dem

Trinken kann — auch bei mengenmäßig genügender Ausscheidung—
die Diurese unvermittelt wieder ansteigen. Auch hierbei läßt sich
oft eine Dissoziation zwischen den Bewegungen der Wassermengen und der Molen beobachten, das spezifische Gewicht des
Harnes steigt bei steigender Harnmenge, oder sinkt bei Verminderung der Menge. Die genaue Analyse zeigt, daß daran
vorwiegend die Schwankungen der Kochsalzwerte beteiligt sind.
Die Störung ist weniger zu Beginn des Trinkversuches, als 1 bis
2 Stunden nach dem Trinken zu beobachten (Abb. 40). Weiterhin

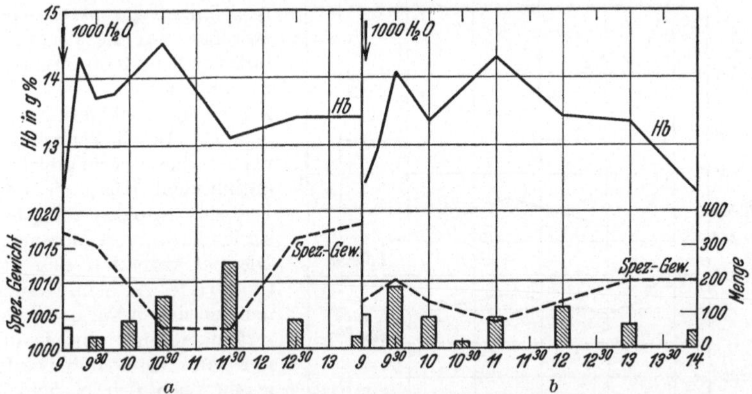

Abb. 40. Frl. E. H., 28 Jahre, 91,5 kg. *a* 3. 9. 26. Körpergewicht 92,3 kg,
Harn 620 ccm, E. A. 105. *b* 7. 9. 26. Körpergewicht 94,6 kg, Harn 600 ccm, E. A. 100.
[Aus Dtsch. Arch. klin. Med. **158**, 149 (1928).]

ist als typisch eine außerordentliche Labilität der Abläufe im
Wasserhaushalt zu bezeichnen. Wir sehen bei solchen Kranken
unter Umständen heute einen normalen Ablauf, während wir am
folgenden Tage schwere Störungen finden.

Auch die Untersuchung der intermediären Verhältnisse läßt
bei diesen Kranken Abweichungen von der Norm erkennen. Während es beim Gesunden nach dem Trinken stets rasch zu einer
deutlichen Abnahme der Hämoglobinwerte kommt, beobachten
wir bei den Hypophysenkranken nicht selten einen steilen Anstieg,
der bis zu 20% des Ausgangswertes betragen kann. Die Hämoglobinkurve kann dabei den normalen Kurven spiegelbildlich verlaufen (Abb. 40, 42). Dieser Befund ist unabhängig von uns auch
durch KISS bei Hypophysenkranken erhoben worden. In anderen
Fällen sehen wir bei starker Wasserretention eine hochgradige
Hydrämie. Die Hämoglobinwerte sind noch nach 4 Stunden stark

erniedrigt. Abb. 41 stammt von einem Kranken mit SIMMONDS-Kachexie. Diese Befunde erinnern an das, was wir bei Kranken im akuten Stadium der hämorrhagischen Nephritis sehen (s. oben S. 95). Die Serum-Kochsalzwerte bewegen sich im Trinkversuch meist wie bei gesunden Menschen. Nur bei Diabetes insipidus-Patienten finden wir hier Abweichungen.

Abb. 42 a, b, c zeigt 3 Trinkversuche bei einem Patienten mit Diabetes insipidus auf dem Boden einer luischen Meningitis. Die Chlorwerte steigen auf das Trinken hin steil an, im Serum um 20% des Wertes. Einige Tage später — inzwischen war die Tageseinfuhr von 9 auf 6 Liter Wasser zurückgegangen — ist der Anstieg nur noch gering ausgeprägt. Der 3. Versuch ist nach einer erfolgreichen antiluischen Kur, die den Diabetes insipidus völlig beseitigt hatte, vorgenommen. Diesmal verhalten sich die Chlorwerte wie beim Gesunden, sie sinken auf das Wassertrinken hin prompt ab; nur die Hämoglobinwerte lassen noch den pathologischen Verlauf erkennen.

Von besonderem Interesse war die genauere Analyse der *Vorperiodenwirkung* auf die Reaktionslage des Wasserhaushaltes.

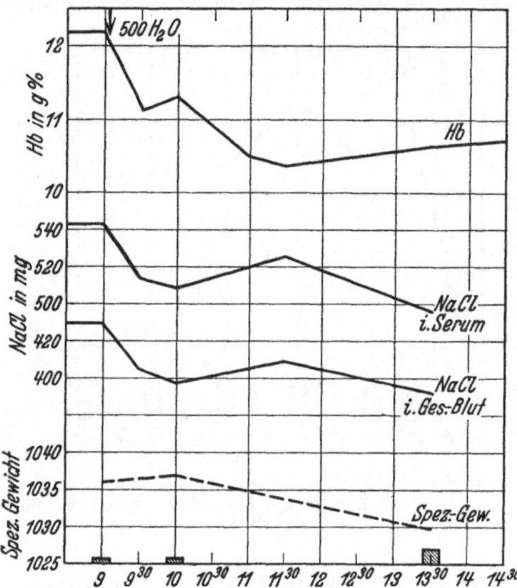

Abb. 41. J. S. Harn 57 ccm, E. A. 118. [Aus Dtsch. Arch. klin. Med. 158, 149 (1928).]

Wie wir oben ausgeführt haben, kommt es beim gesunden Menschen nach einer *Vorperiode* mit gesteigerter Wasserzufuhr zu einer typischen Reaktion bei der akuten Wasserbelastung, die Wasserausscheidung wird überschießend, die Bilanz wird negativ (Abb. 43 a).

Man hat diese Effekte bislang mit dem Füllungszustand der Wasserdepots der Gewebe zu erklären gesucht; wir wiesen schon darauf hin, daß die Erscheinung auch bei Konstanz des Körpergewichtes zu beobachten ist und deshalb andere Faktoren beteiligt sein müssen. Die Prüfung des Vorperiodeneffektes bei Kranken mit Dystrophia adiposo-genitalis zeigt nun, daß es hier auf eine

Wasserzulage hin zu einem starken Anstieg des Körpergewichtes kommt (Abb. 43 b). Trotzdem sich hier also die Wasserspeicher

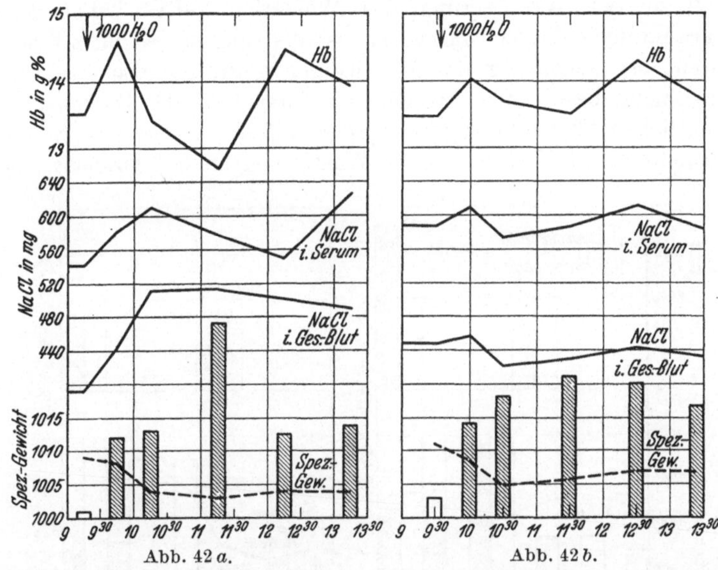

Abb. 42. Reg. W., 32 Jahre, 51 kg.
a E. A. 187 g, Harn 1603 g, NaCl 12,0 g.
b E. A. 185 g, Harn 1802 g, NaCl 7,4 g.
c A. W., 32 Jahre, 51,0 kg.
[Aus Dtsch. Arch. klin. Med. 151, 149 (1928).]

auffüllen, ist die Ausscheidung im Trinkversuch stark herabgesetzt. Abb. 43 a zeigt beim Gesunden die Wirkung der Vorperiode auf die Bilanz im Trinkversuch ohne Änderung des Körpergewichtes. Wir müssen danach annehmen, daß auch das Phänomen der Vorperiodenwirkung nervöser Natur ist, wobei hormonale Mechanismen beteiligt sein dürften.

Von Interesse scheint uns noch der Hinweis von SPATZ auf die Polioencephalitis superior (WERNICKE), bei der es sich um eine isolierte Zerstörung fast der gesamten Kerngebiete des Hypothalamus, insbesondere der Kerne am Boden des 3. Ventrikels handelt.

Untersuchungen über den Wasserhaushalt solcher Kranken liegen, soweit wir sehen, noch nicht vor.

Bevor wir die Störung des Wasserhaushaltes bei anderen Erkrankungen des Zentralnervensystems und bei solchen Krankheiten, bei denen wir die Mitwirkung zentralnervöser Faktoren annehmen, besprechen, wollen wir zunächst die *Wirkung* der eigentlichen Wasserhaushaltvorgänge *auf das Nervensystem selbst* betrachten. Die Zufuhr großer Wassermengen hat zumeist einen

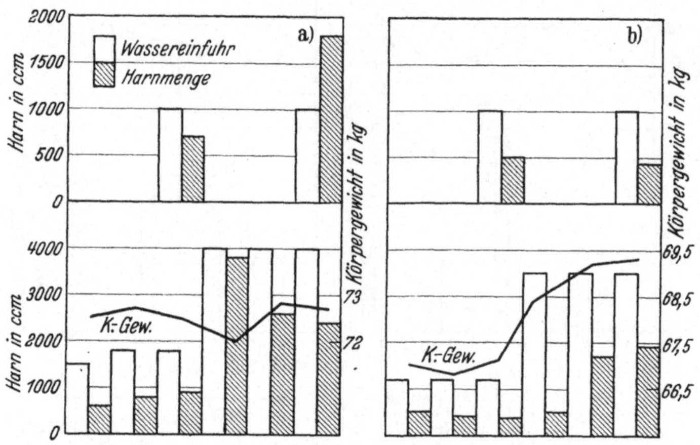

Abb. 43. Die Säulen des oberen Teiles geben die Ein- und Ausfuhr im *Trinkversuch* an. Die unteren Säulen die Ein- und Ausfuhr des ganzen Tages. *a* H. M. 27 Jahre, ♂, 72,5 kg, gesund. *b* A. W., 38 Jahre, 67,0 kg, Hypophysentumor.

Einfluß auf den Hirndruck, gemessen am Druck des Lumballiquors. Kurz nach dem Trinken findet sich eine Erhöhung um 10—30 mm Wasser, die beim Gesunden in der Regel nach wenigen Minuten wieder abklingt. Diese Reaktion kann nicht als eine Wirkung des Wassers selbst bezeichnet werden, sondern ist vorwiegend vasomotorisch bedingt, sie hängt von der Temperatur des Trunkes ab. Die Drucksteigerung ist bei kaltem Wasser sehr viel ausgeprägter als bei körperwarmem Wasser. Bei exzessiven Trinkmengen kann es, zumal dann, wenn gleichzeitig Hinterlappenhormon gegeben wird, zu schwerem Hirndruck mit allen klinischen Zeichen wie Druckpuls und Krämpfen kommen, diese charakterisieren das typische Bild der „water intoxication" (ROWNTREE). Umgekehrt führt die Entwässerung des Körpers zu einer Erniedrigung des Hirndruckes. So beobachteten WEED, McKIBBEN, CUSHING, DANDY, FOLEY

nach der intravenösen Injektion und nach dem Trinken von hypertonen Salzlösungen starke Senkung des Hirndruckes sowohl beim
gesunden Menschen — die Beobachtungen wurden an Hirnhernien bei alten Schädelverletzungen vorgenommen — als auch
bei Kranken mit erhöhtem Hirndruck. Man hat deshalb dieses
Verfahren auch therapeutisch, zumal zur Vorbereitung der Kranken
vor der Operation eines Hirntumors, angewandt. Von diesen Beobachtungen ausgehend haben wir auf einen Vorschlag Siebecks
gemeinsam mit Denzler untersucht, ob nicht auch die bekannte
günstige Wirkung der Quecksilberschmierkuren auf den Verlauf
der Hirntumorerkrankung durch die entwässernde Wirkung des
Quecksilbers und durch die dadurch bedingte Druckentlastung
zu erklären sei. Zunächst stellten wir fest, daß das Quecksilber auch
in Form der Schmierkur stets eine deutliche Diuresewirkung hat.
Die eingehende klinische Kontrolle hat uns gezeigt, daß die
Minderung der Druckerscheinungen dieser Kranken stets mit der
Diurese parallel läuft. So sahen wir bei einem Kranken mit einem
großen Schläfenlappentumor, der durch Wochen hindurch benommen und komatös war, regelmäßig nach der Injektion von
Salyrgan eine Aufklärung des Sensoriums für 6—8 Stunden.
Gleichzeitig wurde der sonst positive Babinski-Reflex negativ.
Daß der Wert einer solchen Behandlung weit über das hinausgeht,
was man etwas geringschätzig als „symptomatische Besserung"
zu bezeichnen pflegt, zeigt die folgende Krankengeschichte, die
unserer Arbeit mit Denzler entnommen ist:

F. B., 46 Jahre alt. Der Patient wurde im Januar 1921 in die Klinik
eingeliefert, nachdem er seit mehreren Monaten starke Kopfschmerzen,
wiederholt Anfälle von Bewußtlosigkeit, heftiges Erbrechen gehabt hatte.
Der Gang wurde sehr unsicher. Seit einigen Wochen bestanden kurz
dauernde Krampfanfälle in der linken Hand mit vorübergehenden Sensibilitätsstörungen. Die Untersuchung ergab eine hochgradige Stauungspapille beiderseits und eine linksseitige Hemianopsie. Es bestand eine
Differenz der Sehnenreflexe zuungunsten der linken Seite. Die Lumbalpunktion ließ keine Steigerung des Druckes erkennen, es entleerte sich
klarer Liquor tropfenweise. Nonne-Appelt +, 8/3 Zellen. Es wurden wiederholt Anfälle von klonischen Zuckungen im linken Arm und in der
linken Schultermuskulatur beobachtet. Darauf wurde mit einer Quecksilberbehandlung des Patienten begonnen, und zwar verabreichte man das
Hg in Form des Hydrargyrum salicylicum alle 5—7 Tage eine Injektion.
Der Patient erhielt so insgesamt 7 Injektionen à 1 ccm. Hierauf besserten
sich die Beschwerden rasch, die Kopfschmerzen verschwanden, ebenso
besserte sich der Gang. Die Krampfanfälle wurden seltener, die Stauungspapille ging zurück. Der Patient wurde nahezu geheilt entlassen. Er stellte

sich nach 5 Monaten erneut vor; außer der linksseitigen Hemianopsie war keinerlei pathologischer Befund mehr zu erheben. Die Stauungspapille war geschwunden, keine Atrophie der Papille, lediglich kleine punktförmige Blutungen waren noch am Rande der Papille zu erkennen. Der Patient war bis Ende 1926 beschwerdefrei und voll arbeitsfähig. Diese Besserung hielt also nahezu 5 Jahre lang unverändert an. Dann begannen wieder die obenerwähnten Beschwerden. Im März 1927 wurde er erneut mit heftigen Kopfschmerzen und Erbrechen in die Klinik eingeliefert. Der neurologische Befund war gegenüber seinem ersten Aufenthalt in der Klinik nicht wesentlich verändert. Durch die ophthalmoskopische Untersuchung wurden beiderseits ausgeprägte Stauungspapillen und die gleiche linksseitige homonyme Hemianopsie wie 1921 festgestellt. Die Lumbalpunktion ergab xanthochromatischen Liquor mit starker Eiweißvermehrung und 360/3 Zellen. Es wurde mit einer neuen Hg-Behandlung in Form einer Schmierkur begonnen. 14 Tage nach der Aufnahme verschlechterte sich das Befinden des Patienten. Am 30. 3. 1927 erfolgte Atemstillstand. Die Sektion ergab einen von ausgedehnten Blutungen und großen

Tabelle 26.
[Aus Fol. oto-laryng. (Lpz.) **23**, 243 (1932).]

Zeit	Liquor		
	Gesamt-N mg-%	Zucker mg-%	NaCl mg-%
8^{00} Nüchtern	28	43	710
8^{30} 800 ccm Wasser getrunken	28	43	710
9^{00}	34	39	720
9^{30}	32	43	695
10^{00}	28	41	710
10^{30}	34	55	710
11^{00}	30	55	710
11^{30}	26	46	700
12^{00}	32	39	710

Cysten durchsetzten Tumor des linken Occipitallappens mit Durchbruch nach der Hirnbasis und starker Vorwölbung nach der Brücke zu. Etwa in der Mitte des Tumors fanden sich mehrere bis kirschgroße Kalkkonkremente. Mikroskopisch handelte es sich um ein außerordentlich faserreiches, stellenweise große Konkremente bildendes Gliom.

Über den näheren Mechanismus von Wasseraufnahme und -abgabe durch die nervöse Substanz wissen wir noch sehr wenig. Wir erwähnen die Untersuchungen von BARBOUR, der fand, daß verschiedene Hirnteile unter der Wirkung von Hinterlappenhormon ganz verschiedene Mengen von Wasser zu speichern vermögen (vgl. hierzu auch LEÖVY, KERPEL-FRONIUS). Diese Frage erscheint nach der neueren Untersuchung von Mc QUARRIE und ENGEL auch für das Verständnis der Pathogenese der Epilepsie von Wichtigkeit.

Den Einfluß der Wasserzufuhr auf Menge und Zusammensertzung des Liquors konnten wir in einem gemeinsam mit BECK beobachteten Fall einer Kranken mit Liquorfistel studieren.

Es handelte sich um eine 39jährige Frau, bei der es im Anschluß an die Röntgenbestrahlung eines Hypophysenvorderlappentumors — es bestanden vorübergehend geringe Zeichen von Akromegalie — zu einer Liquorfistel gekommen war. Zur Zeit der Untersuchung bestand die Liquorfistel in unverändertem Maß seit 3 Jahren. Aus der Nase entleerten sich täglich 800—1500 ccm Liquor. Die Tabelle 26 zeigt das Verhalten der Liquorzusammensetzung nach einer einmaligen Wasserbelastung. Es scheint uns bedeutungsvoll, daß die Kochsalzwerte des Liquors wenig, aber doch deutlich auf das Trinken hin absinken.

Fragen wir weiter, bei welchen anderen Erkrankungen des Zentralnervensystems wir Störungen des Wasserhaushaltes beobachten,

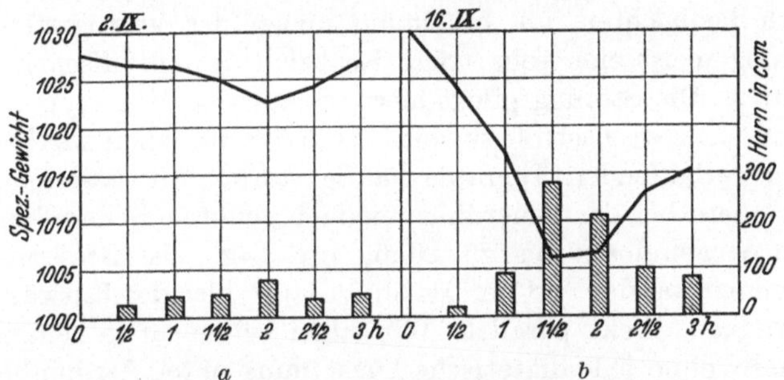

Abb. 44. K. R., ♂, 58 kg. Hirntumor.

so haben wir zunächst die Einwirkung des erhöhten Hirndruckes zu berücksichtigen. Wir fanden bei solchen Kranken im Trinkversuch regelmäßig eine schlechte Ausscheidung, zeitweise eine komplette Retention (Abb. 44 a).

Die Abbildung stammt von einem Patienten mit einem ausgedehnten Tumor des rechten Schläfenlappens, hochgradiger Stauungspapille beiderseits. Das getrunkene Wasser wurde fast völlig retiniert, das hohe spezifische Gewicht reagierte kaum. Gleichzeitig klagte der Patient über Zunahme seiner Kopfschmerzen nach dem Trinken.

Abb. 44 b zeigt eine Wiederholung desselben Versuches bei demselben Kranken 14 Tage später — 8 Tage, nachdem ein doppelseitiges CUSHING-Ventil, das zu einer erheblichen Druckentlastung geführt hatte, angelegt war —, diesmal ist die Wasserausscheidung ungestört.

Da reichliche Wasserzufuhr zu einer Erhöhung des Hirndruckes und dieser wieder zu einer Wasserretention führt, so kann es bei Tumorkranken leicht zu einem Circulus vitiosus kommen; in diesen kann die Lumbalpunktion rettend eingreifen; wir sahen wiederholt bei solchen Kranken nach der Punktion eine mächtige Harnflut auftreten, die von einer Besserung des klinischen Zustandes begleitet war.

Bei den engen nachbarlichen Beziehungen zwischen Hypothalamus und Stammganglien ist es verständlich, daß wir auch bei einer Erkrankung in dieser Region zahlreiche Störungen des Wasserhaushaltes finden. Hier steht das Krankheitsbild der *Encephalitis lethargica* im Vordergrund. Neben schweren akuten Störungen mit universellem Hydrops, wie wir sie oben schon erwähnt haben, beobachten wir oft Neigung zur Wasserretention, sowohl bei der akuten Belastung, als auch über längere Zeiten hin. Die verschwommenen Konturen des Gesichtes dieser Kranken, die eigentümliche Hautkonsistenz weisen schon darauf hin. Im Trinkversuch beobachten wir bei ihnen neben der verzögerten Ausscheidung meist eine sehr träge Reaktion des spezifischen Harngewichtes. Die Störung pflegt hier, wie auch bei den Hypophysenkranken, sehr wechselvoll zu sein. Andererseits sehen wir bei einer günstig verlaufenden Therapie häufig starke Entwässerungen, so insbesondere bei der neuerdings vielfach geübten Behandlung mit großen Atropindosen bis zu 20 mg pro Tag. Die Besserung des Allgemeinzustandes und der Motilität läuft hier der Entwässerung der Kranken direkt parallel. Wir sahen bei einem so behandelten Patienten ohne jede diätetische Umstellung unter Atropinbehandlung innerhalb von 3 Tagen einen Gewichtsverlust um 7,5 kg. Auch bei den suprasellären Tumoren dieses Gebietes wurden ähnliche Beobachtungen gemacht (ALTSCHUELER).

Bei *apoplektischen Insulten* mit Hemiplegie sehen wir häufig bei den Kranken ein Ödem der gelähmten Körperhälfte entstehen. Wir wiesen oben auf die Möglichkeit hin, daß der Wasseraustausch zwischen Blut und Gewebe direkt nervös reguliert ist und daß der Ausfall einer solchen Regulation an der Ödementstehung beteiligt sein kann. In erster Linie ist aber in solchen Fällen wohl die Parese selbst beteiligt, mit dem Wegfall der Venen- und Lymphpumpe infolge der Stillegung der Muskulatur usw. (PAGE). Bei Kranken mit QUINCKE-Ödem sind wiederholt Zeichen einer cerebralen Störung gefunden worden, ohne daß es bislang möglich gewesen wäre, diese exakt zu lokalisieren (OLIARO, ASSMANN).

Die Tierversuche haben uns zur Klärung der Verhältnisse bei Gehirnerkrankungen bisher keine brauchbaren Ergebnisse geliefert. Die Durchschneidung und Abtrennung des Gehirns in verschiedener Höhe stellt einen enormen Eingriff in den Organismus dar und ist infolgedessen von zweifelhaftem Wert für die Untersuchung der fein abgestimmten cerebralen Regulationen (SCOTT, LONCKS).

Nach McFarlane soll die Hypophysenantidiurese durch Enthirnung nach Sherrington aufgehoben werden. Bei Berücksichtigung der Narkosewirkung konnte Janssen jedoch keine sichere Beeinflussung des Hypophysineffektes feststellen. Ähnliches fand Godlowski, der nach der Dekortikation meist eine Polyurie auftreten sah, die er durch „Enthemmung des Hirnstammes" erklärt. Die Decerebrierung wirkt, je nach der Höhe der Durchschneidung, ganz entgegengesetzt. Caudal der Thalamusgegend führt sie zur Oligurie, in der Gegend des Metencephalons hingegen zur Polyurie.

Eine besondere Bedeutung haben die Vorgänge im Wasserhaushalt für das *Problem der Epilepsie* gewonnen. Die Forschung der jüngsten Zeit hat gezeigt, wie eng die Störungen des Wasserhaushaltes mit dem Verlauf der Epilepsie verbunden sind. Es sind vorwiegend zwei Befunde, die hier den Weg gewiesen haben: Einmal die Entdeckung, daß vermehrte Flüssigkeitszufuhr die Anfallbereitschaft steigern, ja direkt zum Anfall führen kann; diese Beobachtung war den Irrenärzten seit langem bekannt, wie ebenso auch die daraus entspringende therapeutische Konsequenz, bei diesen Kranken Salz und Wasser möglichst einzuschränken. Auch der Ersatz der Chloride der Nahrung durch Bromsalze mag in diesen Mechanismus eingreifen. Daß es nach einem epileptischen Anfall zur Harnflut kommt, ist schon den alten Ärzten aufgefallen. Genauer geschildert hat dieses Phänomen wohl zuerst Russel Reynold (1865). Die Verhältnisse sind neuerdings durch die gründlichen Untersuchungen von McQuarrie und seiner Schule genauer analysiert worden. Es ergab sich dabei, daß man in der forcierten Überwässerung des Organismus, die man am raschesten durch eine gleichzeitige Zufuhr von Wasser und Hinterlappenhormon erreicht, einen wichtigen Provokationsversuch zur Auslösung epileptischer Anfälle besitzt. Engel konnte zeigen, daß hierbei die durch das Hinterlappenhormon erzwungenen Molenverluste wesentlich mitbeteiligt sind. Andererseits besitzen wir in der Entwässerung des Organismus ein wichtiges Mittel zur Bekämpfung der Krankheit. McQuarrie konnte zeigen, daß die ketogene Diät, die von Wilder, von ganz anderen Voraussetzungen ausgehend, eingeführt wurde, in erster Linie als eine entwässernde Therapie zu verstehen ist. Zumal bei Kindern sind hiermit beste Erfolge beobachtet worden (Helmholtz).

Zur Erklärung dieser Erscheinungen ist einmal an die Zusammenhänge zwischen Hirndruck und Wasserhaushalt einerseits und der Krampfbereitschaft des Zentralnervensystems andererseits zu denken. Darüber hinaus gewinnt aber die Annahme an Wahrscheinlichkeit, daß der Hypophysenhinterlappen und seine Hormone in besonderem Maß an der Entstehung der Krampfanfälle beteiligt sind. Bei einem so komplexen Krankheitsbilde, wie es die Epilepsie darstellt, erscheint es von vornherein nicht möglich, eine Einzelstörung als „die Ursache" der Krankheit anzuschuldigen. Aber es mehren sich die Zeichen, daß die Störung der Hinterlappenfunktion, eine Überproduktion des Hormons, einen Faktor dabei bildet. Ähnliche Beobachtungen wie bei Epilepsiekranken wurden neuerdings auch bei Migränepatienten angestellt (ENGEL). Auch hier zeigte sich, daß Wasserübermaß die Anfallbereitschaft steigert, Wasserentzug vermindert.

In Versuchen, gemeinsam mit WEBER, konnten wir zeigen, daß das Blut von Epilepsiekranken, kurz vor dem Anfall oder in seinem ersten Beginn entnommen, reichlich pressorische und antidiuretische Stoffe enthält, die mit Alkohol extrahierbar sind und im Tierversuch den Blutdruck zu erhöhen, die Diurese zu hemmen vermögen. Die gleichen Stoffe konnten wir früher in Bestätigung der Befunde von BOHN bei manchen Kranken mit Nephritis und Hochdruck feststellen. Die Natur dieser Stoffe ist noch nicht geklärt. Wir haben an anderer Stelle die Hypothese aufgestellt, daß sie mit dem Hinterlappenhormon verwandt seien.

In diesem Zusammenhang führen wir noch eine tierexperimentelle Beobachtung an, die uns von Interesse zu sein scheint: Im Verlauf unserer systematischen Untersuchungen über die Reizung des Zwischenhirns durch Injektion von Reizlösungen in den Ventrikel der Tiere beobachteten wir bei zahlreichen Tieren eine deutliche Sensibilisierung; sie äußerte sich darin, daß wir nach mehreren Versuchen mit schwächeren Reizen, die zu Beginn der Versuche völlig wirkungslos geblieben waren, deutliche Antidiureseeffekte erzielen konnten. So beobachteten wir bei einem Tier, daß nach 6 Versuchen (vorwiegend mit osmotischen Reizen) schließlich schon die Punktion des Ventrikels und die Injektion von physiologischer Kochsalzlösungen genügte, um eine deutliche Antidiurese auszulösen. Bei einigen dieser Versuche kam es zu deutlichen Krampferscheinungen auf dem Höhepunkt der antidiuretischen Wirkung. Nach dem 12. Versuch sahen wir bei demselben Tier schon auf die perorale Zufuhr einer größeren Wassermenge (1200 ccm innerhalb 1 Stunde) Krämpfe auftreten. Sie begannen mit tonischen Streckkrämpfen, die mehrere Minuten anhielten, dabei war die Atmung stark gestört, dann gingen sie in klonische Zuckungen über und endeten schließlich in den typischen Laufbewegungen der Tiere, wie wir sie bei der Narkose der Hunde beobachten. Der Anfall dauerte im ganzen etwa 5 Minuten. Bei nicht in dieser Weise vorbehandelten Tieren haben wir etwas Ähnliches nie beobachten können. Wir müssen danach wohl annehmen, daß

die Tiere durch die wiederholten Reizversuche am Hypothalamus derartig
sensibilisiert werden, daß schließlich schon der geringgradige Trinkreiz zu
einer enormen Reaktion des Zentralnervensystems, zum Krampf, führt.
Die Ähnlichkeit dieser Beobachtungen mit dem, was wir bei Kranken mit
Epilepsie sahen, scheint uns beachtenswert. Die Tiere sind nach dem Anfall
wieder völlig frisch. Vielleicht ergibt sich die Möglichkeit, mit dieser Methode
auch die Therapie der Epilepsie exakt zu begründen.

Mit dem Krankheitsbild der Epilepsie ist weiter die *Eklampsie
der schwangeren Frau* verwandt. Bei der Besprechung der Sexualhormone haben wir bereits darauf hingewiesen, daß in der Störung
des Wasserhaushaltes zwischen dem leichten Hydrops gravidarum,
der Schwangerschaftsniere bis zum schweren Bilde der Schwangerschaftstoxikose fließende Übergänge bestehen. Bei der Eklampsie
tritt als neues Moment die Krampfbereitschaft zu der Störung
des Wasserhaushaltes hinzu. Man hat lange versucht, die Krampf-
neigung in der gleichen Weise zu erklären, wie die Krampferscheinungen des urämischen Nephritikers, wobei man an die Wirkung
toxischer Stoffe infolge des Nierenschadens dachte. Eine besondere
Bedeutung sprach man hierbei stets der Retention der harnpflichtigen Stoffe zu. In neuerer Zeit mehren sich jedoch die
Zweifel, ob man die Krampfurämie des Nephritikers auf diese
Weise erklären kann. Zudem läßt sich gerade bei den Eklampsie-
kranken häufig kein Parallelismus zwischen der Größe des Nierenschadens und der Schwere der Krämpfe nachweisen. Es sind sogar
Fälle von Eklampsie bekanntgeworden, bei denen keinerlei Nierenschaden überhaupt nachweisbar war.

So gewinnt neuerdings die zuerst von HOFBAUER 1915 auf-
gestellte Hypothese an Bedeutung, wonach das Hinterlappenhormon an dem Zustandekommen der Eklampsie maßgebend beteiligt sei. ANSELMINO und HOFFMANN haben diesen Gedanken
wieder aufgegriffen und durch eingehende experimentelle Untersuchungen gestützt. Sie haben eine Überproduktion von Hinterlappenhormon bei Eklamptischen direkt gemessen. Freilich dürfte
ihre Annahme, daß im Blut des Gesunden keinerlei antidiuretische
Substanz nachweisbar sei, heute nicht mehr aufrechtzuerhalten
sein. Wir selbst konnten bei Kranken mit Eklampsie ungewöhnlich große Mengen an antidiuretischen Substanzen im Blute nachweisen. Es scheint, daß der zunehmenden Tendenz zu Wasserretention bei der menstruierenden und der schwangeren Frau
ein zunehmender Gehalt von Hinterlappenhormon im Blut entspricht: wir finden die geringsten Mengen im Intermenstruum,

etwas mehr während der Menstruation, eine deutliche Erhöhung in der Schwangerschaft, ungewöhnliche Erhöhung bei den Schwangerschaftstoxikosen und der Eklampsie (Tabelle 27).

Seit jeher haben klinische Beobachtungen den Gedanken nahegelegt, ob nicht auch im Krankheitsbild der *Nephritis* Störungen der zentralnervösen Regulation der Nierentätigkeit beteiligt sein könnten. Daß die Anhäufung harnpflichtiger Stoffwechselschlacken im Blut die urämischen Krämpfe des Nephritikers

Tabelle 27.

Gehalt von je 100 ccm Blut an antidiuretischen Substanzen.

Name, Alter, Geschlecht	Diagnose	Kochsalzwerte mg-%	Entspricht Voegtlin-Einh. 1:1000
J. H., 25 Jahre ♀	Gesund	95	
H. F., 35 ,, ♀	,,	60	
S. V., 28 ,, ♀	,,	120	10
E. M., 39 ,, ♀	,,	118	
F. S., 19 ,, ♀	Schwanger 8. Monat	120	
H. M., 26 ., ♀	,, 9. ,,	160	
E. H., 24 ,, ♀	,, 9. ,,	180	15
L. S., 22 ,, ♀	,, 9. ,,	120	
G. A., 25 ,, ♀	Schwangerschaftsniere	280	
E. Z., 29 ,, ♀	Eklampsie	450	
E. M., 20 ,, ♀	,,	370	40
M. S., 24 ,, ♀	,,	510	

nicht zu erklären vermag, wurde schon erwähnt. Weder der Harnstoff oder die Harnsäure, noch die Phenolderivate können als ursächliche Faktoren angesprochen werden. Es ist neuerdings gelungen, im Blut mancher Nierenkranker, insbesonders bei der akuten hämorrhagischen Nephritis und bei der sekundären Schrumpfniere „pressorische" Stoffe im Blut nachzuweisen, die mit keinen der anderen genannten Blutsubstanzen identisch sind. Die gleichen Substanzen ließen sich auch beim Epilepsiekranken kurz vor dem Anfall und während des ersten Beginnes des Anfalles und bei der eklamptischen Frau regelmäßig nachweisen. Die Substanzen haben eine Reihe physikalischer und physiko-chemischer Eigenschaften mit dem Hinterlappenhormon gemeinsam. Eine Reindarstellung, die zur Identifizierung notwendig ist, ist jedoch bisher nicht gelungen. Vielleicht darf man nach diesen Beobachtungen die Hypothese aufstellen, daß auch bei Nephritiskranken eine Störung der zentralnervösen hormonalen Regulation des Wasserhaushaltes beteiligt sein kann.

Diese Hypothese erfährt eine Stütze durch Tierversuche, die oben schon erwähnt wurden. Durch Injektion größerer Mengen von Hinterlappenhormon gelang es bei Tieren, regelmäßig eine schwere Hämaturie zu erzeugen, vorausgesetzt, daß gleichzeitig genügend Wasser angeboten wurde. Während größere Hormonmengen, 10—20 Einheiten intravenös einer Ratte oder einem Hunde nüchtern injiziert, keine deutliche Störung der Nierenfunktion bewirken, kommt es schon bei der halben Dosis zur massiven Hämaturie, wenn das Hormon auf dem Höhepunkt der Wasserdiurese gegeben wird. Weiterhin gelang es durch Injektionen von Reizlösungen in den 3. Ventrikel beim nichtnarkotisierten Tier zugleich mit der Diuresehemmung eine Hämaturie und Blutdrucksteigerung zu erzeugen. In Analogie zu den erstgenannten Versuchen glauben wir, diesen Effekt durch eine vermehrte Ausschüttung von Hinterlappenhormon infolge der Reizung des Hypophysensystems erklären zu können. Dafür spricht insbesondere, daß dieser Effekt auch an der völlig entnervten Niere in unverminderter Stärke zu beobachten ist. Die drei hervorstechenden Symptome dieser Störung, Blutdrucksteigerung, Hämaturie und Diuresehemmung sind aber auch zugleich die Kardinalsymptome der akuten Nephritis. Fragen wir, wie es bei dieser Erkrankung zu einer Reizung der Hirnzentren kommen kann, so können wohl die gleichen Gifte, die die Nieren schädigen, die nervösen Zentren reizen. Wir konnten zeigen, daß schon relativ kleine Mengen von DICK-Toxin, die keinerlei physikalische Reizwirkung mehr besitzen, eine starke Wirkung auf die zentralnervösen Apparate ausüben, daneben kann vielleicht auch die Anhäufung der Stoffwechselschlacken und die dadurch bedingte Änderung der physiko-chemischen Eigenschaften des Blutes, etwa die Steigerung der osmotischen Wirksamkeit oder die Azidose, beteiligt sein.

Abb. 45 zeigt einen Versuch, in dem einem Hund von 20 kg 0,5 ccm DICK-Toxin intraventrikulär injiziert wurde. Man erkennt, wie es nach Ablauf einer längeren Inkubationsfrist, die wohl durch die Diffusion des Toxins in die Gewebe des Zwischenhirns erklärt ist, zu einer schweren Diuresehemmung kommt, zugleich stieg der Blutdruck des Tieres um 35 mm Hg an.

Wir haben schließlich zeigen können, daß der Liquor mancher Nierenkranker bei der intracerebralen Applikation eine starke Reizwirkung entfaltet, während der Liquor gesunder Menschen die Harnausscheidung und den Blutdruck nicht beeinflußt.

Abb. 46 zeigt zunächst die Wirkung der Injektion von 1 ccm Liquor, der einem Patienten mit einer akuten Nephritis nach Scharlach 3 Stunden vorher entnommen war. Wiederum sind Diuresehemmung und Hämaturie deutlich ausgeprägt. Zur Kontrolle wurde in dem gleichen Versuch 1 ccm

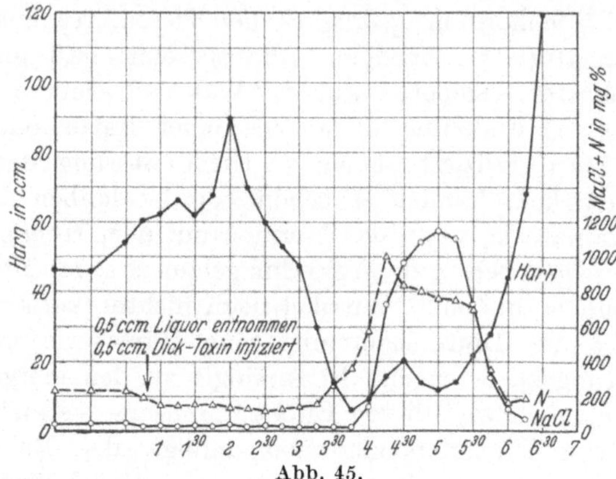

Abb. 45.

Liquor eines gesunden Menschen injiziert, es ist keinerlei Reaktion daraufhin zu beobachten.

Durch diese Beobachtungen scheint uns die Möglichkeit einer Störung der neurohormonalen Regulation der Nierenfunktion auch

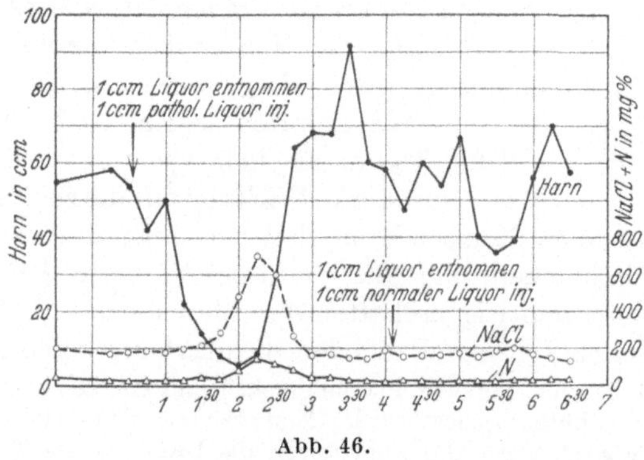

Abb. 46.

im Krankheitsbild der Nephritis gegeben zu sein. Vielleicht können wir in absehbarer Zeit die jetzt noch reichlich unklaren Begriffe einer „zentralen" oder „allgemein spastischen Komponente" bei der Nephritis durch exaktere Beschreibung der „neurohormonalen Störung" ersetzen.

Ein in jüngster Zeit von WILBUR veröffentlichter Fall scheint in manchen Punkten unsere Ansicht zu bestätigen:

Eine Frau von 45 Jahren — früher nie ernstlich krank, Menopause seit 7 Jahren und seitdem sehr fett geworden (+ 34 kg) — wird wegen Sehbeschwerden in die MAYO-Klinik eingeliefert. Es findet sich bei ihr eine hochgradige Albuminurie und Cylindrurie, spezifisches Gewicht 1024—1028, Rest-N 26 mg-%, Gesamteiweiß im Serum 6,1%, Phenolsulfophthaleinausscheidung in 2 Stunden 50%, Grundumsatz normal, Blutdruck 110/85 bis 135/88. Da eine temporale Gesichtsfeldeinschränkung besteht und die Sella turcica erweitert ist, wird die Diagnose·auf Hypophysentumor gestellt. In der Hoffnung, eine Cyste anzutreffen, wird eine Hypophysenpunktion vorgenommen. Sofort nach der Punktion sinkt die Diurese ab, die Tagesharnmenge beträgt an den beiden der Operation folgenden Tagen nur 100 und 200 ccm, trotz einer Wasserzufuhr von 4,2 Liter. Im Harn ist der Eiweißgehalt erhöht, es finden sich Zylinder und jetzt auch einige Erythrocyten im Sediment. Der Rest-N steigt auf 139 mg-%. 24 Stunden nach der Operation steigt der Blutdruck an auf 190/92 mm Hg. Die Kranke stirbt 2 Tage nach dem Eingriff. Die Obduktion ergibt, neben geringgradigen nephrotischen Veränderungen der Niere, ein Adenocarcinom der Hypophyse.

Wenn es auch unsicher bleiben muß, ob die bei der Einlieferung der Kranken schon bestehenden Nierenveränderungen auf die Erkrankung der Hypophyse bezogen werden können, so scheint es uns außer Zweifel, daß die akute tödliche Störung der Nierenfunktion eine Folge der Hypophysenpunktion — vermutlich durch übermäßige Ausschüttung von Hinterlappenhormon — war.

Die genannten klinischen und experimentellen Beobachtungen über die Rolle der zentralen Regulation des Wasserhaushaltes im Krankheitsbild der Epilepsie, Migräne, Eklampsie und Nephritis sind zweifellos in vielen Punkten noch hypothetisch und enthalten noch zahlreiche ungelöste Probleme. Uns lag im Rahmen dieser Darstellung lediglich daran, die vielfältigen Beziehungen zwischen Physiologie und Pathologie aufzuzeigen.

c) Cerebrale Regulation.

Da ein großer Teil der experimentellen Untersuchungen in unserem Gebiet an narkotisierten Tieren angestellt wird, ist schon aus methodischen Gründen eine genaue Kenntnis der *Wirkung der Narkose* auf den Wasserhaushalt wünschenswert. Wir haben wiederholt darauf hingewiesen, daß derartige Versuche nur mit Vorbehalt auf physiologische Verhältnisse übertragen werden können, weil die Narkose als solche das Ergebnis entscheidend beeinflußen kann. Weiter gibt die Betrachtung der Narkosewirkung wichtige Aufschlüsse über die cerebrale Regulation des Wasserhaushaltes überhaupt. Es ist aus verschiedenen Gründen schwierig, einheitliche Regeln für die Wirkung der Narkotica aufzustellen: diese ist einmal von der verwandten Tierart abhängig, nicht selten ist sie beim Menschen eine völlig andere als beim Tier, auch zwischen den Tierarten, so zwischen Warm- und Kaltblütern, zwischen Nagetier und Säugetier, zwischen Kaninchen und Hunden bestehen beträchtliche Unterschiede. Es geht also nicht an, Beobachtungen, die mit dieser oder jener Droge gemacht wurden, zu verallgemeinern und auf den menschlichen Organismus zu übertragen. Zweitens ist der Effekt von der Dosis und der Tiefe der Narkose abhängig (BONSMANN). Kleine Dosen können die entgegengesetzte Wirkung von großen zeigen, es ist dabei nicht immer möglich, klare Beziehungen zu den übrigen klinischen Wirkungen der Droge, wie Excitationszustand und Schlafstadium herzustellen. Man muß zwischen einer primären Wirkung der Narkotica auf das Zentralnervensystem und einer sekundären Beeinflussung des Wasserhaushaltes durch die Veränderungen am Kreislauf usw. unterscheiden. Die Wirkung der Narkotica ist schließlich drittens verschieden, je nachdem sie nüchtern oder nach Wasserzufuhr erprobt wird. Ein Mittel kann am nüchternen Tier diuretisch wirken und trotzdem nach Wasserzufuhr die Diurese hemmen. Diese kritischen Gesichtspunkte gelten in der gleichen Weise auch für andere Pharmaca. Betrachten wir nun die einzelnen Drogen, so ergibt sich etwa folgendes Bild: *Paraldehyd* bewirkt nach VON SCHROEDER beim nüchternen Kaninchen eine Diurese, das gleiche finden MOLITOR und PICK. KUGEL fand im Tierversuch sowohl eine Steigerung der Wasser- als auch der Kochsalzausscheidung, dagegen sah FEE meist eine Hemmung der Diurese. Die Mehrzahl der anderen Narkotica läßt eine hemmende Wirkung erkennen, so Äther (FEE, MCNIDER), Alkohol, Chloroform (FREY, FEE, MCNIDER). FEE wies eindringlich darauf hin, daß das Ergebnis zahlreicher Wasserversuche durch die Chloroform- und Äthernarkose verfälscht wird. So ist die Angabe, daß die Decerebrierung zu einer Diuresehemmung führe, lediglich auf die Narkosewirkung zu beziehen. Die Narkosewirkung kann so stark sein, daß es zu stundenlang anhaltender Anurie kommt (MCNIDER). Urethan, Chloreton und Chloralose hemmen ebenfalls deutlich (FEE, MOLITOR, PICK, KUGEL). Bei sehr tiefer Narkose mit Chloralose kann die hemmende Wirkung jedoch wieder aufgehoben sein (BONSMANN). Pernocton macht eine flüchtige

Hemmung (BONSMANN), nach Magnesiumsulfat ist sie wiederum sehr deutlich (BRUNGS). Die Barbitursäurederivate lassen ebenfalls eine vorwiegend hemmende Wirkung erkennen, so das Luminal (MOLITOR, PICK, BONSMANN, BRUNELLI). Nach KUGEL soll die Kochsalzausscheidung durch Luminal nicht gestört sein. Wir haben in eigenen Versuchen die Wirkung des Amythal (Iso-Amyläthyl-Barbitursäure) genauer untersucht. Dabei ergab sich, daß die Größe der Diuresehemmung direkt von der Menge des Narkoticums abhängig war, ohne daß zwischen der Größe der Wasserretention und dem klinischen Effekt am Zentralnervensystem ein Zusammenhang zu erkennen war, beim schlafenden Tier war die Hemmung genau so ausgeprägt wie bei dem durch kleine Dosen erregten Tier.

Die Abb. 47 zeigt im akuten Versuch am Hunde die Wirkung: a) gibt zunächst einen Kontrollversuch, b) einen Versuch mit 800 mg, c) 500 mg Amythal. Man sieht, wie die Wasserretention nach 800 mg wesentlich stärker ist als wie nach 500 mg.

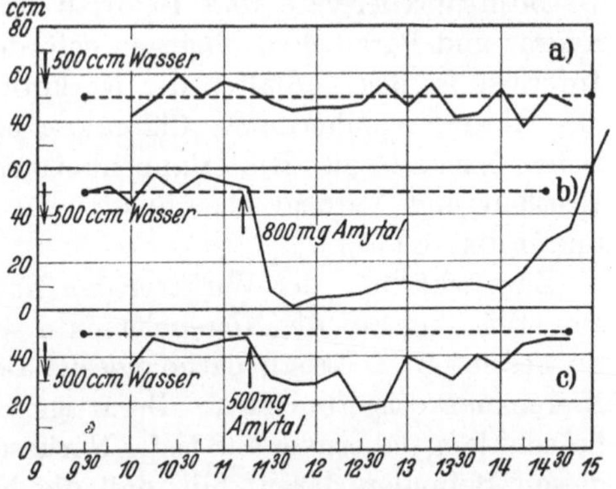

Abb. 47. Die gleiche Versuchsanordnung wie bei Abb. 18. ------ Wassereinfuhr 50 ccm je 15 Minuten; ——— Harnmenge je 15 Minuten. [Aus MARX: J. of Pharmacol. 41, 483 (1931).]

Klinisch von Wichtigkeit ist die Wirkung des Morphins, zumal für die Frage der Anwendbarkeit bei hydropischen Herzkranken. Im Tierversuch hemmt es stets die Wasserausscheidung (FEE, FREY, LINDEMANN). Das gleiche gilt für die meisten anderen Opiumderivate, wie Pantopon, Narkophin, Eukodal, Acedicon, Dicodid und Codein (BONSMANN). Hingegen fand HOPMANN beim Herzkranken nach Morphin meist eine Diuresesteigerung, das gleiche sah er im Chloralhydratschlaf. Wir möchten annehmen, daß hierbei die Beruhigung des Kranken mit der Einregulierung des Kreislaufes das entscheidende Moment darstellt. Es sei hier noch angeführt, daß auch die Antipyretica, wie Antipyrin, Pyramidon, Acetanilid, Phenacetin und Chinin nach AUERBRUCK meist hemmen. Im Kaninchenversuch ist das sehr deutlich, nur das Natrium salicylicum scheint hier eine Ausnahme zu machen.

Von pharmakologischer Seite wurde vielfach die Wirkung einer Kombination der Narkotica mit anderen Drogen und mit Salzlösungen untersucht: nach BAHN, ISERBECK und LINDEMANN pflegen Atropin und Adrenalin zu einer Verminderung der Morphin-antidiurese zu führen; FEE hingegen konnte einen Einfluß des Atropins hierbei nicht feststellen. Die Diuresehemmung kann durch hohe Kochsalzzufuhr unterbrochen werden (MCNIDER, BRUNGS, MCFARLANE). Auch Diuretica, wie Thebromin, Coffein und Salyrgan, können die Hemmung aufheben (AUERBRUCK, MCNIDER). MOLITOR und PICK fanden, daß die Coffein- und Theobromindiurese durch Barbitursäurederivate und Baldrian unterdrückt, durch Chloral-hydrat und Paraldehyd hingegen gefördert wird. Von besonderem Interesse ist das Verhalten der Narkotica gegenüber der Wirkung des Hinterlappenhormons. Chloralose und Paraldehyd heben bei tiefer Narkose die Hinterlappenhormonwirkung auf, Chloreton, Urethan und Veronal beeinflussen sie hingegen nicht (MOLITOR und PICK, KUGEL).

Zur Erklärung der Wirkung der Narkotica hat man zunächst eine Wirkung auf die Nierenelemente selbst in Betracht gezogen. So beschrieb MCNIDER pathologische Befunde an den Tubuli der Nieren narkotisierter Tiere. Derartige Störungen treten aber erst bei sehr lang dauernder und tiefer Narkose auf. FEE weist gegenüber diesen Befunden darauf hin, daß die Nieren narkotisierter Tiere nach der Isolation im Herz-Lungen- und Nierenpräparat stets sehr rasch und lebhaft Harn bilden. Die Untersuchung des Blutes während der Narkose hat bislang keine befriedigende Erklärung für die Beeinflussung des Wasserhaushaltes ergeben (HICKS, SNIRK, BONSMANN, BRUNELLI). FREY konnte an der isolierten Darmschlinge zeigen, daß Wasser während der Narkose ungestört resorbiert wird, daß hier also die Ursache der Diuresehemmung nicht liegen kann.

Bei dem heutigen Stande unserer Kenntnisse muß es als wahr-scheinlich bezeichnet werden, daß die Narkotica eine direkte Wirkung auf den zentralnervösen Regulationsapparat des Wasser-haushaltes haben. Einzelne Anhaltspunkte dafür haben wir oben bereits angeführt. Man hat versucht, mit Hilfe verschiedener Narkotica, denen man einen verschiedenen Angriffspunkt am Zentralnervensystem zuschreibt (Hirnstamm-, Hirnrindennarko-tica, PICK), verschiedene Funktionen der Regulationsapparate zu differenzieren. Der Großteil der Wirkungen geht zweifellos über das Hypophysen-Zwischenhirnsystem.

Wir haben oben bereits erwähnt, daß die Diuresehemmung nach intraventrikulärer Reizung durch Narkose mit Phanodorm aufgehoben wird (s. S. 261).

Weiterhin sind auch Veränderungen in der Kreislaufperipherie zu bedenken; wie die alten Versuche von MAGNUS klar bewiesen haben, führen zahlreiche Narkotica zu einer Schädigung der peripheren Capillaren im Sinne einer Steigerung der Durchlässigkeit. Kochsalzinfusionen, die am unnarkotisierten Tier wirkungslos waren, führten bei gleichzeitigem Zusatz von Narkotica, wie Chloroform und Äther, zu Ödem.

Der Schlaf. Es ist seit langem bekannt, daß die Harnausscheidung des gesunden Menschen während der Nacht geringer ist, als am Tage. Man glaubte diese Erscheinung ursprünglich durch das verminderte Wasserangebot während der Nacht erklären zu können. QUINCKE nahm an, daß besonders das Fehlen der harntreibenden Nahrungsschlacken während der Nacht zur Verminderung der Diurese führe. Die genaue Beobachtung des Diureseablaufes während der Nacht ergab hier jedoch bald Zweifel. Es zeigte sich nämlich, daß die Diuresehemmung am stärksten um Mitternacht ist, während es am frühen Morgen, zwischen 5—8 Uhr, in der Regel zu einer deutlichen Diurese kommt; man spricht von einer morgendlichen „Harnflut". Die Tatsache der nächtlichen Diuresehemmung scheint weiterhin schwer verständlich, wenn man bedenkt, daß eine Reihe der den Schlaf begleitenden Faktoren, wie die Beruhigung des Kreislaufes, sowie der Fortfall der Muskeltätigkeit und die horizontale Körperlage Faktoren darstellen, die die Diurese zu begünstigen pflegen. Die Verhältnisse sind neuerdings durch JORES untersucht worden. Die wichtigsten Ergebnisse seiner Arbeit sind folgende: Die nächtliche Diuresehemmung ist nicht vom Schlaf abhängig. Sie läßt sich in der gleichen Weise bei gesunden Menschen mit Tagesschlaf (nachtwachende Schwestern, Nachtwächter und bei Kranken mit Schlafverschiebung) nachweisen. Auch die Schlafumstellung des Organismus, kenntlich am Absinken des Blutdruckes, am Anstieg der alveolären Kohlensäurespannung, der Steigerung der Phosphorausscheidung im Harn, kann die Ursache für die Umstellung des Wasserhaushaltes nicht sein; denn diese ist in gleicher Weise bei den Tagesschläfern nachweisbar. Die Änderung der Wasserzufuhr während der Nacht kommt als Erklärung nicht in Betracht:

auch wenn die Wasserzufuhr nachts in gleicher Höhe gehalten
wurde wie am Tag, war die Retention stets deutlich zu erkennen.

Man muß demnach mit Jores eine Umstellung der zentralen
Regulation des Wasserhaushaltes während der Nacht annehmen,
in Analogie zu dem zentralbedingten Tages- und Nachtrhythmus
der Körpertemperatur. Die veränderte Tendenz des Wasserhaushaltes ließ sich auch im Wasserversuch deutlich zeigen. Bei derselben Versuchsperson und unter sonst gleichen Bedingungen war
die Wasserausscheidung in der Nacht erheblich geringer als am
Tage. Die Kochsalzausscheidung pflegt hier der Wasserausscheidung parallel zu gehen. Jores nimmt an, daß es sich um
Veränderungen in der hormonalen Diurese-Regulation handelt,
die möglicherweise durch die Dunkelheit auf dem Wege über das
Pigmenthormon ausgelöst seien. Versuche, den Gehalt des Blutes
an wirksamem Hormon bei Tag und bei Nacht quantitativ zu
bestimmen, scheiterten bislang an der Ungenauigkeit der zur
Verfügung stehenden Testmethoden.

Wir müssen demnach bei der Betrachtung der Wirkung des
Schlafes auf den Wasserhaushalt zunächst den beschriebenen
Tages- und Nachtrhythmus beachten. Es scheint mir jedoch zu
weit gegangen, hiermit alle während des Schlafes zu beobachtenden
Phänomene zu erklären; es ist vielmehr anzunehmen, daß auch
der Schlaf als solcher einen Einfluß ausübt. Dies geht schon aus
den merkwürdigen Beobachtungen von Labbé, Violles, Azénard
hervor — sie wurden unter anderem durch Hoff und Wermer
bestätigt —, daß die antidiuretische Wirkung des Hinterlappenhormons während des Schlafes aufgehoben ist. Diese Beobachtungen
wurden von Wermer und Hoff auch im hypnotischen Tiefschlaf
gemacht. Man hat hieraus den Schluß ziehen wollen, daß das
Hinterlappenhormon bei seiner Wirkung stets den Weg über das
Zentralnervensystem nehmen müsse. Die Möglichkeit dieser Hypothese haben wir ausführlich auseinandergesetzt. Wir müssen zur
Erklärung annehmen, daß im Schlaf die Ansprechbarkeit auch der
peripheren Organe dem Hormon gegenüber herabgesetzt ist. Damit
rühren wir an die Frage, ob auch periphere Organe, wie die Nieren,
„schlafen" können. Es sei in diesem Zusammenhang auf die Befunde von Chaussin hingewiesen, der annimmt, daß die Nieren
im Schlaf ein reines Filtrat liefern, während der tubuläre Rück-
resorptionsapparat völlig stillgelegt sei. Weitere Bemerkungen über
das Schlafproblem findet man bei Pütter, Simpson, Rakestraw,

WHITTIER. Unter diesen Gesichtspunkten erfährt auch das Problem der *Nykturie* der Herzkranken eine neue Beleuchtung. Man erklärte diese Erscheinung vorwiegend durch die Besserung der Bedingungen für den Kreislauf im Schlaf. Diesem Faktor müssen wir auch heute zweifellos noch eine wichtige Rolle zuschreiben. Es ist jedoch schon QUINCKE aufgefallen, daß zwischen der Größe der Nykturie und Dauer und Tiefe des Schlafes keine festen Beziehungen bestehen. JORES ergänzt deshalb die Erklärungsversuche dahin, daß er bei dem hydropischen Kranken einen Fortfall der physiologischen nächtlichen Diuresehemmung annimmt, „beim Nykturetiker sind alle Schleusen aufgezogen, die Nieren arbeiten losgelöst vom hemmenden Einfluß". Dieser Fortfall der Hemmung kann einmal durch ein übermäßiges Wasserangebot aus den Geweben bedingt sein, vor allem aber wieder durch eine Umstellung der zentralen Regulation. Dafür sprechen manche Beobachtungen an Herzkranken, so der bessere Ausfall eines Belastungsversuches und die erhöhte Ansprechbarkeit gegenüber Salyrgan in der Nacht. Von Interesse sind in diesem Zusammenhang Fälle mit Erkrankungen des Hypophysen-Zwischenhirnsystemes und mit Nykturie; JORES hat einige instruktive Fälle dieser Art mitgeteilt. Auch bei Kranken mit Diabetes insipidus findet man häufig eine ausgeprägte Nykturie.

Wir selbst beobachteten einen 12jährigen Jungen, der seit 3 Jahren krank war. Bei ihm war am Tag der Flüssigkeitsbedarf gegenüber dem eines Gesunden kaum gesteigert, ebenso lagen die Harnmengen zwischen 9 und 21 Uhr zwischen 500 und 750 ccm. Gegen 10 Uhr nachts setzte dann regelmäßig heftiger Durst ein, der ihn jede Stunde aufweckte und zum Trinken trieb. Er trank durchschnittlich während der Nacht 6—7 Liter, die Harnmengen betrugen zwischen 21—9 Uhr im Durchschnitt von 10 Tagen 6,3 Liter. Wir versuchten, bei ihm eine Schlafumstellung zu erreichen, indem wir ihn tagsüber in ein ruhiges, verdunkeltes Zimmer brachten. Weder hiermit, noch durch Anwendung von Narkotica ließ sich jedoch eine Änderung seines Schlafrhythmus und der Diureseverhältnisse erzielen.

Es liegt nahe, zur Erklärung derartiger Beobachtungen die Befunde von LABBÉ heranzuziehen, wonach im Schlaf das Hinterlappenhormon unwirksam werden soll.

Hirnrinde. Wir haben von der Schwierigkeit, die operativen Eingriffe am Zentralnervensystem zur Beantwortung physiologischer und klinischer Fragen heranzuziehen, oben bereits gesprochen. Die dort erhobenen Einwände gelten in besonderem Maße für die Untersuchungen der Hirnrindenfunktionen. Die Dekortikation stellt einen ungeheuren Eingriff dar, bei dem große

Teile des Zentralnervensystems zerstört werden und bei dem zahlreiche vegetative Funktionen, wie Atmung und Kreislauf, mitverändert sind. Die Diurese scheint durch diese Operation nicht regelmäßig beeinflußt zu werden. Die Wirkung des Hinterlappenhormons soll nach HOFF und WERMER durch die Entrindung aufgehoben werden. Man hat weiterhin die Wirkung faradischer und mechanischer Reizungen bestimmter Rindenfelder untersucht. In kurzfristigen Versuchen dieser Art sah KARPINSKI zumeist eine Diuresesteigerung, kontrolliert an der Tropfenzahl des Harnes aus den in die Bauchhaut transplantierten Ureteren. Dieser Effekt war besonders deutlich bei faradischer Reizung am oberen Teil der Präzentralwindung, bei Reizung der unteren Sigmoidalwindung war er geringer. Die getrennte Beobachtung beider Nieren ließ manchmal den Effekt auf der der Reizung gegenüberliegenden Seite deutlicher erkennen, so daß KARPINSKI glaubt, eine Kreuzung der reizleitenden Fasern annehmen zu können. Curarisierung der Tiere war ohne Einfluß auf den Ausfall der Versuche. Neuerdings sind derartige Versuche von UCKO wieder aufgenommen worden, er ist zu anderen Ergebnissen als KARPINSKI gekommen. Der Gegensatz mag zum Teil dadurch bedingt sein, daß UCKO seine Tiere über längere Fristen hin, bis zu 8 Tagen, beobachtete, während KARPINSKI nur die Reaktion der Diurese in den ersten Minuten und Stunden nach der Reizung verwertete. So fand UCKO nach mechanischer Reizung am vorderen Teil der Sigmoidalwindung stets eine Hemmung der Diurese, die tagelang anhielt. Vom hinteren Teil aus dagegen konnte er eine Diuresesteigerung erzeugen; zugleich fand er ein auffälliges Verhalten der Molenausscheidung. Gerade in diesem Punkt scheinen uns die Versuche noch weiterer Ergänzung bedürftig. (Die klinischen Befunde bei Erkrankungen der Hirnrinde sind zunächst noch schwer verwertbar; HOFF und WERMER berichten, daß bei unbehandelten Kranken mit Paralyse die Wirkung des Hinterlappenhormons aufgehoben sei und nach einer Malariakur wiederkehren könne.)

Psychische Einflüsse. Unsere Kenntnisse über die Wirkung psychischer Faktoren auf die Vorgänge im Wasserhaushalt waren lange Zeit auf die Erscheinungen des Durstes beschränkt. Erst in jüngster Zeit haben wir, mit der Zunahme der Erfahrungen über die psychische Regulation der vegetativen Vorgänge überhaupt, hier Fortschritte gemacht. Zwar finden wir bei den alten Ärzten mancherlei Hinweise in dieser Richtung, bei genauem

Zusehen handelt es sich jedoch zumeist nur um Beobachtungen über die Abhängigkeit der Miktion und nicht des eigentlichen Wasserhaushaltes von nervösen Reizen. Hierher gehört auch das bekannte Shakespearesche Zitat „and some, when the backpipe sings through the nose, can scarce contain there urine" (Kaufmann von Venedig).

Es liegen eine Reihe von Beobachtungen über den Wasserhaushalt bei Geisteskranken vor: RABOW (1877), BECHTEREW (1881), HOFF und PÖTZEL; auch bei diesen Schilderungen ist es meist nicht möglich, klar zu unterscheiden, wieweit es sich um eine Störung der Wasserbilanz, der Miktion oder der Durstempfindung gehandelt hat.

Zu bedenken ist weiterhin, daß psychische Einflüsse auf andere vegetative Vorgänge, wie Kreislauf, Hautdurchblutung und Körpertemperatur und dann sekundär auf den Wasserhaushalt zurückwirken können.

Darüber hinaus haben wir heute aber schon eine Reihe von direkten Einwirkungen der Psyche auf den Wasserhaushalt kennengelernt. So wird von zahlreichen Untersuchern angegeben, daß seelische *Erregung* mit Wasserretention verbunden ist, auch ohne daß dabei starke vasomotorische Reaktionen zu beobachten wären, die diese Erscheinungen durch Erregung der Muskelmotilität erklären könnten. Bei erregten hysterischen Kranken hat man stundenlang anhaltende Anurie beobachtet (BECHTEREW); sie kann den eigentlichen Anfall um Stunden überdauern. Da — wie wir sahen — Wasserretention zu einer erhöhten Erregbarkeit und Krampfbereitschaft führt, ist hiermit ein Circulus vitiosus gegeben, dessen Beachtung für die Therapie wichtig ist. Nach dem Abklingen eines Erregungszustandes kommt es oft zu einer ausgeprägten Harnflut. Eine derartige Diurese ist in einzelnen Fällen auch dann zu beobachten, wenn vorher keine deutliche Retention oder längere Zeit Flüssigkeitskarenz bestanden hatte (EBSTEIN, eigene Beobachtungen). Diese Erscheinungen sind in der gleichen Weise bei starken seelischen Reaktionen gesunder Menschen, wie bei hysterischen, psychotischen und epileptischen Erregungszuständen zu beobachten.

Auch bei Tieren hat man ähnliche Beobachtungen angestellt. So sah BECHTEREW, daß Schreck- und Schmerzreize die Diurese bei Hunden völlig zum Versiegen bringen können. Schon die einfache Fesselung der Tiere pflegt den Ablauf der Wasserausscheidung stark zu beeinflussen (DOBREF). Aus diesem Grund

— wir haben oben bei der Besprechung der Methodik bereits darauf hingewiesen — können die Diureseversuche nur an wohl dressierten Tieren einwandfrei durchgeführt werden. Molitor beobachtete die Diuresehemmung bei Fesselung von Kaninchen. Er erwähnt, daß die Störung bei schwarzen wildrassigen Tieren besonders ausgeprägt sei, während albinotische Zuchttiere, die meist weniger empfindlich und im Wesen stumpfer sind, geringer zu reagieren pflegen. Durch Apomorphininjektionen wurde die Erregung der Tiere und zugleich die Diuresehemmung verstärkt. Umgekehrt führen Narkotica, wie Luminal und Paraldehyd, schon in kleinen Dosen, die keinen Schlaf bewirken, jedoch das psychische Verhalten der Tiere beeinflussen, zu einer Aufhebung der Diuresehemmung bei Fesselung. Zur Erklärung nimmt Molitor an, daß Erregungsimpulse von der Rinde zum Hypophysen-Zwischenhirn laufen. Hier kommt es dann vermutlich zu einer verstärkten Ausschüttung von antidiuretischem Hormon in die Blutbahn und so zur Drosselung der Diurese. Hoff und Wermer suchten den direkten Nachweis für diese Hypothese zu führen: sie entnahmen bei Hunden Liquor aus der Zisterne, brachten die Tiere durch Vorweisung einer Katze in Erregung und entnahmen auf dem Höhepunkt der Erregung erneut Liquor. Die vergleichende Auswertung des Liquors mit Hilfe des Uterustestes und der Melanophorenreaktion, zeigte einen beträchtlichen Anstieg des Hormonspiegels während der Erregung; sie nahmen an, daß zugleich die antidiuretische Fraktion gesteigert sei und die Diuresehemmung bewirke.

Von Bedeutung erscheinen die Befunde von Heilig und Hoff, wonach verschieden gefärbte *Affekte* einen verschiedenen Einfluß auf den Wasserhaushalt ausüben können. In Hypnoseversuchen am Menschen sahen sie, daß lustbetonte Affekte zu einer Diuresehemmung nach Wasserbelastung führen, während unlustbetonte die Harnausscheidung steigerten. Wir sehen hier also, daß zwischen bestimmten seelischen Abläufen und den Reaktionen des Wasserhaushaltes eigenartige tiefliegende Beziehungen bestehen können. Einen Schritt weiter führen uns die Beobachtungen über die Bedeutung der bedingten Reflexe im Wasserhaushalt. Leibson berichtet zunächst, daß die bei der Faradisierung der Pfoten eines Hundes zu beobachtende Diuresehemmung — wohl als Schmerzhemmung zu verstehen — nach einiger Zeit schon auf den Reiz des Geräusches der Faradisierung eintritt. Karpinski fand, daß man bei durstenden Hunden durch das Zeigen von Wasser eine Diurese auslösen kann. Diese Versuche sind in neuerer Zeit von BYKOW und BERKMAN wieder aufgegriffen worden. Sie beobachteten die Diurese nach rectaler Wasserzufuhr und fanden, daß die Versuchstiere (Hunde mit Ureterenfisteln) schon nach kurzer Zeit auch dann eine Diurese bekamen, wenn das Wasser sofort nach der Infusion wieder aus dem Darm entfernt wurde. Diese Beobachtungen scheinen uns jedoch nicht als Beweis geeignet zu sein dafür, daß die Diurese durch einen bedingten Reflex zustande kommt; vielmehr kann es sich hierbei um ein einfaches Anstoßprinzip handeln, von dem wir oben bereits mehrere Beispiele kennengelernt haben. Weiter beobachteten BYKOW und BERKMAN, daß allein das Verbringen der Tiere in das gewohnte Versuchsgestell manchmal zu einer Spontandiurese geführt hat. Leider fehlen in den kurzen Mitteilungen von BYKOW und BERKMAN verwertbare Zahlenangaben. GROSSMANN gibt an (ebenfalls nur in einer kurzen Note), die Beobachtungen der französischen Autoren bestätigen zu können.

Uns selbst ist es in monatelangen Versuchen nicht gelungen, auf diese Weise eine bedingte Reflexdiurese beim Tier zu erhalten. Einmal ist es bei Hunden zumeist schon sehr schwierig, nach einer größeren rectalen Infusion von 200—400 ccm Wasser eine Diurese zu erhalten. Das Wasser wird zumeist rasch wieder entleert. Hierbei konnten wir niemals eine deutliche Diurese verzeichnen. Ebenso war das Verbringen der Tiere in den gewohnten Raum und in das Versuchsgestell allein stets völlig wirkungslos.

Es ist uns jedoch auf anderem Wege schließlich einwandfrei gelungen, eine Diurese durch bedingten Reflex beim Hunde zu erhalten.

4 Hunde, ungefähr gleicher Größe und gleichen Körpergewichtes, aber von verschiedener Rasse und von verschiedenem Temperament wurden von Februar 1929 bis März 1930 unter den Bedingungen eines Stoffwechselexperimentes gehalten; die Tiere bekamen neben einer Standardkost eine konstante Flüssigkeitsmenge, stets zu bestimmten Tageszeiten.

Diese Tiere wurden täglich, mit Ausnahme der Sonntage, morgens um 8 Uhr 15 Minuten katheterisiert, dann in einen besonderen Raum gebracht und dort an Ketten gelegt. Nachdem sie beruhigt waren und still an ihren Plätzen lagen, gab ich mit einer kleinen Mundharmonika ein Musiksignal und setzte gleich darauf jedem Tier eine Pfanne mit 400 ccm eines Milch-Wassergemisches 1:2 vor. Während sie tranken, wiederholte ich das Signal 4mal, zu jedem Hund hingewandt. Danach blieben die Tiere für 3 Stunden an ihren Plätzen, und während dieser Zeit wurden möglichst alle Störungen vermieden. 3 Stunden nach dem Trinken wurden sie wieder katheterisiert und in die Stoffwechselkäfige zurückgebracht. Es wurden Menge und spezifisches Gewicht des gewonnenen Harnes bestimmt.

Der Lauf dieser Versuche wurde nun 1—2mal wöchentlich derart unterbrochen, daß die Tiere an diesen Tagen nur in den Versuchsraum gebracht wurden, diesmal aber nüchtern blieben und dann nach 3 Stunden wieder katheterisiert wurden. Da die Tiere stets die letzte Trink- und Futtermenge um 5 Uhr des vorhergehenden Tages bekommen hatten, stellte die so gewonnene Harnmenge den Nüchternharn dar, den die Niere von der 15. bis 18. Stunde nach der letzten Flüssigkeitszufuhr liefert. Dieser „Ruhe-Nüchternharn" betrug bei meinen Hunden unter den Bedingungen einer normalen Diät und Flüssigkeitszufuhr 20—50 ccm mit einem spezifischen Gewicht von 1018—1034.

Nachdem diese Versuche für 6 Wochen täglich angestellt waren, ging ich dazu über, den Tieren an 1—2 Tagen in der Woche die leere Milchpfanne vorzusetzen und gleichzeitig das Musiksignal zu blasen. Ich hoffte, daß sich durch das häufige Tränken unter den besonderen Bedingungen ein Reflex ausgebildet habe, der nun auch ohne die eigentliche Tränkung zur Diurese führen sollte. Diese Hoffnung erfüllte sich jedoch in den ersten 5 Monaten nicht. Obwohl die Tiere je etwa 125mal die Trinkmenge mit den dazu gehörigen Reizen, wie dem Musiksignal, bekommen hatten, erhielt ich doch an den Tagen, wo ich die Trinkmenge wegließ, nur diejenigen geringen Harnmengen mit hohem spezifischen Gewicht, wie sie dem Ruhe-Nüchternharn von der 15.—18. Stunde entsprechen. Daran änderte auch nichts, daß ich etwa 3 Monate nach Beginn der Versuche dazu übergegangen war, eine kleine Probe von 20 ccm des Milch-Wassergemisches in die Schüsseln zu geben, die die Tiere ausleckten. Ich hoffte dadurch eine wesentliche Verstärkung des Reizes zu erzielen, es ergab sich aber keine Steigerung der Diurese.

Es war inzwischen eine deutliche Gewöhnung der Tiere an die Versuchsordnung eingetreten, so hatte sich besonders bei einem Hund nach 6 Wochen ein lebhafter Speichelreflex eingestellt; der Speichel troff dem Tiere trotz des Schleckens aus dem Maule, sowie es das Signal hörte.

Von Interesse war das verschiedene Verhalten der Hunde an den Tagen der Scheintränkung. Im Anfang der Versuche leckten sie zunächst die Pfannen hastig aus, versuchten die Pfanne des Nachbarn zu erreichen und warteten mit Spannung, unruhig hin und her laufend. Nach einigen Wochen änderte sich das Verhalten zuerst bei einem der Tiere, einem ruhigen, gut trainierten Collie „Pussi": Gleich nach dem Auslecken der Pfanne legte er sich ruhig hin, in genau der gleichen Weise, wie er nach dem Trinken zu tun pflegte, und zeigte keine Anzeichen von Unruhe oder Erwartung. Man hatte den Eindruck, daß dieses Tier die Suggestion des Trinkens annahm. Zwei der anderen Tiere zeigten einige Monate später das gleiche Verhalten, während das vierte, ein deutscher Schäferhund, an den Tagen der Scheintränkung stets unruhig blieb.

Nach etwa 3monatiger Versuchsdauer fiel auf, daß die Harnmengen eines der Tiere nach der Scheintränkung etwas zunahmen und das spezifische Gewicht an diesen Tagen bis auf 1015 herunterging. Doch war das Ergebnis zu gering und zu wechselnd, als daß man von einer Diurese hätte sprechen können.

Nach 5 Monaten erfuhren die Versuche durch eine Urlaubsreise eine Unterbrechung von 3 Wochen. Die Tiere kamen während dieser Zeit nicht in den üblichen Versuchsraum, sondern waren zumeist in ihren Stoffwechselkäfigen oder frei in einem andern Laboratoriumsraum. Sie wurden in den Käfigen und ohne Musiksignal gefüttert. Als ich nach dieser Pause die Versuche wieder aufnahm, fürchtete ich, daß eine etwaige Wirkung des monatelangen Trainings nun zerstört sei. Es zeigte sich das Gegenteil. Bei der ersten „Scheintränkung" am 3. Tage nach Wiederaufnahme der Versuche erhielt ich bei dem Hund „Pussi" eine deutliche Diurese von 180 ccm Harn mit einem spezifischen Gewicht von 1007. Da der Versuch unter den gleichen Bedingungen wie bisher und mit allen Vorsichtsmaßregeln ausgeführt war, konnte ich annehmen, daß es sich hierbei um eine Diurese durch bedingten Reflex handelte (Abb. 48). Von da an war regelmäßig eine Reflexdiurese zu beobachten.

Diese auffällige Beobachtung, daß der Reflex sich nach einer mehrwöchigen Ruhepause der Tiere einstellt, wurde mir später durch Mitarbeiter

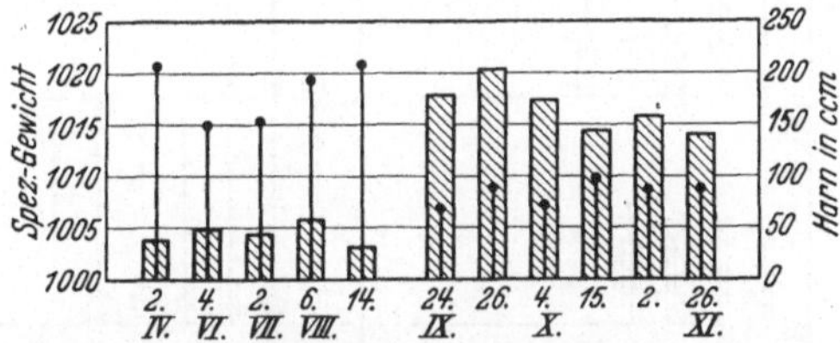

Abb. 48. Die schraffierten Säulen geben die Harnmengen der Scheintränkungsversuche, die Knopfstäbe die spezifischen Harngewichte. Die bis zum 14. 7. erhaltenen Werte entsprechen den Leerversuchen, diejenigen ab 24. 9. ergeben die gleichen Werte wie nach echter Tränkung. [Aus MARX: Amer. J. Physiol. 96, 356 (1931).]

PAVLOVS (Prof. v. ANREP und VOLBERTH) bestätigt. Im PAVLOVschen Institut wurde nach den Ferien wiederholt auch ein sehr viel lebhafteres Arbeiten der Reflexe beobachtet, als nach einer langen Trainingsperiode.

Eine Diurese aus andern Gründen (schroffer Temperaturwechsel, starke Erregung der Tiere oder unkontrollierte Flüssigkeitsaufnahme) konnten wir bei der strengen Kontrolle, unter der die Versuche angestellt wurden, ausschließen.

Was die erhaltenen Harnmengen anlangt, so erscheint es von großem Interesse, daß diese weitgehend den Mengen, wie sie in den echten Trinkversuchen mit einer Trinkmenge von 400 ccm erhalten wurden, entsprechen.

Die unter den geschilderten Bedingungen erhaltenen Harnmengen betragen 145—205 ccm in 3 Stunden, das spezifische Gewicht 1007—1010. Wie die Kolumne a in Abb. 49 zeigt, werden die Harnmengen im Laufe der Monate etwas geringer. Das mag durch eine gewisse Ermüdung des Reflexes im Laufe der Zeit zusammenhängen. Es war auffällig, daß der Hund in den letzten Wochen deutliche Zeichen von nervöser Unruhe zeigte, die sonst nicht an ihm zu beobachten waren. Wie aus der Schilderung der Bedingungen, unter denen die Tiere getränkt wurden, hervorgeht, handelt es sich dabei nun keinesfalls um einen einfachen, sondern um einen sehr komplexen Reiz. Es war von vornherein nicht anzunehmen, daß etwa das Musiksignal allein oder nur das Vorsetzen der Schüsseln den bedingten Reflex auslösen würde.

Nachdem das Faktum der psychogenen Diurese durch bedingte Reflexe sichergestellt war, ging ich dazu über, die einzelnen dabei beteiligten Faktoren zu analysieren.

Ich ging von dem Gedanken aus, den komplexen Reiz des Vorsetzens der Milchschüsseln in einem bestimmten Raum, mit einem Musiksignal durch mich gegeben, in die folgenden Faktoren zu zerlegen: 1. Raum (R), 2. Person des Versuchsleiters (P), 3. Musiksignal (S) und 4. Milchprobe in der Schüssel (M) (Abb. 49).

Gruppe a gibt zunächst die Vollversuche, in denen der gesamte Komplexreiz gesetzt wurde. Gruppe b zeigt die Harnmengen, die gewonnen wurden,

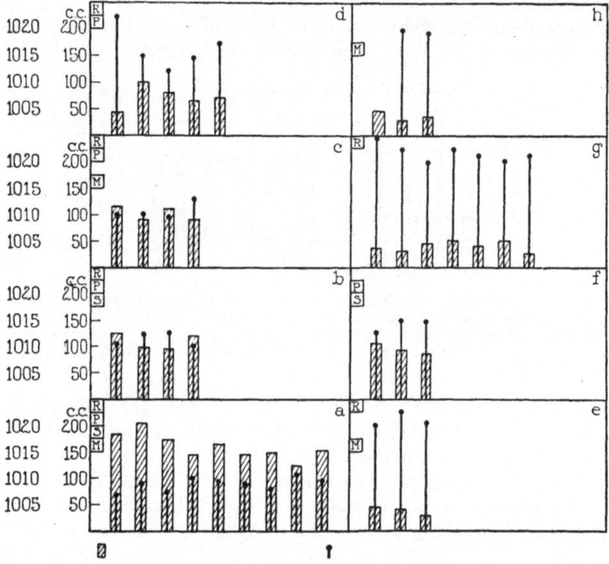

Abb. 49. [Aus Klin. Wschr. **1931 I**, 64.]

wenn Milchprobe und Schüssel weggelassen wurden. Die Mengen sind hier deutlich um etwa 50 ccm geringer, die spezifischen Gewichte zwischen 1010 und 1012, also höher als in den Vollversuchen. Fast die gleichen Mengen erhielt ich, wenn ich das Musiksignal wegließ, aber die Schüssel vorsetzte; die spezifischen Gewichte liegen hier noch um ein geringes niedriger. Recht wechselnd sind die Ergebnisse, wenn beides, Signal und Milchprobe, weggelassen wurde:

Einmal wurden 100 ccm, spezifisches Gewicht 1015, gewonnen, ein andermal nur 45 ccm mit 1023, also einen normalen Ruhe-Nüchternwert, wie ihn auch die Kontrollversuche zeigen. Wurde in dem üblichen Raum durch eine andere Person die Milchprobe gegeben, so trat keine Diurese auf (e). Gab ich selbst dagegen in einem andern Raum nur das Signal (f), so trat die gleiche Diurese auf wie bei Gruppe *b* und *c* der Versuche. Der Aufenthalt in dem üblichen Raum allein führte nicht zur Diurese (*g*).

Bei dieser quantitativen Betrachtung muß noch folgendes berücksichtigt werden: Während in echten Trinkversuchen die doppelte Harnmenge gewöhnlich bei doppelter Trinkmenge erhalten wird, liegen die Verhältnisse hier anders. Hier muß das ausgeschiedene Wasser den Depots des Organismus entnommen werden. Bei dieser Art der Diurese muß man rechnen, wie wir aus Versuchen über die extrarenale Wasserabgabe wissen, daß zur Verdoppelung einer bestimmten Harnmenge ein um ein Vielfaches stärkerer Reiz notwendig ist. So ist es erlaubt, zu sagen, daß in unseren Versuchen der Vollreiz wesentlich stärker wirkt als die Teilreize, auch wenn die erhaltenen Harnmengen nicht sehr viel höher sind als in den Versuchen, in denen einzelne Faktoren weggelassen bzw. andere Faktoren eingeführt wurden. Die hier untersuchten Faktoren stellen natürlich nur eine kleine und willkürliche Auswahl unter den möglichen dar.

Es stand schließlich noch zu fragen, ob es auch beim Menschen möglich sei, eine Diurese durch rein psychische Reize zu erzeugen, ob auch hier eine „spezifische Suggestion" wirksam sein könne. Wir untersuchten zu diesem Zwecke die Wirkung einer Trinksuggestion in Hypnose.

Als Versuchspersonen wählten wir vorwiegend Patienten mit hysterischen Störungen, weil bei diesen die Erregbarkeit vegetativer Prozesse durch psychische Einflüsse allgemein gesteigert ist (SCHILDER). Die Patienten standen meist seit längerer Zeit in regelmäßiger hypnotischer Behandlung. Doch haben wir auch bei psychisch normalen Patienten in der ersten Hypnose positive Ergebnisse gehabt. Die Vorbedingungen sind dieselben, wie sie für eine wirksame Hypnose überhaupt gelten.

Wir gaben unseren Patienten stets nur die Suggestion, daß sie mit Lust reichlich Wasser trinken; wegen der Einfachheit dieser Vorstellung mußten wir die Suggestion nicht modifizieren, um sie der Eigenheit des Patienten anzupassen, wie dies HEYER, HEILIG und HOFF sonst für solche Versuche empfehlen. Für die Annahme der Suggestion ist nicht immer tiefste Hypnose unbedingte Voraussetzung; doch wurden stets Anästhesie gegen Nadelstiche und Katalepsie geprüft, Puls und Atmung kontrolliert. Ein Versuch gestaltete sich im einzelnen folgendermaßen:

Der Patient hat seit mindestens 12 Stunden nichts gegessen und getrunken. Zunächst werden Menge und spezifisches Gewicht des Nachtharnes und kurz vor der Hypnose wieder Harn und Hämoglobin bestimmt. Nach Eintritt der Hypnose wird regelmäßig im Abstand von 5—10 Minuten aus der Fingerbeere Blut entnommen zur Hämoglobinbestimmung. Eine halbe Stunde nach Beginn der Hypnose wird die Trinksuggestion gegeben, derart, daß dem Patienten ein leeres Glas an den Mund gesetzt und ihm gesagt wird, er bekomme jetzt reichlich kühles Wasser und solle es trinken. Die Annahme der Suggestion ist dann gewöhnlich an den Lippen- und Schluckbewegungen zu erkennen. Eine weitere halbe Stunde später wird der Patient nach Amnesiebefehl geweckt und sofort wieder der Harn nach Menge und spezifischem Gewicht untersucht. Außerdem werden noch bis 3 Stunden nach Versuchsbeginn die Hämoglobinwerte bestimmt.

Das Ergebnis war stets das gleiche: Stets war 20 Minuten nach der Trinksuggestion eine deutliche Diurese mit starker Senkung des spezifischen Gewichtes festzustellen. Die Harnmenge, die in den 2 Stunden zwischen Entleerung des Nachtharnes und dem Versuchsbeginn etwa 80—100 ccm betrug, war am Ende des Versuches, also etwa 1 Stunde später, *ohne jede Flüssigkeitsaufnahme,* auf 400—500 ccm gestiegen, während das spezifische Gewicht von 1025 vor Beginn der Hypnose auf 1002 gesunken war. Dementsprechend fanden wir als Ausdruck der Blutverdünnung ein Absinken der Hämoglobinwerte, das wenige Minuten nach der Trinksuggestion beginnt. Genau so, wie wir es nach wirklichem Trinken beschrieben haben, steigt die Kurve zunächst wieder an, um dann zu einer sekundären Verdünnung erneut abzufallen. Freilich verläuft sie in kleinerem Ausmaße als

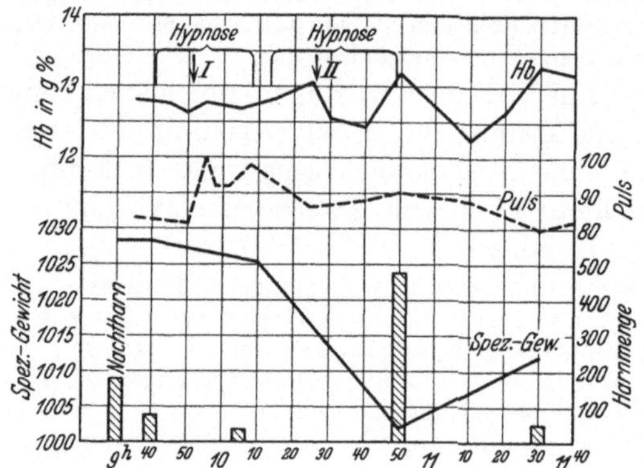

Abb. 50. Frl. L., 28 Jahre, 56,0 kg. ↓ *I* Angst, auf belebter Straße überfahren zu werden; ↓ *II* Trinksuggestion. (Aus Klin. Wschr. 1926 I, 92.)

in den Trinkversuchen. Die Verdünnung beträgt bis zu 7%, und in kürzerer Zeit, nach $1^1/_2$—2 Stunden ist der Nüchternwert wieder erreicht.

In Kontrollversuchen haben wir zunächst geprüft, ob die Hypnose allein einen Einfluß auf den Wasserhaushalt hat; das war nicht der Fall, weder im Harn noch im Hämoglobingehalt trat eine Veränderung ein. Dann ersetzten wir die Suggestion des Trinkens durch eine andere, etwa eine Beunruhigung. Diese Versuche ergaben, daß danach zwar Puls und Atmung rascher werden, daß dagegen die Wasserausscheidung und die Hämoglobinwerte unbeeinflußt bleiben. Daraus kann man folgern, daß die Trinksuggestion eine spezifische Wirkung auf den Wasserhaushalt hat, ebenso, wie etwa die Suggestion von Speisen spezifisch die Magensaftsekretion anregt (vgl. HEYER).

Abb. 50 zeigt einen Doppelversuch mit zweimaliger Hypnose, bei dem die erste als Kontrollversuch diente, während in der zweiten die Trinksuggestion gegeben wurde.

Man sieht, wie auf die 1. Suggestion (9 Uhr 51 Minuten) (Beunruhigung: Angst, auf belebter Straße von Auto überfahren zu werden) das Herz sofort anspricht, indem die Pulszahl von 82 auf 100 steigt, während die Hämoglobinwerte unbeeinflußt bleiben und nach Unterbrechung der Hypnose nur eine geringe Harnmenge mit unverändertem spezifischem Gewicht entleert werden kann. Im Gegensatz hierzu sinken auf die 2. (Trink-) Suggestion hin (10 Uhr 26 Minuten) die Hämoglobinwerte, die im ganzen, wie wir das für Nüchternversuche beschrieben haben, langsam anstiegen, sofort deutlich ab. Am Ende dieser Hypnose ist die initiale „Verdünnung" gerade beendet und nach einer deutlichen sekundären Welle ist 80 Minuten nach der Suggestion der Nüchternwert wieder erreicht.

Besonders eindrucksvoll sind die Veränderungen im Harn. Am Ende der 2. Hypnose verspürte die Patientin Harndrang und entleerte 480 g Harn mit einem spezifischen Gewicht von 1002. 40 Minuten später war das spezifische Gewicht wieder auf 1012 gestiegen.

Es erscheint mir noch wichtig, daß diese Patientin, wie ebenso manche andere, am Ende des Versuches spontan Durst äußerte. In unserem Beispiel ist weiterhin zu erkennen, daß sich die Hämoglobinwerte mit Beginn der Hypnose nicht ändern und daß der einmal angestoßene Vorgang auch nach Beendigung der Hypnose weiterläuft. Es ist das ein weiterer Beweis dafür, daß diesen Prozessen eine gewisse Selbständigkeit zukommt.

An Einzelheiten scheint uns dabei die feste Koppelung zwischen den intermediären Vorgängen des Blut-Gewebeaustausches und der Diurese bemerkenswert. Zugleich ist damit sichergestellt, daß auch der Ablauf der Blutveränderung nicht so sehr von Zufuhr und Ausscheidung des Wassers als ebenfalls von den zentralen Impulsen abhängig ist.

Besonders hinweisen möchten wir auf die Intensität der in diesen Versuchen beobachteten Diuresen. Wir kennen kein Diureticum, daß beim Menschen in solch kurzer Zeit eine derartig intensive Diurese anzuregen vermöchte. Selbst unsere wirksamste Droge, das Salyrgan, benötigt eine Inkubationszeit von 60—90 Minuten, bis die Diurese in Gang kommt. Die gleiche Zeit verstreicht bei der Trinkdiurese, auch nach der forcierten Zufuhr größerer Wassermengen. Hier hingegen werden bereits 25 Minuten nach dem Setzen des Diuresereizes größte Harnmengen, wie wir sie sonst nur auf dem Höhepunkt der Diurese sehen, ausgeschieden. Dabei ist bemerkenswert, daß diese Diurese ohne äußere Wasserzufuhr, also aus den Beständen des Organismus bestritten wird. Es scheinen uns diese Beobachtungen dafür zu sprechen, daß der Diuresereiz in solchem Fall an dem zentralbeherrschenden Regulationsapparat angreift. Bei dem heutigen Stand unseres Wissens können wir wohl annehmen, daß die psychischen Diuresereize rasch zum Hypophysen-Zwischenhirn gelangen und hier auf die hormonalen Bahnen zur Niere umgeschaltet werden. In diesem Zusammenhang sind noch die Befunde von HOFF und WERMER von Interesse, wonach ein durch Trinksuggestion in Hypnose

gesetzter psychischer Diuresereiz derartig intensiv wirkt, daß er
sogar zur Durchbrechung einer durch Hinterlappenhormoninjektion
erzeugten Diuresehemmung führen kann. Man hat diese Beobachtungen dahin zu erklären versucht, daß hier ein „positiver"
Diuresereiz dem „negativen" Antidiuresereiz des Hinterlappenhormons entgegenstehen muß. Es scheint uns jedoch durchaus
möglich, dieses Ergebnis mit den bisher entwickelten Anschauungen
über den zentralen Antidiuresemechanismus in Einklang zu bringen.

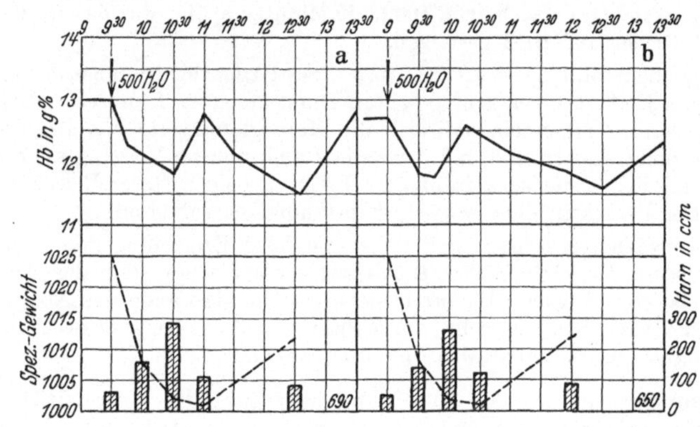

Abb. 51. Erbgleiche Zwillinge. *a* A. R., 29,6 kg, ♂; *b* O. R., 28,2 kg, ♂.
(Aus Klin. Wschr. 1927 I, 345.)

Die nach einer Injektion von Hinterlappenhormon beobachtete
Diuresehemmung setzt sich stets zusammen aus der Wirkung
der physiologisch im Blut kreisenden Hormonmengen und der
von außen zusätzlich zugeführten Mengen. So kann es durch
eine stärkere relative Senkung des normalen Hormonspiegels
auch bei zusätzlicher Zufuhr von außen zu einer Verminderung
der antidiuretischen Kräfte des Blutes und dadurch zur Diurese
kommen.

Für die Klinik des Wasserhaushaltes sind diese Versuche deshalb von Bedeutung, weil sie zeigen, wie schwierig die Trennung
zwischen einer „organischen Polyurie" und einer „psychogenen
Polyurie", etwa im Krankheitsbild der „neurotischen Polydipsie",
ist. Wir begegnen hier einer intensiven Wechselwirkung zwischen
psychischen und somatischen Faktoren, wie sie das Problem
der zentralen Regulation vegetativer Vorgänge ganz allgemein
charakterisiert.

Bei allen Abläufen im Wasserhaushalt des gesunden und kranken Menschen sind schließlich noch *genotypische Faktoren* beteiligt. So sehen wir bei erbgleichen Zwillingen eine entsprechende Übereinstimmung der Reaktionen. Abb. 51 zeigt zwei Trinkversuche bei zwei erbgleichen Zwillingen, die Harnausscheidung differiert nur um geringe Mengen, die Bewegungen des spezifischen Gewichtes des Harnes sind völlig identisch, auch der Ablauf der Hämoglobinkurve als Indicator der intermediären Austauschvorgänge ist bei beiden sehr ähnlich. Die Übereinstimmung ist wesentlich größer, als wir sie sonst zwischen Personen des gleichen Alters bei gleichen Ernährungsbedingungen nach gleicher Vorperiode beobachten können. GEYER hat die Verhältnisse genauer untersucht.

Auch bei der Beurteilung von Kranken ist der Genotypus zu berücksichtigen, so kennen wir das familiäre Auftreten gewisser Ödemformen, auch Polydipsien können in Sippen gehäuft auftreten.

VII. Der Durst.

Das Wort „Durst" wird im Deutschen sowohl für die Durstempfindung als solche verwandt, wie auch für eine Reihe von Vorgängen, die ihr zugrunde liegen. So sprechen wir von „Durst" bei Wasserkarenz in der gleichen Weise, wie wir bei Nahrungskarenz von Hunger reden; weiterhin werden aber auch Wasserbedarf und Wasserverarmung mit „Durst" bezeichnet.

Der Durst gehört zu den Allgemeinempfindungen, die wir, da sie eine bestimmte Aufgabe bei der Erhaltung des Organismus erfüllen, als Trieb bezeichnen. Er bildet gemeinsam mit dem Hunger den „Nahrungstrieb". Zu trennen ist hiervon nur die Art des Durstes, die dem Appetit entspricht, der „schöne", der „angenehme" Durst.

Die Charakterisierung des Durstes als Trieb geschieht am besten im Vergleich zum Hunger. Diese beiden Triebe sind im täglichen Leben eng miteinander verbunden. Der beschäftigte Mensch erlebt unter Umständen für lange Zeit nur den allgemeinen Nahrungstrieb, ohne daß die einzelnen Empfindungen Hunger oder Durst ins Bewußtsein treten. Wird der Durst jedoch unter besonderen Umständen bewußt, so zeigt er in vielem ein anderes Bild als der Hunger. Er tritt zumeist gebieterisch auf, in größerer „Heftigkeit" als der Hunger. Das hängt damit zusammen, daß der Organismus durch Wasserkarenz stärker und früher gefährdet ist, als durch Nahrungskarenz. Während, wie wir sahen, der Verlust fast des gesamten Körperfettes und größerer Anteile von Eiweiß und Kohlehydraten ohne ernstere Störungen vertragen wird, ist schon eine Verminderung des Wasserbestandes um 20% nicht mehr mit dem Leben vereinbar; während die Nahrung bis zu 60 Tagen entbehrt werden kann, tritt der Tod an Wassermangel schon nach 6—7 Tagen totaler Flüssigkeitskarenz ein. Hierdurch kommt ein Tempounterschied im Erscheinungsbild zwischen Hunger und Durst zustande: der Durst tritt schon nach kurzer Karenz in größter Heftigkeit auf, er kann aber ebenso rasch befriedigt werden, er ist kürzer ertragbar, rascher stillbar als der Hunger. So kommt es, daß wir wohl Hungerkünstler, aber keine Durstkünstler kennen, daß man an Appetit- und Hungerlosigkeit, nicht aber an Durstlosigkeit leiden kann. Auch das seelische Verhalten des Durstenden und des Hungernden ist durchaus verschieden. Der Hungernde wird häufig matt, ist unerregt, ruhig, meist besonnen; die Vorschriften des Fastens, die doch eine Erhöhung der seelischen Eigenschaften bewirken sollen und sicherlich bewirken können, beziehen sich fast ausschließlich auf die Nahrungskarenz. Hingegen wird der Durstende leicht erregt, unbesonnen, reizbar, gewalttätig, verworren; die Qual des Durstes ist ungleich größer als die Not des Hungers. So häufig man das Hungern empfohlen hat aus ärztlichen, erzieherischen und weltanschaulichen Gründen, so selten rät man zum Durst.

Der primitive Charakter des Durstes kommt schließlich darin zum Ausdruck, daß er in geringerem Maße mit den Sinnesreizen in Verbindung tritt, als der Nahrungstrieb: der Vielfältigkeit der Geschmacksreize unserer Nahrung steht eine relative Einfachheit der Getränke gegenüber. Bei den Getränken ertragen wir eine große Einförmigkeit mit geringerer Entbehrung als bei der Nahrung.

Der dem Appetit entsprechende „Durst" (der „schöne" Durst) bestimmt die Trinksitten der Völker und hängt von den verschiedensten kulturellen Faktoren ab. Neben den Faktoren der allgemeinen Lebensweise, wie das Klima und die zur Verfügung stehenden Nahrungsstoffe, ist es besonders die Eigenschaft der Getränke, Rauschgifte zu vermitteln, die hier bestimmend wirken. So spielen die Trinkritualien in den Ländern mit Alkoholkonsum eine vorherrschende Rolle; in solchen Ländern, wo die Rauschgifte in

anderer Form genommen werden, wie das Opium in China oder
der Haschisch in Marokko, treten sie an Bedeutung zurück. Es
ist somit durchaus problematisch, wann und wieweit man von
einer echten „Trunksucht" sprechen kann. Bei der großen Mehrzahl
der Dipsomanen spielt das Getränk lediglich die Rolle des Rausch-
mittelträgers. Doch scheint es möglich, daß sich darüber hinaus
auch aus dem Trinken als solchem eine gewisse Süchtigkeit entwickeln kann.

Man hat diese Fragen experimentell untersucht und wiederholt die
Wirkung großer Trinkmengen auf das Verhalten des Durstes beobachtet.
Die Ergebnisse derartiger Versuche sind nicht einheitlich. Während REGNIER
und KUNSTMANN berichten, daß sich nach einem monatelang mit Willens-
anstrengung durchgeführten Vieltrinken ein triebhafter Durst entwickeln
soll, konnte STRAUSS bei seinen Versuchspersonen derartiges nicht beobachten, freilich hat er nicht so exzessive Bedingungen eingehalten wie
KUNSTMANN. Die ganze Frage gewinnt jedoch eine andere Bedeutung, wenn
wir hören, daß es durch die Überschwemmung des Organismus mit Wasser
zu sekundären Störungen im Mineralhaushalt kommen kann, die nun zu
einem Durstfaktor werden können. Das psychologische Problem verschiebt
sich hier zu einem pathophysiologischen und die Frage einer echten psychogenen Trunksucht scheint durch derartige Versuche nicht lösbar. Wir
möchten in diesem Zusammenhang auch eine klinische Beobachtung, die hier
gewisse Aufschlüsse gibt, anführen.

Ein Volksschullehrer von 50 Jahren, familiär mit manisch-depressivem
Irresein belastet, war zum schweren Dipsomanen, zum Quartalsäufer ge-
worden. Eine Polyneuritis alcoholica brachte ihn in die Anstalt, von dort
kam er unter die sorgfältige Betreuung des Blauen Kreuzes, die ihn ab-
stinent hielt. Nach einigen Jahren stellte sich eine periodisch wiederkehrende
Verstimmung ein, die das Bild eines manisch-depressiven, gereizten
Mischzustandes boten. In diesen Perioden erlebte er nun eine gewaltige
Steigerung seines sonst sehr geringen Durstes, er trank Kaffee, Wasser,
Mineralwasser in großen Mengen, besonders in den zu dieser Zeit unruhigen
Nächten litt er an unstillbarem Durst, während er normalerweise eine tägliche Harnmenge von 1—2 Liter hatte, betrug sie während der Ver-
stimmungsperioden bis zu 6 Liter. Am Zentralnervensystem war kein
pathologischer Befund zu erheben, die Konzentrationsfähigkeit der Nieren
war ungestört. Bei der Exploration meinte er, er trinke nur „in Erinnerung"
an sein früheres Säuferdasein.

Den *anatomischen Ort* der Durstempfindung bilden die Schleimhäute des Mundes und des Rachens. Die Menge und Zusammensetzung des Speichels ist von erheblicher Bedeutung für die Durchfeuchtung der Schleimhäute und damit für die Durstempfindung.
Hiervon wurde oben ausführlich gehandelt.

Die Durstempfindung ist der Regulator des Wasserbestandes.
Der adäquate Reiz für den Durst ist die Wasserverarmung des

Organismus, die dem entsprechende Art der Durststillung ist die Auffüllung des Wasserbestandes.

Die Verminderung des Wasserbestandes kann durch eine Verringerung der Zufuhr oder Erhöhung der Ausfuhr bedingt sein. In beiden Fällen erregt die Austrocknung der Gewebe, insbesondere die Eindickung des Blutes, den Durst. Die Verminderung der zirkulierenden Plasmamenge, der Anstieg der molaren Konzentration und des Eiweißgehaltes, stellen die wichtigsten Faktoren dar. Für das Auftreten der Durstempfindung ist die Änderung der Plasmazusammensetzung von besonderer Bedeutung. Die Größe und der Ablauf dieser Veränderungen ist bei verschiedenen Arten des Wassermangels ganz verschieden. Die Veränderungen sind bei Wasserverlusten durch die Nieren am geringsten ausgeprägt; sie treten hier besonders spät in Erscheinung. Das mag damit zusammenhängen, daß hierbei die Regulationsapparate besonders rasch einsetzen, daß der Nachschub aus den Wasserbeständen der Gewebe prompt erfolgt. Zu stärkeren Veränderungen und frühem Auftreten des Durstes kommt es bei Wasserverlusten durch die Haut. Hier treten andere, seltener beanspruchte Regulationsapparate in Tätigkeit; es kommt hinzu, daß in diesem Fall die Thermoregulation des Organismus meist mitbeansprucht wird. Besonders häufig sind die objektiven Zeichen der Wasserverarmung und die subjektive Durstempfindung bei größeren Wasserverlusten durch den Darm; hierbei (Cholera, Paratyphus-Breslau usw.) beobachten wir die stärkste Eindickung des Blutes.

Bei dieser Art des Durstes, dem *echten Durst aus Wassermangel*, führt die Auffüllung der Bestände und der Ausgleich der Blutveränderung zur Stillung des Durstes. Wir sahen, daß zu diesem Zwecke Salzlösungen dem reinen Wasser überlegen sind, da die Verweildauer im Organismus größer und die ausgleichende Wirkung auf die intermediären Störungen deutlicher sind (vgl. TOBLER, COHNHEIM, STARKENSTEIN, S. 122).

Neben dem echten, autochthonen Durst aus Wassermangel kennen wir eine Reihe weiterer Durstzustände, die wir als *symptomatischen Durst* bezeichnen können. Diese Art des Durstes ist dadurch gekennzeichnet, daß einzelne Phänomene, die im Gesamtbild des echten Durstes nur ein Symptom darstellen, die ein Verbindungsglied zwischen den Erscheinungen des Wassermangels und der Entstehung der Durstempfindung bilden, selbständig werden und, losgelöst aus dem Gesamtkomplex „Wassermangel" zum Erreger der Durstempfindung werden.

Wir unterscheiden vorwiegend 3 Arten des symptomatischen Durstes: 1. den *oralen Durst*, bei dem die Veränderungen an den Schleimhäuten des Mundes den Durstreiz bilden, 2. den *hämatogenen Durst*, bei dem wir die gleichen Veränderungen des Blutes wie bei Wassermangel als Durstreiz wiederfinden und schließlich 3. den *cerebralen Durst,* bei dem die peripheren Faktoren nicht nachweisbar sind oder aber an Bedeutung zurücktreten. Der *orale Durst* wird durch die Reizung der Schleimhäute des Mundes und des Rachens, vorwiegend durch ihre Eintrocknung ausgelöst. Diese kann direkt durch einen äußeren Reiz bedingt sein, wie durch das Atmen trockener und heißer Luft, zumal dann, wenn die Atmung zugleich frequent und erregt wird. Er kann weiter durch die chemische und mechanische Reizung der Schleimhäute entstehen, so durch rauchige, staubige Luft, stark salz- und würzhaltige Getränke und Speisen. Da die Durchfeuchtung der Schleimhäute zum guten Teil von der Speichelsekretion abhängt, können schließlich indirekt alle Faktoren, die den Speichelfluß hemmen, wie die Pharmaca Atropin, Pilocarpin, Haschisch, weiter psychische Erregung, zu einem Reiz für den oralen Durst werden (CANNON). Adäquat wird dieser Durst durch die direkte Beeinflussung der Schleimhautoberfläche gestillt, durch die Wiederherstellung des normalen Durchfeuchtungszustandes, sei es durch Beseitigung der chemischen und mechanischen Reize, durch direkte Berieselung und Befeuchtung der Oberfläche, oder durch Anregung des Speichelflusses.

Die Veränderung der Blutzusammensetzung, wie wir sie bei Wassermangel beobachten, insbesonders der Anstieg der Salz- und Eiweißkonzentration des Plasmas, kann zum *hämatogenen* Durst führen. So finden wir bei manchen Herz- und Nierenkranken, bei Kranken mit Diabetes insipidus und Diabetes mellitus eine Erhöhung der molaren Konzentration des Blutes, die zur Entstehung oder zum Fortbestand des Durstes führt, obwohl die Wasserdepots des Organismus gefüllt, ja überfüllt, sein können. Beim Diabetes mellitus dürfte weniger der Anstieg der Konzentration durch Erhöhung des Blutzuckers als der Anstieg der Eiweißwerte im Plasma, der durch die Zwangspolyurie entsteht, den eigentlichen Durstreiz abgeben. Auch bei anderen, früher besprochenen Durstformen, wie dem Durst nach Fischeiweiß und dem

eigenartigen schweren Durstzustand des Laparotomierten, dürften
die Veränderungen des Blutplasmas den maßgeblichen Durstreiz
darstellen. In der gleichen Weise führt auch eine rasche intravenöse
Injektion stark hypertoner Lösungen bei vielen Menschen zu einer
akut auftretenden, heftigen Durstempfindung.

Eine Zwischenstellung nimmt der Durst des Fiebernden, der
febrile Durst, ein. Wohl beobachten wir hier bei einzelnen Kranken
auch einen vorübergehenden Konzentrationsanstieg des Blutes, viel
häufiger sehen wir jedoch gerade auf dem Höhepunkt des Fiebers
eine ausgeprägte Hydrämie mit Verminderung der Eiweiß- und
Salzwerte des Plasmas. Die Annahme (WOODYATT), daß es dann
zu einer Verschiebung zwischen dem freien und gebundenen Wasser
des Plasmas komme, ist bislang nicht genügend fundiert. Weiter
sehen wir beim Fiebernden häufig Veränderungen der Schleimhäute, zumal trockene und borkige Zungen, aber auch diese Erscheinungen genügen nicht zur Erklärung des febrilen Durstes.
Wir müssen vielmehr die enge Verknüpfung zwischen den regulierenden Zentren des Wärme- und des Wasserhaushaltes in Betracht
ziehen. Wir sahen, wie die Exsikkose zu einer Zunahme der molaren Konzentration des Blutes und zu einer Erregung der Wärme-
regulationszentren führt (Durstfieber), und wie umgekehrt das
Fieber regelmäßig zur Durstempfindung (Fieberdurst) führt. Man
hat diese Vorgänge teleologisch betrachtet: die wichtigste Abwehr
des Organismus gegen Überhitzung ist in der Wärmeabgabe durch
Wasserdampf gegeben. So kann die Erregung der Durstempfindung
bei der Erhitzung der Aufgabe dienen, die notwendigen Wassermengen bereitzustellen. Die Wechselbeziehungen zwischen den
regulierenden Apparaten des Wärme- und Wasserhaushaltes
kommen auch bei der Durststillung zum Ausdruck: so kann die
Beeinflussung der thermischen Zentren allein durch Abkühlung
des strömenden Blutes — etwa im kalten Bade — zu einer schlagartig einsetzenden Durststillung führen. Die Bevorzugung der
kühlen Getränke zur Durststillung mag ebenfalls hierin begründet
sein. Für den zentralen Sitz dieser Mechanismen spricht die Beobachtung, daß die Empfindung von Kühle allein zu einer Stillung
der Durstempfindung führen kann. Dies wird besonders deutlich
bei der Wirkung von Drogen auf die Mundschleimhaut, die, wie
Menthol und Pfefferminz, die kälteempfindenden Receptoren der
Schleimhaut erregen und so zu einer vorübergehenden Täuschung
des Durstenden, zur Durststillung, führen. Da heiße Lösungen

ebenfalls die Kältenerven erregen, wird auch verständlich, wie von manchen Menschen (besonders Sportleuten) und in manchen Ländern (besonders Ostasien) heiße Getränke zur Durststillung bevorzugt werden. Hierbei dürfte die starke vasomotorische Wirkung und die dadurch bedingte Anregung der Durchfeuchtung der Schleimhäute mitbeteiligt sein.

Die Sonderstellung des kalten Wassers in der Durststillung — lauwarmes Wasser wird bei nicht zu heftigem Durst meist zurückgewiesen — mag mit der Vorstellung begründet sein, daß das frische und reine Wasser der Quelle stets kalt ist, während warmes Wasser häufig abgestanden und verunreinigt ist.

Wir kennen schließlich eine Art des Durstes, bei der weder eine Wasserverarmung des Organismus besteht, noch einer der symptomatischen Durstreize, wie Veränderungen des Blutes oder der Schleimhäute, nachweisbar ist. Wir sprechen dann vom *zentralen* oder cerebralen *Durst*. Beim Beispiel des febrilen Durstes sahen wir, wie Vorgänge in den nervösen Zentren als Durstreiz wirksam werden können. Bei der Betrachtung des Diabetes insipidus haben wir zentrale Störungen, die zum Durst führen, kennengelernt. Weiter hörten wir von Kranken, bei denen es in einem seelischen Verstimmungszustand — sei es im Verlauf einer echten Psychose oder bei seelischen Reaktionen — zum Durst kommt. Das Trinken kann bei solchen Kranken einen symbolhaften Charakter gewinnen. Wir können von ihnen hören,. daß sie trinken, „um ihren Lebensdurst zu stillen" oder „weil sie im Leben soviel herunterzuschlucken hatten". Beispiele dieser Art haben wir angeführt. Diesen Zuständen ist gemeinsam, daß sie zumindesten im Beginn kein somatisches Substrat, keinen der üblichen Durstreize erkennen lassen. Wenn es im späteren Verlauf auch bei solchen Kranken zu faßbaren Störungen im Blut usw. kommt, so handelt es sich zumeist um sekundäre Folgen etwa der Polyurie oder der dauernden Überschwemmung der Gewebe mit Wasser.

Das Diagramm (Abb. 52) versucht einen Überblick über die verschiedenen Beziehungen zwischen dem Durstzentrum, den benachbarten Regulationsapparaten und den Erfolgsorganen zu geben. Hervorzuheben ist dabei die Wechselseitigkeit der Verbindungen. Die Zeichnung ist nicht etwa als anatomische Darstellung des Verlaufes von Nervenbahnen gedacht, auch die humoralen und hormonalen Verbindungen sind miteinbezogen.

Dieses gerade erscheint uns von grundsätzlicher Bedeutung für das Verständnis der zentralen Regulationen zu sein. Wir müssen die Schwierigkeiten der jedem Gebiet zukommenden gesonderten Betrachtungsweisen und Nomenklaturen überwinden, uns frei

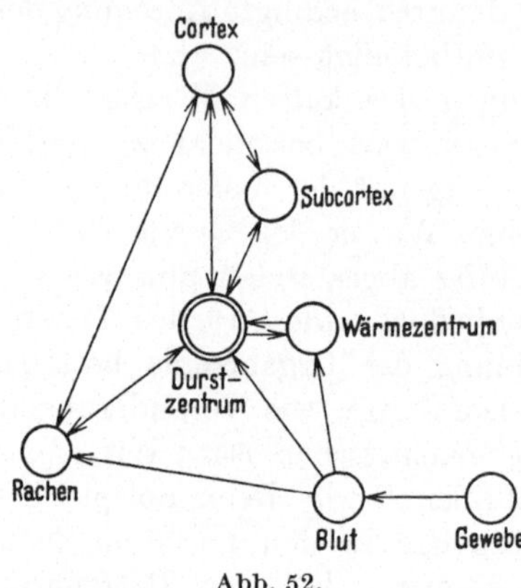

Abb. 52.

machen von der Vorstellung der in anatomisch faßbarer Faserverbindung stehenden nervösen Zellgruppen, und lernen, das Zusammenspiel verschiedener Mechanismen, physikochemischer, hormonaler und neuraler Art zu verstehen. Dann werden wir erfahren, daß sich der Durst bei der analytischen Betrachtung in eine Reihe verschiedenartiger Abläufe zerlegen läßt, die jedoch im Organismus des gesunden und kranken Menschen zu einer untrennbaren lebendigen Einheit verschmolzen sind.

Literaturverzeichnis.

Einleitung.

ABDERHALDEN: Physiologische Chemie, Bd. 25, S. 106. 1898. — ARON-GRALKA: Tabulae biologicae, Bd. 3, S. 362. 1926.

BUNGE, G.: Lehrbuch der physiologischen und pathologischen Chemie. Leipzig 1889. — Lehrbuch der Physiologie, Bd. 2, S. 103. 1901.

HAMBURGER: Osmotischer Druck und Ionenlehre. Monographie, Bd. 1. 1902. — HENDERSON, L.: The fitness of the environment, p. 80. New York 1910. — HEUBNER: Handbuch der Physiologie, Bd. 16/2, S. 1419f. — HÖBER: Physikalische Chemie der Zellen und Gewebe. Leipzig 1914.

LIESEGANG: Z. Mikrosk. 46, 126 (1929).

McCALLUM, A. B.: Trans. Canadian Inst. 7, 535 (1903).

NEUHAUSEN and MARSHALL: J. of biol. Chem. 53, 365 (1922).

ROWNTREE, L. G.: Physiol. Rev. 2, 116 (1922). — ROWNTREE, L. G., G. B. BROWN and G. M. ROTH: The volume of the blood and plasma. Philadelphia 1929.

SCHADE, H.: Handbuch der Biochemie, Bd. 8, S. 149. 1925. — SIEBECK, R.: Handbuch der Physiologie, Bd. 17, S. 161f. Berlin: Julius Springer 1926.

VEIL, W. H.: Erg. inn. Med. 23, 648 (1923). — VILLA, L.: Ricambio idrico. Mailand: Vallardi 1932. — VIERORDT, H.: Tabellen, 3. Aufl. Jena 1906.

Methodik.

BLANKENHORN, A. J. of exper. Med. 45, 191 (1927). — BONSMANN, M. R.: Arch. f. exper. Path. 156, 131 (1930).

CANNY, A. J. and F. R. WINTON: J. of Physiol. 68, 333 (1930).

FAMULORI: Riv. Pat. sper. 2, 11 (1927).

HAMILTON, W. F. and H. G. BARBOUR: J. of biol. Chem. 69, 625 (1926).

KROGH, A. u. F. NAKAZAWA: Biochem. Z. 187, 241 (1927).

LEBERMANN, F.: Erg. inn. Med. 38, 355 (1930).

MANN, C.: Med. Welt 1919.

OEHME, C.: Arch. f. exper. Path. 89, 301 (1921); 102, 40 (1924).

PETERS, J. D. and D. VAN SLYKE: Quant. Clinical Chemistry Baltimore. 1932. — PFLAUMER: Münch. med. Wschr. 1919 I, 687.

VIOLLE: Ann. méd. 1921, 330. — VOLHARD: ABDERHALDENS Handbuch der biologischen Arbeitsmethoden, Bd. 4, S. 489. 1929.

Magendarm.

AGGOZOTTI: Arch. di Fisiol. 22, 465 (1925). — ALVAREZ, W. C.: The mechanics of the digestive tract. New York 1928. — AMBARD, L. and F. SCHMIDT: Canad. med. Assoc. J. 21, 265 (1929).

BARCROFT, I.: J. of Physiol. 25, 479 (1900). — BECKMANN, K.: Klin. Wschr. 1927 I, 812. — BEST u. COHNHEIM: Hoppe-Seylers Z. 69, 117 (1910). — BOIGEY, M.: Bull. Acad. Méd. Paris 1921. — BUSCHKE, F.: Arch. f. exper. Path. 136, 43, 52, 63 (1928).

CANNON, W. B.: Bodily changes in Pain, Hunger, Fear and Rage. 2. Ausg., S. 299—333. New York 1929. — CARLSON, A. J.: Physiol. Rev.

3, 1 (1923). — CARNOT et CHASSEVANT: C. r. Soc. Biol. Paris **58**, 173, 1069; **59**, 106 (1905). — CHRIST, W.: Klin. Wschr. **1926 I**, 2113. — Diss. Bonn 1926. COHNHEIM, O.: Habil.schr. Heidelberg 1898. — NAGELs Handbuch der Physiologie, Bd. 2, S. 607. 1907. — Hoppe-Seylers Z. **33**, 9 (1901). — Z. Biol. **37**, 443 (1899). — Münch. med. Wschr. **1907 II**, 2581 — CRAIG, N. S.: Quart. J. exper. Physiol. **15**, 119 (1925). — CURTIS, G.: Klin. Wschr. **1925 I**, 824. — Cow, D.: Arch. f. exper. Path. **69**, 393 (1912).

DENNIG: Z. physik. u. diät. Ther. **1**, 281 (1899). — DODDS, E. and SHIRLEY SMITH: J. of Physiol. **58**, 157 (1923).

FISCHER, A.: Inter. Beiträge zur Pathologie und Therapie der Ernährungsstörungen, Bd. 3, S. 86. 1912. — FISCHER, M. H.: Oedema. New York 1910. — FREUND, W.: Jb. Kinderheilk. **48**, 137 (1898). — FOSTER, N. B. and A. LAMBERT: J. of exper. Med. **10**, 820 (1908).

GINSBERG, W.: Arch. f. exper. Path. **69**, 381 (1912). — GUNDERMANN, W. u. G. DÜTTMANN: Mitt. Grenzgeb. Med. u. Chir. **33**, 480 (1921); **36**, 113 (1923).

HASHIMOTO, M.: Arch. f. exper. Path. **76**, 367 (1914). — HAMBURGER: Z. Physik. **9**, 647 (1896). — HAWK, P. B.: Arch. int. Med. **8**, 382 (1911). — HAWK and BERGELM: J. amer. chem. Soc. **35**, 461 (1913). — HAWK, BERGELM and REHFUSS: J. of biol. Chem. **19**, 345 (1914). — HAWK and BLATHERWICK: Biochem. Bull. N. Y. **3**, 28 (1913). — HAWK and HATTREM: Arch. int. Med. **7**, 610 (1911). — HAWK and HOWE: J. of biol. Chem. **11**, 129 (1912). — HAWK and WILLS: J. amer. chem. Soc. **36**, 158 (1914). — HEDBLOM, C. A. and W. B. CANNON: J. amer. med. Sci. **138**, 504 (1909). — HEIDENHAIN: Arch. ges. Physiol. **19**, 148 (1879). — HEILE, B.: Mitt. Grenzgeb. Med. u. Chir. **14**, 474 (1905). — HIRSCH, A.: Zbl. klin. Med. **14**, 601 (1893). — HÖBER: Handbuch für physikalische Chemie und Medizin, 1907. — Physikalische Chemie der Zelle und Gewebe, Bd. 2, S. 751f. Leipzig 1914. — HOLLER, G.: Mitt. 1, Wien. Arch. inn. Med. **11**, 251 (1925); Mitt. 2, Wien. Arch. inn. Med. **12**, 515 (1926); Mitt. 3, Wien. Arch. inn. Med. **14**, 21 (1927); Mitt. 4, Z. klin. Med. **104**, 412 (1926); Mitt. 6, Arch. Verdgs.krkh. **38**, 351 (1926); Mitt. 7, Arch. Verdgs.krkh. **38**, 359 (1926); Mitt. 8, Arch. Verdgskrkh. **39**, 388 (1926). Mitt. 9, Arch. Verdgs.krkh. **39**, 406 (1926). — HOLLER, G. u. J. BLOCH: Wien. klin. Wschr. **1926 II**, 1441; **1927 II**, 1221; **1928 I**, 761.

KATSCH u. KALK: Klin. Wschr. **1926 I**, 881. — KENNAWAY and MOTTRAM: Quart. J. Med. **12**, 225 (1918). — KNAFFLE-LENZ, E. u. S. NOGUCHI: Arch. f. exper. Path. **109**, 105 (1925). — KOREF, O. u. H. MAUTNER: Arch. f. exper. Path. **113**, 113, 124, 154, 163 (1926). — KROGH: The anatomy and physiology of capillaries, p. 341. New-Haven 1929.

LANGE, F.: Dtsch. Arch. klin. Med. **157**, 320 (1927). — LEVEN, M. G.: C. r. Soc. Biol. Paris **54**, 1478 (1902). — LICHTWITZ: Verh. Ges. Verd.krkh. **137** (1927). — LITZNER: Zbl. inn. Med. **1926**, Nr 14. — LONDON u. POLOVZOPA: Hoppe-Seylers Z. **57**, 529 (1908). — LUCIANI, L.: Physiologie des Menschen. Jena: Gustav Fischer 1906.

MATILL and HAWK: J. amer. chem. Soc. **33**, 1978, 1999, 2019 (1911). — MAYO, C. H.: Proc. Staff. Meet. Mayo Clinic 4, 33 (1919). — MERING v.: Kongr. inn. Med. Wiesbaden 1893. — MEYER-BISCH: Dtsch. med. Wschr. **1929 II**, 1756. — Handbuch der Physik, Bd. 16/2, S. 1527. — MEYER, COHEN and CARLSON: Arch. int. Med. **12**, 354 (1918). — MEYER, E. u. MEYER-

Bisch: Dtsch. Arch. klin. Med. 137, 225 (1921). — Moritz: Z. Biol. 42, 572 (1901). — Morton, C. B.: Amer. J. med. Sci. 173, 517 (1927). — Müller, L. R.: Dtsch. med. Wschr. 1920 I.

Oehme, C.: Naturwiss. 10, 154 (1922). — Dtsch. med. Wschr. 1922 I, 277. Verh. dtsch. Ges. inn. Med. 38, 297 (1926).

Pavlov, J. P.: The work of the digestive glands. London 1910. — Pfaundler, M.: Dtsch. Arch. klin. Med. 65, 255 (1900). — Porges, O.: Klin. Wschr. 1932 I, 186. — Pick, E. P.: Verh. Ges. Verdgs.krkh. 6. Tagg 1927, 126, 171.

Quincke, H.: Arch. f. exper. Path. 77, 101 (1877).

Rees, M.: J. amer. Physiol. 45, 471 (1918); 53, 43 (1920). — Reid, W.: J. of Physiol. 26, 436 (1901). — Rowntree, L. G.: Physic. Rev. 1922, 116. — Rulon and Hawk: Arch. int. Med. 7, 536 (1911). — Rzentkowski, C. v.: Arch. f. exper. Path. 51, 289 (1904).

Schade, H.: Oppenheimers Handbuch, Bd. 8, S. 172. 1925. — Schmidt, C.: Charakteristik der epidemischen Cholera, 1850. — Shervin and Hawk: J. amer. chem. Soc. 36, 1779 (1914). — Sindler, A.: Z. exper. Med. 47, 156 (1925). — Starkenstein: Klin. Wschr. 1927 I, 147. — Starling: Principles of human physiol, p. 735. 1915. — Straub, W. u. E. Leo: Arch. f. exper. Path. 170, 534 (1933). — Strauss, H.: Z. klin. Med. 41, 280 (1900). — Arch. Verdgs.krkh. 23, 472 (1917). — Arch. f. exper. Path. 104, 6 (1924).

Tobler: Arch. f. exper. Path. 62, 431 (1910). — Tuteur, A.: Z. Biol. 53, 374 (1910).

Verzár, F.: Handbuch der Physiologie, Bd. 4, S. 3. Berlin: Julius Springer 1929. — Verzár, F. u. E. v. Kokas: Pflügers Arch. 217, 397 (1927).

Zwonitzky u. Issayew: Arch. Verdgkrkh. 48 (1930).

Leber.

Adler, A.: Klin. Wschr. 1923 I, 1980. — Adlersberg, D. u. M. Taubenhaus: Z. Biochem. 177, 400 (1926). — Andrews, Cl. F.: Trans. Assoc. amer. Physicians 9, 89 (1928). — Arey, L. B. and J. P. Simonds: Anat. Rec. 18, 219 (1920).

Bainbridge and Trevan: J. of Physiol. 51, 460 (1917). — Beckmann, K.: Verh. 37. Kongr. inn. Med. 1925, 279. — Z. exper. Med. 59, 76 (1928); 66, 702 ; 67, 175 (1929). — Dtsch. Arch. klin. Med. 63, 160 (1928). — Klin. Wschr. 1930 I, 49. — Beutel u. Heinemann: Z. klin. Med. 107, 693 (1928). — Braus, H.: Lehrbuch der Anatomie des Menschen, Bd. 2, S. 325. 1924.

Chanutin, A., A. Smith and L. Mendel: Amer. J. Physiol. 68, 444 (1924). — Claussen, F.: Z. exper. Med. 83, 231 (1932). — Erg. inn. Med. 43, 764 (1932). — Cohnheim u. Lichtheim: Virchows Arch. 69, 106 (1877).

Dastre et Loye: Arch. Physiol. norm. et path., IV. s. 1888, 93. — Demoore, J.: Arch. internat. Physiol. 4, 340 (1906). — Drosdoff, W.: Hoppe-Seylers Z. 1, 233 (1877).

Engels, W.: Arch. f. exper. Path. 51, 346 (1904).

Feyér, A. v. u. G. Hetenyi: Z. exper. Med. 53, 836 (1926).

Gilbert et Lerebouillet: C. r. Soc. Biol. Paris 53, 276, 279 (1901). — Glaubach, S. u. H. Molitor: Arch. f. exper. Path. 132, 31 (1928). — Grab, W., Janssen, Rein: Klin. Wschr. 1929 II, 1539. — Gross-Schmitzdorf:

Zit nach FISCHLERs Physiologie und Pathologie der Leber, S. 267. 1925.
GUNDERMANN: Beitr. klin. Chir. **90**, 1 (1922).

HÄBLER, C. u. K. WEBER: Z. Biochem. **195**, 364 (1928).

JOHANNSON u. TIGERSTEDT: Skand. Arch. Physiol. (Berl. u. Lpz.) **1**, 331 (1889).

KISS: Dtsch. Arch. klin. Med. **157**, 202 (1927). — KORANYI, A. v.: Vorlesungen über funktionelle Pathologie und Therapie der Nierenkrankheiten. Berlin: Julius Springer 1929. — KORANYI, A. v. u. DUZÁR: Dtsch. med. Wschr. **1928** I, 297. — KROGH, A.: The Anatom. and Phys. of capillaries. New-Haven 1929. — KUNZ, H. u. H. MOLITOR: Arch. f. exper. Path. **121**, 342 (1927).

LAMPE, W.: Arch. f. exper. Path. **119**, 83 (1926). — LAMSON, P.: J. of Pharmacol. **16**, 125 (1920). — LAMSON and ROCA: J. of Pharmacol. **17**, 481 (1921). — LANDAU u. v. PAP.: Klin. Wschr. **1923** II, 1399.

MCLAUGHLIN, A.: J. of Pharmacol. **34**, 147 (1928). — MAUTNER, H.: Klin. Wschr. **1924** II, 2321, 2369. — Wien. Arch. inn. Med. **7**, 251 (1924). — Arch. f. exper. Path. **126**, 255 (1927). — MAUTNER, H. u. CORI: Z. exper. Med. **26**, 301 (1922). — MAUTNER, H. u. E. PICK: Münch. med. Wschr. **1915** II, 1141. — Z. Biochem. **127**, 72 (1922). — MEIER, H.: Z. Biochem. **209**, 200 (1929). — MEYER-BISCH: Erg. Physiol. **25**, 574 (1926). — MOLITOR, H. u. E. P. PICK: Arch. f. exper. Path. **97**, 317 (1923).

OEHME, C.: Handbuch der normalen und pathologischen Physiologie, Bd. 6, S. 925.

PICK, E. P.: Verh. Ges. Verdgskrkh. **1927**, 131. — PICK, E. P. u. R. WAGNER: Wien. med. Wschr. **1923** I, 695. — POLITZER u. STOLZ: Wien. Arch. inn. Med. **8**, 389 (1914). — Klin. Wschr. **1924** I, 534. — POLITZER, H., E. STOLZ u. B. BRILL: Klin. Wschr. **1924** II, 1616.

RAUM, J.: Arch. f. exper. Path. **29**, 353 (1892). — RAPOPORT, M.: Z. exper. Med. **79**, 87 (1931).

SCHWENKENBECHER u. INAGAKI: Arch. f. exper. Path. **55**, 203 (1906). — SIEDHOFF, W.: Z. klin. Med. **118**, 383 (1931).

VILLART: Les maladies du Foie, p. 189. J. B. Baillère 1910.

WEISS, V.: Klin. Wschr. **1928** I, 936. — WOLLHEIM: Z. exper. Med. **52**, 508 (1926).

Milz.

ASHER, L. u. K. G. DEITIKER: Klin. Wschr. **1927** I, 552.

DANOFF, N.: Z. Biochem. **93**, 44 (1919). — DEITICKER, K.: Z. Biol. **86**, 485 (1927). — DRESEL, K. u. Z. LEITNER: Z. klin. Med. **111**, 394 (1929).

HAURI, O.: Z. Biochem. **98**, 1 (1919).

LAUDA, E. u. E. HAAM; Z. exper. Med. **80**, 640, 657 (1932).

MÜLLER, K. H.: Z. Biol. **87**, 307 (1928).

SCHEUNERT u. KRZYWANEK: Klin. Wschr. **1926** II, 1663.

Reticuloendothel.

DEIKE, O.: Dtsch. Arch. klin. Med. **158**, 142 (1927).

JOCHWEDS: Wien. Arch. inn. Med. **11**, 561 (1925).

SAXL u. DONATH: Klin. Wschr. **1924** II, 1397; **1925** II, 1866. — Wien. klin. Wschr. **1924** I, 635; **1925** I, 66. — SMITH, H. P.: Amer. J. Physiol. **51**, 221 (1920).

TAINTER: J. of Pharmacol. **33**, 129 (1928).

Muskel.

Aron-Gralka: Tabulae biologicae, Bd. 3, S. 364. 1926. — Oppen-heimers Handbuch der Biochemie, Bd. 1, S. 3, 4. 1924. — Asher u. Bruck: Z. Biol. **47**, 1 (1906).

Back, Cogan and Towers: Proc. roy. Soc. Biol. **88**, 544 (1915). — Baer, R.: Arch. f. exper. Path. **119**, 102 (1926). — Barcroft and Kato: Proc. roy. Soc. Lond. **88**, 541 (1915). — Barlow, Phil. Lazarus: Trans. roy. Soc. Lond. **185**, 779 (1895).

Campbell, J. A. and Webster: J. of Biochem. **16**, 106 (1922). — Costantino: Biochem. Z. **37**, 52 (1911). — Cooke: J. of Physiol. **23**, 137 (1898).

Dobreff, M.: Pflügers Arch. **213**, 511 (1926). — Durig: Pflügers Arch. **85**, 401; **87**, 42 (1901).

Eckert: Z. Biol. **71**, 137 (1920). — Engels, W.: Arch. f. exper. Path. **51**, 346 (1904).

Fletcher: J. of Physiol. **30**, 414 (1904). — Fowler and Hawk: J. of exper. Med. **12**, 388 (1910).

Glass, A.: Arch. f. exper. Path. **136**, 72 (1928).

Heubner: Bethe-Bergmanns Handbuch der Physiologie, Bd. 16/2, S. 1489. — Howe, A. Matill and Hawk: J. of biol. Chem. **10**, 417 (1911).

Lee and Scott: Amer. J. Physiol. **40**, 486 (1916).

MacKeith, Pembrey, Spurell, Warner and Westlake: Proc. roy. Soc. Lond. **95**, 413 (1923). — Markowitz, J. and J. Orth: Amer. J. Physiol. **94**, 60 (1930); **96**, 541 (1931). — Markowitz, J., J. Ort and Power: Amer. J. Physiol. **98**, 163 (1931). — Mond u. Amson: Pflügers Arch. **220**, 69 (1928). — Moore, A. R.: Amer. J. Physiol. **41**, 137 (1916). — Moritz, F.: Dtsch. Arch. klin. Med. **41**, 395 (1887).

Nencki, R.: Pflügers Arch. **205**, 246 (1924). — Nothwang: Inaug.-Diss. Marburg 1891.

Ranke, J.: Zit. nach Dobreff. — Tetanus, S. 63—105. Leipzig: Wilh. Engelmann 1865. — Rubner, M.: Abh. preuß. Akad. Wiss., Physik.-math. Kl. **1922**, Nr 1.

Schneider and Havens: Amer. J. Physiol. **36**, 239 (1915). — Scott: Amer. J. Physiol. **44**, 313 (1917). — Straub, W.: Z. Biol. **38**, 537 (1899).

Tashiro, N.: Arch. f. exper. Path. **111**, 218 (1926). — Tsuboi, J.: Z. Biol. **44**, 376 (1903).

Vierordt, H.: Daten und Tabellen. Jena 1906.

Wahlgreen, V. u. Magnus: Arch. f. exper. Path. **61**, 97 (1909). — Weber, Arnold: Biochem. Z. **173**, 69 (1926). — Wilson, Long, Thompson and Thurlow: Proc. Soc. exper. Biol. a. Med. **21**, 425 (1924). — J. of biol. Chem. **65**, 755 (1925). — Wüscher, H.: Biochem. Z. **156**, 426 (1925).

Zuntz u. Schumburg: Studien zu einer Physiologie des Marsches. Berlin 1901.

Blut, Plasmamenge.

Abderhalden u. G. Roske: Pflügers Arch. **216**, 308 (1927). — Adolph, E. F.: J. of Physiol. **55**, 114 (1921). — Albrecht, C.: Dtsch. Arch. klin. Med. **171**, 595 (1931).

Bakwin, H.: Amer. J. Physiol. **60**, 343 (1922). — Barbour, H. G.: Physiol. Rev. **1921**, 295. — Barbour, H. G., Loomis, Frankman and

WARNER: J. of Physiol. **59**, 300 (1924). — BAUER u. ASCHNER: Wien. klin. Wschr. **1919** II, 1204. — BAYLISS, W. M.: J. of Pharmacol. **15**, 29 (1920). — BERGER, W. u. O. GALEHR: Z. exper. Med. **53**, 57 (1926). — BIX, GUNNAR: Biochem. Z. **74**, 302 (1916). — BOGENDÖRFER u. NONNENBRUCH: Dtsch. Arch. klin. Med. **133**, 389 (1920). — BOYCOTT and PRICE-JONES: J. of Path. **25**, 335 (1922). — BRAHN, B. u. F. BIELSCHOWSKY: Klin. Wschr. **1928** II, 2004. — BREDNOW: Verh. dtsch. Ges. inn. Med. **1930**, 237. — Z. exper. Med. **73**, 557; **74**, 224 (1930); **78**, 176 (1931). — BREITENSTEIN: Arch. f. exper. Path. **37**, 153 (1896). — BRODIN, RICHET, SAINT-GIRONS: J. Physiol. et Path. gén. **18**, 8 (1919). — BROUN, G. O.: J. of exper. Med. **36**, 481 (1922); **37**, 113, 187, 207 (1923). — BRUCKE, K.: Z. klin. Med. **122**, 164 (1932). — BÜRKER: Münch. med. Wschr. **1912** I, 14, 89. — BÜRKER, K.: Pflügers Arch. **167**, 143 (1917).

CANNON, FRASER and HOOPER: Med. Res. Com. Spec. Rept. No. 25 **25**, 72 (1919). — CARDENAL, L.: Zbl. inn. Med. **35**, 842 (1914). — Rev. Clin. Madrid **6**, 1 (1914). — CRINIS, DE: Z. physiol. Chem. **99**, 131 (1917). — COHN, E.: Z. Biol. **70**, 366 (1919). — COHNSTEIN u. ZUNTZ: Pflügers Arch. **42**, 303 (1888). — CZERNY, A.: Arch. f. exper. Path. **34**, 268 (1894).

DENECKE, G.: Dtsch. Arch. klin. Med. **140**, 179 (1922). — DRESEL, K. u. Z. LEITNER: Klin. Wschr. **1928** II, 1362. — DREYER, BAZETT and PIERCE: Lancet **1920**, 588.

EDMUNDS, C. W. and E. E. NELSON: J. of exper. Med. **41**, 1 (1925). — EPPINGER, H. u. A. SCHÜRMEYER: Klin. Wschr. **1928** I, 777. — ERLANGER, J.: Physiol. Rev. **1**, 177 (1921).

FÅHRAEUS, RUBIN: Klin. Wschr. **1928** I, 100. — FELDBERG u. H. LEVIN: Pflügers Arch. **219**, 246 (1928). — FERRARI, G. C.: Riv. Pat. nerv. **2**, 306 (1897). — FOSHAY, L.: J. of exper. Med. **42**, 89 (1925). — FULL, H.: Z. klin. Med. **91**, 291 (1921).

GASSER, ERLANGER u. MEEK: Amer. J. Physiol. **50**, 31 (1919). — GIFFIN and BROWN, ROTH: J. clin. Invest. **7**, 283 (1929). — GIGON, A.: Erg. inn. Med. **30**, 85 (1926). — GOLLWITZER-MEIER u. R. RABL: Z. exper. Med. **53**, 525 (1926). — GRAWITZ, E.: Z. klin. Med. **21**, 459 (1892); **22**, 411 (1893). — GREPPI, C.: Klin. Wschr. **1926** I, 110. — GROSS u. KESTNER: Z. Biol. **70**, 187 (1919). — GULLAND, G. L. and A. GOODALL: The blood, p. 72. Edinburgh 1925.

HADEN, R. L. and TH. ORR: J. of exper. Med. **49**, 945 (1929). — HARTWICH, ADOLF u. GERTRUD MAY: Z. exper. Med. **51**, 497; **53**, 677 (1927). — HELLMUTH: Klin. Wschr. **1922** I, 19. — HESS, F. O.: Dtsch. Arch. klin. Med. **137**, 200 (1921). — HESS, O.: Dtsch. Arch. klin. Med. **79**, 128 (1903). — HITZENBERGER, K. u. D. MERKLER: Wien. Arch. inn. Med. **19**, 327 (1929). — HOPMANN, R. u. R. SCHÜLER: Z. exper. Med. **30**, 148 (1922). — KEITH, N.: Med. Res. Com. Spec. Rep. **27**, 1 (1919). — Nat. health. Med. Res. Com. Spec. Rep. Nr. 27, p. 16. London 1919. — KEMPMANN, W.: Z. klin. Med. **111**, 771 (1929). — KINN, M. and MARRIOTT: Physic. Rev. **3**, 275 (1923). — KISS, J.: Dtsch. Arch. klin. Med. **157**, 202 (1927). — KLEIN, O. u. W. NONNENBRUCH: Z. klin. Med. **112**, 568 (1930). — KNÖPFELMACHER: Wien. klin. Wschr. **1893** I, 810. — KORTH, C.: Arch. f. exper. Path. **162**, 623 (1931).

ICHIRO HINO: Virchwos Arch. **256**, 30 (1925).

JARISCH, A. u. W. LUDWIG: Arch. f. exper. Path. **124**, 102 (1927).

LAMSON, P. D.: J. of Pharmacol. 7, 169 (1915). — LAMSON and KEITH: J. amer. exper. Ther. 8, 247 (1916). — LAMSON and NAGAYAMA: J. of Pharmacol. 15, 331 (1920). — LAMSON and ROSENTHAL: J. amer. Physiol. 63, 358 (1923) — LASCH, H. u. BILLIG: Z. exper. Med. 48, 651 (1926). — LESSER: Arch. Anat. u. Physiol. 1878, 41. — LINDHARD, J.: Amer. J. Physiol. 76, 497; 77, 669 (1926). — LIPPMANN, A.: Klin. Wschr. 1926 II, 1406. — LLOYD JONES: J. of Physiol. 8, 1 (1887). — LORDKIPANIDZE, I. G.: Z. exper. Med. 76, 75 (1931).

MAGNUS, R.: Arch. f. exper. Path. 44, 68 (1900); 45, 210 (1901). — MARTINI, P., A. PIERACH u. E. SCHREYER: Dtsch. Arch. klin. Med. 169, 212 (1930). — MARX: Dtsch. Arch. klin. Med. 153, 358 (1926). — MÖLLER, O.: Arch. f. exper. Path. 126, 143 (1927). — MORAWITZ, P. u. G. DENECKE: Münch. med. Wschr. 1921 I, 659.

NORDMEYER, K.: Arch. klin. Med. 171, 477 (1931).

OEHME, C.: Arch. f. exper. Path. 89, 301 (1921). — OLIVER, G.: Lancet 1903, 940; 1904, 1175, 1262.

PLESCH: Z. f. exper. Path. 6, 380 (1909). — Z. klin. Med. 93, 241 (1922). POULSSON, L. T.: Z. exper. Med. 71, 577 (1930).

QUARRIE MC. and DAVIS: Amer. J. Physiol. 51, 257 (1920).

RABINOWITSCH: J. Labor. clin. Med. 9, 120 (1923). — RABINOWITSCH, I. M. and G. STREAN: Arch. int. Med. 34, 124 (1924). — RAY, G. B.: Amer. J. Physiol. 86, 138 (1928). — RAY, G. B. and L. A. ISAAK: J. of biol. Chem. 85, 549 (1930). — ROBERTSON and BOCK: J. of exper. Med. 29, 139, 155 (1919). — ROGERS, L.: Cholera and its treatment, p. 189. 1911. — ROMINGER u. GRUNEWALD: Z. Kinderheilk. 26, 23 (1920); 33, 65 (1922). — ROWNTREE, L. G. and E. BROWN: Ann. int. Med. 1, 890 (1928). — ROWNTREE, L. G., BROWN, ROTH: The volume of the blood and plasma. Philadelphia: Saunders 1929. — ROWNTREE, L. G. and C. H. GREENE: Amer. J. Physiol. 68, 111 (1924). — ROWNTREE, L. G., KEITH and GERAGHTY: Arch. int. Med. 16, 547 (1915). — Transactions of the Association of American Physicians, 1915. — RUSZNYAK, ST.: Dtsch. Arch. klin. Med. 157, 186; 158, 98 (1927).

SCHEUNERT, A. u. F. W. KRZYWANEK: Pflügers Arch. 212, 477; 213, 198; 215, 187 (1926); 216, 640; 217, 262 (1927); 220, 361 (1928). — SCHIECK, G.: Klin. Wschr. 1927 I, 945. — SKLAREWSKI: Pflügers Arch. 1, 603 (1868). — SCHMIDT, W.: Z. exper. Med. 58, 276 (1928). — SCHNEIDER and HAVENS: Amer. J. Physiol. 36, 239, 380 (1915). — SCOTT, HERMANN and SNELL: Amer. J. Physiol. 44, 298, 313 (1917). — SECKEL: Klin. Wschr. 1930 I, 441. — SECKEL, H.: Jb. Kinderheilk. 127, 137, 149 (1930). — SEYDERHELM, R.: Kissing. ärztl. Fortbildgskurs, 1. u. 4. Sept. 1926. — SEYDERHELM, R. u. LAMPE: Klin. Wschr. 1925 II, 2359. — SHERRINGTON and COPEMAN: J. of Physiol. 14, 52 (1893). — SMITH, H. P.: Amer. J. Physiol. 51, 221 (1920). — Bull. Hopkins Hosp. 36, 325; 37, 177 (1925). — SMITH, H. P., A. BELT, H. ARNOLD and E. B. CARRIER: Amer. J. Physiol. 71, 395 (1925). — SMITH and MENDEL: Amer. J. Physiol. 53, 323 (1920). — STEIN, H.: Zbl. klin. Med. 13, 465 (1892).

TARCHANOW, T. R.: Pflügers Arch. 23, 548 (1880); 24, 203, 525 (1881). — TOMOTAKA YAMAGUCHI: Tohoku J. exper. Med. 8, 449; 9, 73, 274, 501, 551 (1927).

UNDERHILL: Amer. J. med. Assoc. **75**, 1531 (1920). —. The letal war gases. New-Haven 1920. — UNDERHILL and ERICO: J. of Pharmacol. **19**, 135 (1922). — UNDERHILL and KAPOINOW: J. of biol. Chem. **54**, 459, 607 (1902). — UNDERHILL, MENDEL and BOGERT: Amer. J. Physiol. **41**, 189, 219, 229 (1916). — UNDERHILL and RINGER: J. of Pharmacol **19**, 163 (1922).

VIOLLE, P. L.: Ann. de l'Inst. Hydrol. **1924**. — VOLLMER, H. u. S. LEE: Klin. Wschr. **1927 II**, 1900.

WALTERHÖFER, G.: Dtsch. Arch. klin. Med. **153**, 190 (1926). — Klin. Wschr. **1927 I**, 350. — WHIPPLE gemeinsam mit CARRIER, LEE, SMITH, HOOPER, BELT, DAWSON, EVANS, McQUARRIE, DAVIS u. ARNOLD: Amer. J. Physiol. **51**, 205; **53**, 151, 167, 206, 221, 232, 236, 256 (1920); **56**, 313, 328, 336 (1921); **61**, 138, 149 (1922). — WIECHMANN, E. u. LIANG: Dtsch. Arch. klin. Med. **163**, 282 (1929). — WOLFF, A.: Zbl. inn. Med. **1926**, 42. — WOLLHEIM, E.: Z. exper. Med. **52**, 508; **53**, 484 (1926). — Klin. Wschr. **1927 II**, 2134; **1928 II**, 1261. — Z. klin. Med. **108**, 248, 463 (1928). — Dtsch. med. Wschr. **1930 I**.

Blut, Eiweiß.

ABDERHALDEN: Lehrbuch der physiologischen Chemie, Bd. 1, S. 395. 1923. — ADLER, E.: Handbuch der Physiologie von BETHE-BERGMANN, Bd. 6, S. 235. 1928. — ASHER u. WALDSTEIN: Biochem. Z. **2**, 1 (1907).

BALACHOWSKY, S. u. W. TURBABA: Biochem. Z. **182**, 233 (1927). — BAUER u. ASCHNER: Wien. klin. Wschr. **1919 II**, 1204. — Dtsch. Arch. klin. Med. **138**, 270 (1921). — BÖHME, A.: Dtsch. Arch. klin. Med. **103**, 522 (1911). — BONSMANN, M. R. u. B. BRUNELLI: Arch. f. exper. Path. **156**, 125 (1930). — BECHER: Zbl. inn. Med. **45**, 242, 273 (1924). — BECHER, E.: Münch. med. Wschr. **1924 I**, 499. — BREDNOW, W.: Z. klin. Med. **109**, 292 (1929).

CORI, M.: Riforma med. **45**, 383 (1929).

DENECKE, G.: Dtsch. Arch. klin. Med. **140**, 179 (1922). — DENECKE, G. u. P. MORAWITZ: Münch. med. Wschr. **1921 I**, 659.

ELLINGER: Klin. Wschr. **1922 I**, 249. — Verh. dtsch. Ges. inn. Med. **34**, 275 (1922). — ELLINGER u. HEYMANN: Arch. f. exper. Path. **90**, 336 (1921). — ELLINGER, HEYMANN u. KLEIN: Arch. f. exper. Path. **91**, 1 (1921).

FALTA, W.: Wien. klin. Wschr. **1926 I**, 205, 243. — FALUDI, F.: Z. exper. Med. **62**, 242 (1928). — FARKAS, v.: Z. exper. Med. **50**, 410 (1926). — FREUND, H.: Verh. dtsch. Ges. inn. Med. **34**, 307 (1922). — FREY, W. v.: Biochem. Z. **148**, 53 (1924).

GOLLWITZER-MEIER: Z. exper. Med. **46**, 15 (1925).

HAMMERSCHLAG, A.: Z. klin. Med. **21**, 475 (1892). — HELLMUTH: Klin. Wschr. **1922 I**, 19. — HÖGLER, F. u. K. UEBERRACK: Klin. Wschr. **1926 II**. — Z. exper. Med. **58**, 22, 40, 51, 76 (1928).

KEMPMANN u. MENSCHEL: Klin. Wschr. **1925 I**, 308. — KNOWLTON: J. of Physiol. **43**, 219 (1912). — KRÖTZ, C.: J. of Biochem. **153**, 165 (1924). KROGH u. NAKAZAWA: Biochem Z. **187**, 241 (1927). — KYLIN, E.: Z. exper. Med. **73**, 328 (1930). — Arch. f. exper. Path. **159**, 401; **161**, 91 (1931).

LASCH, C. H.: Arch. klin. Chir. **139**, 419. — LESSER, v.: Verh. sächs. Ges. Wiss. **26**, 1874. — LINDER, LUNDSGAARD and VAN SLYKE: Proc. Soc. exper. Biol. a. Med. **20**, 319 (1923). — LIMBECK, v.: Arch. f. exper. Path. **35**, 309 (1895). — LOEB, J.: Die Eiweißkörper. Berlin 1924.

MAGNUS: Arch. f. exper. Path. **44**, 68, 396 (1900); **45**, 210 (1901); **45**, 210 (1902). — MAYRS, E. B.: Quart. J. Med. **19**, 273 (1926). — MEYER, P.: Z. klin. Med. **116**, 174, 687; **117**, 245, 260 (1931). — Erg. Physiol. **34**, 30 (1932).

NONNENBRUCH, W.: Erg. inn. Med. **26**, 120 (1924). — NONNENBRUCH: W. u. BOGENDÖRFER: Dtsch. Arch. klin. Med. **1920**, 133.

OEHME: Arch. f. exper. Path. **89**, 301; **102**, 40 (1924). — OELKERS, H. A.: Arch. f. exper. Path. **160**, 9 (1931). — OELKERS, H. A. u. G. OHNESORGE: Z. exper. Med. **78**, 156 (1931).

PELLEGRINI: Arch. Pat. e Clin. med. **10**, 4 (1931).

REICHE, F.: Z. klin. Med. **111**, 454 (1929). — REISS: Erg. inn. Med. **10** (1913).

SCHADE u. CLAUSSEN: Z. klin. Med. **100**, 363 (1924). — SCHULTZ, O.: J. of exper. Med. **31**, 221 (1923). — STRAUSS, H. u. CHAJES: Z. klin. Med. **52**, 536 (1904). — SZELOCZEY, J.: Biochem. Z. **206**, 290 (1929). — SZELOCZEY u. J. SARKANY: Biochem. Z. **217**, 218 (1930).

THOMPSON, W. H.: J. of Physiol. **25**, 487 (1900).

VEIL, W. H.: Dtsch. Arch. klin. Med. **112**, 505 (1913); **113**, 226 (1914). — Erg. inn. Med. **15**, 140 (1917).

WINTERNITZ, L.: Klin. Wschr. **1928 I**, 402.

Salze.

ABEL, J. J., L. G. ROWNTREE and B. B. TURNER: J. of Pharmacol. **5**, 275, 611 (1914). — ACHARD et LOEPER: C. r. Soc. Biol. Paris **1901**. — ADOLPH, E. F.: Amer. J. Physiol. **55**, 114 (1921); **63**, 432 (1922); **65**, 419 (1923). — AMBARD et BEAUJARD: Semaine méd. **1905**, 133.

BAUER u. ASCHNER: Wien. klin. Wschr. **1919 II**, 1204. — Dtsch. Arch. klin. Med. **138**, 270 (1921). — BLUM: C. r. Soc. Biol. Paris **85**, 123 (1921). — J. Méd. franc. **11**, 282 (1922). — BOCK: Arch. f. exper. Path. **57**, 183 (1907). — BOTAZZI: Handbuch der vergleichenden Physiologie, Bd. 1, S. 66, 98. 1911. — BREDNOW, W.: Z. klin. Med. **109**, 292 (1929). — BRUNN: Zbl. inn. Med. **41**, 657 (1920). — BÜRGER: Dtsch. med. Wschr. **1921 I**, 207. — BÜRGER, M. u. M. BAUR: Z. exper. Med. **42**, 296 (1924); **44**, 568 (1925); **49**, 147 (1926); **56**, 1 (1927). — BÜRGER u. HAGEMANN: Z. exper. Med. **11**, 239 (1920); **26**, 1 (1922) — BUGARSKI u. TANGL: Arch. ges. Physiol. **68**, 389; **72**, 531.

COHNHEIM u. KREGLINGER: Hoppe-Seylers Z. **63**, 413 (1909). — CURTIS: Klin. Wschr. **4**, 824 (1925). — CURTIS, G. M.: Biochem. Z. **163**, 109 (1925); **186**, 95, 112 (1927).

DELL'ACQUA, G.: Klin. Wschr. **1929 II**, 1709. — DENIS and SISSON: J. of biol. Chem. **46**, 483 (1921). — DRESEL, LEITNER u. ZOLTAN: Z. klin. Med. **116**, 185 (1931).

EDERER, ST.: Arch. f. exper. Path. **122**, 211 (1927). — ENDRES: Z. exper. Med. **48**, 694 (1926). — ENGEL u. SCHARL: Z. klin. Med. **60**, 225 (1906). — ERCKLENTZ: Klin. Wschr. **1933 II**, 1058.

FALTA: Wien. Arch. inn. Med. **5**, 581 (1923).

GLASS, J.: Z. exper. Med. **82**, 776 (1932). — GOLLWITZER-MEIER u. R. RABL: Z. exper. Med. **53**, 525 (1926). — GROSS, W. u. O. KESTNER: Z. Biol. **70**, 185 (1920).

HARTWICH, A.: Biochem. Z. **167**, 329 (1926). — HARPUDER, K.: Klin. Wschr. **1927** I, 481. — HEILMEYER, L.: Dtsch. Arch. klin. Med. **156**, 200 (1927). — HERRICK: J. Labor. a. clin. Med. **9**, 458 (1924). — HÖGLER, F. u. K. UEBERRACK: Wien. Arch. inn. Med. **13**, 433, 465 (1927). — HÖSSLIN, v.: Dtsch. Arch. klin. Med. **74**, 577 (1907). — HOLZER u. KLEIN: Z. klin. Med. **104**, 299 (1926).

JANSEN: Dtsch. Arch. klin. Med. **131**, 144 (1919). — JANSEN u. LOEW: Dtsch. Arch. klin. Med. **154**, 195 (1927). — JUNGMANN: Klin. Wschr. **1922** II, 1546. — JUNGMANN u. MEYER: Arch. f. exper. Path. **73**, 49 (1913).

KARGER, K.: Klin. Wschr. **1927** II, 1994. — KEITH, N. M.: Amer. J. Physiol. **68**, 80 (1924). — KEITH, N. M. and M. WHELAN: Amer. J. Physiol. **77**, 688 (1926). — KEMPMANN, W. u. MENSCHEL: Klin. Wschr. **1925** I, 308. — Z. exper. Med. **46**, 111 (1925). — KROETZ, C.: Biochem. Z. **153**, 165 (1924).

LABBÉ u. GERITHAULT: J. Physiol. et Path. gén. **15**, 131 (1913). — LASCH: Dtsch. med. Wschr. **1921** I, 94. — LESCHKE, E.: Arch. f. Psychiatr. **59**, 774 (1918). — LEVA, J.: Z. klin. Med. **82**, 1 (1915). — LIMBECK: Grundriß der klinischen Pathologie des Blutes, S. 213.

McCALLUM: J. of Physiol. **29**, 213 (1903). — Trans. of Canadian Inst. **1904**. — Proc. roy. Soc. Lond. **82**, 602 (1910). — McLEAN, F. C.: J. of exper. Med. **22**, 212, 366 (1915). — McKIM MARRIOTT: Physic. Rev. **3**, 275 (1923). — MAGNUS: Arch. f. exper. Path. **42**, 250 (1899); **44**, 68, 396 (1900); **45**, 223 (1901). — MAGNUS-LEVY: Z. klin. Med. **90**, 287 (1921). — MARX: Dtsch. Arch. klin. Med. **153**, 358 (1926). — MAYER, A.: Essai sur la soif. J. Paris Alcan **1910**. — MEYER, E.: Schr. wiss. Ges. Straßburg **33**, 1 (1918). — MEYER-BISCH, R.: Z. exper. Med. **24**, 381; **25**, 295, 309 (1921). — Klin. Wschr. **1925** I, 588. — Handbuch der Physik, Bd. 16, S. 1528. **1931**. — MEYER, L. F. u. COHN: Z. Kinderheilk. **2** (1911). — MÖLLER, O.: Arch. f. exper. Path. **126**, 143 (1927). — MORAWITZ u. SCHLOSS: Klin. Wschr. **1932** II, 1628. — MÜLLER, L. R.: Die Lebensnerven. Berlin: Julius Springer 1925.

NONNENBRUCH: Erg. inn. Med. **26**, 187 (1924). — NONNENBRUCH u. BOGENDÖRFER: Dtsch. Arch. klin. Med. **133**, 389 (1920). — NOGUCHI, J.: Arch. f. exper. Path. **111**, 295 (1926). — NOTHMANN, M.: Z. klin. Med. **120**, 158 (1932).

OEHME, C.: Arch. f. exper. Path. **89**, 301 (1921); **102**, 40 (1924). — OEHME u. PAAL: Arch. f. exper. Path. **104**, 115 (1924).

PADTBERG: Arch. f. exper. Path. **63**, 60 (1910). — PEIN, v.: Z. exper. Med. **82**, 387 (1932). — PRIESTLEY: J. of Physiol. **50**, 304 (1915); **50**, 296, 304 (1916); **55**, 305 (1921); **60**, 46 (1925).

RIOCH: Arch. int. Med. **40**, 743 (1927). — RIOCH, D.: J. of Physiol. **70**, 45 (1930). — ROMINGER u. MEYER: Mschr. Kinderheilk. **34**, 408 (1926).

SCHITTENHELM u. SCHLECHT: Z. exper. Med. **9**, 40 (1919). — SCHLOSS: Jb. Kinderheilk. **71**, 296 (1910). — SIEBECK: Dtsch. Arch. klin. Med. **128**, 173 (1919). — STARKENSTEIN: Klin. Wschr. **1927** II, 1346. — STRAUSS, H. u. CHAJES: Z. klin. Med. **52**, 536 (1904).

TOBLER: Arch. f. exper. Path. **109**, 61 (1897). — TOBLER u. WEBER: Hoppe-Seylers Z. **78**, 62 (1912).

VEIL, W. H.: Erg. inn. Med. **15**, 139 (1917). — VOLLMER u. SEREBRIJSKI: Z. exper. Med. **47**, 670 (1925).

WAHLGREN: Arch. f. exper. Path. **61**, 97 (1909). — WHITE: Amer. J. Physiol. **80**, 82 (1927). — WIDAL et LEMIERRE: Soc. méd. Hôp. Paris 1903, p. 785. — WIECHOWSKI: Verh. dtsch. Ges. inn. Med. **36**, 6 (1924). — WILSON: Amer. J. Physiol. **13**, 150 (1905). — WYSS, v.: Dtsch. Arch. klin. Med. **111**, 93 (1913).

Fieber.

ASKANAZY: Dtsch. Arch. klin. Med. **59**, 385 (1897).

BALCAR, SANSUM and WOODYATT: Arch. int. Med. **24**, 116 (1919). — BARBOUR, H. G.: Arch. f. exper. Path. **70**, 1 (1912). — J. of Pharmacol. **14**, 65 (1919). — Arch. int. Med. **24**, 624 (1919). — Physic. Rev. **1**, 295 (1921). — BARBOUR, H. G., L. FRANKMAN, LOOMIS and WARNER: J. of Physiol. **59**, 300, 306 (1924). — BARBOUR and FREEDMAN: Proc. Soc. exper. Biol. a. Med. **17**, 208 (1920). — BARBOUR and HOWARD: Proc. Soc. exper. Biol. a. Med. **17**, 148, 150 (1920). — BINGEL, A.: Arch. f. exper. Path. **64**, 1 (1910). — BERGER, W. u. U. O. GALEHR: Klin. Wschr. **1926 II**. — Z. klin. Med. **154**, 105 (1927).

FINKELSTEIN: Jb. Kinderheilk. **68**, 693 (1908).

GARNIER et SABARÉANU: C. r. Soc. Biol. Paris **56**, 1032 (1904).

HEIM u. JOHN: Arch. Kinderheilk. **54**, 65 (1910). — HIRSCH: Z. Kinderheilk. **41**, 653 (1926).

JUSSKY and FRIEDSTEIN: Amer. J. Dis. Childr. **19**, 337 (1920).

KEITH, N. M.: Amer. J. Physiol. **68**, 1, 80 (1924). — KEITH, N. M. and M. WHELAN: Amer. J. Physiol. **77**, 688 (1926).

LEYDEN: Dtsch. Arch. klin. Med. **5**, 273 (1869).

MAUER and SCHWARTZ: Arch. int. Med. **17**, 459 (1916). — MEYER, L. F. u. RIETSCHEL: Berl. klin. Wschr. **1908 II**, 2217. — MONTUORI: Arch. di Fisiol. **60**, 439 (1911). — MORACZEWSKI: Virchows Arch. **146**, 426 (1896).

NASSE, H.: R. WAGNERS Handbuch der Physiologie, Bd. 1. 1842.

OPPENHEIMER u. REISS: Dtsch. Arch. klin. Med. **96**, 464 (1909).

PETERI: Jb. Kinderheilk. **80**, 612 (1914).

RIVA-ROCCI u. CAVALLERO: Dtsch. med. Wschr. **1895 I**, 529.

SANDELOWSKY: Dtsch. Arch. klin. Med. **96**, 445 (1909). — SOULE, H. C., TH. E. BUCKMANN and D. C. DARROW: J. clin. Invest. **5**, 229 (1927).

TERRAY, v.: Z. klin. Med. **29**, 346 (1894).

UNDERHILL and RINGER: J. amer. med. Assoc. **75**, 1531 (1920).

Kreislauf.

BAINBRIDGE: J. of Physiol. **50**, 63 (1923). — BARCROFT, J. and H. STRAUB: J. of Physiol. **41**, 145 (1910). — BAZETT: Amer. J. Physiol. **70**, 412 (1924). — BAZETT, THURLOW and STEWART: Amer. J. Physiol. **70**, 430 (1924). — BEHRENS, A. u. W. LAMPE: Z. exper. Med. **61**, 651 (1928). — BIERNACKI: Z. klin. Med. **19**, 49 (1891). — BRUCKE, K.: Z. klin. Med. **122**, 164 (1932). — BRUNN, F.: Med. Klin. **1926 II**.

CLAUSSEN, F.: Erg. inn. Med. **43**, 764 (1932). — Z. exper. Med. **83**, 231 (1932). — CONWAY, E. J.: J. of Physiol. **60**, 30 (1925).

DELEZIENNE: Arch. de Physiol. **26**, 446 (1894). — DORNER, G.: Dtsch. Arch. klin. Med. **133**, 21 (1920).

Edel: Münch. med. Wschr. **1901 II**, 1833. — Erlanger, J. and D. R. Hooker: Hopkins Hosp. Rep. **12**, 145—378 (1904). — Eppinger, v. Pap u. Schwarz: Über das Asthma cardiale. Berlin: Julius Springer 1924.

Flatow, E. u. M. Morsimoto: Klin. Wschr. **1928 II**, 1265. — Fromherz, E.: Münch. med. Wschr. **1903 II**, 1718.

Griffith, J. and H. Hansell: Amer. J. Physiol. **74**, 16 (1925). — Grollman, A.: Amer. J. Physiol. **89**, 157 (1929).

Haan, J. de and A. Bakker: J. of Physiol. **59**, 129 (1924). — Hallion et Ambard: Phys. et Path. des reins, p. 77. 1920. — Heilbronner: Dtsch. med. Wschr. **1924 I**, 563. — Hoesch, K.: Z. klin. Med. **118**, 49 (1931).

Jarisch u. Liljestrand: Skand. Arch. Physiol. (Berl. u. Lpz.) **51**, 235 (1927). — Jores, A.: Dtsch. Arch. klin. Med. **175**, 244 (1933).

Kauffmann: Berl. klin. Wschr. **1921 II**, 1246. — Kroetz, Ch.: Z. exper. Med. **52**, 760 (1926). — Biochem. Z. **153**, 165 (1924).

Maximowitsch u. Rieder: Dtsch. Arch. klin. Med. **46**, 329 (1890). — Meek, W. and J. Eyster: Amer. J. Physiol. **61**, 186 (1922). — Mosenthal: J. amer. med. Assoc. **67**, 933 (1916). — Arch. int. Med. **16**, 733 (1915).

Natanson, H. u. B. Sulzbach: Z. exper. Med. **82**, 525 (1932). — Neukirch u. Neuhaus: Dtsch. med. Wschr. **48**, 1413 (1922).

Orr, J. B.: J. of Physiol. **1920**.

Pavlov: Arch. ges. Physiol. **16**, 266 (1878). — Porak, R.: J. Physiol. et Path. gén. **23**, 796 (1925).

Quincke, H.: Arch. f. exper. Path. **7**, 114 (1877).

Richards and Plant: Amer. J. Physiol. **59**, 144 (1922). — Rösler: Klin. Wschr. **1925 I**, 968.

Schmidt, F. and J. Monroe Thorington: Amer. J. med. Sci. **165**, 880 (1923). — Schlomka: Z. exper. Med. **61**, 403 (1928). — Seyderhelm u. Goldberg: Z. klin. Med. **103**, 161 (1926); **105**, 539 (1927).

Thompson, W. O., J. Alper and Ph. Tompson: J. clin. Invest. **5**, 573, 605 (1928).

Valzah, R. van, E. D. McKinley and W. S. Middleton: Amer. J. med. Sci. **177**, 244 (1929).

Wendt: Arch. Heilk. **17**, 527, 529 (1876). — Wertheimer: Arch. de Physiol. **5**, 297 (1893); **6**, 308 (1894). — White, Rosen, Fischer and Wood: Amer. J. Physiol. **78**, 185 (1926). — Wollheim, E. u. F. Brandt: Z. klin. Med. **106**, 257, 274 (1928). — Worm-Müller: Ber. sächs. Ges. Wiss. **1873**, 572.

Niere.

Bayliss, L. E. and A. R. Fee: J. of Physiol. **69**, 135 (1930). — Barcroft and Straub: J. of Physiol. **41**, 145 (1911). — Beckmann, Bass, Dürr u. Drosihn: Z. exper. Med. **51**, 333, 342; **53**, 420 (1926). — Bieter, R. N.: J. of Pharmacol. **43**, 399, 407 (1931); **45** (1932). — Amer. J. Physiol. **97**, 66 (1931). — Blatt, P.: Arch. f. exper. Path. **153**, 67 (1930). — Bradford, R.: J. of Physiol. **22**, 415 (1899). — Budelmann, G.: Z. exper. Med. **82**, 203 (1932).

Chrometzka, F. u. K. Unger: Z. exper. Med. **80**, 261 (1932).

Dreyer, M. B. and F. B. Verney: J. of Physiol. **57**, 451 (1923).

Ellinger, Ph.: Handbuch der Physik, Bd. 4, S. 308. 1929. — Ellinger, Ph. u. A. Hirt: Arch. f. exper. Path. **106**, 135 (1925).

Farkas, G. v.: Z. exper. Med. 70, 696, 708 (1930); 75, 522 (1931).

Goetzl: Pflügers Arch. 83, 628 (1900). — Goldberger: Klin. Wschr. 1929 I, 617. — Govaerts: C. r. Soc. Biol. belg. 99, 647 (1928). — Gremels, H. u. L. T. Poulson: Arch. f. exper. Path. 162, 86 (1931).

Heinecke u. Pässler: Verh. dtsch. path. Ges. 1905, 99.

Jacoby, C.: Arch. f. exper. Path. 136, 203, 224, 300 (1928).

Korth: Arch. f. exper. Path. 162, 623 (1931).

Lindberg, A.: Arch. f. exper. Path. 159, 285 (1931).

Mann, F. C.: Amer. J. med. Sci. 166, 96 (1923). — Mark, R. E.: Z. exper. Med. 46, 1 (1925); 59, 601 (1928). — Mark, R. E. u. H. Geisendörfer: Z. exper. Med. 74, 350 (1930). — Marshall, E. K.: Physic. Rev. 6, 440 (1926). — Biol. Bull. Mar. biol. Labor. Wood's Hole 59, 135 (1930). Amer. J. Physiol. 94, 1 (1930). — Marx: Klin. Wschr. 1930 II, 2384.

Nakamura, T.: Z. exper. Med. 74, 32 (1930). — Nonnenbruch: Arch. f. exper. Path. 91, 230 (1921).

Paunz, L.: Z. exper. Med. 65, 278, 285 (1929); 71, 321, 688 (1930). — Poulsson: Z. exper. Med. 71, 577 (1930). — Pütter: Die Dreidrüsen-Theorie. Berlin: Julius Springer.

Rehberg: Biochemic. J. 19, 270 (1925); 20, 448 (1926). — Rehberg u. Holten: Bibl. Laeg. (dän.) 1929 .— Rehberg and Ni: Biochemic. J. 24, 1039 (1930). — Rein, H.: Erg. Physiol. 32, 57 (1931). — Rein u. Janssen: Arch. f. exper. Path. 128 (1928). — Richards, A. N.: Amer. J. med. Sci. 163, 1 (1922); 170, 781 (1925). — Richards and Plaut: Amer. J. Physiol. 59, 144 (1922).

Schloss, A.: Arch. f. exper. Path. 152, 27 (1930). — Sérès: J. d'Urol. 16, 177 (1923). — Siebeck, R.: Habil.schr. Bonn 1912. — Starling, E. H. and E. B. Verney: Proc. roy. Soc. B 97, 321 (1925). — Stewart, C. C.: Amer. J. Dis. Childr. 43, 632 (1932).

Vaquez et Cottel: Rev. Méd. 1910, 529. — Verney: Lancet 1929 I. — Volhard, F.: Handbuch der inneren Medizin, Bd. 6. 1931.

Haut.

Aggazzotti: Arch. di Fisiol. 22, 465 (1925).

Bayliss: Prinziples of general physiology, p. 158, 473, 692. 1915. — Bohnenkamp: Erg. Physiol. 34, 848 (1932). — Bürger u. Schlomka: Z. exper. Med. 55, 287 (1927); 63, 105 (1928). — Bun-ichi u. Hasama: Arch. f. exper. Path. 146, 129 (1929).

Chrometzka u. M. Schmeder: Z. exper. Med. 80, 288 (1932). — Cohnheim u. Kreglinger: Z. physiol. Chem. 63, 413 (1909).

Daniel u. Högler: Wien. Arch. inn. Med. 13, 457 (1927).

Ebbecke: Naturwiss. 1926, H. 48/49. — Eimer: Pflügers Arch. 212, 781 (1926). — Arch. f. exper. Path. 125, 150 (1927). — Z. physik. Ther. 41, 23 (1931). — Engels, W.: Arch. f. exper. Path. 51, 346 (1904).

Fehér, G. u. E. Zak: Z. exper. Med. 82, 114 (1932).

Geréb, Stephan Laszlo u. Daniel: Z. klin. Med. 116, 1 (1931).

Harpuder: Z. exper. Med. 76, 724 (1931). — Heller: Z. klin. Med. 114, 315 (1930). — Z. exper. Med. 81, 506, 698 (1932). — Heller, H.: Klin. Wschr. 1928 II, 2146. — Herrmann, F.: Z. exper. Med. 76, 780 (1931). Hill: J. of Physiol. 54 (1921). — Hunt, E. H.: J. of Hyg. 12, 479 (1912).

Jürgens: Dtsch. Arch. klin. Med. **144**, 193, 248 (1924); **149**, 157 (1925).
Kaplansky: Z. exper. Med. **63**, 102 (1928). — Königstein: Arch. f.
Dermat. **154**, 352 (1928). — Krogh: Klin. Wschr. **1927** I, 769.
Laschtschenko: Arch. f. Hyg. **32**, 145 (1898). — Levine, Wilson
and Kelly: Amer. J. Dis. Childr. **37**, 791 (1929). — Link: Münch. med.
Wschr. **1915** II, 1214. — Loewy: Klin. Wschr. **1925** I, 829. — Virchows
Arch. **1911**, 206.
May, Eduard: Z. klin. Med. **116**, 14 (1931). — Meyer-Bisch: Handbuch
der Physik, Bd. 16/2, S. 1518. — Moog u. Eimer: Münch. med. Wschr.
1925 II, 1912. — Moog: Z. exper. Med. **54**, 226 (1928). — Moog u. Schwieder:
Klin. Wschr. **1926** II, 2252.
Nathan u. Stern: Dermat. Z. **55** (1928); **57**, 272 (1929).
Padtberg: Arch. f. exper. Path. **63**, 60 (1910).
Recht: Klin. Wschr. **1929** II, 1748. — Rothmann: Handbuch der Haut-
und Geschlechtskrankheiten, Bd. I/2, S. 275. 1929. — Handbuch der Physio-
logie, Bd. 4, S. 120. 1929.
Sakata: Arch. f. exper. Path. **105**, 11 (1923). — Schwenkenbecher:
Klin. Wschr. **1925** I, 203. — Handbuch der Physiologie von Bethe-Bergmann,
1928. — Silva-Mello, da: Z. klin. Med. **119**, 279 (1932).
Tendlau: Arch. f. path. Anat. **167**, 465 (1902). — Tobler: Arch. f.
exper. Path. **109**.
Urbach: Arch. f. Dermat. **156**, 73 (1928). — Zbl. Hautkrkh. **26** (1928).
Wahlgreen: Arch. f. exper. Path. **61**, 97 (1909).
Yas Kuno: Lancet **1930** I, 912.

Ödem.

Adlersberg u. Perutz: Arch. f. exper. Path. **151**, 106, 129, 257 (1930). —
Atzler: Dtsch. med. Wschr. **1923** I, 1011. — Atzler u. Lehmann: Arch.
ges. Physiol. **190**, 118 (1924).
Bayliss: J. of Pharmacol. **15**, 29 (1920). — Beckmann: Dtsch. Arch.
klin. Med. **135**, 39, 173 (1921). — Bence: Z. klin. Med. **67**, 69 (1909). —
Bendum u. Snapper: Klin. Wschr. **1933** I, 379. — Bennhold: Klin. Wschr.
1924 II, 1711. — Dtsch. Arch. klin. Med. **142**, 32 (1924). — Bolton: Proc.
roy. Soc. Lond. B **79**, 267 (1907). — Bornstein u. Budelmann: Arch. f.
exper. Path. **156**, 265 (1930). — Z. exper. Med. **72**, 1 (1930).
Cohnheim: Allgemeine Pathologie, Bd. 1, S. 48. 1882. — Cohnheim
u. Lichtheim: Virchows Arch. **69**, 106 (1877).
Dale and Laidlaw: J. of Physiol. **52**, 355 (1918). — Deckwitz: Klin.
Wschr. **1930** II, 2336. — Dietrich: Virchows Arch. **251** (1924). — Donnan:
Z. Elektrochem. **17**, 572 (1911). — Dünner: Z. exper. Med. **49**, 630 (1929). —
Dunlap and Lemon: Amer. J. med. Sci. **177**, 259 (1929).
Eisner u. Kallner: Klin. Wschr. **1928** II, 1686. — Eppinger: Zur
Pathologie und Therapie des menschlichen Ödems. Berlin: Julius Springer
1917.
Falta u. Högler: Wien. Arch. inn. Med. **13**, 641 (1927). — Fleisch:
Z. Physiol. **19**, 27 (1921). — Fliederbaum u. Pianko: Klin. Wschr. **1929** I,
1076.
Gaensslen u. Mueller: Münch. med. Wschr. **1923** II, 1015; **1924** I, 198.
Gibbs: J. of Pharmacol. **20**, 221 (1923). — Gollwitzer-Meier: Klin.

Wschr. **1924 II**, 2181. — Z. exper. Med. **46**, 15 (1925). — GOLLWITZER-
MEIER u. RABL: Z. exper. Med. **53**, 529 (1926). — GUGGENHEIMER u. HIRSCH:
Klin. Wschr. **1926 I**, 704.

HAFNER: Erg. Physiol. **24** (1925). — HAJEN: Z. exper. Med. **57**, 203
(1928). — HEIMBERGER: Z. exper. Med. **49**, 411; **51**, 112; **53**, 107 (1926). —
HILL: Brit. med. J. **1921**. — HOFF u. LEUWER: Z. exper. Med. **51**, 1 (1926). —
HORSTERS: Arch. f. exper. Path. **155**, 248 (1930). — HUECK: Beitr. path.
Anat. **66**, 330 (1920).

KANEWSKAJA: Z. exper. Med. **36** (1923). — KATZ: Kolloidchem. Beih. **9**,
1 (1917). — KELLER, R.: Biochem. Z. **136** (1923). — KLEMENSIEWICZ:
Handbuch der allgemeinen Pathologie, Bd. 2, S. 341. 1912. — KISCH: Klin.
Wschr. **1927 I**, 1085. — KOSTYAL, L. v.: Z. exper. Med. **81**, 739 (1932). —
KROGH: Anatomie und Physiologie der Capillaren, 2. Aufl. Berlin: Julius
Springer 1929.

LANDERER: Die Gewebsspannung. Leipzig 1884. — LANDIS: Amer. J.
Physiol. **75**, 548; **81**, 124; **82**, 217; **83**, 528. — LEITNER: Arch. int. Med. **48**, 1
(1931). — LICHTWITZ: Klin. Chem. **1930**, 545.

MAASE u. ZONDEK: Hungerödem, S. 36. Leipzig 1920. — MCCLURE u.
ALDRICH: Klin. Wschr. **1927 II**, 1188. — MAGNUS: Arch. f. exper. Path. **42**,
250 (1899). — MAYER et SCHAEFFER: J. Physiol. et Path. gén. **15** (1913);
16 (1914). — MEYER, P.: Erg. Physiol. **34**, 66, 88 (1932). — MOLL, v.: Z.
exper. Med. **72**, 244 (1930).

NOGUCHI: Arch. f. exper. Path. **108**, 64—73 (1925). — NONNENBRUCH:
Handbuch der Physiologie, Bd. 17, S. 256, 275. 1926.

OEHME: Erg. inn. Med. **30**, 1 (1926).

PÄSSLER: Dtsch. Arch. klin. Med. **87**, 569 (1916).

REICHEL: Z. inn. Med. **1898**, Nr 41. — RUCZNYAK: Klin. Wschr. **1923 II**,
1988. — Z. exper. Med. **41**, 532 (1924). — Biochem. Z. **133**, 359.

SCHADE: Z. klin. Med. **96**, 279 (1923). — Erg. inn. Med. **32**, 425 (1927). —
SCHADE u. CLAUSSEN: Z. klin. Med. **100**, 363 (1924). — SCHADE, HALPERT
u. NEUKIRCH: Z. exper. Med. **24**, 11 (1921). — SEROG: Klin. Wschr. **12**,
1038 (1933).

TAINTER and HANZLIK: J. of Pharmacol. **24**, 179 (1925). — THANNHAUSER:
Stoffwechsel, S. 632. München: J. F. Bergmann 1929.

VOLHARD: Handbuch der inneren Medizin, Bd. 6, S. 1. 1931.

WESSELY: Arch. f. exper. Path. **49**, 417 (1903).

YAMAGUCHI: Tohoku J. exper. Med. **9** (1927); **10** (1928).

ZUNTZ u. LOEWY: Pflügers Arch. **58**, 511 (1894).

Energiehaushalt, Stoffwechsel.

ADLERSBERG u. PORGES: Klin. Wschr. **1933 II**, 1446. — AMBARD and
PAPIN: Arch. internat. Physiol. **8**, 437 (1909).

BABCOCK: Univ. Wisc. Res. Bull. **22**, 181 (1912). — BARBOUR, HUNTER
and RICHEY: J. of Pharmacol. **36**, 251 (1929). — BAUER, JUL.: Klin. Wschr.
1930 II, 2161. — BECHER: Z. ration. Med. **6** (1855). — BELLI: Z. Biol. **45**,
182 (1904). — BENEDICT, F. G.: J. of biol. Chem. **20**, 263 (1915). — BENEDICT,
F. G. u. C. G.: Biochem. Z. **186**, 278 (1927). — BENEDICT and CARPENTER:
Carnegie Inst. Washington **1910**, 123; **1915**, 203. — BENEDICT and MILNER:
U. S. Dep. agricult. Bull. exper. Stat. **175** (1907). — BENEDICT and ROOT:

Arch. int. Med. **38**, 1 (1926). — BIDDER u. SCHMIDT: Die Verdauungssäfte und der Stoffwechsel. — BINGEL: Arch. f. exper. Path. **64**, 1 (1910). — BLATHERWICK and HAWK: J. amer. chem. Soc. **36**, 152 (1914). — BOCK and HOFFMANN: Arch. Anat. u. Physiol. **1871**, 550. — BOZENRAND: Dtsch. Arch. klin. Med. **103**.

CARR: J. of Pharmacol. **18**, 221 (1921). — CORI: J. of biol. Chem. **66**, 691 (1925); **70**, 557—577 (1926); **72**, 596 (1927).

DEGKWITZ: Klin. Wschr. **1930** II, 2336. — DEPISCH u. HASENÖHRL: Klin. Wschr. **1926** II, 2011; **1927** II, 2192. — DIECKHOFF: Z. klin. Med. **120**, 1 (1932). — DUBELIR: Z. Biol. **28**. — DUBOIS: Basal metabolisme. Philadelph., p. 216. 1927.

EIMER u. VOIGT: Z. exper. Med. **69**, 679 (1930). — ELEK u. ROTH: Arch. f. exper. Path. **132**, 246 (1928). — ENDRES u. LUCKE: Z. exper. Med. **45**, 89, 285, 669 (1925). — EPPINGER u. KISCH: Wien. klin. Wschr. **1925** I, 299.

FAIRHALL and HAWK: Amer. Soc. biol. Chem. **2**, 45 (1911). — Amer. chem. Soc. **34**, 546 (1912). — FALCK: Beitr. Physiol., Hyg., Pharmak. u. Tox. **1875**. — FÖLDES: Klin. Wschr. **1934** I, 60, 61. — FRANKENTHAL: Z. klin. Med. **92**, 208 (1921). — FREUND u. MARCHAND: Arch. f. exper. Path. **73**, 276 (1913).

GEIGER: Klin. Wschr. **1925** II, 1265. — Arch. f. exper. Path. **121**, 67 (1927). — GRAFE: Z. physiol. Chem. **65**, 21 (1910). — Dtsch. Arch. klin. Med. **113**, 1 (1913). — GREENE and ROWNTREE: Amer. J. Physiol. **80**, 1 (1927). — GOLDBERG, GAMEROW u. BINCHASSIK: Biochem. Z. **199**, 107 (1928).

HACHEN: Amer. J. med. Sci. **165**, 846 (1923). — HAWK: Practical Physiological Chemistry. Monographie Philadelph. 8. Ed., p. 621. — Univ. Pennsylvana Med. Bull. **18**, 7 (1905). — Biochem. Bull. **3**, 420 (1914). — Endocrinology and Metabolism, Vol. 3. p. 275. — HEIDUSCHKA u. HANDRITSCHEK: Biochem. Z. **197**, 404 (1928). — HEILNER: Z. Biol. **47**, 538 (1906). — HELLER: Z. exper. Med. **64**, 1—75 (1929); **73**, 481 (1930). — HELLER u. NATANSON: Z. exper. Med. **65**, 733 (1929). — HELLER u. SCHWARZ: Z. exper. Med. **70**, 760; **71**, 416 (1930).

JORES: Z. exper. Med. **71**, 170; **74**, 757 (1930); **77**, 734 (1931).

KEITH: Amer. J. Physiol. **68**, 80 (1924). — KRAMER: Jb. Kinderheilk. **114**, 356 (1926); **115**, 289 **118**, 94 (1927).

LANDAUER: Ung. Arch. klin. Med. **3** (1895). — LASZLO u. SCHÜRMEYER: Z. klin. Med. **116**, 22 (1931). — LATSCHTSCHENKO: Arch. f. Hyg. **33**, 145 (1898). — LAUTER: Klin. Wschr. **1926** II, 1696. — LUBLIN: Z. klin. Med. **109**, 371 (1929). — LUSK: J. of biol. Chem. **20**, 555 (1915). — The elements of the science of nutrition, 4. Ausg., p. 195. Philad. and London 1928.

MARX: Klin. Wschr. **1927** II, 1750. — MARX u. STORCH DE GRAZIA: Arch. f. exper. Path. **172**, 525 (1933). — MAXWELL: Quart. J. Med. **3**, 79 (1934). — MEYER: Z. klin. Med. **2**, 34 (1880). — MEYER-BISCH: Z. exper. Med. **34**, 424; **44**, 355 (1925); **50**, 728 (1926). — MEYER-BÖRNECKE: Z. exper. Med. **31**, 341 (1923). — MORACZEWSKI: Z. klin. Med. **101**, 38 (1925). — Klin. Wschr. **1928** I, 359. — MORACZEWSKI u. GRZYCKI: Arch. f. exper. Path. **160**, 703 (1931). — MORACZEWSKI u. SKOWRONSKI: Z. exper. Med. **69**, 86 (1930). — MORAWITZ: OPPENHEIMERs Handbuch der Biochemie, Bd. 4/II, S. 253. 1910.

Neumann: Arch. f. Hyg. **36**, 248 (1899). — Newburgh: J. clin. Invest. **8**, 161 (1930).

Obraszow u. Kallinikowa: Z. exper. Med. **72**, 710 (1930). — Onahara: Biochem. Z. **160**, 426 (1925). — Oppenheim: Arch. ges. Physiol. **23**, 465.

Panum: Jber. Tierchem. **4** (1874). — Pollitzer-Stolz: Wien. Arch. inn. Med. **11**, 339. — Porges u. Adlersberg: Münch. med. Wschr. **1933 II**, 1074.

Rosenberg: Arch. f. exper. Path. **93**, H. 4; **99**, H. 3. — Rowntree: Arch. Surg. **32**, 157—174 (1923). — J. of Pharmacol. **29**, 1 (1926). — Rowntree and Brunsting: Endokrinology **17**, 377 (1933). — Rubner: Z. Biol. **17**, 221. — Roulon and Hawk: J. amer. chem. Soc. **32**, 1686 (1910).

Sabatowski et Goertz: C. r. Soc. Biol. Paris **93**, 662 (1925). — Salomon: Slg klin. Abh. **1906**. — Schiff: Klin. Wschr. **1926 II**, 1826. — Erg. inn. Med. **35**, 519 (1929). — Schirmer: Arch. f. exper. Path. **89**, 263 (1921). — Schittenhelm u. Schlecht: Z. exper. Med. **9**, 40, 68, 82 (1919). — Schöndorff: Arch. ges. Physiol. **46**, 529. — Seegen: Sitzgsber. Wien. Akad. **63** (1871). — Snell and Rowntree: Endokrinology **11**, 209 (1927). — Soderstrom and du Bois: Arch. int. Med. **19**, 931 (1917). — Spiegler: Z. Biol. **41**, 239 (1901). — Spranger: Biochem. Z. **208**, 164 (1929). — Straub: Z. Biol. **37**, 527; **38**, 537 (1899).

Tallquist: Z. klin. Med. **48**, 181 (1903). — Thannhauser: Stoffwechsel und Stoffwechselkrankheiten. München: J. F. Bergmann 1929.

Voit: Untersuchungen über den Einfluß des Kochsalzes, des Kaffees und der Muskelbewegungen auf den Stoffwechsel, S. 61. München 1860.

Wagner: Biochem. Z. **174**, 412 (1926). — Weir, Larson and Rowntree: Arch. int. Med. **29**, 306 (1922). — Weiske, Kennepohl u. Schulze: Z. Biol. **17**. — Wilson and Hawk: J. amer. chem. Soc. **36**, 1774 (1914). — Wreath and Hawk: J. amer. chem. Soc. **33**, 1601 (1911).

Innere Sekretion.

a) Insulin.

Collazo u. Dobreff: Biochem. Z. **171**, 436 (1926).

Drabkin: J. of Physiol. **60**, 155 (1925). — Drabkin, Page and Edwards: Proc. Soc. exper. Biol. a. Med. **21**, 309 (1924).

Ehrström: Acta med. scand. (Stockh.) **56**, 307 (1922).

Geiger: Klin. Wschr. **1927 II**, 2000. — Glass u. Beiless: Z. exper. Med. **73**, 801 (1930).

Holzer u. Klein: Dtsch. Arch. klin. Med. **1926**, H. 3/4, 153.

Jürgensen u. Noorden: Klin. Wschr. **1925 II**, 2395.

Kempmann u. Claudnitz: Klin. Wschr. **1929 I**, 587. — Klein: Z. exper. Med. **47**, 309 (1925). — Klin. Wschr. **1926 II**, 2364, 2414. — Biochem. Z. **171**, 177 (1926). — Klein, O.: Med. Klin. **1927 I**. — Klein u. Holzer: Dtsch. Arch. klin. Med. **156** (1927). — Z. exper. Med. **58**, 471 (1928). — Klein u. Rischawy: Z. exper. Med. **51**, 652 (1926). — Koref u. Mautner: Arch. f. exper. Path. **113**, 124, 151 (1926). — Kylin: Z. exper. Med. **63**, 606 (1928). — Dtsch. Arch. klin. Med. **165**, 235 (1929).

Lichtwitz: Klinische Chemie, 2. Aufl. Berlin: Julius Springer 1930.

Marx: Klin. Wschr. **1927 II**, 1750. — Meyer-Bisch: Z. exper. Med. **54**, 131, 145; **56**, 344 (1927). — Meyer-Bisch u. Wohlenberg: Biochem. Z. **135**, 308 (1923); **152**, 286 (1924). — Klin. Wschr. **1924 I**, 60. — Z. klin. Med. **103**, 260 (1926).

Ohmstedt and Taylor: Amer. J. Physiol. **69**, 142 (1924).

Rowntree and Beard: Proc. amer. Soc. of biol. Chem. **1917**.

Strothmann: Dtsch. Arch. klin. Med. **162**, 118 (1928).

Taterka: Klin. Wschr. **1929 II**, 1763. — Trendelenburg-Krayer: Die Hormone, Bd. 2, S. 404.

Villa: Klin. Wschr. **1924 II**, 1949. — Giornale Biol. e Med. sper. 1 (1924). — Boll. Soc. med.-chir. Pavia **36**, 1 (1924). — Dtsch. Arch. klin. Med. **158**, 69 (1927). — Sonderdruck Dtsch. Arch. klin. Med. **158**, 69 (1927). Endocrinologia **1927 II**, 1. — Klin. Wschr. **1927 I**. — Minerva med. **8** (1928). Ricambio idrico, 1932. — Vollmer u. Serebrijski: Biochem. Z. **158**, 366 (1925).

Wiechmann u. Koch: Dtsch. Arch. klin. Med. **160**, 361 (1928).

b) Schilddrüse.

Barron: Amer. J. Physiol. **100**, 559 (1932). — Boothby: Erg. Physiol. **24**, 728 (1925).

Danzer: Proc. Soc. exper. Biol. a. Med. **21**, 298 (1923). — Dieballo u. Cegés: Arch. f. exper. Path. **39**, 273 (1897).

Enderlen u. Bohnenkamp: Z. Chir. **200**, 129 (1927). — Eppinger: Zur Pathologie und Therapie des menschlichen Ödems. Berlin 1917. — Epstein: Arch. f. exper. Path. **142**, 214 (1929).

Falta u. Högler: Wien. Arch. inn. Med. **13**, 547 (1927). — Fenwick: Brit. med. J. **2**, 798 (1861). — Fuyimaki u. Hildebrandt: Arch. f. exper. Path. **102**, 226 (1924).

Gardella: Arch. di Fisiol. **8**, 409 (1910). — Goldberg: Biochem. Z. **199**, 113 (1928). — Gollwitzer-Meier u. Bröcker: Z. exper. Med. **62**, 105 (1928).

Hammett: Amer. J. Physiol. **64**, 467 (1923). — Endocrinology **11**, 297 (1927). — Heller: Erg. inn. Med. **36**, 711 (1929). — Hildebrandt: Klin. Wschr. **1924 I**, 279.

Isenschmidt: Schweiz. med. Wschr. **1920 I**, 381.

Klein: Med. Klin. **1926 I**. — Kusakari and Takeda: Tohoku J. exper. Med. **16**, 329 (1930).

Löhr: Z. exper. Med. **53**, 599 (1926). — Lichtwitz u. Conitzer: Z. exper. Med. **56**, 527 (1927).

Meyer-Bisch: Z. exper. Med. **34**, 424 (1923). — Handbuch der Physik, Bd. 16, S. 1530. 1931. — Meyer, P.: Erg. Physiol. **34**, 95 (1932). — Mora: Amer. J. med. Sci. **177**, 219 (1928).

Neuschloss: Klin. Wschr. **1924 II**, 1013.

Oelkers: Arch. f. exper. Path. **160**, 9 (1931). — Ogawa: Arch. f. exper. Path. **109**, 83 (1925).

Paladino: Biochem. Z. **42**, 302 (1912).

Sato: Tohoku J. exper. Med. **19**, 61 (1932). — Schaal: Biochem. Z. **132**, 295 (1922). — Schiff u. Peiper: Jb. Kinderheilk. **44**, 285 (1921). — Schittenhelm: Z. exper. Med. **61**, 239 (1928).

THOMPSON: J. clin. Invest. **2**, 477 (1925); **5**, 605 (1928).

WILHELMY and FLEISCHER: J. of exper. Med. **43**, 179—195 (1926).

ZONDEK: Die Krankheiten der endokrinen Drüsen. Berlin: Julius Springer 1926.

c) Keimdrüsen.

ALLEN, SCHAAF and LUNDIN: J. amer. med. Assoc. **85** (1925). — ANSELMINO u. HOFFMANN: Arch. Gynäk. **147**, 597, 604, 621 (1931).

EISENHARDT u. SCHÄFER: Biochem. Z. **18**, 34 (1921). — EUFINGER: Dtsch. med. Wschr. **1928** II. — Klin. Wschr. **1929** II, 1649. — EUFINGER u. SPIEGLER: Arch. Gynäk. **133**, 452; **135**, 223 (1928).

HEILIG: Klin. Wschr. **1924** II, 1117. — HOFBAUER: Zbl. Gynäk. **42**, 745 (1918). — HORNUNG: Münch. med. Wschr. **1924** I, 982.

KEIL: Dtsch. Arch. klin. Med. **139**, 192, 212 (1929). — KEIL u. BOHN: Dtsch. Arch. klin. Med. **139**, 212 (1922).

MOLNAR: Klin. Wschr. **1934** I, 369.

OETTINGEN, V.: Zbl. Gynäk. **45**, 1510 (1921); **46**, 1431 (1922).

RUPP: Zbl. Gynäk. **1928**, 1119.

SCHICKELE: Erg. inn. Med. **12** (1913). — SEITZ: Biologie und Pathologie des Weibes, Bd. 7, S. 872. 1927. — STIEVE: Verh. anat. Ges. Wien, 34. Verslg **1925**.

ZANGEMEISTER: Z. Geburtsh. **49**, 92; **50**, 385 (1903). — ZWYER: Biochem. Z. **216**, 45 (1929).

Hypophysen-Zwischenhirnsystem.

ABEL and MACHT: J. of Pharmacol. **14**, 279 (1920). — ADOLPH: Amer. J. Physiol. **81**, 315 (1927). — ADOLPH and ERICSON: Amer. J. Physiol. **79**, 377 (1927). — ASCHNER: Wien. klin. Wschr. **1912** I.

BAILEY and BREMER: Arch. int. Med. **28**, 773 (1921). — BARBOUR and HAMBOURGER: Proc. Soc. exper. Biol. a. Med. **30**, 1341 (1933). — BAUER: Klin. Wschr. **1926** I, 1017. — BENTZ, MARX u. SCHNEIDER: Arch. f. exper. Path. **1934**. — BERBLINGER: Klin. Wschr. **1928** I, 9. — BERNARD, CL.: Leçons de physiol., Tome 1, p. 339. 1835. — BLOCH: Klin. Wschr. **1927** II, 2434. — BLOCH u. HILSNITZ: Z. klin. Med. **106**, 129 (1928). — BONSMANN: Arch. f. exper. Path. **164**, 211 (1932). — BOURQUIN: J. amer. Physiol. **79**, 362 (1927); **83**, 125, 362 (1928). — BRUGSCH, DRESEL u. LEVY: Z. exper. Path. **21**, 358 (1920). — BUGBEE and KAMM: Endocrinology **12**, 671 (1928).

CAMPBELL and BLUMGART: Amer. J. med. Sci. **176**, 769 (1928). — CAMUS et ROUSSAY: C. r. Soc. Biol. Paris **75**, 483, 628 (1913); **76**, 121, 773, 877 (1914). — CHRISTIE and STEWART: Arch. int. Med. **20**, 10 (1917); **29**, 555 (1922). — CONDORELLI: Z. klin. Med. **107**, 1 (1928). — CROLL: J. of Physiol. **66**, 316 (1928). — CURTIS: Arch. int. Med. **34**, 801 (1924). — CUSHING: Lancet **1925** I, 209; **1930**, 119, 175. — Bull. Hopkins Hosp. **50**, 137 (1932). — Arch. int. Med. **51**, 487 (1933). — Proc. Soc. exper. Biol. a. Med. **30**, 1424 (1933).

DANDY: Bull. Hopkins Hosp. **37**, 1 (1925). — DANIEL u. HÖGLER: Wien. Arch. inn. Med. **13**, 481. — DEPISCH u. HÖGLER: Wien. Arch. inn. Med. **13**, 509 (1927). — DIXON: J. of Physiol. **57**, 129 (1923). — DRAPER: Amer. J. of Physiol. **89**, 273 (1929). — DYKE, VAN: Arch. exper. Path. **114**, 261 (1926).

EPSTEIN: Arch. klin. Med. **11**, 344 (1873). — ECKARD: Beitr. Anat. u. Physiol. **4**, 155 (1869); **5**, 147 (1870); **6**, 150 (1872). — ELLINGER: Handbuch der Physiologie, Bd. 4, S. 340, 347. Berlin: Julius Springer 1929. FARINI: Gazz. Osp. **34**, 879 (1913). — FEE: J. of Physiol. **68**, 305 (1929). FINKELNBURG: Dtsch. Arch. klin. Med. **91**, 345 (1907). — FRANK: Berl. klin. Wschr. **1912 I**, 393. — FROMHERZ: Klin. Wschr. **1925 II**, 1126. — Arch. f. exper. Path. **112**, 359 (1926).

GOLDZIEHER u. KALDOR: Z. exper. Med. **76**, 819 (1931). — GOLLWITZER-MEIER: Z. exper. Med. **51**, 466 (1926). — GOLLWITZER-MEIER u. BRÖCKER: Z. exper. Med. **62**, 97 (1928). — GOLLWITZER-MEIER u. RABL: Z. exper. Med. **53**, 525 (1926). — GORGLE, GILLIGAN and BLUMGART: New England J. Med. **198**, 169 (1928). — GREMELS: Arch. f. exper. Path. **140**, 205 (1929). — GREVING: Klin. Wschr. **1928 I**, 734. — Lebensnerven und Lebenstriebe, S. 115. 176, 1931. — GRUBER: J. of Pharmacol. **36**, 155 (1929). — GRÜNTHAL: Z. Neur. **120**, 157 (1929). — Fortschr. Neur. **2**, 507 (1930). — Arch. f. Psychiatr. **90**, 216 (1930).

HACHEN: Amer. J. med. Sci. **165**, 846 (1923). — HAYMANN u. FANCONI: Z. exper. Med. **51**, 588 (1926). — HEARD, SCHUHMACHER and GORDON: Amer. J. med. Sci. **171**, 38 (1926). — HELLER: Arch. f. exper. Path. **157**, 298, 322 (1930). — HEMMINGWAY and PETERSON: J. of Physiol. **68**, 238 (1929). HERING: Quart. J. exper. Physiol. **1**, 121 (1908). — HOFF u. WERMER: Klin. Wschr. **1927 II**, 1180. — HOLZER u. KLEIN: Z. klin. Med. **104**, 299 (1926). — HOUSSAY et RUBIO: C. r. Soc. Biol. Paris **88**, 358 (1923). — HOWELL: J. of exper. Med. **3**, 245 (1898).

ISAAC u. SIEGEL: Klin. Wschr. **1929 II**, 1700.

JANSSEN: Arch. f. exper. Path. **135**, 1 (1928). — Klin. Wschr. **1928 II**, 1680. — JUNGMANN u. MEYER: Arch. f. exper. Path. **73**, 49 (1913).

KAMM, GROTE and ROWE: J. of biol. Chem. **70**, 93 (1931). — KAMM, ROWE, ALDRICH, BUGBEE and GROTE: Amer. chem. Soc. **50**, 573 (1928). — KARLIK: Z. exper. Med. **61**, 5 (1928). — KARPUS u. KREIDL: Pflügers Arch. **143**, 109 (1912). — KATSUMA u. SAKATA: Arch. f. exper. Path. **105**, 93 (1925). KOROWNIKOW: Z. exper. Med. **57**, 502 (1927). — KÖSTER: Z. exper. Med. **63**, 799 (1928). — KROGH: J. of Pharmacol. **29**, 177 (1926).

LAUTER u. HILLER: Dtsch. Arch. klin. Med. **146**, 355. — LEBERMANN: Erg. inn. Med. **38**, 355 (1930). — Z. exper. Med. **61**, 228 (1928); **75**, 477 (1931). LEIF u. POULSSON: Z. exper. Med. **72**, 232 (1930). — LEIMDÖRFER: Arch. f. exper. Path. **188**, 253 (1926).

McMICKEN and HAUCHETT: Amer. J. med. Sci. **163**, 685 (1922). — MAGNUS and SCHÄFER: J. of Physiol. **27**, 9 (1901). — MAINZER: Arch. f. exper. Path. **160**, 461 (1931). — Med. Klin. **1931 I**. — MARSHALL: J. of Pharmacol. **49**, 237 (1933). — MARX: Dtsch. Arch. klin. Med. **158**, 149 (1928). Klin. Wschr. **1930 II**, 2384; **1933 I**, 689. — MEHES u. MOLITOR: Arch. f. exper. Path. **127**, 319 (1927). — MEYER, E.: Handbuch der inneren Medizin, Bd. 4, S. 1014. 1926. — Handbuch der normalen und pathologischen Physiologie, Bd. 17, S. 287. — Z. klin. Med. **96**, 469. — MEYER-BISCH: Dtsch. Arch. klin. Med. **137**, 225 (1921). — MIURA: Arch. f. exper. Path. **107**, 1 (1925). — Pflügers Arch. **207**, 76 (1925). — MOLITOR: Biochem. Z. **172**, 379 (1926). — MOLITOR u. NIKOLOFF: Arch. f. exper. Path. **145**, 331

(1929). — Molitor u. Pick: Arch. f. exper. Path. **97**, 317 (1923); **101**, 169 (1924); **107**, 180, 185 (1925); **112**, 113 (1926). — Moore: Amer. J. Physiol. **46**, 253; **60**, 24 (1918).

Nonnenbruch: Handbuch der Physiologie, Bd. 17, S. 223. 1926.

Oehme: Dtsch. Arch. klin. Med. **127**, 261 (1918). — Olivet: Z. exper. Med. **78**, 650 (1931). — Oliver, G. and Schäfer: J. of Physiol. 18 (1895). — Proc. roy. Soc. Lond. **81**, 442 (1909).

Petersen and Hughes: J. of biol. Chem. **66**, 223 (1925). — Poulsson: Arch. f. exper. Path. **120**, 120 (1927). — Z. exper. Med. **71**, 577 (1930). — Klin. Wschr. **1930 II**, 1245. — Poulsson u. Leif: Z. exper. Med. **72**, 232 (1930). — Putnam: Arch. Surg. **18**, 1699 (1929). — Putnam, Benedict and Teel: Arch. Surg. **18**, 1708 (1929).

Reynolds u. Spiegel: Z. exper. Med. **70**, 504 (1930). — Richter and Curt: Brain **53**, 76 (1930). — Rizzo: Riv. Neur. **9**, 1 (1930). — Robert, Franz: Arch. f. exper. Path. **164**, 367 (1932). — Roboz, Paul: Arch. f. exper. Path. **159**, 562 (1931). — Rowntree: J. amer. med. Assoc. **83**, 399 (1924). — Rowntree, Weir and Larson: Arch. int. Med. **29**, 306 (1922).

Sato: Arch. f. exper. Path. **131**, 45 (1928). — Schäfer and Herring: Philos. trans. roy. Soc. Lond. **199**, 1 (1908). — Schan-Kuang Lin u. Krüger: Z. exper. Med. **58**, 444, 456 (1928). — Schaumann, Böckmühl u. Lindler: Patentschr. vom 8. Sept. 1929. — Scherf: Wien. Arch. inn. Med. **22**, 457 (1932). — Schilf: Klin. Wschr. **1927 I**, 193. — Schweringer: Z. exper. Med. **74**, 692 (1930). — Seelig u. Voigt: Z. exper. Med. **80**, 362 (1932). — Sochaczewska: Prasa Larska **1932**, Nr 5. — Starling and Verney: Proc. roy. Soc. B **97**, 321 (1925). — Stehle: Amer. J. Physiol. **79**, 289 (1927). — Stehle and Bourne: J. of Physiol. **60**, 229 (1925).

Tangl, Hazay: Biochem. Z. **191**, 337 (1927). — Teel: J. amer. med. Assoc. **93**, 760 (1929). — Trendelenburg: Pflügers Arch. **207**, 76 (1925). — Klin. Wschr. **1925 II**, 1905. — Erg. Physiol. **25**, 364 (1926). — Arch. f. exper. Path. **114**, 255 (1926). — Klin. Wschr. **1928 II**, 1679.

Vassale e Sacchi: Arch. ital. de Biol. (Pisa) **18**, 385 (1893). — Zit. nach Trendelenburg. — Veil: Arch. f. exper. Path. **73**, 49 (1913). — Dtsch. Arch. klin. Med. **149**, 289 (1925). — Verney, E. B.: Lancet **1929 I**, 1. Villa: Ricambio idrico. Mailand 1932. — Voigt: Dtsch. med. Wschr. **1933 II**, 1693.

Weir, Larson and Rowntree: Arch. int. Med. **29**, 306 (1922).

Zadek: Z. klin. Med. **105**, 602 (1927). — Zondek u. Bernhardt: Z. klin. Med. **101**, 312 (1925).

Zentrale Regulation.

Auerbruck, S. H.: Arch. f. exper. Path. **157**, 330 (1930).

Bahn, Iserbeck, Lindemann: Klin. Wschr. **1930 I**, 73. — Z. exper. Med. **71**, 156 (1930). — Bailey, H. Murry: J. nerv. Dis. **3** (1928). — Balar, Sansum and Woodyatt: Arch. int. Med. **24**, 116 (1919). — Bechterew: Arch. Anat. u. Physiol. **1905**, 297. — Bingel: Arch. f. exper. Path. **64**, 7 (1911). — Bonsmann, M. R.: Arch. f. exper. Path. **156**, 145, 160 (1930); **161**, 76 (1931). — Bonsmann u. Brunelli: Arch. f. exper. Path. **156**, 125 (1930). — Brogsitter u. Dreifuss: Arch. f. exper. Path. **107**, 349, 371

(1925). — Brungs, L.: Arch. f. exper. Path. **157**, 364 (1930). — Buschke: Arch. f. exper. Path. **136**, 43 (1928). — Bykow et Berkman: C. r. Acad. Sci. Paris **185**, 1214 (1927).

Chaussin, jr.: C. r. Soc. Biol. Paris **72**, 451, 490 (1912).

Dobreff, M.: Pflügers Arch. **213**, 511 (1926).

Ebstein: Dtsch. Arch. klin. Med. **1873**, 344.

Fee: J. of Pharmacol. **34**, 305 (1928). — Fee, A. R.: J. of Physiol. **68**, 39, 44 (1929). — Frey, E.: Pflügers Arch. **112**, 71 (1906); **120**, 117, 137, 154 (1907); **139**, 435, 465, 512, 532 (1911).

Grossmann: Münch. med. Wschr. **1928** II. — Klin. Wschr. **1929** II. — Grossmann, W.: Klin. Wschr. **1929** II, 1500.

Heilig u. Hoff: Dtsch. med. Wschr. **1925** II, 1615. — Hicks, C. S. u. F. H. Smirk: Arch. f. exper. Path. **156**, 105 (1930). — Hoff u. Pötzel: Z. Neur. **124**, 200. — Hoff u. Wermer: Arch. f. exper. Path. **119**, 153 (1926); **133**, 97 (1928). — Klin. Wschr. **1928** I, 346. — Hopmann: Z. klin. Med. **107**, 582 (1928). — Hug, E.: C. r. Soc. Biol. Paris **85**, 594 (1921).

Jores, A.: Dtsch. Arch. klin. Med. **175**, 244, 484 (1933). — Klin. Wschr. **1934** I, 130.

Karpinski: Mschr. Psychiatr. **14**, 304 (1903). — Russki Wratsch **1904**, Nr 45. — King, J. H.: Amer. J. med. Sci. **75**, 404 (1878). — Kugel, N. A.: Arch. f. exper. Path. **142**, 166 (1929). — Kunstmann: Arch. f. exper. Path. **170**, 703 (1933).

Leibson (Orbeli): Ber. Physiol. **44**, 559 (1928).

McFarlane: J. of Pharmacol. **28**, 177 (1926). — McGee: Interstate med. J. **13**, 279 (1906). — MacNider: J. of Pharmacol. **15**, 249 (1920). — Mach: Analyse der Empfindungen, S. 60 f. Jena: Gustav Fischer 1902. — Marx: Amer. J. Physiol. **96**, 356 (1931). — J. of Pharmacol. **41**, 495 (1931). — Molitor: Arch. f. exper. Path. **113**, 171 (1926). — Molitor u. Pick: Arch. f. exper. Path. **107**, 180—184, 185—191 (1925); **112**, 112; **113**, 171 (1926); **186**, 130 (1927). — Biochem Z. **186**, 130 (1927).

Pavlov: London Oxford Univ. Press. **1927**. — Pavlov, J. R.: New York 1928. — Pütter: Die Dreidrüsentheorie, S. 158. Berlin: Julius Springer.

Quincke, H.: Arch. f. exper. Path. **7**, 115 (1877).

Rabow: Arch. f. Psychiatr. **7** (1877). — Rakestraw u. Whittier: Proc. Soc. exper. Biol. a. Med. **21**, 5 (1923). — Regnier: Arch. f. exper. Path. **18**, 139.

Schmidt, C.: Charakteristik der epidemischen Cholera. Leipzig 1850. — Schröder, v.: Arch. f. exper. Path. **24**, 85—108 (1888). — Schur, H.: Klin. Wschr. **1925** II, 1375; **1929** I, 529. — Simpson: Internat. physiol. Kongr. Stockholm 1926, S. 153. — Strauss, H.: Klin. Wschr. **1922** II, 1302.

Ucko: Z. exper. Med. **36**, 211 (1923).

Verney, E. B.: Lancet **1929** I.

Sachverzeichnis.

VERLAG VON JULIUS SPRINGER / BERLIN

Lehrbuch des Stoffwechsels und der Stoffwechselkrankheiten. Von Dr. med. et phil. **S. J. Thannhauser,** o. ö. Professor der Medizin, Direktor der Medizinischen Klinik Freiburg i. Br. Mit 94 teils farbigen Abbildungen im Text. XX, 741 Seiten. 1929. RM 56.80; gebunden RM 59.80*

Stoffwechselprobleme. Vorträge aus dem Gebiete der Physio-Pathologie. Gehalten bei der Eröffnung der Sommeruniversität im Palacio de la Magdalena in Santander, Spanien. Von Dr. med. et phil. **S. J. Thannhauser,** o. ö. Professor der Medizin, Direktor der Medizinischen Klinik Freiburg i. Br. Mit 2 Abbildungen. 101 Seiten. 1934. RM 4.80

Die Krankheiten des Stoffwechsels und ihre Behandlung. Von Professor Dr. **E. Grafe,** Direktor der Medizinischen und Nervenklinik der Universität Würzburg. ⟨„Fachbücher für Ärzte", Band XIV.⟩ Mit 34 Abbildungen und 56 Tabellen. XI, 519 Seiten. 1931. Gebunden RM 29.60*

Klinische Chemie. Von Professor Dr. med. **L. Lichtwitz.** Zweite Auflage. Mit 52 Abbildungen. VIII, 672 Seiten. 1930. RM 47.—; gebunden RM 49.60*

Nieren und ableitende Harnwege. Bearbeitet von **F. Volhard** und **F. Suter.** ⟨„Handbuch der inneren Medizin", zweite Auflage. Band VI.⟩
Erster Teil: **Die doppelseitigen hämatogenen Nierenerkrankungen.** ⟨Allgemeiner Teil.⟩ Mit 93 zum Teil farbigen Abbildungen. XIII, 1024 Seiten. 1931. Gebunden RM 98.—*
Zweiter Teil: **Die doppelseitigen hämatogenen Nierenerkrankungen.** ⟨Besonderer Teil.⟩ **Die ein- und beidseitig auftretenden Nierenkrankheiten. Blase. Prostata. Hoden und Nebenhoden. Samenblasen. Funktionelle Sexualstörungen.** Mit 205 zum Teil farbigen Abbildungen. III, 1113 Seiten. 1931. Gebunden RM 99.60*
Der Band ist nur vollständig käuflich.

Vorlesungen über funktionelle Pathologie und Therapie der Nierenkrankheiten. Von Dr. **Baron Alexander v. Korányi,** o. ö. Professor, Direktor der III. Medizinischen Klinik der K. Ungar. Pázmán Peter Universität der Wissenschaften in Budapest. Mit 37 Abbildungen. VIII, 330 Seiten. 1929. RM 24.—; gebunden RM 26.80*

Die Drei-Drüsentheorie der Harnbereitung. Von Dr. **August Pütter,** o. Professor, Direktor des Physiologischen Instituts der Universität Heidelberg. Mit 6 Abbildungen. V, 173 Seiten. 1926. RM 9.60*

Die Hypertoniekrankheiten. Von Dr. **Eskil Kylin,** Direktor der Inneren Abteilung des Allgemeinen Krankenhauses zu Jönköping, ehem. beitr. Lehrer für Innere Medizin am Karolinischen Institut zu Stockholm. Zweite, vollständig umgearbeitete und erweiterte Auflage. Mit 28 Abbildungen. X, 270 Seiten. 1930. RM 22.—*